主编　胡平法　徐颖鹤

台州市中心医院志

台州市中心医院(台州学院附属医院)院志编撰委员会　编

西泠印社出版社

图书在版编目（CIP）数据

台州市中心医院志 / 台州市中心医院（台州学院附属医院）院志编撰委员会编；胡平法，徐颖鹤主编. --杭州：西泠印社出版社，2021.9
ISBN 978-7-5508-3502-3

Ⅰ. ①台… Ⅱ. ①台… ②胡… ③徐… Ⅲ. ①医院—概况—台州 Ⅳ. ①R199.2

中国版本图书馆CIP数据核字(2021)第179496号

台州市中心医院志

台州市中心医院（台州学院附属医院）院志编撰委员会　编
胡平法　徐颖鹤　主编

出 品 人	江　吟	
责任编辑	王　禾	
责任出版	李　兵	
责任校对	曹　卓	
出版发行	西泠印社出版社	
	（杭州市西湖文化广场32号5楼　邮政编码:310014）	
电　　话	0571-82740395	
经　　销	全国新华书店	
制　　版	杭州兴邦电子印务有限公司	
印　　刷	浙江新华印刷技术有限公司	
开　　本	787mm×1092mm　1/16	
字　　数	861千	
印　　张	53	
印　　数	0001—2500	
书　　号	ISBN 978-7-5508-3502-3	
版　　次	2021年9月第1版　第1次印刷	
定　　价	320.00元	

台州市中心医院（台州学院附属医院）
院志编撰委员会
（1998—2020）

顾　　问：（按姓氏笔画排序）

宁　光　朱成楚　朱顺法　江福东

李宏为　陈海啸　茅国春　林福禧

全国健　胡　炜　秦环龙　顾　勇

黄道领　舒建国　管敏森　潘世杰

薛跃华

名誉主任：全国健

主　　编：胡平法　徐颖鹤

成　　员：滕宏飞　莫经刚　徐云峰　胡富宇

莫文涛　梁　勇　秦青通　胡正武

台州市中心医院（台州学院附属医院）
院志编撰办公室
（1998—2020）

主　任：莫经刚　胡富宇

执行主编：秦青通　胡正武

副 主 编：吴琼海　叶　倦

编　　委：（按姓氏笔画排序）

马群力　王　妍　王　莉　王跃芬　王彩萍
毛卫华　方幼平　李国军　杨　灵　吴亚萍
应申鹏　张　弛　张　琳　张玉琴　陈老六
陈群星　林顺康　徐杭龙　唐富琴　舒海荣
雷敏君

办 公 室：（按姓氏笔画排序）

王志敏　王桂芳　陈　旭　陈　晓　林葭蔚
章　欣　蒋丛琰　潘敏超

编辑秘书：李　婧　朱珊珊

《台州市中心医院（台州学院附属医院）院志》
参加编撰人员

（按姓氏笔画排序）

丁　萍	丁　超	丁凌志	于　进	王　淳	王　瑶
王亚杰	王时力	王丽娟	王国芬	王春意	王晓军
王燕青	孔　灿	卢光涛	卢洪胜	卢洪敏	叶　斌
叶定斌	冯　成	冯　萍	冯炜珍	朱　红	朱君飞
朱临江	朱慧民	庄雅茜	刘　琛	刘小春	齐也娇
江　浩	许航宇	阮啸啸	李　红	李玉平	李招云
李　欣	李　铁	李　娴	李　瑾	李国军	李婉红
杨　灵	杨美滋	肖炳祥	吴立群	吴盼星	余海峰
应于康	宋建新	张　玲	张丹红	张心畅	张伟峰
张志刚	陈　媛	陈　意	陈　赛	陈世宏	陈晋广
陈梦蝶	陈赛贞	林　巧	林永志	林学正	林祖近
林雪松	金　冲	金　红	金　君	金艾黎	金玲芝
周礼鹏	周剑宇	周婉平	周群玉	郑建萍	郑茜茜
赵水平	赵梅霖	胡明华	钟吉俊	俞　杨	姚亚萍
贺　媚	夏哲林	倪玲琴	徐佳佳	徐玲珑	陶革方
黄一鑫	黄卫平	黄春联	黄桔秀	黄海东	符巧瑜
康玉华	章月桃	章华萍	章豪烨	梁云莲	梁玲飞
董天文	董　冬	董刘徽	蒋丛琰	蒋祖福	韩　刚
谢慧慧	楚　烨	蔡　璐	樊锦秀	滕　晓	滕晓生
潘　印	潘江辉				

序

在台州市中心医院开诊20周年之际，医院第一部院志书稿终于面世了。

20年风雨兼程，岁月如歌。医院从零起步，无数的中心医院人贡献出激情、汗水和智慧，推动医院的建设和发展。医院成立5年获评三乙医院，成立11年获评三甲医院，历经股份制医院、恩泽医疗集团中心医院、台州学院附属医院三个阶段，实现医疗、科研、教学协同快速发展，医院规模也从建院初期的数十张床位，发展到如今拥有1000张床位的现代化综合性医院。

20年奋力拼搏，砥砺前行。中心医院人始终秉承"崇仁维新、精术济民"的院训，以人为本，患者至上，开放包容，精益求精，践行一切为了人民健康的使命，守护着全市人民的平安健康。

书写历史，重在传承；回溯过往，贵在激励。回顾医院发展的艰辛历程，我们不由心潮澎湃、思绪万千；展望未来，我们不禁为之振奋、气概豪迈。随着医疗卫生体制改革的不断深化，我们将以习近平新时代中国特色社会主义思想为指导，以"十四五"规划启动为契机，紧跟时代步伐，对标一流目标，保持战略定力，聚焦聚力推动医院事业高水平高质量发展，在"建成医教研一流、百姓信赖的医院"征程中勇立潮头，破浪前行，谱写新篇，再创辉煌。

最后，感谢所有参与院志编纂的同志，感谢为我们提供宝贵史料的医院老同志，感谢所有支持和关心医院发展的人们。由于编写时间紧迫、水平有限，本书难免会有一些纰漏，敬请提出宝贵意见，使这本院志不断得到充实和完善。

是为序。

胡玉法　徐赖鹤

2020年6月

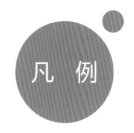

凡 例

一、 本志以马克思列宁主义、毛泽东思想、邓小平理论、"三个代表"重要思想、科学发展观、习近平新时代中国特色社会主义思想为指导，遵循实事求是、依法修志原则，力求真实准确、客观、公正、全面地反映台州市中心医院的历史和现状，努力发挥志书的存史、资治、教化的积极作用。

二、 本志以台州市中心医院为记述范围，时间上溯1998年11月，下至2020年6月。部分资料截至2021年2月。

三、 本志结构采用章、节、目3个层级。卷首列图照、序言、凡例、总述、大事记，志文采用记、述、志、表、图等形式表达，卷末设索引和编后记。

四、 本志文体采用现代语体文、记述体。行文力求准确、严谨、朴实、简明、流畅，图表随文。

五、 本志纪年采用公元纪年。

六、 本志重点记述台州市中心医院的历史沿革、组织架构、党群工作、业务科室、学科建设、医疗服务、护理管理、科学创新、医学教育、人才建设、文化建设、合作交流、后勤财务、信息化建设、社会责任等。各篇多次使用同一名称时，首次用全称，其后用简称。

七、 本志"大事记"中入选事件均以对台州市中心医院发展的贡献和重要性为标准，记述医院历年来规模变迁和主要领导人事更迭，学科建设与发展的重要节点和标志性事件，具有较高影响的医、教、研等成果及精神文明建设和医院文化建设的举措。采用以事系人方法，体现人物的活动、成就。

八、 本志所用资料，以档案、报刊、图书为主，部分采用相关科室内留存资料以及知情者口述材料，经考证核实后载入，一般不注明出处。

九、 本志中著作名称、论文题目、科研项目名称均以发表时为准。

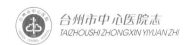

十、 本志中标题格式、文字标点使用、名称和时间表述、数字书写、计量名称、引文注释、图表处理等方面的要求，均参照《地方志工作条例》《地方志书质量规定》《地方综合年鉴编纂出版规定》执行。

发展足迹

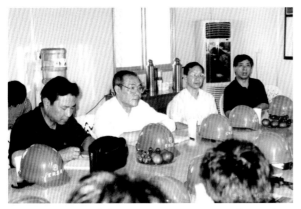

1999年1月,医院筹建领导小组讨论医院工程建设工作。

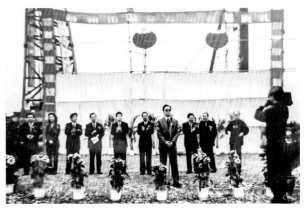

1999年4月2日,医院举行一期工程奠基仪式。

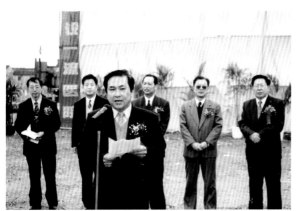

1999年4月2日,医院一期工程奠基仪式。

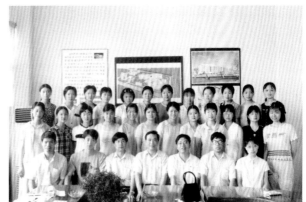

1999年7月20日,医院首批聘用护士签字仪式合影。

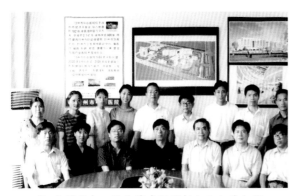

1999年,台州市中心医院筹建指挥部全体人员合影。

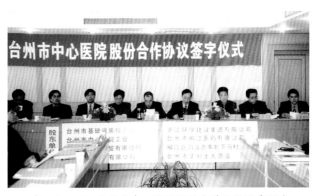

2000年1月11日,台州市中心医院股份合作协议签字仪式。

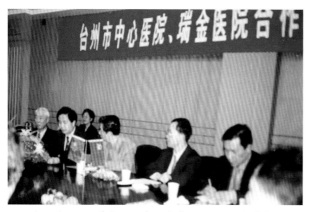

2000年4月25日,瑞金医院来院考察,两院签订合作意向书。

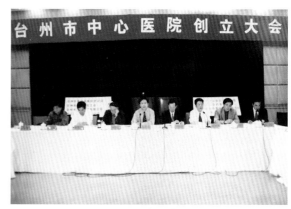

2000年5月8日,医院第一届董事局一次会议召开(一)。

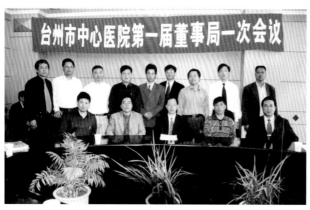

2000年5月8日,医院第一届董事局一次会议召开(二)。

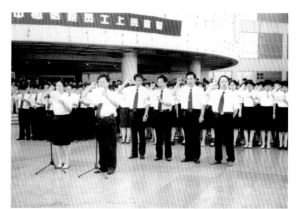

2000年6月18日,台州市中心医院全体员工举行上岗宣誓活动。

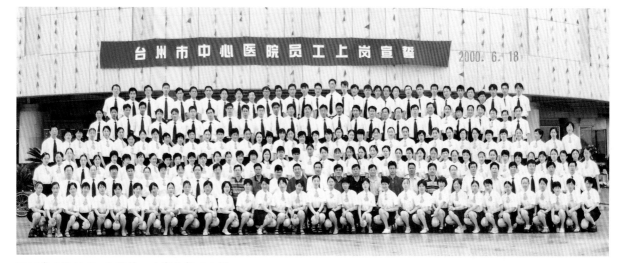

2000年6月18日,全院员工上岗宣誓后合影。

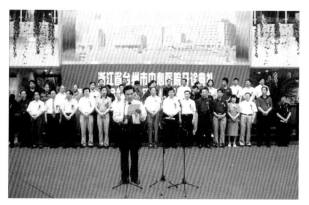

2000年6月19日,中心医院开诊典礼(一)。

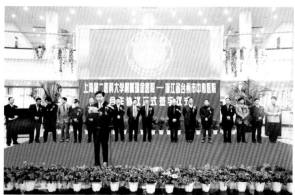

2000年6月19日,市长杨仁争在市中心医院开诊典礼上讲话。

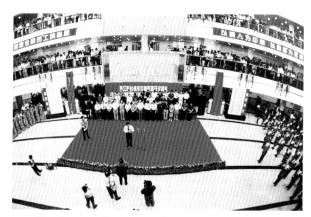

2000年6月19日,中心医院开诊典礼(二)。

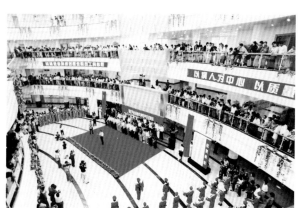

2000年6月19日,中心医院开诊典礼(三)。

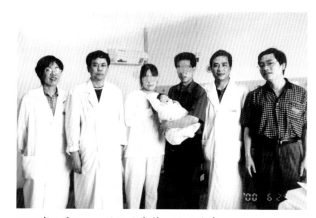

2000年6月26日,医院迎来第一位小生命。

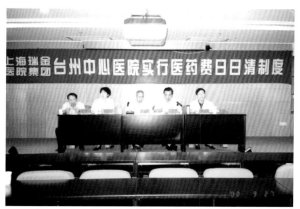

2000年9月27日,医院就实行医药费用日日清制度举行新闻发布会。

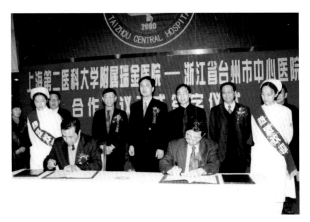

2000年12月29日，医院与上海瑞金医院签订合作协议。

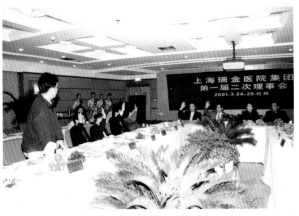

2001年3月24—25日，上海瑞金医院集团第一届二次理事会在中心医院召开，会议通过台州市中心医院加盟瑞金医院集团决议，院长为集团理事。

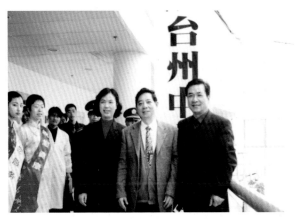

2001年3月24日，上海瑞金医院集团台州中心医院揭牌。

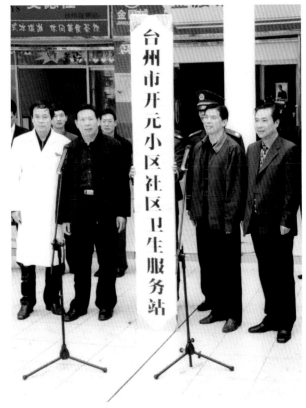

2001年11月2日，医院开元小区社区卫生服务站开诊。

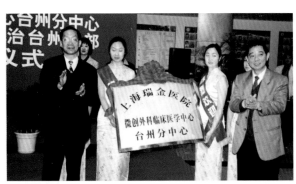

2002年4月19日，副市长王中苏（左一）、上海瑞金医院院长李宏为（右一）为上海瑞金医院微创外科临床医学中心台州分中心揭牌。

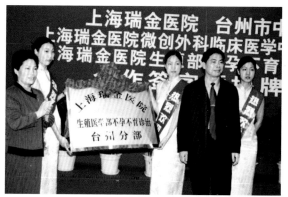

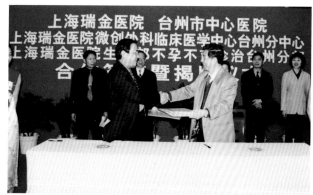

2002年4月19日,上海瑞金医院微创外科临床医学中心台州分中心、生殖医学部不孕不育诊治台州分部揭牌（一）。

2002年4月19日,上海瑞金医院微创外科临床医学中心台州分中心、生殖医学部不孕不育诊治台州分部揭牌(二)。

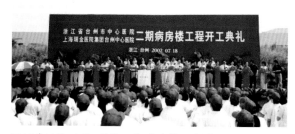

2002年7月18日,医院二期病房楼工程开工。

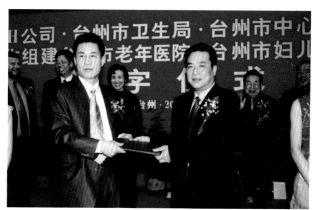

2003年2月18日,台州市卫生局、台州市中心医院、上海H&H公司联合投资组建台州市老年医院、台州市妇儿医院合作签字。

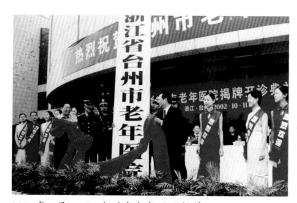

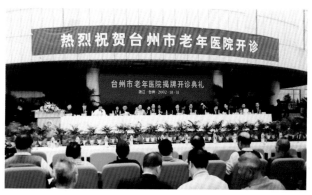

2003年3月28日,台州市老年医院揭牌。

2003年3月28日,台州市老年医院开诊。

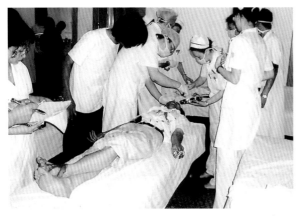

2004年8月12日,14号强台风"云娜"期间抢救受伤群众。

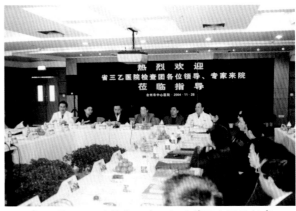

2004年11月26日,迎接浙江省三级乙等综合医院评审。

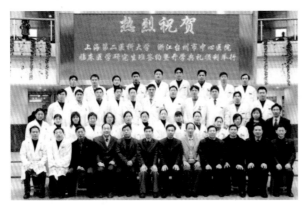

2005年3月26日,上海第二医科大学、台州市中心医院临床医学研究生班签约暨开学典礼。

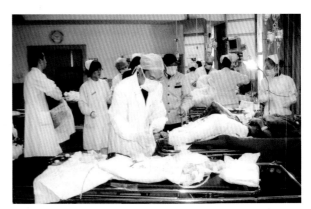

2008年2月28日,紧急救治某公司烧伤员工23人。

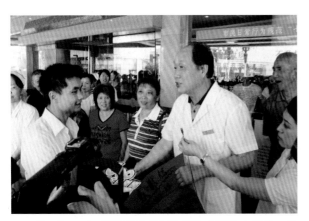

2008年6月19日,医院党委书记朱顺法在医院欢送第一批汶川地震伤员康复出院

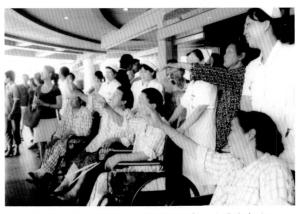

2008年6月19日,收治的四川汶川地震伤病员康复出院。

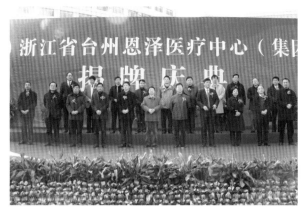

2009年12月29日,医院与台州医院重组台州恩泽医疗中心(集团)。

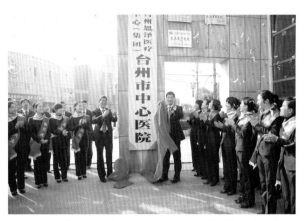

2009年12月29日,台州恩泽医疗中心(集团)台州市中心医院揭牌。

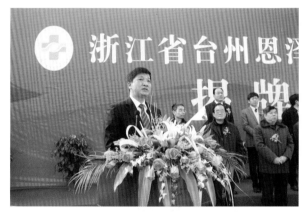

2009年12月29日,台州恩泽医疗中心(集团)主任陈海啸在中心(集团)揭牌庆典活动上致辞

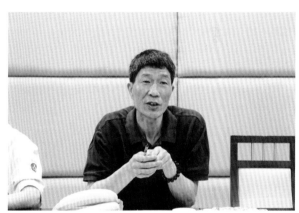

2011年6月1日,医院党委书记、执行院长顾勇向市政府调研组汇报工作

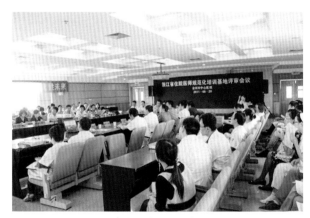

2011年9月20日,省卫生厅住院医师规范化培训基地评审。

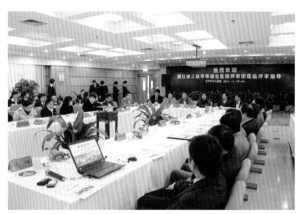

2011年12月8日,接受浙江省三级甲等综合医院评审。

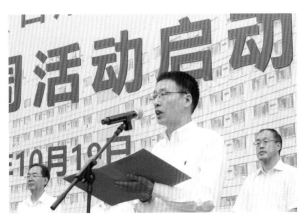

2016年10月19日,医院党委书记茅国春主持台州市中心医院(台州学院附属医院)揭牌仪式

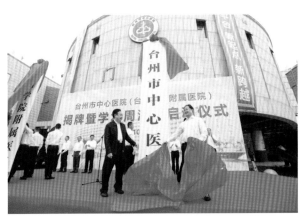

2016年10月19日,台州市中心医院(台州学院附属医院)揭牌(一)。

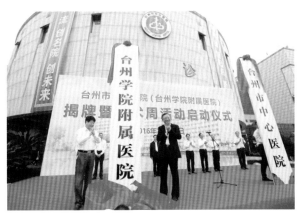

2016年10月19日,台州市中心医院(台州学院附属医院)揭牌(二)。

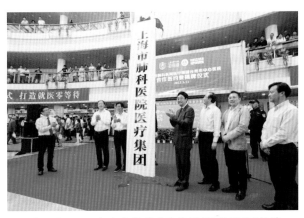

2017年5月11日,上海市肺科医院集团(协作医院)揭牌。

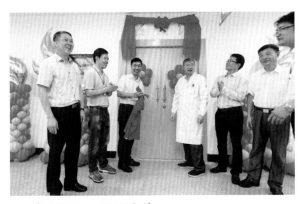

2017年6月19日,名医馆揭牌。

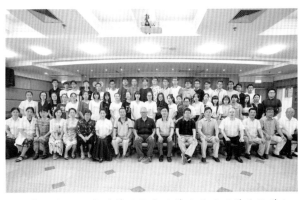

2017年9月3日,台州学院临床医学院首届开学典礼举行,首批43名2014级临床医学专业学生入学。

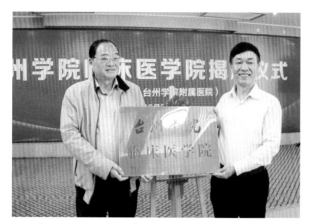

2017年10月27日，台州学院临床医学院揭牌。

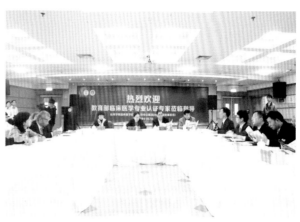

2017年11月7日，教育部临床医学专业认证。

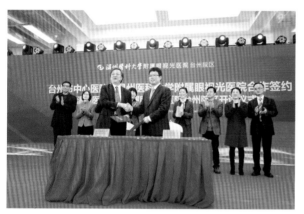

2018年1月16日，温州医科大学附属眼视光医院台州院区开诊。

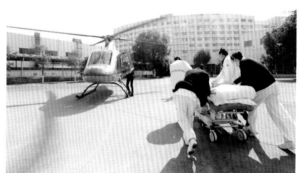

2018年2月1日，直升机急救演练。

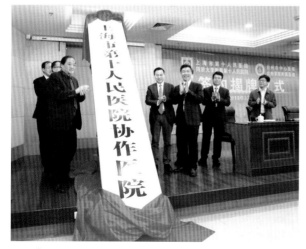

2018年3月26日，上海十院协作医院揭牌。

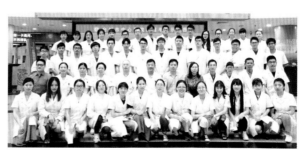

2018年5月31日，临床医学院首届本科生毕业。

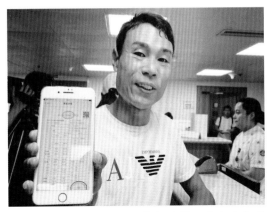

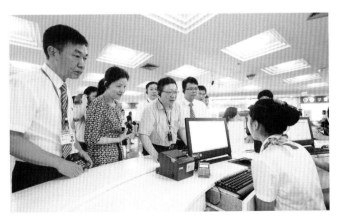

2018年6月19日,医院开出全国第一张出院电子票据。

2018年7月5日,省卫健委"最多跑一次"改革工作组来院调研。

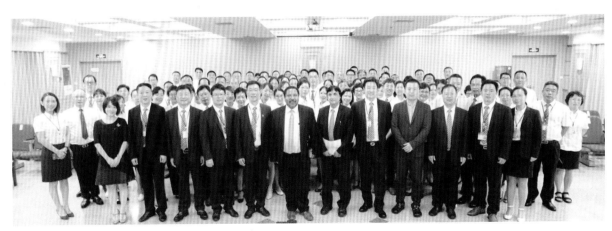

2018年8月17日,医院通过第六版JCI学术型医学中心认证。

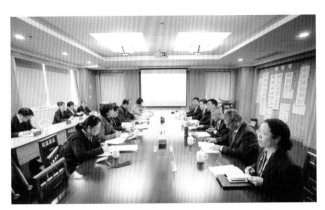

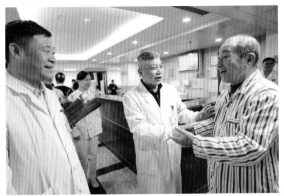

2018年11月20日,同济大学教学医院评审组来院评审。

2018年12月25日上午,医院当年出院人次达到5万。

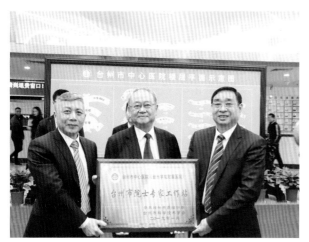

2019年1月24日，戴尅戎院士工作站落户医院。

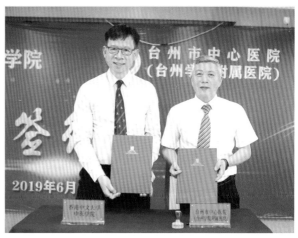

2019年4月4日，与香港中文大学中医学院签约合作。

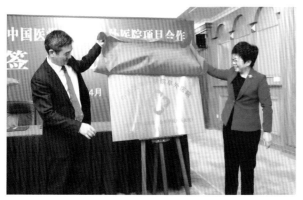

2019年4月14日，"中国医学科学院阜外医院心血管病技术培训中心"台州市中心医院（台州学院附属医院）揭牌。

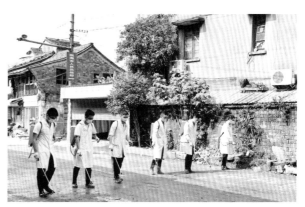

2019年8月13日，医院派出志愿者奔赴临海执行"利奇马"台风灾后防疫消杀任务。

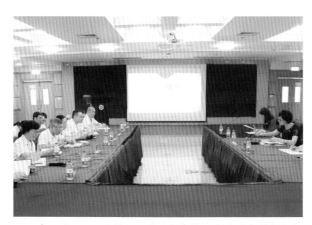

2019年8月29日，迎接GCP（国家药物临床试验机构）检查。

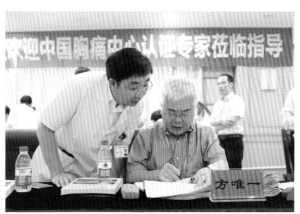

2019年10月17日，国家胸痛中心现场核查组来院检查。

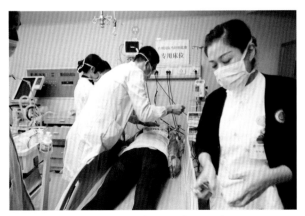

2019年11月10日，护航台州国际马拉松比赛。

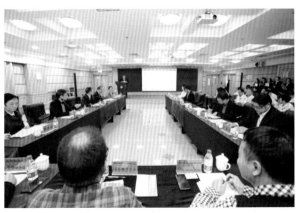

2019年11月27日，国家高级卒中中心现场核查组来院检查。

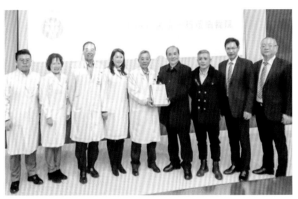

2019年12月11日，医院院长徐颖鹤、首任院长金国健赴上海与瑞金医院原院长李宏为、副院长邱力萍、原副院长赵忠涛就两院合作及院志编纂工作进行探讨。

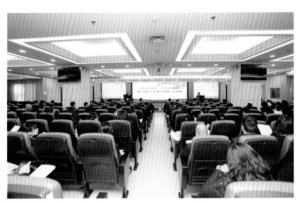

2020年1月10日，医院六届二次职工代表大会。

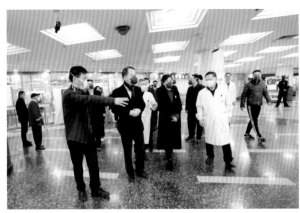

2020年1月25日，市委书记李跃旗来院慰问坚守在疫情防控工作一线医护人员。

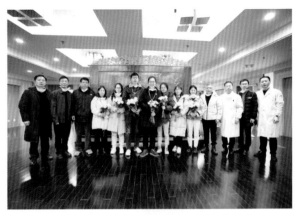

2020年1月25日，医院首批7位医护人员出发援鄂。

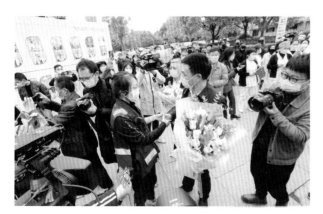
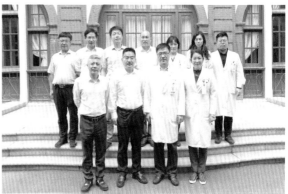

2020年4月6日,医院欢迎首批援鄂人员归来。

2020年5月15日,台州市卫健委、医院领导赴上海瑞金医院洽谈合作事宜。

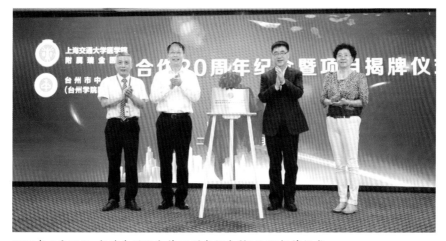

2020年6月19日,与瑞金医院合作20周年纪念暨MMC揭牌仪式。

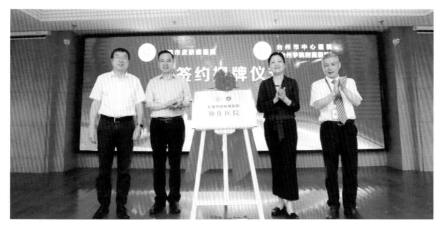

2020年6月20日,上海市皮肤病医院协作医院合作签约授牌。

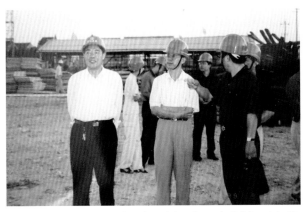

1999年9月28日，市领导吕振欧（左一）、王中苏（左二）视察医院工程进展情况。

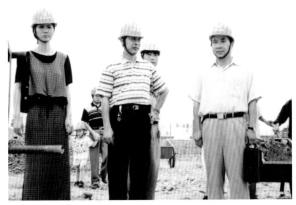

1999年12月25日，省重点办主任陈祥鹏（左二）检查项目工程进度。

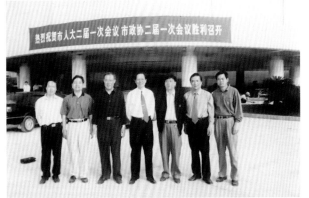

2000年5月17日，市政协主席朱福初（中）、副主席吕振欧（左三）来院视察。

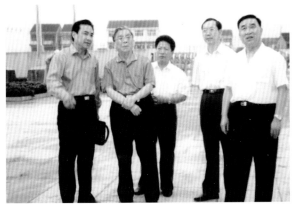

2000年6月18日，全国政协常委、农工民主党中央副主席章师明（左二）来院考察。

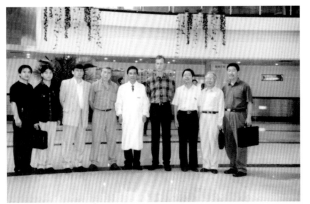

2000年6月20日，俄罗斯人民友谊大学副校长索科洛夫等来院参观考察。

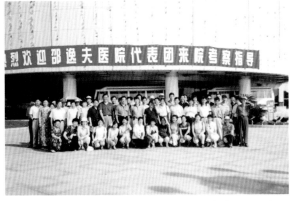

2000年7月1日，浙医大附属邵逸夫医院考察团110余人在该院党委书记何超率领下来院考察指导。

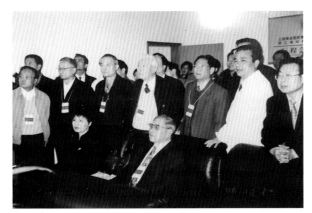

2000年11月24日，全国人大常委会代表团来院视察。

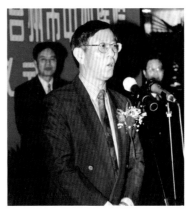

2000年12月29日，上海二医大副校长陈志兴在瑞金医院与中心医院合作签字仪式上讲话。

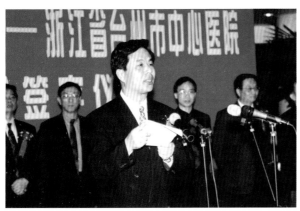

2000年12月29日，市长杨仁争在瑞金医院与中心医院合作签字仪式上讲话。

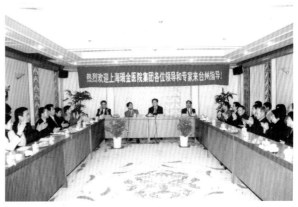

2001年3月24日，市委书记孙忠焕会见瑞金医院集团一届二次理事会领导。

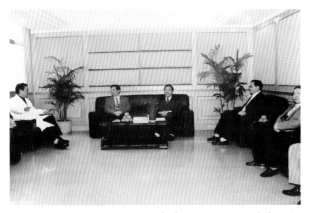

2001年3月24日，台州市人大常委会副主任毛平伟来院会见瑞金医院领导。

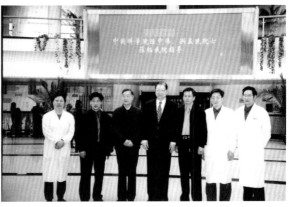

2001年4月4日，中国科学院院士陈中伟(左四)、洪孟民(左三)来院指导。

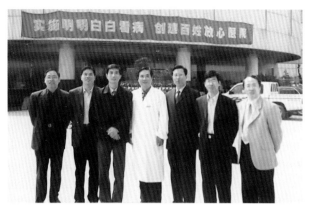

2001年10月，省卫生厅副厅长陈晓非（左三）来院视察，市卫生局局长吴小平（左二）陪同。

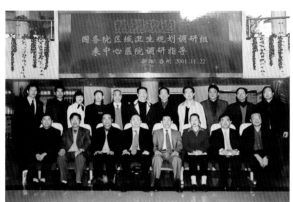

2001年11月22日，国务院区域卫生规划调研组来院调研。

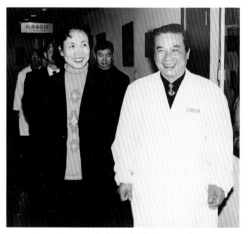

2002年4月19日，市长瞿素芬来院视察。

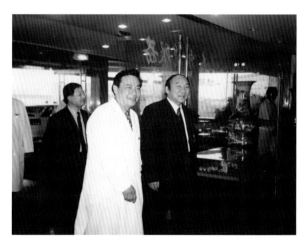

2002年5月2日，中国工程院院士郑树森来院视察。

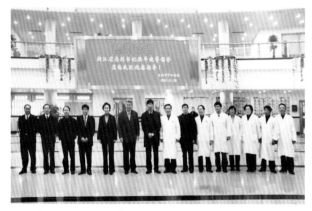

2002年11月28日，省委副书记梁平波（左七）来院指导工作。

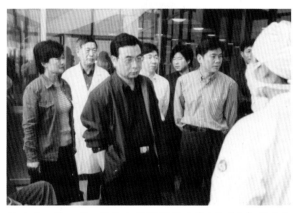

2003年5月10日，省卫生厅副厅长叶真（左三）在市卫生局长吴小平（左六）陪同下来医院视察"非典"防治工作。

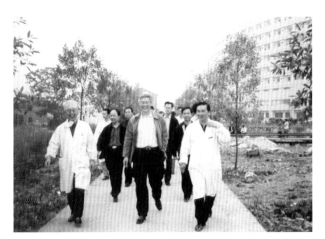

2003年5月14日，市委书记史久武来院视察"台州小汤山"。

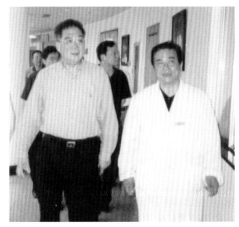

2003年5月21日，省委组织部副部长洪复初来院视察"非典"防治工作。

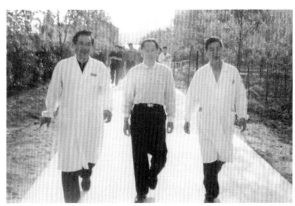

2003年5月27日，市人大常委会副主任梁毅来院视察"台州小汤山"及"非典"防治工作。

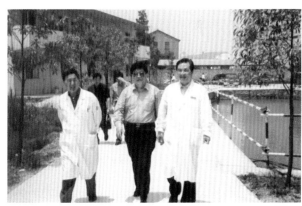

2003年5月30日，省卫生厅副厅长周坤（中）来院视察"台州小汤山"。

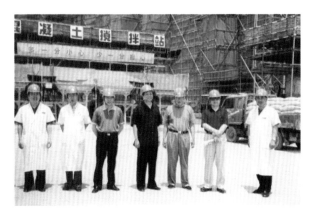

2003年6月2日，市政协主席朱福初（右四）及副主席吕振欧（右三）、赵平安（左三）、陈肇基（右二）等领导来院视察"非典"防治工作。

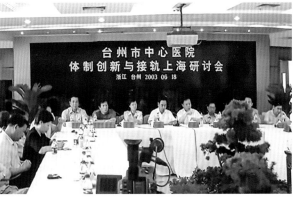

2003年6月18日，上海二医大校长沈晓明（左五）应邀出席研讨会。

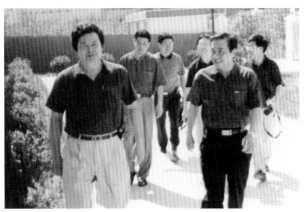

2003年7月9日，省卫生厅副厅长杨泉森来视察医院"台州小汤山"及"非典"防治工作。

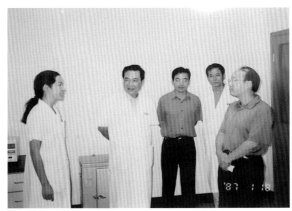

2003年9月22日，市委副书记周国辉(右一)来院视察。

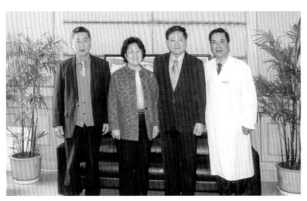

2004年3月9日，世界卫生组织原副总干事、瑞金医院终身教授胡庆澧(右二)来院考察指导。

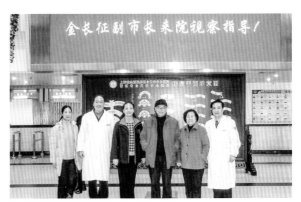

2005年2月15日，副市长金长征(左三)陪同浙江医院原院长金宏义教授(右三)来院考察

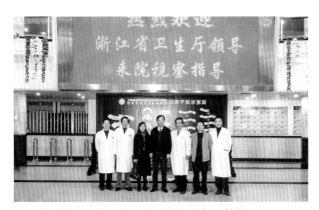

2005年4月4日，省卫生厅副厅长张平来院考察。

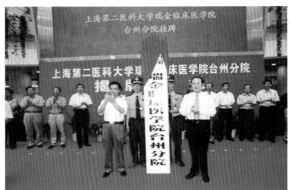

2005年6月19日，上海第二医科大学瑞金临床医学院台州分院揭牌。上海第二医科大学副校长庄盂虎;瑞金医院副院长沈翔慧、赵忠涛、黄波,工会主席单友根出席仪式。

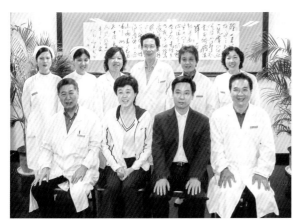

2005年10月19日,国家体育总局网球运动管理中心主任孙晋芳(前排左二)来院考察,副市长朱贤良(前排左三)陪同。

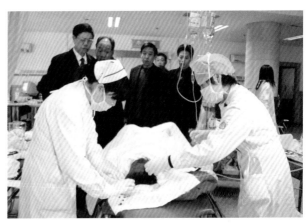

2008年2月28日,常务副市长元茂荣(后排左一)来院指导某公司烧伤员工救治工作。

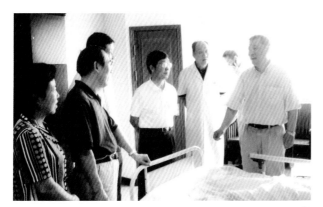

2008年5月30日,市委副书记、市长陈铁雄(右一),市人大常委会主任薛少仙(左二),市政协主席陈子敬(右三),副市长李跃程(左三)、高敏(左一)等市领导来院慰问汶川大地震伤员。

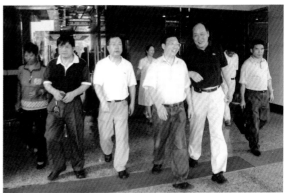

2008年9月20日,省卫生厅副厅长马伟杭(前排右二)来院视察行风民主评议情况。

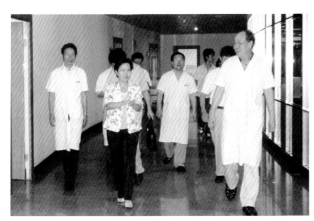

2008年9月22日,副市长高敏(右二)来院检查使用问题奶粉婴幼儿筛查诊治情况。

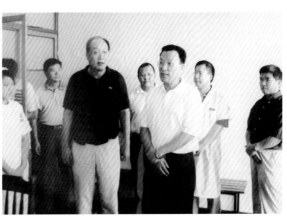

2008年9月23日,市委书记张鸿铭(右三)来院指导工作。

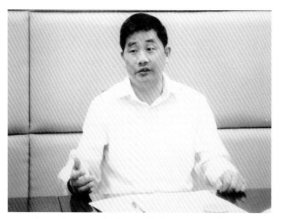

2009年10月22日，市委宣传部部长胡斯球来院调研。

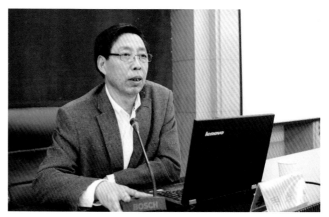

2013年5月6日，市卫生局局长周春梅来院作医疗卫生文化专题讲座。

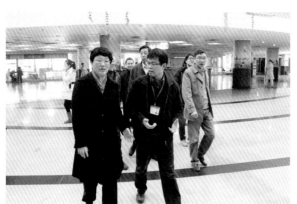

2014年1月15日，副市长叶海燕来院检查消防安全工作。

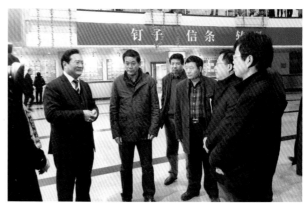

2014年2月7日，市长张兵(左一)来院检查指导工作。

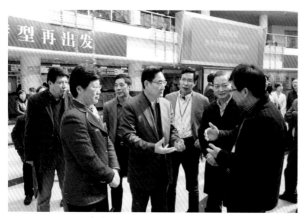

2014年3月11日，省政府副秘书长李云林(前排左二)、省人力资源与社会保障厅副厅长蔡国春(右二)，来院调研公立医院改革工作，副市长叶海燕(前排左一)陪同。

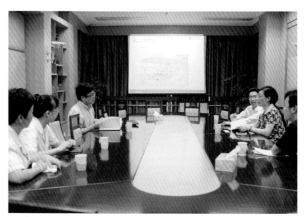

2014年6月18日，国家卫计委法制司副司长陈宁珊(右二)等来院调研。

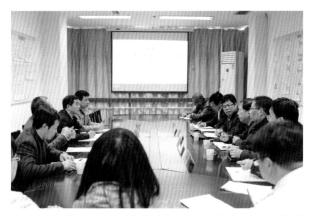

2015年11月27日，省卫计委副主任王国敬（左三）来院考察调研。

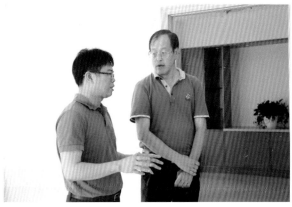

2016年7月29日，市卫计委主任章维青考察医院名医馆。

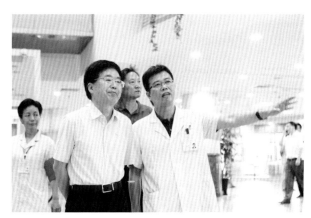

2016年8月29日，副省长郑继伟（左二）来院考察。

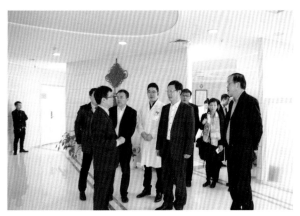

2017年3月24日，上海肺科医院院长艾开心（右二）率该院考察团来访，市卫计委主任章维青（右一）陪同。

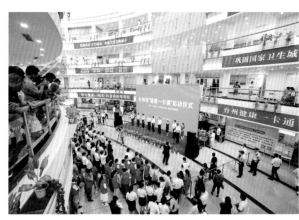

2017年7月18日，市委副书记、市长张兵等领导和嘉宾启动台州市"健康一卡通"平台。

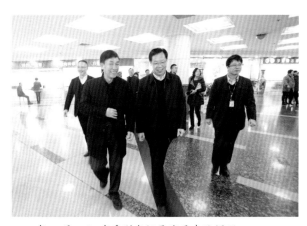

2017年12月6日，市委副书记吴海平来院调研。

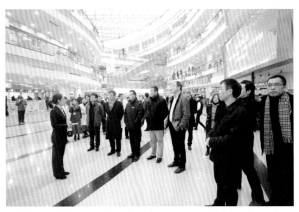

2018年1月30日，同济大学医学院院长郑加麟（左三）、上海十院院长秦环龙（左四）率同济大学医学院及上海市第十人民医院考察团来院考察，市卫计委主任章维青（左六）等陪同。

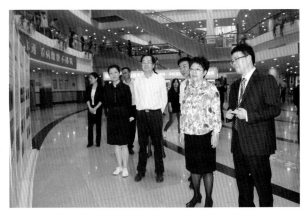

2018年4月23日，市委书记陈奕君来院调研医院建设发展工作。

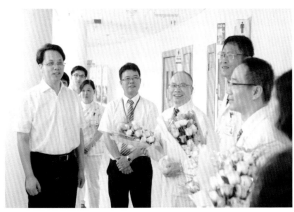

2018年8月15日，市委副书记、代市长张晓强（左一）等市领导来院慰问医师代表。

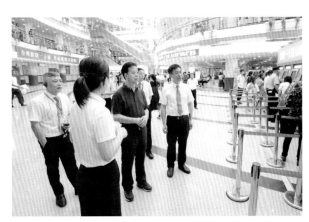

2018年9月18日，省卫健委纪检监察组组长杨援宁（左三）来院调研。

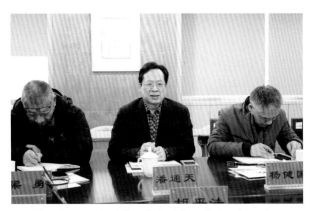

2019年2月28日，台州学院党委副书记潘通天来院调研。

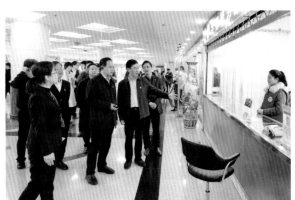

2019年3月28日，省委副秘书长、省委直属机关工委书记郑才法（前排左二）来院调研党建工作，市委副秘书长、市委直属机关工委书记蔡文富（前排右一）等陪同。

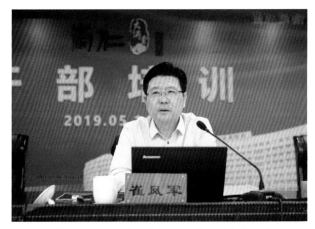

2019年5月14日，台州学院党委书记崔凤军来院讲座。

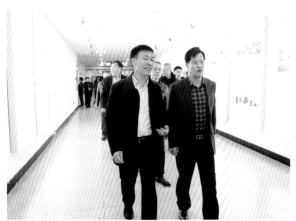

2019年11月28日，台州学院校长陈光亭（右一）来院调研。

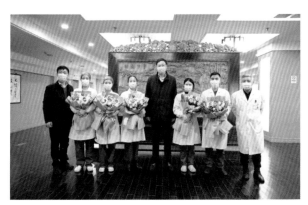

2020年3月6日，台州市人大常委会主任元茂荣（左五）慰问援鄂医务人员家属。

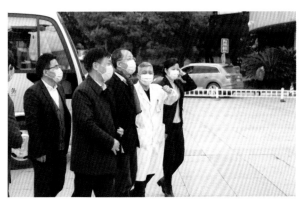

2020年3月10日，市委书记李跃旗（左三）来院考察医院建设发展规划工作。

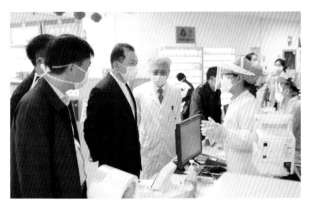

2020年4月29日，省卫健委党委副书记夏建成（左二）带队来院检查疫情防控和安全生产工作。

文化活动

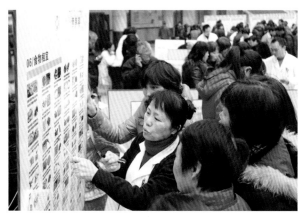
医院开放周活动邀请市民来院参观体验

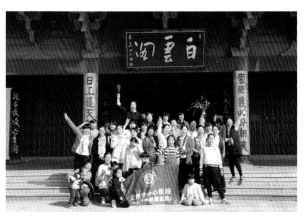
职工健行活动

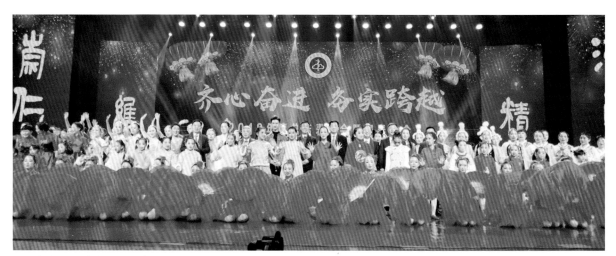
医院年度总结表彰会暨迎春晚会

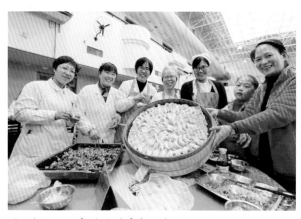
医院组织职工包饺子送病友活动

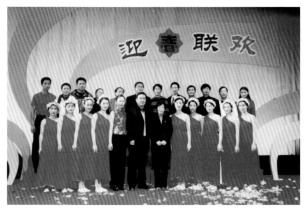
参加瑞金医院迎春晚会

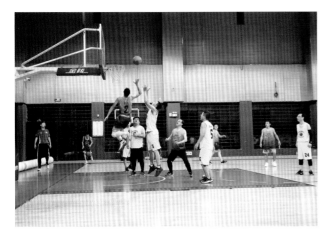
医院职工篮球赛

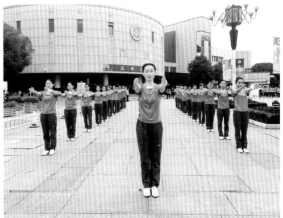
医院职工体操比赛

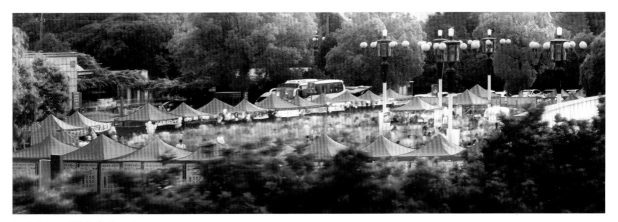
医院"红五月"美食节活动

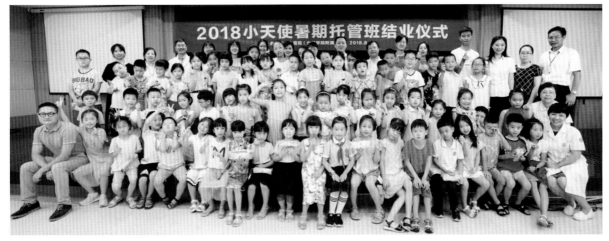
医院国家级爱心暑期托管班——小天使暑期托管班结业

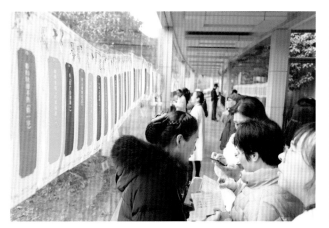
医院元宵节猜灯谜活动

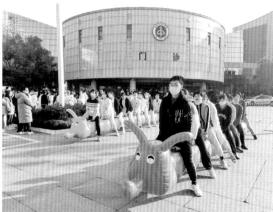
医院趣味运动会

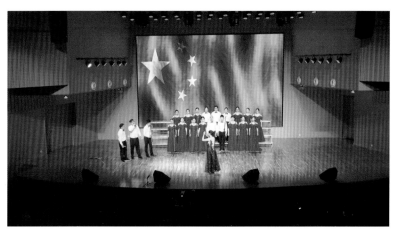
医院"迎国庆,庆院庆"合唱比赛

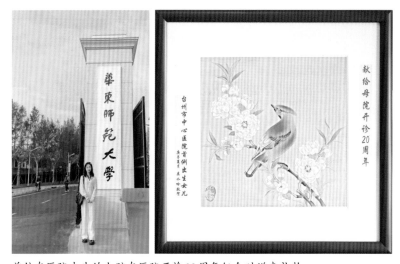
首位在医院出生的女孩在医院开诊20周年纪念时送来礼物

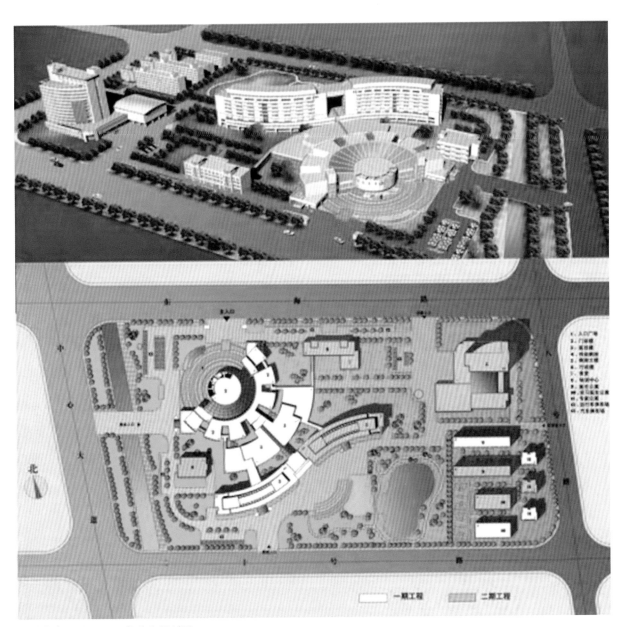

台州市中心医院1999年总体规划图

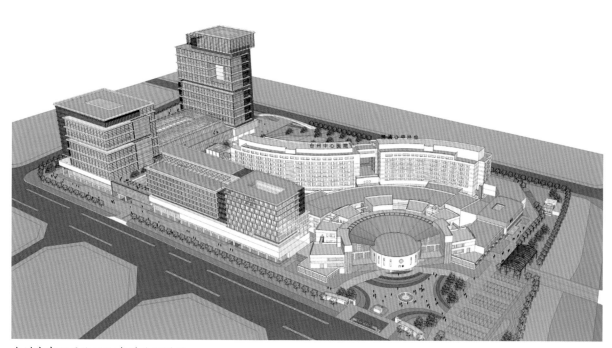

台州市中心医院2017年总体规划图

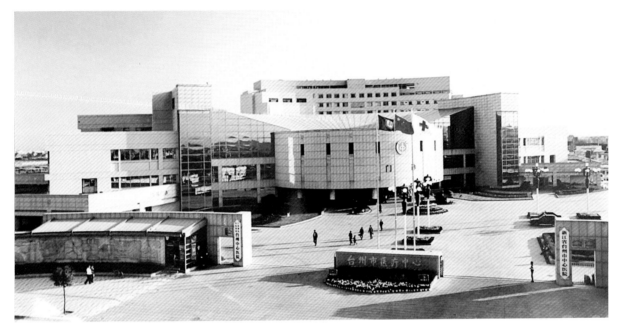

开诊时期医院门诊大楼

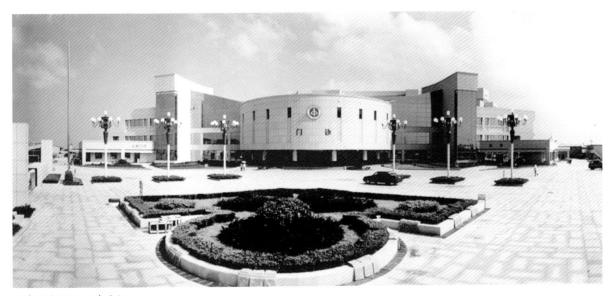

开诊时期医院门诊广场

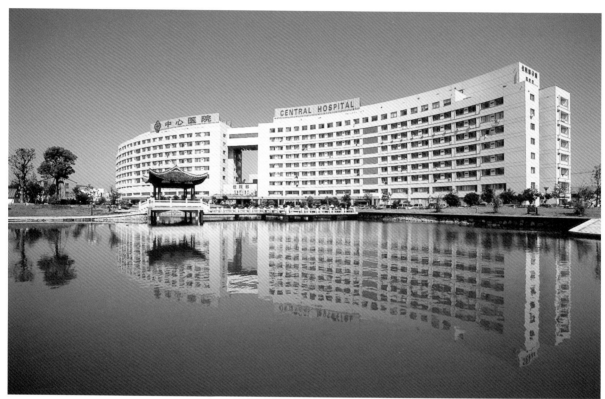

2004年医院住院大楼

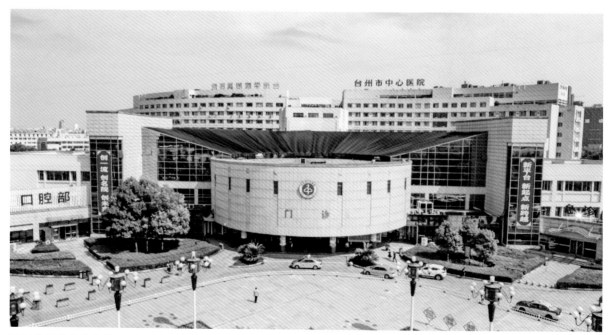

2016年医院门诊大楼

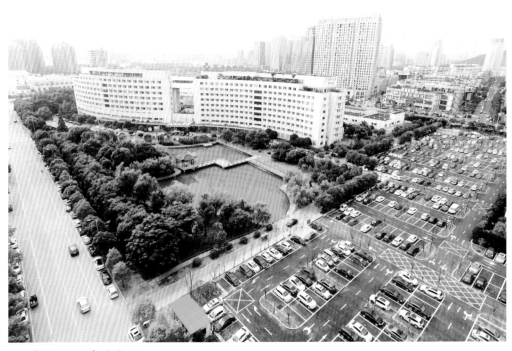

2016年医院住院部俯瞰

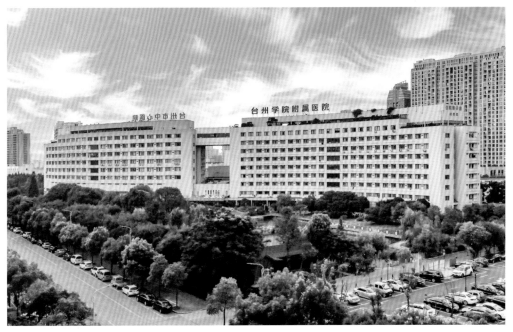

2017年医院住院大楼

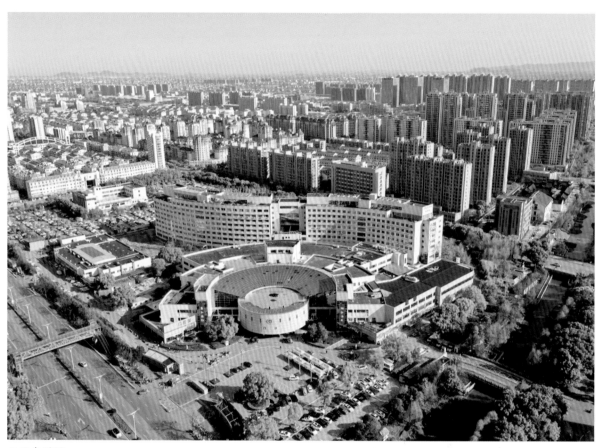

医院鸟瞰图

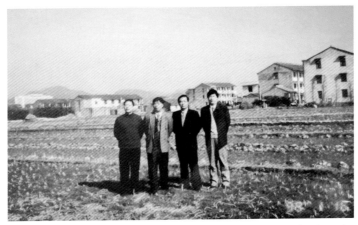

台州市中心医院工程建设指挥部班子，左起：林福禧、江福东、金国健、潘世杰。

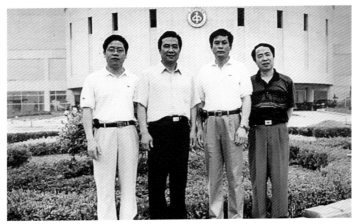

医院首任领导班子，左起：林福禧、金国健、薛跃华、舒建国。

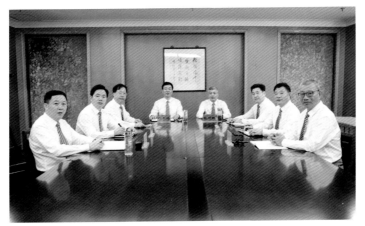

医院现任领导班子，左起：莫文涛、胡富宇、莫经刚、胡平法、徐颖鹤、滕宏飞、徐云峰、梁勇。

院志编纂办公室（部分成员）

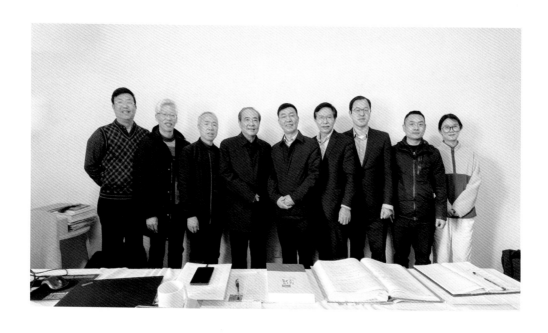

祝贺台州市中心医院建院五周年

醫者仁術

韩启德 二〇〇五年六月二十六日

全国人大常委会原副委员长韩启德题词

زامانىۋى دوختورخانە قوروپ ، خەلقتە ئۇچۇن خىزمەت قىلايلى

كۆمۇرداۋاس

٢٠٠١ - يىلى ٩ - ئايىنىڭ ٢١ - كۈنى

全国人大常委会原副委员长铁木尔·达瓦买提题词：
建设新时代医院，为人民服务。2001.9.21

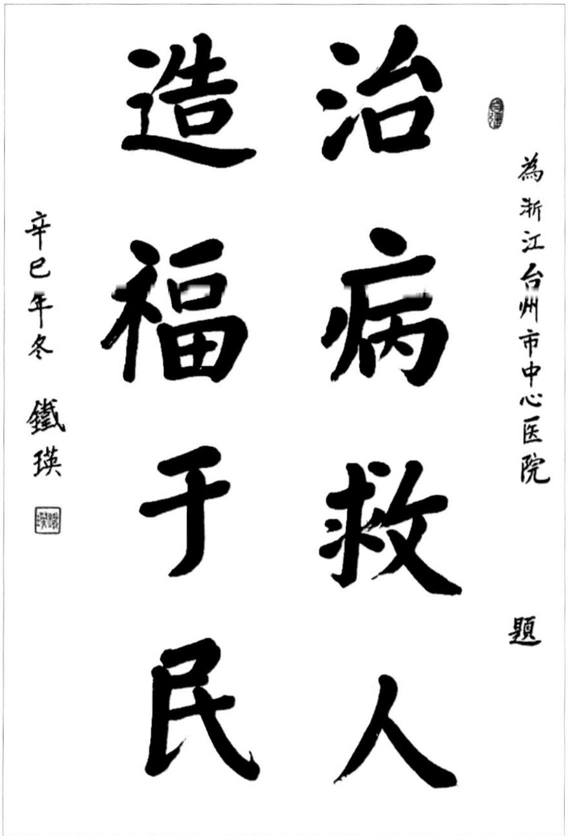

治病救人
造福于民

辛巳年冬 铁瑛

为浙江台州市中心医院 题

浙江省委原第一书记铁瑛题词

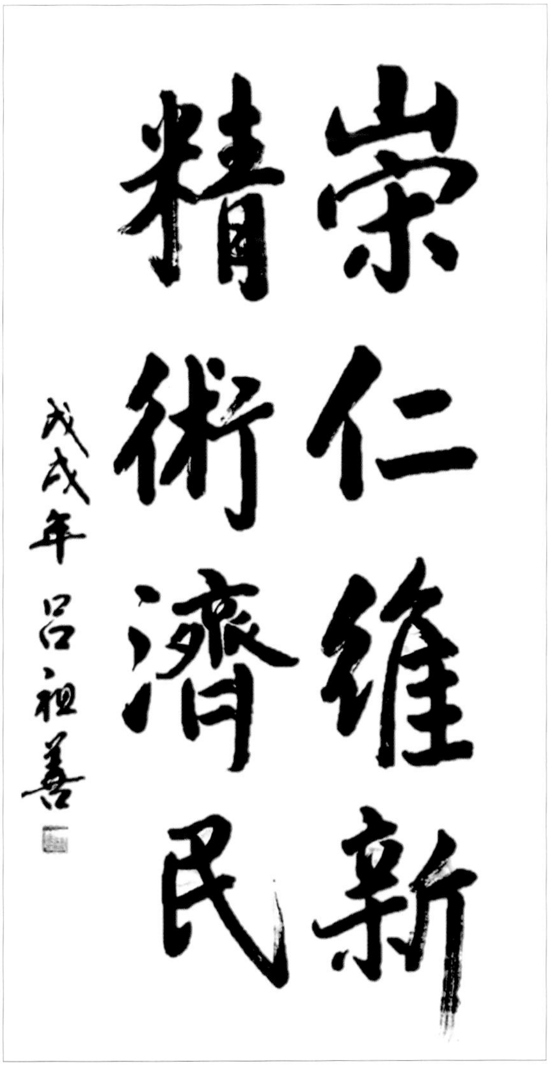

崇仁维新
精术济民

戊戌年 吕祖善

浙江省原省长吕祖善题词

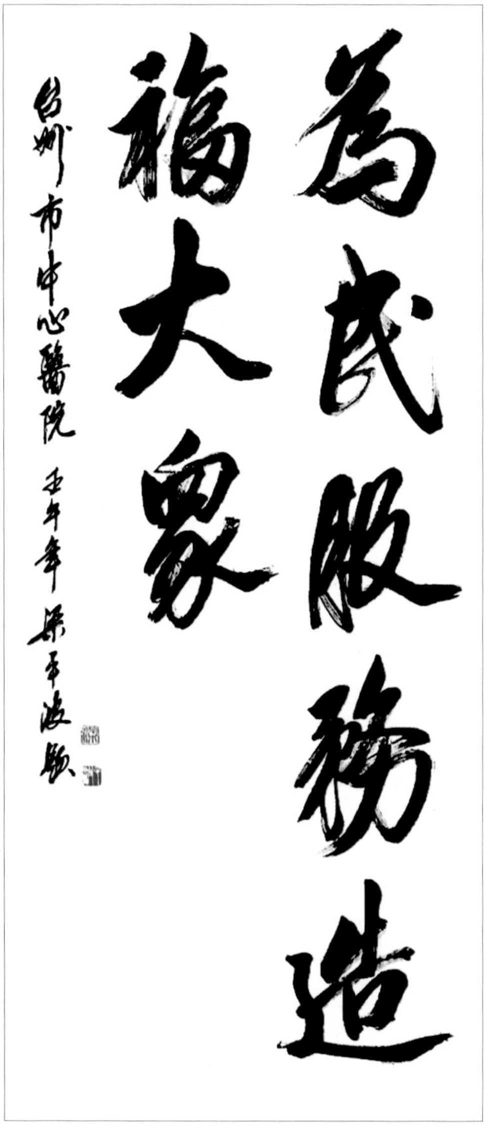

为民服务造福大众

台州市中心医院 壬午年 梁平波题

浙江省委原副书记梁平波题词

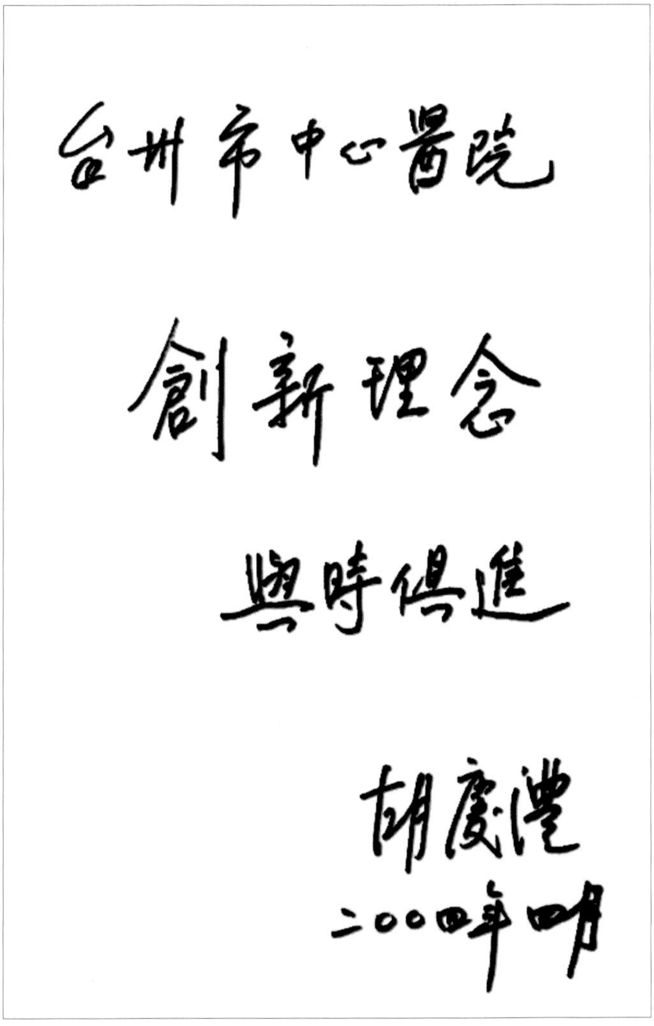

台州市中心医院

創新理念

與時俱進

胡庆澧
二〇〇四年四月

世界卫生组织原副总干事胡庆澧题词

全新体制
先进技术

丁德云
二0一一年十月

开拓创新
争创一流

陈昭典
辛巳年十月

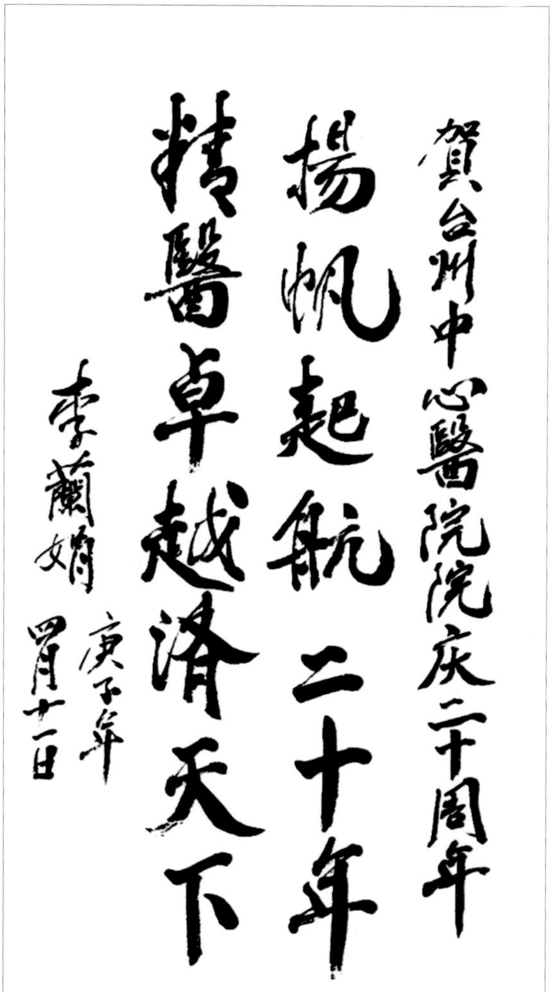

贺台州中心医院院庆二十周年

扬帆起航二十年
精医卓越济天下

李兰娟
庚子年
胃月十日

中国工程院院士、浙江省卫生厅原厅长李兰娟题词

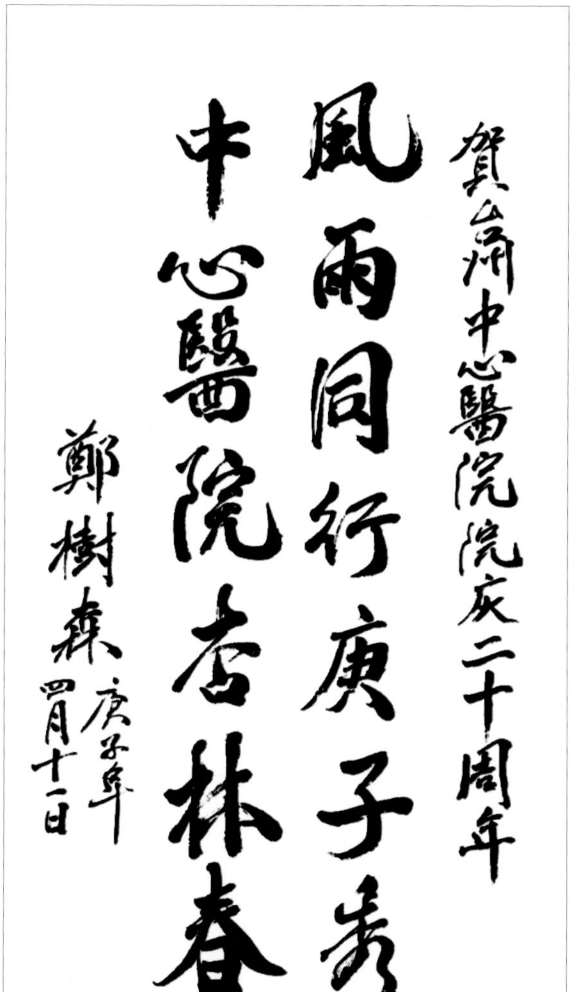

贺台州中心医院院庆二十周年

风雨同行庚子寿
中心医院杏林春

郑树森
庚子年
胃月十日

中国工程院院士、浙江大学医学院附属第一医院原院长
郑树森题词

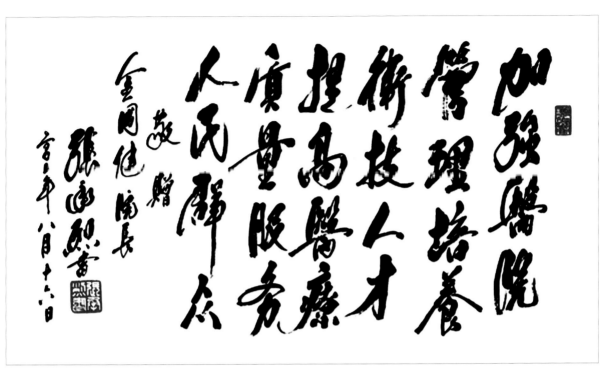

浙江省卫生厅原厅长张承烈题词

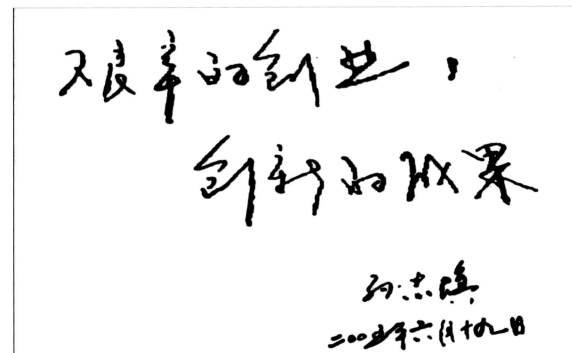

台州原市委书记孙忠焕题词

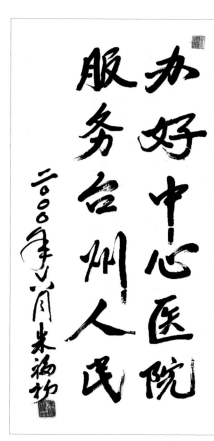

办好中心医院
服务台州人民

二〇〇〇年八月朱福初

台州市原市长朱福初题词

跨之创新
发大更园展
瞿素芬

台州市原市长瞿素芬题词

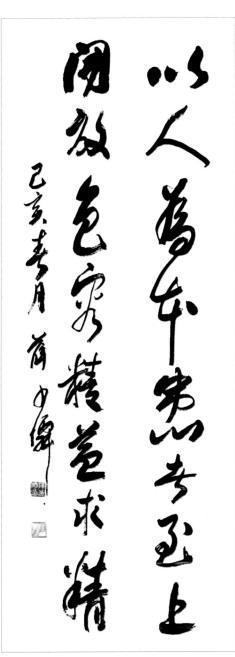

以人為本，尚志玉上，閉放包容，精益求精

己亥春月　薛少仙

台州市人大常委会原主任薛少仙题词

加强中西医结合，为人民健康服务

浙江省中医管理局　二〇〇年六月十八日

浙江省中医管理局题词

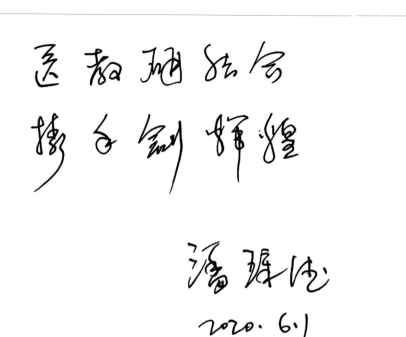

台州学院原党委书记潘璋德题词

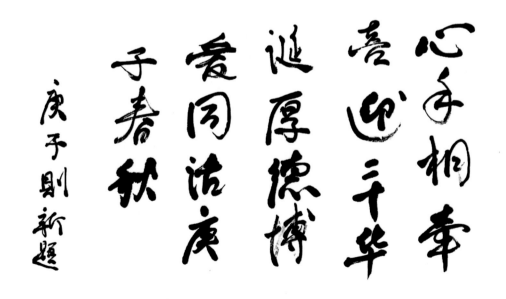

台州学院原校长金则新题词

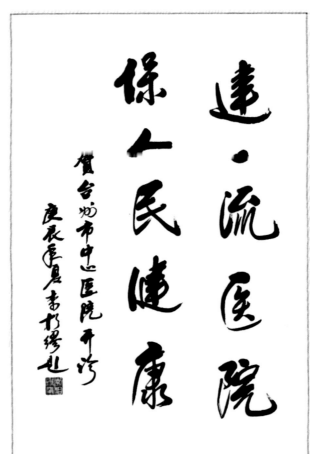

源流医院
保人民健康

贺台州市中心医院开诊

庚辰年夏李相缪题

台州市人大常委会原副主任李相缪题词

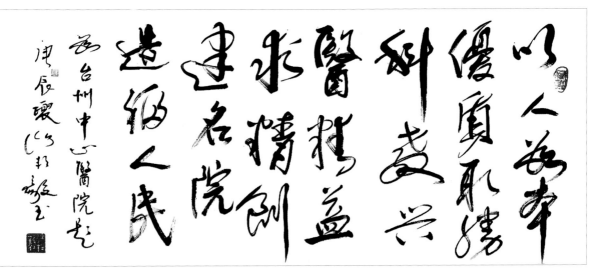

以人为本
优质服务
科技兴
医精益
求精创
建名院
造福人民

贺台州中心医院开诊

庚辰晚秋邦毅书

台州市人大常委会原副主任徐邦毅题词

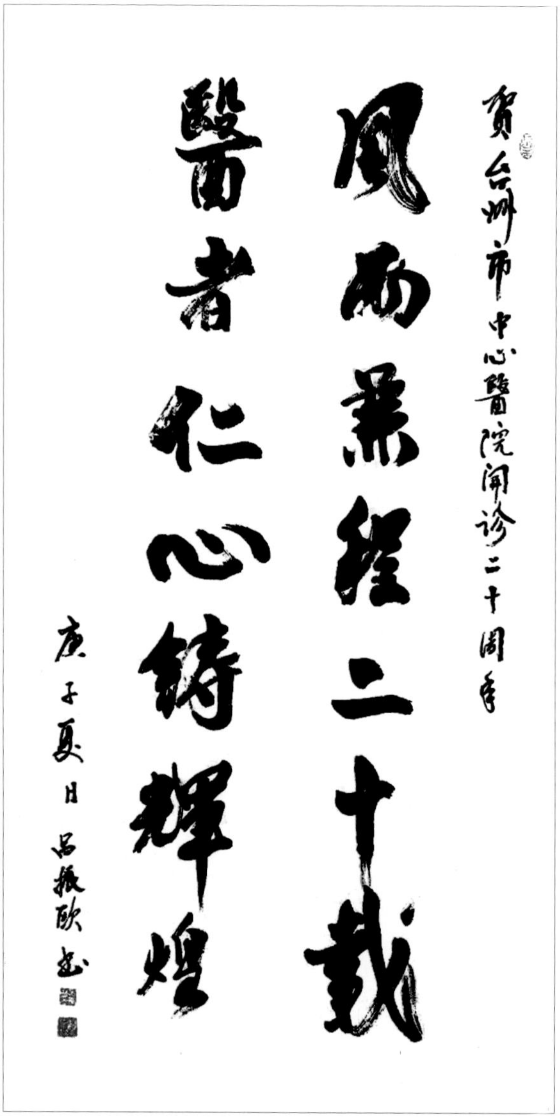

風雨兼程二十載
醫者仁心鑄輝煌

賀台州市中心醫院開診二十周年

庚子夏日 呂振歐書

艱苦創業二十載
再續輝煌譜新篇

江福東

庚子年閏四月廿五日

台州市政协原副主席吕振欧题词

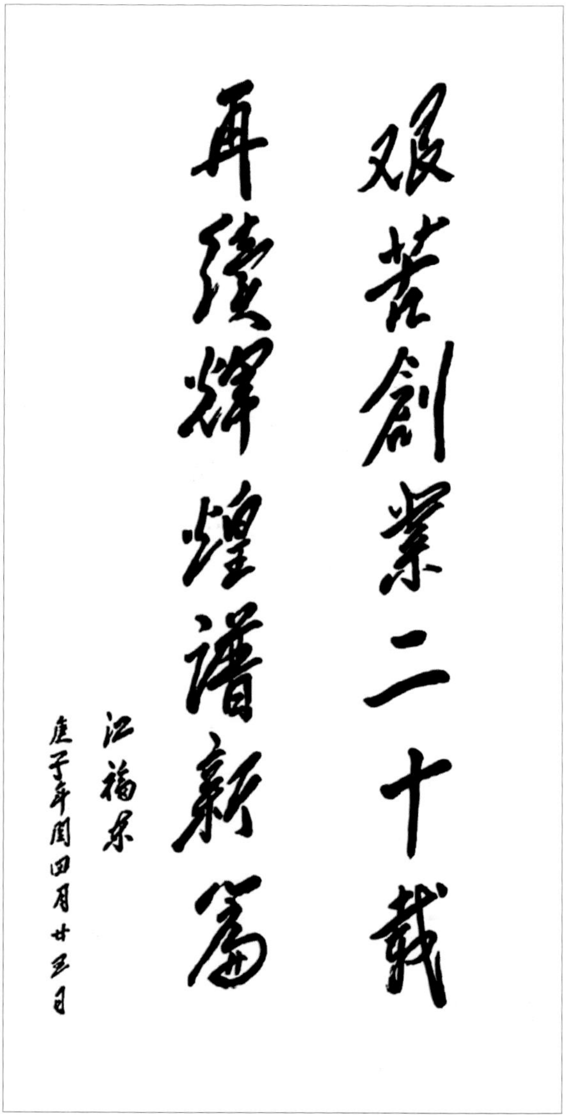

台州市卫生局原局长江福东题词

汇聚全院智慧，铸就未来辉煌

台州市卫生局原局长吴小平题词

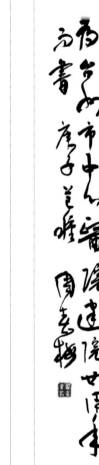

大兹妙怀煌 普救含灵

台州市卫生局原局长周春梅题词

院训

崇仁维新　精术济民

书法家张子安题

台州市简介

台州市地处浙江省沿海中部，为长三角中心区27城之一，国务院批复确定的浙江沿海区域性中心城市和现代化港口城市。辖椒江、黄岩、路桥3个区，临海、温岭、玉环3个县级市和天台、仙居、三门3个县。总面积10050.43平方千米。2020年底常住人口662.29万人，城镇化率61.98%。

台州是"山海水城"。陆地总面积9411平方千米，领海和内水面积约6910平方千米。为浙江"七山一水二分田"的缩影，内有括苍山，海拔1382.4米，是浙东最高峰。大陆海岸线651千米，占全省的28%，呈亚热带气候特征。

台州是"和合圣地"。为佛教天台宗和道教南宗的发祥地，唐代诗僧寒山、拾得修行隐居地，和合文化孕育地，"活佛"济公故里。

台州是"制造之都"。74种工业产品国内市场占有率第一，为股份合作制经济的发祥地、中国十佳宜居城市、2018中国大陆最佳地级城市30强、国家小微企业金融服务改革创新试验区。

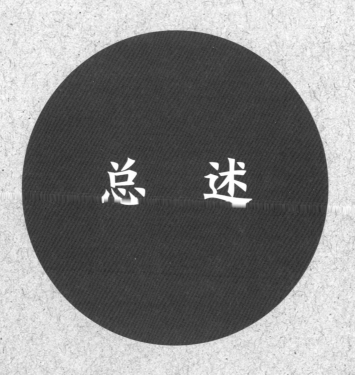

总　述

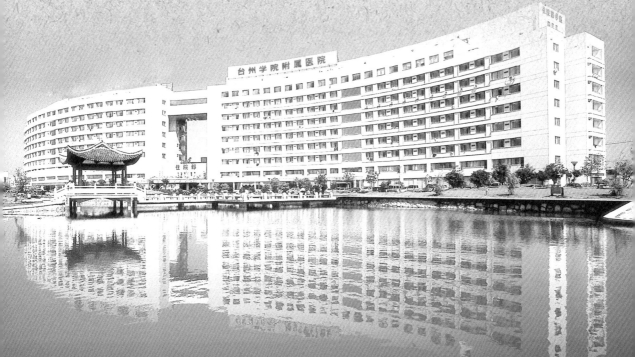

　　台州市中心医院是台州市委、市政府于1998年12月决定筹建的，2000年6月开诊，现为台州市中心医院（台州学院附属医院）。医院为集医疗、教学、科研、预防、保健、康复、急救和智慧医院为一体的三级甲等综合性医院。位于台州高新区东海大道999号。

　　1994年8月，经国务院批复同意，浙江省撤销台州地区，设立台州地级市，市政府驻地从临海迁驻椒江。为完善中心城市功能、提高城市品位、加快城市化进程，1998年12月，台州市人民政府第26次常务会议决定运用股份制形式建设台州市中心医院。台州市基础设施建设投资有限公司参与并相对控股，省内8家企、事业法人单位出资入股，组建国有控股的股份合作制医院，以独立事业法人注册登记，注册股本金8000万元。2007年6月，台州市委、市政府决定医院与台州医院两院重组，组建台州恩泽医疗中心（集团）；同年7月，市政府决定由台州市基础设施建设投资有限公司统一收购医院非国有股份，医院回归国有公立医院。同年8月，台州恩泽医疗中心（集团）成立，医院成为台州恩泽医疗中心（集团）成员单位之一，医院成为非独立法人事业单位。2016年8月，医院从台州恩泽医疗中心（集团）成建制划归台州学院，组建台州学院直属附属医院。2016年10月，台州市中心医院（台州学院附属医院）正式运营，医院成为独立事业法人单位。

　　1998年12月，浙江省计划与经济委员会批复同意建设台州市中心医院工程，项目建设规划为医疗床位800张，一次规划，分期实施。一期工程建设门诊楼、医技楼、400张床位病房楼。1998年12月，台州市土地管理局开发区分局批准中心医院一期工程用地80亩。1999年4月，台州市中心医院举行一期工程开工奠基。2000年6月，一期工程通过综合竣工验收。2000年6月19日，台州市中心医院正式开诊，一期工程投入施用。2002年7月，医院二期400张床位病房大楼破土动工。2004年3月，二期病房大楼工程通过综合竣工验收并投入使用。

2004年4月，医院感染病房工程动工。2004年8月，通过竣工验收并投入使用。2019年6月，急诊、医技大楼改扩建工程动工。2020年9月，通过竣工验收并投入使用。2019年10月，医院新食堂工程项目立项；2021年1月举行新食堂工程奠基仪式。2020年9月，医院临床教学楼工程立项，占地面积14.8亩，规划建筑面积60191平方米，规划临床教学床位600张。

2000年6月19日开诊时医院医疗设备投资24634001.93元，截至2007年12月底医院医疗设备总投资109433188.19元，2008—2016年底医院医疗设备总投资153158668.43元，2017—2020年6月医院医疗设备总投资132866351.93元，截至2020年6月底医院现有医疗设备总价值335078010.25元。配置西门子3.0T超导磁共振、GE宝石64排能谱CT、数字减影血管造影机（DSA）等价值100万元及以上大型设备56台。

2000年6月，医院开诊时核定床位200张；2003年9月，医院核定床位500张；2006年1月，医院核定床位800张；2020年6月，开放床位1000张。2004年11月，医院通过三级乙等综合性医院评审；2011年12月，医院通过三级甲等综合性医院评审；2020年10月，通过浙江省卫健委三级甲等综合性医院复审。

2000年6月医院开诊时设四个病区，并开设内、外、妇、儿、急诊、中医等一、二级主干学科门诊及麻醉、影像、检验、药剂、超声、功能诊断等学科。2001年底开放床位350张、设9个病区。2002年底开放床位400张、设10个病区。2004年3月，医院二期病房大楼工程通过竣工验收并投入使用，病区和学科进行重新组合调整。医院开放床位2004年6月为500张、2010年6月为800张、2020年6月为1000张，现有临床科室38个、医技科室11个、病区25个。

1999年6月，医院在筹建时期就开始了人才招聘工作。2000年6月医院开诊时在岗职工202人。2000年底在岗职工444人，其中高级职称42人。2007年底在岗职工1021人，其中高级职称118人、硕博士41人。2016年底医院职工1604人，其中高级职称245人、硕博士141人。2020年6月底在岗职工1895人，其中卫技人员1511人、高级职称288人、博士25人、硕士230人，各类省、市级人才130人，市级名医工作室10个。

2001年8月，医院开展第一轮重点学科评选工作，确定院级重点学科13个。2002年神经外科、检验医学科成为台州市医学重点学科。2003年医院开展第二轮医院重点学科评选工作，确定院级重点学科10个。2004年医院老年医学（中西医结合）成为浙江省医学扶持重点学科。随后相关学科陆续获得省市共建医学、市级医学重点学科等。2019年医院开展第三轮重点学科评选工作，确定院级重点学科24个。医院现有省市共建医学重点学科1个（肿瘤外科学）、市级重点学科8个（肿瘤学、检验医学、重症医学、临床药学、普通外科学、骨外科学、神经内科学、中西医结合老年医学）。

2000年8月，医院成立了第一届学术委员会。2002年医院获得浙江省科技厅重大课题项目立项1项，2018年获得国家自然基金项目立项2项。2001年6月成立台州市老年医学研究所，2004年9月成立台州市老年医学重点实验室，2014年12月成立台州市普外科重点实验室，2017年6月成立精准医学中心（中心实验室），2019年12月成立台州学院重症医学研究所等14个科研机构。截至2020年6月底，医院主持立项课题351项，其中国自然基金4项、省部级30项、市厅级317项；获省、市级科技成果奖38项；发表论文3765篇，其中SCI论文103篇；获授权专利74项，其中成果转化3项。

2003年9月，医院通过了浙江省高等医学院校教学医院评估。2005年6月通过上海第二医科大学瑞金临床医学院教学医院评估，同年6月成为上海第二医科大学瑞金临床医学院台州分院。2011年10月成为浙江省住院医师规范化培训基地。2014年1月成为国家临床药师培训基地。2014年9月成为国家住院医师规范化培训基地，2016年8月成为台州学院直属附属医院，2017年9月首批接受台州学院医学院临床医学生的临床教学工作。2017年10月成为台州学院临床医学院，同年11月通过教育部临床医学专业认证。2018年8月通过JCI学术型医学中心认证，同年11月通过同济大学教学基地评估。现有硕士生导师8名，教授58名、副教授73名、讲师22名，规范化培训专业基地15个。

医院开诊时实行"笑脸相迎、主动问候、首问负责、出院相送"的全程服务模式。2017年启动"最多跑一次"改革及后续延伸扩面工作。截至2020年6月医院通过软硬件设施升级及服务流程优化，实现门诊诊疗6种预约方式、医疗费用8种支付方式，达到"挂号预约多样化、费用支付多元化、检查预约自动化、报告查询无纸化"。

医院通过不同阶段的《章程》，明确医院的组织架构、领导体系和运营机制。同时，持续完善医院各项规章制度和岗位职责，相继编制了医院管理制度和岗位职责《医疗分册》《护理分册》《医技分册》《行政后勤分册》及《应急预案分册》，不断推进医院制度化、规范化、标准化建设，确保医院可持续发展。

2000年3月，医院成立医院信息管理系统项目实施领导小组负责医院信息化建设，初步建成以HIS、LIS、PACS为核心的信息系统。2007年8月起医院信息化建设由台州恩泽医疗中心（集团）集中统一管理、建设和维护，2016年8月回归医院自主管理和维护。2017年8月，医院成立信息化委员会，全面负责医院信息化建设。目前，医院已建成涵盖临床、护理、医技、行政、后勤全业务的130余套信息系统和信息安保体系；通过电子病历应用水平国家4级、互联互通成熟度国家四级甲等、智慧医院国家2级评审。

2000年4月，医院与上海第二医科大学附属瑞金医院签订合作意向书。2000年12月与上海瑞金医院签订正式合作协议，2001年3月挂瑞金医院集团台州中心医院牌子。2017年5月，医院成为上海肺科医院医疗集团成员单位，挂上海市肺科医院医疗集团协作医院牌子。2018年1月，医院与温州医科大学附属眼视光医院签订合作协议，成立温州医科大学附属眼视光医院台州国际眼科医院。2018年3月医院成为上海市第十人民医院医疗集团协作单位，挂上海市第十人民医院协作医院牌子。2019年3月与北京大学第三医院开展合作。2019年6月与香港中文大学中医学院开展合作。2020年6月与上海瑞金医院深化合作，同年6月与上海市皮肤病医院合作。医院与美国匹兹堡大学医学中心、美国浸会大学、意大利安科纳联合大学医院等建立交流合作关系。同时，医院相关学科与省内外各大医院学科建立了专科合作与专科联盟关系。医院与玉环第二人民医院、温岭市第四人民医院开展"双下沉、两提升"医联体合作。医院与椒江区章安、白云、葭沚街道社区卫生服务中心等结为区域医联体合作单位。

医院完成援疆、援贵、援川、援鄂等医疗任务，以及海外马里地区的医疗援助，完成抗击"非典"、抗击新冠肺炎、抗击台风等重大疫情防控和突发性事件处理，完成医疗保健、重大会议和重大赛事等医疗保障工作，完成征兵体检、招生体检等医疗服务工作。

医院先后获得全国百姓放心示范医院、全国优质医疗服务示范医院、全国综合性医院中医药工作示范单位、国家级节约型公共机构示范单位、省级文明单位、省级首批绿色医院、省级综合治理先进单位、省级爱国卫生先进单位、省级平安单位、省健康促进医院、浙江省总工会模范职工之家、浙江省级先进团委等荣誉称号。

　　艰苦创业二十载，砥砺奋进谱新篇。医院全体职工团结一致、同心同德，为早日建成"医教研一流、百姓信赖的医院"而不懈努力。

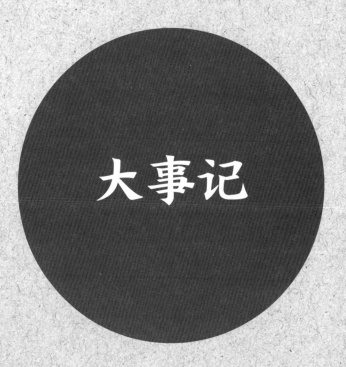

大事记

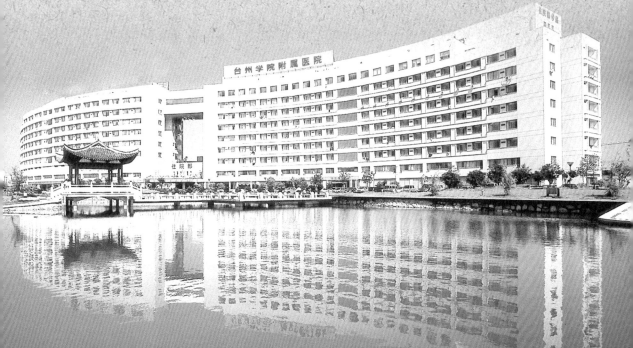

引 言

1994年8月22日　国务院下发《关于同意浙江省撤销台州地区设立地级台州市的批复》(国函〔1994〕86号)文件，撤销台州地区，设立台州地级市，市政府驻地从临海迁驻椒江。1996年5月12日，浙江省人民政府下发批复《台州市城市总体规划(1994—2020)》(浙经发〔1996〕99号)，市委、市政府为加快中心城市建设和台州卫生事业发展，把组建台州市中心医院项目列入总体规划。台州市卫生局自1994年12月开始就专门组织人员对筹建台州市中心医院项目进行可行性研究，为项目筹建奠定了基础。

1998年

11月30日　市政府代市长杨仁争召集副市长王中苏、市卫生局局长江福东和台州医院副院长金国健对中心医院组建工作提出意见和全面部署。

12月1日　根据代市长杨仁争和副市长王中苏的意见，市卫生局局长江福东、台州医院副院长金国健提出中心医院筹建工作的具体思路和时间安排，向市政府副市长王中苏汇报。

12月2日　台州市卫生局向市计划经济委员会提交《市中心医院项目建议书》。

12月3日　台州市建设规划局对中心医院建设用地作出安排。

同日　市政府副秘书长钟夫寿和开发区副主任王依加在金国健陪同下，踏勘中心医院选址。

12月7日　市政府召开26次市长常务会议，会议听取了市卫生局的汇报，讨论了台州市中心医院建设事项。会议同意在台州经济开发区建设台州市中心医院，分两期进行，一期工程400张床位。会议并就台州市中心医院的筹资方式、办医模式和有关政策等形成决议。

12月8日　市中心医院"规划和建筑方案设计竞赛新闻发布会"在台州经济开发区举行。中国建筑西南设计研究院、浙江省城乡规划设计研究院、浙江省建筑设计研究院和浙江省医疗卫生建筑设计院等四家单位参加，钟夫寿、金国健出席会议。

同日　江福东、金国健、潘世杰赶往杭州赴省计经委申报中心医院立项项目。

同日　市政府常务会议关于筹建台州市中心医院信息在《台州日报》刊登。

12月9日　浙江省计划与经济委员会下发《关于台州市中心医院一期工程项目建议书的批复》（浙计经投〔1998〕1757号），同意建设台州市中心医院工程，项目建设规划为医疗床位800张，一次规划，分期实施。一期建设规模为医疗床位400张，总建筑面积50000平方米。

12月10日　浙江省计划与经济委员会、浙江省重点建设领导小组下发《关于增补1998年度省重点建设项目的通知》（浙重建〔1998〕62号），将台州市中心医院工程建设列入省重点建设A类项目。

12月22—23日　市政府副市长王中苏带领副秘书长陈善唐、市卫生局局长江福东及金国健、潘世杰、林福禧等赴杭州邵逸夫医院和宁波李惠利医院考察。

12月30日　台州市土地管理局开发区分局下发《关于征用土地的批复》（台开土征〔98〕32号），批准中心医院一期工程用地80亩。

12月31日　医院工程建设监理单位招标，台州建设监理公司中标。

1999年

1月2—5日　市卫生局局长江福东带领金国健、潘世杰、林福禧等赴广东省先后考察广东省中医院、汕头李嘉诚医院、珠海医疗中心、佛山市人民医院等医疗单位建设情况。

1月11日　台州市中心医院总体规划和建筑方案设计评审会议在椒江举行。省计经委、省重点办及市委、市人大、市政府、市政协有关领导出席。并邀请卫生部卫生建筑学会秘书长于冬、常务理事唐仁宝、黄锡璆等专家组成评审组。经过评审，浙江省建筑设计研究院中标。

1月13日　市政府下达《关于建立台州市中心医院筹建领导小组的通知》（台政办发〔1999〕4号），经市政府研究决定建立台州市中心医院筹建领导小组。组长：吕振欧，第一副组长：王中苏，副组长：陈善唐、江福东。成员：王金生、娄依兴、王昌兴、刘长春、魏陆民、陈惠良、金国健、朱沛夏、洪利华。领导小组下设工程建设指挥部，江福东兼任指挥，金国健兼任常务副指挥，林福禧、潘世杰为成员。

1月16日　中心医院筹建工程建设指挥部成员第一次会议在市卫生局会议室召开。工程建设指挥部成员江福东、金国健、林福禧、潘世杰参加。会后，踏勘中心医院选址并合影纪念。

1月21日　地质勘探单位招标，浙江省工程勘察院中标。

1月27日　中心医院筹建工程建设指挥部召开第一次全体工作人员会议，会后合影留念。

2月3日　中心医院筹建工程建设指挥部与台州市各家银行洽谈工程贷款事宜，最后确定浙江省农业银行台州开发区支行为合作银行。

2月8日　中心医院筹建工程建设指挥部办公地点租用开发区枫南综合楼二楼西头开展独立办公。

2月10日　市政府副市长王中苏率中心医院筹建工程建设指挥部成员在省卫生厅向李兰娟厅长汇报中心医院筹建情况，李厅长表示支持中心医院建设。

2月11日　施工场地放样，开始地质勘探。

2月23日　中心医院筹建领导小组向杨仁争市长汇报市中心医院筹建情况。市委常委、宣传部部长、中心医院筹建领导小组组长吕振欧，市政府副市长、中心医院筹建领导小组第一副组长王中苏等有关领导和中心医院筹建工程建设指挥部全体成员参加。

2月26日　省计经委、省重点办在椒江凤凰山庄组织召开市中心医院总体方案初步设计评审会。省卫生厅、省计经委、市政府等有关部门领导和专家参加评审。

3月15日　市卫生局局长、中心医院筹建工程建设指挥部指挥江福东、常务副指挥金国健在省卫生培训中心向省卫生厅副厅长喻华芝汇报中心医院筹建情况。喻华芝副厅长表示支持台州市中心医院建设。

3月16日　省卫生厅医政处处长沈世竑组织浙医二院、邵逸夫医院、省人民医院及省临检、放射、病理、麻醉、院感和护理质控中心等有关专家在省卫生培训中心对台州市中心医院工程建设方案设计进行论证。中心医院筹建工程建设指挥部成员金国健、林福禧参加。

3月18日　中心医院筹建工程建设指挥部聘任市监察局副局长蔡华东为医院工程建设监察员。

3月25日　中心医院项目基础工程砼管桩与打桩施工队伍招决标。砼管桩由宁波浙东水泥制品公司中标，打桩由温岭二建、温岭五建两个标段分别中标。

4月1日　台州市中心医院筹建领导小组会议在市政府八楼会议室召开。成员单位领导参加会议，领导小组组长吕振欧、第一副组长王中苏参加。

4月2日　台州市中心医院举行奠基仪式。省卫生厅原副厅长王绪鳌、医政处处长沈世竑、市委副书记朱福初、市人大常委会主任林希才，市委常委、宣传部部长吕振欧、市政府副市长王中苏及市级有关部门、各县（市）区卫生局领导出席仪式。

4月13日　市政府副市长王中苏来院检查工作并就医院体制建设进行专题讨论。

同日　召开医院筹建工程建设指挥部全体成员会议，宣布台中心医筹〔1999〕8号文件：林福禧任医院筹建指挥部办公室负责人（兼），陈老六任医院筹建指挥部基建处负责人，林尧中任筹建指挥部基建处技术顾问，曲琦任医院筹建指挥部财务科负责人。

4月23日　省计经委下发《关于台州市中心医院一期工程初步设计的批复》（省计经委发〔1999〕34号），原则同意初步设计的主要技术经济指标：规划用地10.88公顷，总建筑面积113000平方米，建筑密度22.7%，容积率0.95，绿地率大于40%；其中一期建筑面积57535平方米，地上建筑面积50256平方米，用地6公顷。

4月29日　市政府副秘书长陈善唐召集房改办、计经委、开发区有关部门领导，协调解决中心医院职工宿舍建设用地等问题。

5月31日—6月1日　台州市中心医院工程指挥部在省重点工程招标办进行土建、安装施工单位招标工作。土建工程第一标段由浙江宏润建设集团股份有限公司中标，第二标段由浙江省第三建筑工程公司中标；安装工程第一标段由浙江省诸暨市工业设备安装公司中标，第二标段由浙江省工业设备安装公司中标。

6月21日　省重点工程建设项目检查组在省计经委主任孙永森带领下来医院施工现场检查工作，工程建设指挥部常务副指挥金国健陪同检查。

7月6日　医院在省招标办进行电梯决标，杭州广日电梯公司中标。

7月10日　医院工程建设指挥部成员金国健、林福禧等有关人员赴台州卫校（临海）招聘应届护士；面试47人，其中西医护士43人、中医护士4人；进入体检24人，其中西医护士21人、中医护士3人。

7月12日　医院工程建设指挥部成员金国健、林福禧等与市开发区管委会副主任王依加商谈医院职工宿舍用地，并踏勘现场。

7月20日　医院举行台州卫校应届护士录用签字仪式。

8月11日　医院工程建设指挥部成员江福东、金国健赴杭州邵逸夫医院洽谈合作事宜，邵逸夫医院同意医务人员赴该院进修。

8月14日　医院首批录用的大中专毕业生在指挥部进行上岗培训。

9月7日　省计经委下发《关于台州市中心医院二期工程项目建议书的批复》（浙计经投〔1999〕1108号）文件。

同日　职工宿舍设计图纸扩初会审。

9月15日　台州市中心医院高教园区门诊部开诊营业。

9月28日　市委常委、宣传部部长、中心医院筹建领导小组组长吕振欧与市政府副市长、中心医院筹建领导小组第一副组长王中苏视察中心医院工地。工程建设指挥部成员金国健、林福禧陪同。

10月6日　市政府副市长王中苏及医院工程建设指挥部成员江福东、金国健、林福禧赴杭州向省卫生厅厅长李兰娟汇报中心医院工程筹建情况。

10月12日　市编委下发《关于同意建立台州市中心医院并核给编制的批复》（台编〔1999〕72号），核定中心医院为自收自支全民事业单位，暂核编制55名。

10月22日　《台州市中心医院环境影响报告书》在椒江通过省环保局、市

环保局、市卫生局等有关单位专家评审。

11月3日　台州卫校副校长胡平法率团来院考察，并商讨医教合作可行性。

11月9日　在市招标中心对医院职工宿舍建设监理公司招标、决标。

11月10日　在省重点工程设备招标中心就医院智能化系统建设进行招标，金国健、林福禧、潘世杰等参加招标会。

11月11日　中共台州市直机关工作委员会下发《关于建立中共台州市中心医院筹建指挥部临时支部的批复》（市直工委发〔1999〕100号），同意建立中共台州市中心医院筹建指挥部临时支部，金国健同志为临时党支部负责人。

11月12日　医院在《健康报》上刊登台州市中心医院面向全国招聘高级医疗、医技人才启事。

11月16日　市政府副秘书长陈善唐在枫南综合楼医院工程建设指挥部会议室召开项目招投标领导小组会议，对消防报警系统、PDS系统、净化系统及水泵等进行决标。

12月6日　医院护士、医技管理人员赴邵逸夫医院进修学习。

12月12日　浙江省卫生厅副厅长俞华芝到中心医院工地考察。工程建设指挥部成员金国健、林福禧陪同。

12月25日　省重点办副主任陈祥鹏带领省重点工程督查组来院督查，市重点办处长梁国平、主任李金珠陪同，医院工程建设指挥部成员金国健、林福禧陪同。

2000年

1月3日　市委常委、宣传部部长、医院筹建领导小组组长吕振欧，市政府副市长、医院筹建领导小组第一副组长王中苏组织召开中心医院筹建领导小组成员会议，研究中心医院筹建相关工作。

1月4日　金国健、林福禧赴杭州看望在邵逸夫医院进修的本院员工。

1月5日　市长办公会议确定中心医院董事局股东单位和各股东的持股份额。

1月10日　市政府牵头在市政府会议室召开中心医院筹建协调会。市体改委、市财政局、市人事局、市卫生局、市物价局、市劳动局等领导出席。副市长王中苏讲话。副秘书长陈善唐主持会议。

1月11日　台州市中心医院股份持股单位签字仪式在市政府大楼二楼东会议室举行。市委常委、宣传部部长吕振欧，市政府副市长王中苏、市政协副主席郭坚宇、市政府副秘书长陈善唐、市卫生局局长江福东出席仪式。台州市基础设施建设投资有限公司、台州市中心医院工会（筹）、台州市三立工贸有限公司、浙江海正集团有限公司、浙江环宇建设集团有限公司、台州市椒江医药有限公司、椒江区白云办事处下马股份经济合作社、台州市华利士大酒店等8家股东单位法人代表在医院股份持股协议书上签字。

同日　医院工程建筑材料和医疗仪器设备等25项项目决标。

1月16日　台州市卫生局向台州市政府上报《台州市中心医院组建方案》。

1月22—28日　医院工程建设指挥部常务副指挥金国健带领相关人员赴杭州、镇江、南京、上海等地考察病房设施、医疗设备等情况。并首次与上海瑞金医院副院长于金德接触，探讨两院合作事宜。

1月30日　医院在邵逸夫医院进修的1999届大中专毕业生返院。

2月2日　中心医院工程建设指挥部召开年终总结表彰会。

2月5日　医院筹建工程建设指挥部商讨招聘大中专毕业生有关事项。

2月6日　医院筹建工程建设指挥部召开大中专毕业生招聘专家组成员会议，商讨招聘人员面试有关事项。

2月7日　医院筹建工程建设指挥部举行2000届大中专毕业生招聘面试及

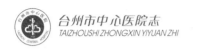
考核。

2月8日　市人大常委会主任林希才、市委副书记薛少仙陪同曾在台州工作过的省有关部门领导到中心医院筹建工地考察，常务副指挥金国健陪同考察。

2月10日　2000届大中专毕业生录用人员审定并签订协议书。

2月13日　市政府副市长王中苏、副秘书长陈善唐、市人事局局长魏陆民、医院筹建工程建设指挥部常务副指挥金国健等商议中心医院人才引进有关事项。

同日　医院筹建工程建设指挥部下发《关于毛卫华等同志任职意见》（台中心医筹〔2000〕4号），任命毛卫华为台州市中心医院筹建指挥部医务处负责人，张琳为护理部负责人，李招云为检验中心负责人，陈再智为影像中心负责人，周群玉为手术室负责人，刘小春为中心供应室负责人。

2月16—19日　医院筹建工程建设指挥部常务副指挥金国健带领相关人员赴上海、南京考察手术床、病床等，并与上海瑞金医院院长李宏为等洽谈合作事宜。

2月21日　市中心医院筹建领导小组组长吕振欧、第一副组长王中苏、副组长江福东在工程建设指挥部常务副指挥金国健陪同下视察施工现场。

2月23日　省重点工程办公室副主任陈祥鹏视察中心医院工程，指挥部常务副指挥金国健陪同。

2月24日　由浙江省国际技术招标有限公司主持的台州市中心医院CT、MR、PACS国际招标开标、决标，德国西门子公司中标。

2月28日　中心医院筹建工程建设指挥部办公地点从枫南综合楼搬迁到租用的台州实验中学办公。

2月29日　市人大常委会副主任李相缪在市卫生局局长江福东、医院工程建设常务副指挥金国健陪同下视察医院建筑工地。

3月1日　中心医院筹建指挥部成员江福东、金国健和潘世杰、林福禧等赴椒江区卫生局商谈人员调动事宜。

3月2日　市政府副秘书长陈善唐牵头召集市卫生局、市人事局、市中心医院等部门，研究关于中心医院人员调动事宜。

同日　市离退休老干部视察中心医院建筑工地，中心医院筹建工程建设指挥部常务副指挥金国健陪同。

3月3日　医院工程建设指挥部指挥江福东、常务副指挥金国健赴黄岩区卫生局商讨人员调动事宜。

3月5日　医院工程建设指挥部指挥江福东、常务副指挥金国健等赴玉环卫生局、温岭卫生局商谈人员调动事宜。

3月8日　中共台州市委下达《关于建立中共台州市中心医院委员会、纪律检查委员会及金国健等同志职务任免的通知》（市委干〔2000〕16号）。市委决定建立中共台州市中心医院委员会，委员会由金国健、林福禧、薛跃华、舒建国等四位同志组成，金国健同志为副书记。建立中共台州市中心医院纪律检查委员会，舒建国同志为书记。

3月9日　医院购置的大客车正式启用。

3月14日　省卫生厅信息中心派遣专家来院协助医院信息化建设。

3月17日　台州市政府下发《批转市卫生局关于台州市中心医院组建方案的通知》（台政发〔2000〕38号）。

3月18日　市卫生局局长江福东带领医院领导金国健、林福禧、薛跃华、舒建国等赴三门、天台卫生局商谈人员调动事项。

3月24日　省人民医院院长严志琨、浙江医院院长金宏义、浙一医院院长王进等来院考察，市政府副市长王中苏、市卫生局长江福东、医院党委副书记金国健陪同考察。

4月3日　市政府副市长王中苏、市卫生局局长江福东来院就开诊前有关工作进行布置。

4月14日　市长杨仁争听取医院党委副书记金国健关于医院开诊前有关准备工作的汇报。

4月16日　医院党委班子成员金国健、林福禧、薛跃华、舒建国向市政府副市长王中苏汇报医院开诊前的准备工作。

4月17日　市卫生局局长江福东、医院党委副书记金国健、院办负责人秦青通等赴上海与瑞金医院院长李宏为、副院长俞卓伟、院办主任黄波、副主任邱力萍等就两院合作事宜进行洽谈，并邀请李宏为来院考察。

4月24日　上海瑞金医院考察团在院长李宏为带领下抵达台州，台州市委副书记薛少仙、市政府副市长王中苏、副秘书长陈善唐等在凤凰山庄会见瑞金医院

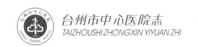
考察团并就两院合作进行洽谈。

4月25日　市政府在市府大楼8楼会议室为上海瑞金医院院长李宏为和瑞金医院考察团举行欢迎仪式。市政府副市长王中苏介绍了台州市情况、市中心医院党委副书记金国健介绍了中心医院筹建情况，瑞金医院院长李宏为介绍了瑞金医院概况，市政府副秘书长陈善唐主持仪式。欢迎仪式后，考察团成员专程考察中心医院建筑工程工地。

同日　台州市中心医院、上海瑞金医院合作意向书签字仪式在市政府二楼举行。瑞金医院院长李宏为与中心医院党委副书记金国健在意向书上签字，台州市政府市长杨仁争参加仪式并讲话，副市长王中苏主持仪式。

4月26日　省卫生厅医务处处长沈世竑、浙江省人民医院院长李汉林等来院考察。医院党委副书记金国健等陪同考察。

4月27日　市卫生局局长江福东带领医院领导金国健等赴路桥区卫生局协商人员调动事宜。

4月28日　德国西门子公司中国有限公司总经理开博博士来院考察，双方签订成立"德国西门子公司台州影像研究中心"合作意向书。

5月6日　市政府副市长王中苏在临海台州高速公路指挥部主持召开中心医院创立大会筹备会，市政府副秘书长陈善唐、市基础设施建设投资有限公司总经理管敏森、副总经理吴继业、市卫生局局长江福东、中心医院党委副书记金国健、党委委员林福禧、舒建国出席。

5月8日　台州市中心医院创立大会暨第一次股东大会在市政府二楼东会议室举行，市领导杨仁争、徐邦毅、王中苏、周沥泉等到会祝贺。大会听取、审议、通过《台州市中心医院筹建情况的报告》《台州市中心医院筹建费用的报告》《台州市中心医院章程》。选举王海平、张士友、陈达会、吴继业、金轩宇、金国健、周洪灿、林福禧、喻舜兵、管敏森、樊益棠为第一届董事局董事。选举范六九、赵仙友、胡斌、秦青通、舒建国为监事会监事。选举管敏森为第一届董事局主席、金国健为第一届董事局副主席；聘请江福东为第一届董事局名誉主席。聘任金国健同志为医院院长；聘任林福禧、薛跃华为医院副院长；选举舒建国为第一届监事会主任。参加股东大会的股东有：台州市基础设施建设投资有限公司、台州市中心医院、台州市三立工贸有限公司、浙江海正集团有限公司、台州市椒江医药有限公司、椒江区白云办事处下马村股份经济合作社、台州市华利士大酒店，市政府副秘书长陈善唐主持大会。

5月17日　市政协主席朱福初、副主席吕振欧视察中心医院。院长金国健等陪同视察。

5月18—19日　医院董事局名誉主席江福东、院长金国健、院办负责人秦青通、医务处负责人毛卫华赴上海与瑞金医院院长李宏为、副院长俞卓伟、院办主任黄波、医务处处长袁克俭等就合作具体事宜进行洽谈。

5月22日　召开中心医院开诊协调会。市政府副市长王中苏到会并讲话，副秘书长陈善唐主持会议。

5月25日　市政府副秘书长陈善唐、医院董事局名誉主席江福东、院长金国健等赴黄岩区卫生局洽谈人员调动事宜。

5月28日　医院行政部门搬入新医院门诊大楼四楼办公。

5月31日　市委副书记薛少仙、市政府副市长王中苏带领有关部门负责人视察市中心医院并进行现场办公。会议听取医院筹建工作情况汇报，就开诊前有关准备工作进行协调。市计经、卫生、城建、开发区、交通、交警、质监等部门负责人参加协调会。

6月1日　医院董事局名誉主席江福东、院长金国健等赴温岭、玉环等县市商谈人员调动事宜。

6月5日　市政府副秘书长陈善唐带领市人事局、卫生局等人事干部赴仙居洽谈人员调动事宜。

6月6日　市委副书记薛少仙、市政府副市长王中苏听取中心医院开诊前准备情况汇报并对中心医院开诊提出意见。

6月8—9日　病房楼顶预验收。

6月9日　市政府市长杨仁争听取了中心医院与瑞金医院合作情况的汇报。市政府副市长王中苏、副秘书长陈善唐、市卫生局副局长杨少白对中心医院开诊工作提出具体安排。

同日　检验中心仪器设备安装调试完毕。

6月10日　影像中心仪器设备安装调试完毕。

6月11日　市政府副市长王中苏、医院董事局名誉主席江福东、院长金国健

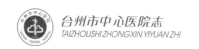

等赴杭州邀请省卫生厅领导参加本院开诊典礼。

同日　上海瑞金医院副院长于敬德率团来院商讨开诊有关事项。病理中心仪器安装调试。

6月12日　市卫生局下发《关于同意台州市中心医院执业的批复》（台卫发〔2000〕28号），批准床位200张。

同日　监护仪安装调试。

6月13日　市人大常委会副主任梁毅、李相缪等来院视察。院长金国健陪同。

同日　彩超、麻醉机、呼吸机安装调试完毕。

同日　中心医院开诊新闻发布会在市政府8楼西会议室举行。市本级三台二报、各县（市、区）二台一报及其他驻台新闻单位参加。院长金国健通报了医院开诊前的准备工作。陈善唐副秘书长主持发布会。

同日　市物价局副局长王管秀带领物价管理人员来院调研病房配置及收费标准情况，医院副院长林福禧陪同。

6月14日　市委常委会召开专题会议，听取中心医院院长金国健关于医院筹建工作和开诊准备工作汇报。市委书记孙忠焕等市领导肯定了中心医院的工作并对开诊仪式提出具体意见。

同日　市政府副秘书长陈善唐召集水、电、通讯、交通等有关部门的协调，要求各方做好工作，确保中心医院开诊需要。

同日晚　市政府副市长王中苏、副秘书长陈善唐来院传达市委常委会会议精神，院长金国健等院领导参加。

6月15日　市政府副秘书长陈善唐带领市本级各部委办局的办公室主任110余人来院考察，院长金国健等院领导陪同。

同日　市卫生局为了做好中心医院开诊典礼接待工作召开专题会议。

同日　医院召开中层干部会议，传达市委常委会会议精神。

同日　多排CT安装调试完毕。

6月17日　医院开诊动员大会在多功能厅举行。医院全体职工参加会议。院长金国健作动员报告，市政府副市长王中苏到会讲话。

同日　医院下发《关于秦青通等同志职务聘任的通知》（台中心医〔2000〕

34号）、《关于薛跃华等同志职务聘任的通知》（台中心医〔2000〕35号），这是医院正式成立后首次下文聘任医院行政后勤七个职能部门主任（处长）和临床、医技科室科主任和护士长。医院开放床位200张，分设一病区、三病区、四病区、五病区和十病区。

6月18日　医院全院职工上岗前宣誓和升旗仪式在医院门诊广场举行。院长金国健，副院长林福禧、薛跃华，纪委书记舒建国等院领导及全体职工参加。

同日　医院董事局一届三次会议在医院门诊四楼多功能厅举行。会议听取了医院开诊前准备工作情况并对开诊有关工作作了具体安排。院长金国健，副院长林福禧、薛跃华，纪委书记舒建国等院领导及有关人员参加。

同日　上海瑞金医院副院长俞卓伟、沈翔慧带领瑞金医院管理和医疗专家团20人来台参加中心医院开诊仪式。

6月19日　台州市中心医院开诊典礼暨上海瑞金医疗集团台州中心医院（筹）揭牌仪式在医院门诊大厅举行。全国政协常委、农工民主党中央副主席章师明，卫生部副部长曹荣桂，省长助理徐鸿道，省卫生厅副厅长杨泉森，瑞金医院副院长俞卓伟、沈翔慧，市领导孙忠焕、杨仁争、朱福初、薛少仙、陈云金、李相缪、王中苏、樊友来、吕振欧、郭坚宇等参加典礼。参加祝贺单位196家，计690余人。院长金国健致辞，曹荣桂、俞卓伟、杨泉森、杨仁争等领导分别讲话。参加典礼的领导为台州市中心医院开诊剪彩。市委书记孙忠焕、卫生厅副厅长杨泉森为中心医院揭牌，卫生部副部长曹荣桂、瑞金医院副院长沈翔慧为"上海瑞金医疗集团台州中心医院（筹）"揭牌。医院董事局主席管敏森主持开诊典礼。

同日　瑞金医院杜玲珍带领医院管理和医疗专家团队25人入驻中心医院，参与医院的日常管理和医疗、护理工作。医院副院长薛跃华及相关人员协调安排。

6月21日　市老干部局组织在椒江的市本级老干部参观中心医院，院长金国健陪同参观，医院任树生教授为老干部讲授老年病预防知识。

同日　市政府副市长王中苏来院考察并听取开诊三日来工作汇报。院长金国健、副院长林福禧、薛跃华及纪委书记舒建国等院领导及有关人员参加。

6月23日　市委书记孙忠焕在《市中心医院开诊四天情况汇报》材料上批

示：良好开端是事业成功基础，要及时总结，不断完善提高，确保医疗质量。市政府副市长王中苏批示：医院开诊情况良好，有成绩，要祝贺。医院领导、全体员工高度负责、极为辛苦，表示诚挚的慰问。下一步工作：总的要求是强化服务，增加力量，完善管理，要毫不放松地抓优质服务、医疗安全；当务之急是加强与瑞金医院联系，争取较多专家来院坐诊，应高度重视内部管理，理顺关系，提高效率。

6月24日　市人大常委会教科文卫委主任江福东来院检查工作。

6月26日　在中心医院出生的第一位幸运宝宝顺利出院，院长金国健等领导及有关人员带着鲜花和祝福欢送小宝宝并合影留念。

6月27日　市中心医院第一位住院病人出院。

7月1日　浙江大学医学院临床医学研究生班在台州宾馆开班，医院选送9名职工参加在职研究生班学习。

同日　邵逸夫医院党委书记何超带领110人的代表团来院考察。院长金国健介绍中心医院概况并对邵逸夫医院在本院人员培养上的支持表示感谢。

7月3日　贵州省卫生厅及贵航集团三〇三医院有关领导来院考察。院长金国健陪同。

7月12日　浙江省常务副省长吕祖善、省卫生厅厅长李兰娟在台州市政府市长杨仁争陪同下来院视察。院长金国健、副院长林福禧、薛跃华、纪委书记舒建国等院领导及有关人员陪同。

7月18日　院长金国健、副院长杜玲珍赴上海瑞金医院参加瑞金医院集团成立大会，并与瑞金医院（集团）院长、理事长李宏为，党委书记、副理事长严肃等领导就两院合作进行商议。

7月19日　ICU中央监护系统安装调试完毕。

7月21日　耳鼻喉科听力设备安装调试完毕。

7月23日　1999—2000年毕业生上岗培训在医院多功能厅举行。金国健、林福禧、薛跃华、舒建国等院领导及有关人员参加会议。

7月24日　四病区正式开始运行。五西病区新开设床位42张并投入使用。

7月27日　市卫生局局长吴小平带领市卫生局班子章正会、杨小白、王玲斐、陈晓达等来院指导。金国健、林福禧、薛跃华、舒建国等院领导及有关人员参加汇报会。

7月30日　省卫生厅副厅长杨敬来院考察，院长金国健等院领导陪同。

8月12日　医院开展心脏直视手术。

8月16日　医院第一届工、青、妇组织组成人员竞争上岗动员大会在多功能厅举行。医院党委副书记、院长金国健做动员报告，党委委员、副院长林福禧布置竞岗具体工作安排。竞岗人员作竞岗演讲并接受医院党、政领导及相关代表组成的评委评分，党办主任秦青通主持会议。

8月24日　省体改委党组成员、纪检组长王余照、省卫生厅厅长李兰娟带领全省城镇医药卫生体制改革"医院体制机制及财务运行情况"专题调研组来院调研。院长金国健等院领导及有关人员陪同。

同日　省卫生厅副厅长周坤来院视察，金国健院长等院领导陪同。

同日　医院第一届工、青、妇组织组成人员正式选举大会在院多功能厅举行。医院副院长薛跃华分别宣读医院工会、团委、妇委会候选人名单，经选举产生第一届工、青、妇委员会委员。

9月4日　湖州市长兴县副县长宋文英，县卫生局局长姚翔，县人民医院院长凌凤鸣、书记李坚等一行来院考察。院长金国健及有关人员陪同。

9月8日　市教委组织40余名优秀教师来院考察，院长金国健介绍医院概况并陪同考察。

9月10日　ICU正式开张运行。

9月13日　磁共振安装调试结束，正式启用。

9月15日　医院院长金国健出席省卫生厅人事处处长许谓成、医政处副处长韦天星来台州召开的"病人选择医生"专题座谈会。

9月17日　省卫生厅纪检书记李凤英、副书记张建南在市卫生局纪检组长陈晓达陪同下来院考察。院长金国健、纪委书记舒建国陪同。

9月19日　医院在多功能厅举行"优质医疗百日竞赛活动"动员大会，医院全体职工参加。医院副院长林福禧宣读相关文件，院长金国健做动员报告，市卫生局局长吴小平、市政府副市长王中苏出席会议并讲话，纪委书记舒建国主持会议。

9月23日　瑞金医院副院长俞卓伟来院调研。瑞金医院微创外科中心主任郑

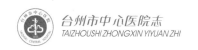

民华教授来院开展腹腔镜微创手术示范教学。

同日　市政府副市长王中苏会见瑞金医院副院长俞卓伟和郑民华教授，医院金国健、薛跃华陪同会见。

9月27日　医院《医药费用日日清制度》启动仪式在多功能厅举行。院长金国健介绍开展这项活动的目的，市卫生局纪检组长陈晓达到会并讲话，台州"三台二报"新闻单位参加发布仪式，浙江教育电视台记者现场采访院长金国健。

9月28日　院长金国健带领副院长杜玲珍、院办主任秦青通、工会副主席陈老六、团委副书记张灵智、妇委会主任张琳及文艺演出队队员赴上海参加瑞金医院集团首届艺术节。

10月18日　内科病区从住院部B座三楼搬迁至六楼。

11月8日　医院举行青年志愿队、青年文明号、巾帼建功示范岗授旗授牌仪式。

同日　中国农业银行台州分行东海储蓄所在医院挂牌开业。

同日　医院远程医疗会诊和远程医疗教育系统开通仪式在信息中心举行。市卫生局局长吴小平、副局长杨少白、市政府信息中心主任章正兴、院长金国健及相关人员参加仪式。

11月9日　省卫生厅中医管理局原局长于诗俊来院考察。

同日　绍兴市（县）卫生局局长陈云英带领绍兴卫生系统8人来院考察。

11月10日　浙江中医学院（现浙江中医药大学）院长肖鲁伟来院考察，中心医院院长金国健及相关人员陪同考察。

同日　牙科设备全部安装调试完毕，正式启用。

11月19日　医院口腔中心成立暨台州医学会口腔学组年会在医院召开。院长金国健、副院长薛跃华及相关人员参加年会。

11月20日　市长杨仁争来院检查工作，院长金国健、副院长薛跃华及相关人员陪同。

11月24日　在京九届全国人大代表视察团26人在市长杨仁争陪同下来院视察指导，金国健院长等院领导及相关人员陪同。

同日　医院在多功能厅举行离休老干部健康保健联系制仪式。市委组织部、市老干部局、市卫生局等部门的领导参加仪式并讲话。

11月25日　台州市市长杨仁争、市卫生局局长吴小平、医院董事局主席管敏森在院长金国健陪同下赴上海与瑞金医院院长李宏为、党委书记严肃等院领导就医院加盟瑞金医院集团的有关事项进行协商。

12月5日　院长金国健、副院长林福禧陪同市政府副市长王中苏赴上海与瑞金医院院长李宏为、副院长沈翔慧等院领导协商合作事宜。

同日　人工心肺机、ACT仪到院安装。

12月8日　医院第一届五次董事局会议召开，会议讨论、审议通过了医院开诊五个月的运营情况报告、医院工程投资情况报告，通过了医院为非营利性医院的重大决策。

同日　脑电图机安装调试完毕，正式启用。

12月18日　医院图书馆开通Medline检索、CBM检索（1982—1999）。

12月21日　省卫生厅原厅长戴迪来院做医院管理专题讲座。医院中层以上干部及职工代表参加，医院院长金国健主持讲座。

12月25日　市卫生局局长吴小平、副局长杨少白、陈晓达带领2000年度工作目标检查组来院检查工作。

12月29日　上海第二医科大学附属瑞金医院——浙江省台州市中心医院合作正式签字仪式在医院门诊大厅举行。上海第二医科大学副校长陈志兴，瑞金医院院长李宏为、党委书记严肃、副院长俞卓伟、沈翔慧，市人大常委会主任林希才、副主任毛平伟、市长杨仁争、市政协副主席郭坚宇、市人大教科文卫委主任江福东、市卫生局局长吴小平、医院董事局主席管敏森及有关部门（单位）领导和新闻单位记者参加仪式。瑞金医院院长李宏为和中心医院院长金国健在合作协议书上签字。上海二医大副校长陈志兴、市长杨仁争分别讲话。副市长王中苏主持仪式。

12月30日　上海瑞金医院派驻本院第二批专家组成员返沪，瑞金医院新派驻本院办事处主任、副院长孙胜伟与第三批专家组成员来院工作。

2001年

1月11日 医院迎春茶话会在多功能厅举行。市政府副秘书长周先苗，市卫生局局长吴小平、副局长杨少白，医院领导金国健、薛跃华、舒建国、杜玲珍、孙胜伟及高级知识分子、中层干部80余人参加。院长金国健讲话。副院长林福禧主持茶话会。

1月17日 2000年度总结表彰会在多功能厅举行。市人大教科文卫委主任江福东，市政协副秘书长茅奉天，市卫生局副局长杨少白，医院领导金国健、孙胜伟、林福禧、薛跃华、舒建国参加。

1月19日 医院派出文艺演出队赴上海瑞金医院参加瑞金医院第六届、瑞金医院集团第一届文化艺术节汇报演出。院领导金国健、舒建国带队。

1月22日 市委副书记薛少仙来院探望坚守岗位的医务人员并致以节日慰问。医院领导金国健、林福禧、薛跃华陪同。

1月24日 市人大教科文卫委主任江福东来院慰问春节坚守岗位的医务人员。医院领导金国健、林福禧、薛跃华陪同。

2月5日 骨科病区40张床位开放。

2月16日 医院副院长林福禧、杜玲珍，院办主任秦青通赴上海与上海第二医科大学副校长钱关祥洽谈有关举办研究生班及全国性学术会议事宜。

2月18日 医院副院长杜玲珍、院办主任秦青通与上海第二医科大学副校长陈志兴洽谈举办研究生班及全国性学术会议事宜。

2月24日 省农业银行行长蒋志华在台州农行行长陪同下来院考察。院长金国健、副院长林福禧接待。

2月26日 医院信息化建设成果鉴定会在医院多功能厅举行。浙大信息化管理学院副院长张国煊、省信息化管理研究院副院长陈根友、省科技情报站副站长葛忠良、市科委副主任李军、市人大科文卫委主任江福东、市卫生局副局长杨少白、市科技科研成果转让处处长单鸿鸣组成的专家组对医院信息化建设项目进行鉴定。

同日 市爱卫会副主任王玲斐带领市创建爱国卫生千家竞赛单位检查工作组

来院检查，副院长林福禧及相关人员陪同。

2月27日　省卫生厅副厅长杨泉森、基妇处处长高翔来院考察。市政府副市长王中苏、副秘书长周先苗，市卫生局局长吴小平，医院院长金国健接待考察。

2月28日　医院院长金国健，副院长薛跃华、孙胜伟赴台州医院参加温州医学院附属台州医院揭牌仪式。

3月7日　市委组织部、市纪委、市直机关党工委来院对医院领导进行2000年度目标管理考评。

3月22日　小儿科独立门诊单元开放。

3月23日　市委书记孙忠焕、副书记薛少仙、市人大常委会副主任李相缪、副市长王中苏、市政协副主席郭坚宇等领导在凤凰山庄接见厅为瑞金医院（集团）院长（理事长）李宏为，副院长（副理事长）俞卓伟、赵忠涛及各位理事和专家蔡体栋、胡大萌等共35人举行欢迎仪式。市卫生局局长吴小平、医院院长金国健等参加。

3月24日　瑞金医院集团一届二次理事会在台州市中心医院多功能厅召开，市人大常委会副主任毛平伟、市卫生局副局长王玲斐应邀参加理事会，理事会由理事长李宏为主持，会议审议通过台州市中心医院正式加盟瑞金医院集团，医院院长金国健为集团理事。

4月3日　浙江医院院长祝世法来院参观考察，市政府副秘书长周先苗、市卫生局局长吴小平及副院长跃薛华、孙胜伟、朱铭等接待。

4月4日　中国科学院院士、上医大中山医院骨科主任陈中伟，中科院院士、上海植物生理研究所植物分子遗传学家洪孟民来院视察。医院副院长薛跃华、孙胜伟、朱铭等接待并陪同视察。

同日　江阴市人民医院副院长杨惠光等4人来院参观考察。

4月5日　医院引进的台州卫生系统第一位博士郑根建携妻子周岚来院正式报到参加工作。医院院长金国健、副院长薛跃华率有关中层干部赴路桥机场迎接。

4月9日　市长杨仁争在医院接待室接见郑根建博士夫妇，欢迎郑博士来故乡工作。

5月10日　医院职工宿舍竣工交付使用，医院成立分借房领导小组并开始

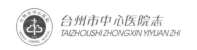

工作。

5月17日　职工宿舍发放钥匙，分借房工作顺利结束。

5月18日　市政府新任代市长史久武来院考察，医院领导金国健、薛跃华、林福禧陪同。

5月20日　根据工作需要，后勤处撤销，后勤处职能并入后勤服务中心。

6月6日　医院首次承办的国家级继续教育项目"细菌耐药及临床应用抗生素继教班"在医院门诊四楼多功能厅开班。

6月8日　医院住院楼B座七楼9病区开始收治病人。

6月12日　数字钼靶机、C臂机、彩超、病理图文、流式细胞仪等决标。

6月17日　市政府代市长史久武在中心医院开诊一年工作汇报材料上做了批示："股权结构好、内部机制有特色，望今后特别注意医院业务建设，提高医疗质量，并有办院特色，为台州人民服务。"

6月18日　上海第二医科大学党委书记赵佩琪、上海瑞金医院院长李宏为、党委书记严肃及中层以上干部、专家20余人来院参加医院建院周年院庆活动。

同日　卫生部卫生经济研究所所长蔡仁华、《健康报》主编白筠、记者陆铁琳，《中国医院》杂志社编辑部副主任郝秀兰在台州市政府驻京联络处副主任潘建华陪同下来台州参加中心医院院庆活动。

同日　市政府代市长史久武在凤凰山庄会见上海第二医科大学党委书记赵佩琪、上海瑞金医院院长李宏为、党委书记严肃及参加中心医院建院周年院庆活动的专家30余人，史市长充分肯定两院合作的模式及取得的成绩，并对今后的发展提出了建设性的意见，赵佩琪书记、李宏为院长对两院合作的前景和今后工作作了讲话。市政府副市长王中苏、副秘书长周先苗、医院院长金国健等参加会见。

6月19日　医院发展高级研讨会在医院四楼多功能厅举行。上海第二医科大学党委书记赵佩琪、上海瑞金医院院长李宏为、党委书记严肃，卫生部卫生经济研究所所长蔡仁华、《健康报》主编白筠，台州市政府副市长王中苏、秘书长张新干、市政协副秘书长茅奉天、医院院长金国健参加研讨会。市卫生局副局长章正会主持会议。

同日　医院发展专题学术讲座在市政府二楼西会议厅举行。各县（市、区）

卫生局局长参加。瑞金医院院长李宏为作"医院集团化管理实践与发展"、卫生部卫生经济研究所所长蔡仁华作"医院分类管理与产权制度改革若干问题"的专题讲座，市卫生局局长吴小平主持讲座。

同日　市委书记孙忠焕在市委大楼会见厅会见卫生部卫生经济研究所所长蔡仁华、《健康报》主编白筠、上海第二医科大学党委书记赵佩琪、瑞金医院院长李宏为、党委书记严肃等北京、上海来宾。

同日　上海瑞金医院内分泌研究所台州中心医院分所和老年医学研究所揭牌仪式在医院多功能厅举行。医院聘任瑞金医院罗敏、罗邦尧、宁光为台州内分泌研究分所顾问，聘任瑞金医院赵咏桔为台州内分泌研究分所所长，聘任瑞金医院沈蓓蓓、夏翔为老年医学研究所顾问。瑞金医院院长李宏为、党委书记严肃，市卫生局副局长王玲斐，医院院长金国健参加仪式并揭牌。

同日　医院在开元广场举行"创业者之歌"大型文艺晚会。市政府副市长王中苏、秘书长张新干、副秘书长周先苗，市政协副秘书长茅奉天及上海、北京的嘉宾与医院职工参加晚会，庆祝医院建院周年活动。

6月20日　市政府副市长王中苏在医院开诊一周年汇报材料上批示："请将史市长的重要批示转吴小平、管敏森、杨少白、金国健诸同志。望结合这次专家研讨会的情况，认真研究贯彻史市长的重要批示，适当时候我听一下情况。"

6月21日　医院召开党政联席会议，认真研究代市长史久武、副市长王中苏在本院汇报材料上的批示精神，并就落实情况进行布置。

7月1日　医院院长金国健、副院长林福禧在凤凰山庄迎接台州籍旅美的哈佛大学博士胡国富、顾妙芬夫妇。

同日　瑞金医院派遣的第四任副院长邵炳荣来院工作。医院副院长薛跃华、纪委书记舒建国迎接。

7月11日　医院聘请美国哈佛大学医学院博士胡国富为医院院长顾问。

同日　嘉善县人民医院院长钱明富带领9人来院参观考察。

7月14日　上海卢湾中心医院院长席德忠、副院长徐树声一行13人来院参观考察。

7月21日　德国西门子公司台州影像中心成立暨DSA开机仪式与影像新进展学术讲座在医院多功能厅举行。德国西门子公司华东区总代理销售部经理孔发、浙江区经理俞力，上海瑞金医院陆国平、王书成、张大东、陈克敏、吴达明、杜玲珍，省放射学会主任、邵逸夫医院放射科主任章士正，浙一医院放射科许顺良、章熙道教授，浙二医院章伟敏、龚向阳教授参加本次活动。市卫生局副局长王玲斐、西门子公司孔发、医院院长金国健讲话。瑞金医院心内科张大东主任医师进行心脏介入治疗现场演示，医院副院长薛跃华主持仪式。

7月27—29日　医院院长金国健带领医院中层干部45人组成的学习考察团赴瑞金医院学习考察。在学习考察期间分别听取上海瑞金医院院长李宏为作的瑞金医院概况和集团构架介绍，瑞金医院党委书记严肃作瑞金医院人事干部体制改革介绍，瑞金医院副院长俞卓伟作医保改革与医院应对策略的介绍，并与相对口的科室进行交流。

8月9—10日　2001年新录用员工举行上岗前培训。

8月13—15日　上海交通大学工商管理系常务副主任、城市管理研究所副所长式邦涛教授、鲍祥霖教授带领4位研究生及上海瑞金医院院办主任黄波、集团办副主任赵列宾来院进行医院集团化管理及民营医院运营课题研究。市卫生局局长吴小平介绍了台州卫生发展状况，副局长杨少白介绍了台州民营医院发展现况，医院院长金国健介绍了台州中心医院概况，院办主任秦青通介绍了台州市中心医院运用股份合作制机制创院及医院运作状况，路桥博爱医院孙捷院长介绍了博爱医院发展状况。

8月18日　医院院长金国健、副院长邵炳荣赴上海参加瑞金医院集团在集团闵行分院召开的集团一届三次理事会暨一届二次常务理事会。医院院长金国健汇报了中心医院上半年工作情况和下半年工作目标。会议决定成立医院集团办公室，黄波兼任办公室主任。

8月19日　医院一届一次职代会在医院多功能厅举行。参加会议的职工代表实到66人，特邀及列席代表30人。应邀出席会议的有上海瑞金医院副书记沈翔慧、工会主席单友根、院办副主任邱力萍，市总工会主席牟中欧、市直机关工会主席程伦龙。会议听取、审议、通过了金国健院长作的《工作报告》及《财务预决算年度工作报告》《人事制度改革》《员工手册》《后勤社会化服务》等文件。医院工会主席林福禧主持会议。

8月23日　医院首次行风建设社会监督员座谈会在医院多功能厅举行，会上向医院聘任的茅奉天、何林辉等14位行风建设社会监督员颁发了聘书，医院院长金国健介绍了医院概况和行风建设情况，医院董事局名誉主席江福东、市卫生局纪检组长陈晓达讲话，监督员对医院行风建设提出建议，医院纪委书记舒建国主持会议。

9月12—30日　医院纪委书记舒建国参加中央纪委在杭州举办的纪检干部培训班。

9月15日　医院药品公开招标采购仪式在院多功能厅举行。市纪委行风办公室主任毛祖连，医院聘任的行风监督员李建海（台州日报社）、刘宁静（市医保办）、黄定军（市物价局）到会监证。医院副院长薛跃华主持采购仪式。

9月26日　瑞金医院院办副主任邱力萍带领瑞金医院16位专家来院参加大型医疗义诊。

10月13日　上海利群医院院长张从虬带领20余人来院考察，院办主任秦青通、后勤服务中心主任陈老六接待。

10月17日　卫生部部长张文康率部办公厅主任刘新明、医政司司长吴明江、基妇司司长李长明、规财司处长王玉询、部长秘书秦怀金、经济研究所研究员李卫平，省卫生厅厅长李兰娟、副厅长杨敬、厅办公室主任张平、规财处处长刘钟明、基妇处处长高翔、医政处处长马伟杭，《健康报》记者李水根、省健教所摄像记者罗建根，在台州市委书记孙忠焕、市政府副秘书长陈连清、市卫生局局长吴小平、副书记严永根、纪检组长陈晓达陪同下来中心医院调研。在医院多功能厅听取医院院长金国健医院工作汇报，瑞金医院院长李宏为做专题发言。

10月18日　台州日报刊出《欲找瑞金名医，请到台州中心医院》，报道瑞金医院名医库首批150名专家向台州全面开放预约诊疗。

10月24日　市卫生局局长吴小平、副局长杨少白来开元小区视察社区卫生服务站筹备情况，医院金国健、林福禧陪同。

同日　骨科病区从二病区搬迁到六病区。

11月1—4日　瑞金医院副书记沈翔慧带领瑞金医院青年联合会36名会员来台州举行义诊等活动，医院副院长薛跃华接待。

11月2日　医院"开元小区服务站"开诊。

11月5日　椒江区卫生局局长许良友、副局长张文驰、市立医院院长梁勇、书记丁勇来院与医院金国健、林福禧、薛跃华就两院人才流动事项进行协商。

11月19日　医院院长金国健率院班子成员赴路桥金佩大酒店向在路桥参加浙南地区城镇卫生体制改革研讨会的省卫生厅厅长李兰娟汇报医院工作。

11月20日　省体改委主任谭荣尧在市体改委主任陆修钗、卫生局局长吴小平陪同下来院考察，在听取院长金国健汇报后参观医院。

11月22日　国务院区域卫生规划调研组来院调研指导。医院院长金国健介绍医院概况和国有民营股份制医院实践探索情况。

12月1—3日　医院院长金国健、副院长林福禧赴省卫生厅向厅长李兰娟，副厅长杨泉森、杨敬、陈晓非及办公室主任张平，医政处处长马伟杭，计财处处长刘钟明汇报医院情况。

12月5日　医院院长金国健参加省政协副主席丁德云、陈昭典率领的台州考察团在市卫生局召开的座谈会。

同日　省政协副主席丁德云、陈昭典率浙江大学湖滨校区省政协委员赴台州考察团一行14人来院考察指导。

12月17日　医院与三门县卫生局卫生支农、卫生扶贫结对签约仪式暨专家义诊启动仪式在三门县中医院举行。三门县县长李良福致辞，市卫生局局长吴小平、中心医院院长金国健讲话。金国健院长与三门县卫生局局长陈素珍在结对协议上签字。金国健院长与三门县中医院院长马贤德为"上海瑞金医院集团台州中心医院、三门县中医院支农结对单位"揭牌。三门县副县长王大林主持仪式。

12月18—22日　医院院长金国健赴北京参加中华医院管理学会举办的第一批"明明白白看病"推荐"百姓放心医院"表彰会暨第二批活动启动仪式，本院被推荐为第二批参评单位。

12月25—26日　市医疗服务质量检查组在检查组组长、台州医院副院长朱成楚带领下来院检查，医院副院长薛跃华及相关人员陪同。

12月31日　医院院长金国健、副院长林福禧赴上海向瑞金医院院长李宏为、副院长俞卓伟、沈翔慧汇报医院工作。

2002年

1月11日　医院二期病房楼工程设计方案扩初会审工作会议在医院西会议室召开。

1月16日　医院在多功能厅举行创建"百姓放心医院"活动新闻发布会。参加的新闻媒体单位有：《人民日报》驻台州记者站、《浙江日报》、《工人日报》、浙江广播电台、《台州日报》、台州广播电台、《台州晚报》、台州电视台记者。医院院长金国健介绍创建"百姓放心医院"活动概况，中华医院管理学会、《医院报》报社副社长赵淳介绍全国"百姓放心医院"活动开展情况。

1月17日　创建全国"百姓放心医院"活动启动仪式在医院门诊广场举行。中华医院管理学会张国忠、王梦榕，瑞金医院工会主席单友根，市人大秘书长张新干，市政协副秘书长茅奉天，市人大教科文卫委主任江福东，市老干部局副局长陈昌兴等领导及医院中层以上干部和职工代表参加仪式。医院院长金国健作动员报告，市卫生局局长吴小平、瑞金医院副书记沈翔慧、中华医院管理学会创建"百姓放心医院"活动办公室主任赵淳分别讲话，台州市政协副主席郭坚宇宣布创建活动启动，医院副院长林福禧主持仪式。

1月23日　医院在开元小区服务站举行社区卫生服务站发展与建设座谈会。医院金国健、林福禧、薛跃华，市卫生局医政处处长蒋海华及社区居民代表参加座谈会。

1月25日　上海医院管理学会会议在本院多功能厅举行。医院院长金国健介绍医院情况并陪同学会成员参观医院。

同日　温州市政协考察团在市政协副秘书长茅奉天陪同下来院考察，医院院长金国健接待。

1月31日　瑞金医院集团理事会在瑞金医院科技楼二楼召开。医院院长金国健参加。

2月4日　医院2001年度总结表彰会在新职工食堂举行，市政府副市长王中苏、副秘书长陈连清、市政协副秘书长茅奉天、市人大科教文卫委主任江福东、市卫生局局长吴小平、副局长杨少白出席会议。

2月7日—9日　医院副院长林福禧率工青妇负责人及文艺表演队赴瑞金医院集团参加迎春联欢文艺会演。

2月12日　市委副书记薛少仙率市委、市政府慰问团来院慰问医务人员，医院领导金国健、林福禧、薛跃华陪同。

2月17日　瑞金医院集团派驻本院办事处主任暨瑞金医院集团台州中心医院副院长张旦琪来院工作，医院院长金国健等领导及相关人员举行欢迎仪式。

2月19日　市政府副市长王中苏、副秘书长陈连清来院慰问医务人员。院领导金国健、林福禧、薛跃华陪同。

2月22日　复旦大学附属金山医院副院长姚诠、毛巧贤，上海金山卫生局副局长周康、副书记彭宏率金山区卫生考察团来院考察，医院院长金国健接待。

3月1日　市委组织部副部长陈鹏飞率市管干部考评组来院对医院市管干部进行2001年度述职考评。

3月6—9日　医院院长金国健赴海南参加全国医院院长高峰论坛会兼中华医院管理学会民营医院管理分会筹备会及《中国医院》杂志编委会会议。

3月10日　瑞金医院院办主任黄波、集团办副主任赵列宾及上海联科科技投资管理有限公司龚云雷等来院就医院内部股份制改革可行性进行调研。

3月15日　上海第二医科大学附属各大医院门急诊部主任一行15人来院考察，医院副院长林福禧、薛跃华接待。

4月4—5日　医院院长金国健、副院长张旦琪赴瑞金医院向院长李宏为、副院长俞卓伟、陈民华等汇报医院情况并就有关两院深层次合作进行探讨。

4月11日　上海二医大及其附属医院人事处长一行20人组成考察团来院考察，医院领导金国健、林福禧、薛跃华、张旦琪接待。

同日　台湾地区莲花医院院长在市统战部副部长朱顺理陪同下来院考察，医院院长金国健接待考察。

4月12—15日　医院院长金国健、副院长林福禧赴北京、天津考察老年医院情况。

4月15日　浙江中医药大学基础医学系书记卢良威在市基础建设投资公司副经理吴继业陪同下来院参观，院办主任秦青通陪同。

4月18日　瑞金医院院长李宏为率领的考察团来台州考察。台州市委副书记薛少仙、市政府副市长王中苏、副秘书长陈连清，市卫生局局长吴小平，医院院长金国健在凤凰山庄接待考察团。

4月19日　市委书记史久武在花园山庄会见瑞金医院院长李宏为率领的考察团。市政府副市长王中苏、市卫生局局长吴小平、医院院长金国健陪同会见。

同日　上海瑞金医院微创外科临床医学中心台州分中心、生殖医学部不孕不育诊治台州分部签约暨揭牌仪式在医院多功能厅举行。瑞金医院院长李宏为与医院院长金国健在合作协议上签字，李宏为院长与台州市政府副市长王中苏为微创分中心揭牌，瑞金医院党委副书记沈翔慧与市卫生局局长吴小平为不孕不育诊治分部揭牌。台州市政府副秘书长陈连清主持仪式。

同日　市长瞿素芬在凤凰山庄会见瑞金医院院长李宏为率领的考察团。市政府副市长王中苏、秘书长郑玉芳、副秘书长陈连清，市卫生局局长吴小平，医院院长金国健陪同。

4月23日　江苏常州卫生局局长朱雄华率考察团来院考察。

4月24日　浙江医学职业技术学院与台州中心医院签订教学医院协议书。

4月25日　宁波镇海区副区长胡金中率考察团来院参观考察，医院院长金国健陪同。

4月27日　医院一届二次职代会在医院多功能厅举行。会议分别听取、审议、通过《医院工作报告》《财务预决算报告》《提案处理情况报告》及《奖罚条例》。工会主席林福禧主持会议。

5月1—3日　《健康报》记者陆铁林来院采访。院领导金国健、林福禧接待。

5月2日　中国工程院院士、浙一医院院长郑树森来院为肝癌患者手术会诊。

同日　市政府副市长王中苏在爱华酒店会见郑树森院士，市人大教科文卫委主任江福东，医院金国健、林福禧、薛跃华陪同。

5月16日　市卫生局局长吴小平来院指导工作。院长金国健介绍医院近况，汇报赴北京、天津考察老年医院情况，提出筹建台州市老年医院设想方案。

5月21日　市政协副主席吕振欧、副秘书长茅奉天等来院调研。医院院长金国健介绍了医院开诊近二年的情况及医院二期工程和老年医院筹建情况。吕振欧对医院发展、二期工程建设及老年医院筹备工作提出要求。

5月25日　中华医院管理学会秘书长陈春林来院考察，金国健院长汇报了医院建设与发展情况并陪同考察。

5月27日　卫生部医院管理研究所所长迟宝兰来院考察，市卫生局局长吴小平、副局长杨少白及医院院长金国健陪同考察。

5月31日　嘉兴市卫生局局长郑美英率考察团来院考察，医院院长金国健陪同。

6月1日　医院举行"创文明、上等级"誓师大会。医院副院长薛跃华宣读文件，院长金国健做动员报告，市卫生局副书记严永根，副局长杨少白到会讲话。医院副院长林福禧主持会议。

6月5日　市档案局业务处处长马双珍、市卫生局办公室主任梁秀峰等来院对本院创建省级综合档案工作进行指导，医院副院长林福禧和院办主任秦青通陪同。

6月6日　二期病房大楼工程图纸初审工作在医院门诊四楼西会议室举行。相关科室人员参加会议，院长金国健主持。

6月11日　省卫生厅医政处处长马伟杭来院考察，医院院长金国健介绍医院概况。

6月15日　市卫生局创造放心药物检查评审组来院对医院创建放心药物活动情况进行检查。医院副院长薛跃华及相关人员陪同。

6月17日　医院一届六次董事局会议在医院多功能厅举行。医院董事局董事、监事参加。会议听取《医院工作报告》《财务预决算报告》《二期病房楼工程建设可行性分析报告》《老年医院建设可行性报告》，会议通过《医院工作报告》《财务预决算报告》，同意投资二期病房楼。董事局主席管敏森主持会议。

6月19日　为庆祝医院开诊二周年，医院举行为期三天的大型医疗义诊活动。

同日　联合国国际劳工组织马千里博士、美国驻上海总领事馆商务处代表史文生先生来院考察，市卫生局副局长杨少白、医院院长金国健陪同。

6月25日　医院副院长林福禧率泌尿外科、检验中心、药剂科、手术室、ICU等相关科室人员组成的肾移植专业组赴上海瑞金医院观摩学习。

7月1日　吉林省白城中心医院副书记严宏率考察团6人来院参观考察，院办主任秦青通接待。

7月2日　辽宁省血栓病中西医结合医疗中心副院长邹有绵率考察团7人来院考察，院办主任秦青通接待。

7月3日　义乌市卫生局局长王萃贤、诸暨市卫生局局长周满忠率考察团来院考察。市卫生局副局长杨少白、医院院长金国健接待。

7月4日　余姚市副市长吴展带领卫生考察团来院考察，医院院长金国健接待。

同日　医院举行"征建议、求提高、促发展"——特约医疗单位座谈会在医院多功能厅举行，参加会议的特约单位代表40余人。医院院长金国健介绍医院开诊两年来的情况并致答谢辞，市卫生局副局长杨少白到会并讲话，医院副院长林福禧主持会议。

7月5日　江苏南通瑞慈医院院长赵林一行10人来院考察，院长金国健接待。

7月8日　江西省万年卫生局局长张万春一行9人来院考察，医院副院长林福禧接待。

7月9日　中国人民解放军第四七三医院（空军兰州医院）院长段虹来院考察，院长金国健、副院长林福禧接待。

7月12日　温州医学院2002年临床医学研究生课程台州班开学典礼，在本院举行。

同日　浙江乐清市第三人民医院书记李世全一行9人来院参观考察，院办主任秦青通接待。

同日　江苏句容市人民医院院长孙宝忠一行7人来院考察，院办主任秦青通接待。

7月16日　河北医科大学副校长、附属第二医院院长蔡文清一行9人来院考察，副院长林福禧接待。

7月17日　市政协主席朱福初、副主席吕振欧在开元大酒店会见来参加医院二期工程开工典礼的上海第二医科大学校长范关荣，副校长钱关祥；瑞金医院党委书记严肃，副院长俞卓伟、赵忠涛，院长助理黄波及省卫生厅副厅长杨泉森，金国健院长等医院领导陪同。

7月18日　市委书记史久武，市委常委、市委秘书长胡宣义在开元大酒店会见上海第二医科大学校长范关荣，副校长钱关祥；瑞金医院党委书记严肃，副院长俞卓伟、赵忠涛，院长助理黄波及省卫生厅副厅长杨泉森。医院院长金国健陪同会见。

同日　台州市中心医院二期病房大楼工程开工典礼在二期工地举行。上海第二医科大学校长范关荣、副校长钱关祥，瑞金医院书记严肃，省卫生厅副厅长杨泉森，台州市政协主席朱福初，市委副书记薛少仙，市人大常委会副主任梁毅，市政府副市长朱贤良，市政协副主席吕振欧，瑞金医院副院长俞卓伟、赵忠涛，院长助理黄波，上海卢湾区医院副院长杜玲珍，闵行区医院副院长倪继红，市政府副秘书长陈连清，市卫生局副局长杨少白等有关部门领导和医院股东单位代表，市中心医院副院长林福禧、薛跃华、张旦琪及医院职工代表参加典礼。医院院长金国健致辞，瑞金医院党委书记严肃、省卫生厅副厅长杨泉森、上海第二医科大学校长范关荣、市政府副市长朱贤良等领导讲话。市卫生局局长吴小平主持典礼。

7月22日　医院院长金国健应邀参加国务院卫生体制改革调研组在杭州邵逸夫医院举行的调研工作研讨会并发言。

7月29日　医院院长金国健赴温州参加中华医院管理学会民营医院管理分会筹委会二次全体委员会议。

7月31日　卫生部、中华医院管理学会领导及民营医院管理分会筹委会领导于宗河、陈春林等率民营医院院长李镜波、黄卫东等来院调研。市政府副秘书长陈连清，市卫生局局长吴小平、副局长杨少白等参加调研，院长金国健介绍了医院简况。

8月1日　厦门市赴台州卫生考察团来院考察，市卫生局局长吴小平、医院副院长林福禧陪同。

8月6日　山东淄博市第一医院院长陈维鹏一行4人来院参观考察，医院副院长林福禧接待。

同日　医院院长金国健参加市政府市长办公会议就筹建市老年医院工作汇报。

8月7日　乐清市第二人民医院院长陈日署一行19人来院参观考察，院办主任秦青通接待。

同日 市科技局副局长章维青来院就有关课题申报、立项进行调研，医院副院长薛跃华及相关人员陪同。

8月8日 2002年新员工岗前培训班在东海大酒店举行，新员工70余人参加。医院领导薛跃华、舒建国、张旦琪及职能部门负责人参加，医院院长金国健致开班辞，副院长林福禧主持会议。

8月10日 医院副院长薛跃华在台州市医学会第五届会员代表大会当选为副会长。

8月15日 医院院长金国健赴云南昆明参加中华医院管理学会举行的创建全国百姓放心医院活动工作交流会，在会上做了题为《以人为本、优质服务、明白消费、百姓放心》的本院创建活动经验介绍。

8月21日 深圳市宝安人民医院院长陈海涛一行5人来院考察，医院副院长林福禧接待。

8月21—31日 医院院长金国健随市卫生系统组织的赴西藏医疗扶贫考察团赴西藏考察。

8月22日 上海市人大考察团在市人大教科文卫委主任江福东陪同下来院考察，医院院长金国健接待。

8月29日 瑞金医院派驻本院的第六任副院长王建来院与第五任副院长张旦琪交接，医院院长金国健等为他们举行迎送仪式。

9月7—9日 医院院长金国健赴北京参加中华医院管理学会民营医院管理分会成立大会，医院院长金国健被推选为中华医院管理学会民营医院管理分会常务委员。

9月14日 医院院长、课题负责人金国健、课题组成员秦青通赴杭州参加浙江省重大科研项目"一类新药人工泪液的研制与开发"投标答辩会。课题负责人金国健就课题设计、技术途经等进行了陈述，并对评审组专家的提问进行现场答辩。

9月23日 浙江省中医药研究院研究员孔繁智、浙江可立思安制药有限公司总经理黄显情、经理马越峰来院就医院中标的省重大科研项目"一类新药人工泪液的研制与开发"的研究计划进行商讨，医院院长、课题负责人金国健，副院长薛跃华、林福禧参加。

9月25日　建德市卫生局局长黄宝昌带领考察团一行15人来院考察，医院副院长林福禧接待。

9月26日　河南省洛阳市新安县一院、二院考察团来院考察，医院院长金国健接待。

同日　辽宁省葫芦岛市副市长王景兰率领市政府卫生考察团一行7人来院考察，市政府副秘书长陈连清、市卫生局副局长杨少白、医院院长金国健接待。

9月29日　医院院长金国健赴上海瑞金医院集团与瑞金医院院长李宏为、副院长俞卓伟就两院深层次合作进行商谈。

10月4日　上海交通大学管理学院副院长潘杰等来院与医院院长金国健等就举办MBA培训班事宜进行洽谈并签订合作协议书。

10月9日　《台州日报》对医院筹建台州市老年医院工作及准备开诊情况举办新闻发布会。

10月10日　市卫生局局长吴小平、副局长杨少白来院调研老年医院（筹）开诊准备工作。医院院长金国健介绍了准备情况。

同日　上海瑞金医院党委书记严肃带领上海瑞金医院专家10余人来院参加台州市老年医院（筹）开诊义诊活动，市政府副市长朱贤良接待。

10月11日　台州市老年医院（筹）开诊揭幕仪式在医院举行。市人大常委会副主任李相缪，市政协副主席娄依兴，老干部林存廉、徐邦毅、周沥泉等出席仪式，医院中层以上干部及职工代表参加仪式。医院院长金国健致辞，市卫生局局长吴小平、市委副书记薛少仙、上海瑞金医院党委书记严肃讲话。市政协主席朱福初、市人大常委会原主任林希才为台州市老年医院（筹）揭牌，市政府副市长朱贤良主持仪式。

10月12日　《台州日报》头版报道台州市老年医院（筹）开诊盛况。

10月15日　医院被推荐全国百姓放心医院创建单位在台州日报上公示。

10月16日　山东省济宁市卫生局局长孙承兰一行10人来院考察，院办主任秦青通接待。

同日　医院首例异体肝移植术在浙一医院郑树森院士指导下成功移植。

同日　医院首例异体肾移植术在瑞金医院徐达主任指导下成功移植。

10月16—17日 医院副院长林福禧、院办主任秦青通赴杭州与省科技厅及省中医药研究院研究员孔繁智就"一类新药人工泪药的研制与开发"课题下阶段工作安排进行商谈。

10月17日 医院副院长林福禧参加卫生部卫生考察组在省卫生厅召开的民营医院建设与发展座谈会。

10月18日 医院院长金国健赴上海参加瑞金医院建院95周年院庆典礼。

10月19日 上海交通大学管理学院与医院联合举办的MBA培训班在医院多功能厅举行开班典礼，医院选送的85名学员参加典礼。上海交大管理学院副书记田新民教授、市人大教科文卫委主任江福东、市教育局副局长潘璋德、市卫生局副局长杨少白、医院院长金国健出席典礼并讲话，医院副院长薛跃华主持典礼。

10月22日 省重大课题研究项目组成员秦青通赴省科技厅社发处就"一类新药人工泪药临床前期及临床Ⅰ、Ⅱ期研制"课题协议书有关事项进行磋商。

10月26—27日 院长金国健、副院长林福禧赴上海参加第二届中美医学论坛，医院院长金国健在会上做股份制医院运营经验介绍。

10月26日 山东沁阳市胃肠病医院、绍兴市第二人民医院考察团来院考察，院办主任秦青通接待。

11月7日 台州市直政协考察团在市政协副主席郭坚宇、副秘书长茅奉天带领下来院考察老年医院（筹）开诊后运行情况，医院院长金国健接待。

11月7日 台州市老年医院（筹）建设与发展座谈会在医院多功能厅举行。市政府副秘书长陈连清、市卫生局副局长杨少白、市总工会牟中欧、市民政局、市老龄委及三区老干部局、工会、老龄委负责人参加。金国健院长汇报老年医院筹建与运行情况及有关优惠政策，与会人员就老年医院建设与发展进行探讨。市老干部局局长陈鹏飞主持座谈会。

11月15日 浙江省市（地）级卫生局局长联谊会在医院多功能厅举行。市政府副市长朱贤良到会并介绍台州及全市卫生情况，医院院长金国健介绍台州市中心医院简况，市卫生局局长吴小平主持会议。

同日 上海市卫生局组织上海卫生系统后勤服务中心负责人35人来院考察后勤社会化管理。医院院长金国健介绍医院情况，副院长林福禧介绍后勤社会化管理情况，考察团参观医院。

11月18日　浙江省县（市区）级医院院长联谊会在温岭市第一人民医院召开，医院院长金国健、副院长薛跃华参加。

11月26日　省政府副秘书长蒋泰维、省卫生厅副厅长杨泉森率领省政府城镇医疗机构体制改革调研组在医院举行体制改革调研座谈会，市政府副秘书长陈连清，市卫生局局长吴小平、副局长杨少白与相关部门负责人及医院院长金国健参加。

11月27日　省档案局处长吴玲及市档案局局长杨岳富等组成的评审组来院对医院综合档案目标管理省级达标认定暨一期工程建设档案专项验收评审。

11月28日　省委副书记梁平波在市委书记史久武、市长瞿素芬等市领导陪同下来院视察，医院院长金国健介绍医院概况并接待考察。

12月1日　医院举行2003届毕业生招聘会。

同日　医院副院长林福禧赴临海参加台州学院挂牌仪式。

同日　医院副院长薛跃华赴北京参加吴阶平基金理事单位会议。

12月8日　院长金国健赴深圳参加中华医院管理学会创建百姓放心医院活动第三主题会议及中华医院管理学会民营医院管理分会常务理事会议。

12月12日　市直机关纪检工作座谈会在医院多功能厅举行，市直机关纪检书记参加，医院院长金国健介绍医院简况，纪委书记舒建国介绍医院纪检工作，市直机关党工委副书记江兴富主持会议。

12月20日　杭州市人大代表团在市人大常委会副主任李相缪陪同下来院考察，医院院长金国健接待。

同日　2003届毕业生招聘会在医院举行，应聘人员达300余人，经笔试、面试进入体检72人。

12月23日　广西柳州市卫生局学习考察团来院考察，院办主任秦青通陪同。

12月24日　安徽铜陵市卫生局考察团来院考察，院办主任秦青通陪同。

12月27日　市卫生局2002年度目标考核组在局长吴小平、副局长杨少白带领下来院考评。医院院长金国健汇报了2002年度医院工作并陪同考核。

12月28日　党的十六大代表、瑞金医院副院长俞卓伟应邀来院作十六大精神专题报告，医院干部、党员300余人听取报告，医院院长金国健主持报告会。

同日　瑞金医院神经外科与小儿外科联合党支部来院活动，医院院长金国健、副院长薛跃华及相关人员陪同。

2003年

1月5日　医院院长金国健、院办主任秦青通赴上海交通大学行政管理学院就2003年MBA培训班有关事项安排进行商议。

1月6日　医院院长金国健、院办主任秦青通赴上海与瑞金医院副院长俞卓伟、院长助理黄波就两院深化合作事项进行商讨。

1月8日　市委市政府召开干部保健工作座谈会，医院院长金国健、副院长薛跃华参加。

1月11日　台州市民营医院院长座谈会在医院多功能厅举行，参加会议的民营医院15家。中华医院管理学会民营医院管理分会常务委员、医院院长金国健传达中华民营医院管理分会成立大会及会议相关精神，医院副院长薛跃华及各民营医院院长分别介绍各自医院的发展情况，市卫生局副局长杨少白讲话。

1月20日　医院副院长薛跃华赴北京参加中华医院管理学会举办的创建百姓放心医院第一主题——"明明白白看病"总结表彰会，本院荣获"百姓放心医院"荣誉称号。

1月24日　瑞金医院邀请的上海21家新闻单位迎春答谢会在本院举行。瑞金医院副书记沈翔慧致答谢辞，医院院长金国健致欢迎辞，50余位记者听取医院情况介绍并参观医院。

1月27日　医院2002年度总结表彰会在院东海大酒店举行，医院院长金国健作医院总结报告，市卫生局局长吴小平、市政府副市长朱贤良出席会议并讲话，会议表彰了2002年度先进科室、先进个人。市人大科教文卫委主任江福东、市政府副秘书长陈连清、市政协副秘书长茅奉天参与表彰会，医院副院长林福禧主持会议。

1月28日　医院副院长薛跃华、办公室主任秦青通赴上海参加瑞金医院集团迎春团拜会。

2月10日　医院院长金国健、副院长林福禧赴市政府向副市长朱贤良汇报H&H公司与医院合作组建台州市老年医院情况，市卫生局局长吴小平、副局长杨少白参加汇报会。

2月11日　医院副院长林福禧赴上海与上海宏海投资管理有限公司就合作组建老年医院事项进行洽谈。

2月17日　省政协常委、港澳委员会主任汤文权来台就上海H&H公司与台州市政府、市卫生局、市中心医院联合组建台州市老年医院、台州市妇儿医院与市政府市长瞿素芬进行洽谈，市卫生局局长吴小平、医院院长金国健参加。

2月18日　市政府与上海H&H公司就联合投资组建台州市老年医院、台州市妇儿医院合作项目座谈会在医院多功能厅举行。市长瞿素芬、省政协常委、港澳委员会主任汤文权，H&H公司总裁倪海鹰，市人大常委会副主任李相缪，市政府副市长元茂荣，市政协副主席吕振欧，H&H公司总裁助理姬亚友，英国Nuffield Hosiptal Group国际总裁Howard Lyons博士及市财政局、市建设规划局、市国土局、市卫生局、市中心医院、市妇保所等单位领导参加座谈会。市卫生局局长吴小平介绍了筹建市妇女儿童医院思路，市中心医院院长金国健介绍了筹建老年医院概况，上海H&H公司总裁倪海鹰介绍公司概况和合作意向，市政府副秘书长陈连清主持会议。

同日　上海H&H公司、台州市卫生局、台州市中心医院联合投资组建台州市老年医院、台州市妇儿医院合作项目签字仪式在医院门诊大厅举行，市财政局、市建设规划局、市国土局、市老干部局、市民政局、市外贸局、市经济开发区管委会、市总工会、市妇联、市老龄委、市慈善总会、市卫生局、市中心医院、市妇保所等单位负责人及市中心医院职工代表参加仪式，市长瞿素芬，省政协常委、港澳台侨委员会主任汤文权，上海H&H公司总裁倪海鹰，市人大常委会副主任李相缪，市政协副主席吕振欧，H&H公司总裁助理姬亚友，英国Nuffield Hospital Group（纳菲尔德医院联盟）国际总裁Howard Lyons（霍华德·里昂）博士出席仪式。倪海鹰总裁与吴小平局长签订《联合投资组建台州市妇儿医院备忘录》。市政府副秘书长陈连清主持仪式。

2月18日　西方医院经营管理学术报告会在医院多功能厅举行，报告会由英国Nuffield Hosiptal Group（纳菲尔德医疗集团）国际总裁Howard Lyons（霍华德·里昂）博士主讲，市卫生局各处室负责人、各县（市区）医院院长和中心医院中层以上干部130余人参加，市卫生局副局长杨少白主持报告会。

2月19日　后腹腔镜在泌尿外科应用研究课题评审会在多功能厅举行，医院副院长薛跃华介绍了课题情况，课题主持人泌尿科刘世雄介绍了项目的应用研究，市科技局组织的评委对课题进行了评审。

3月4日　院部召开院务会欢送瑞金医院派驻本院的副院长王健同志，迎接新任副院长史锁洪同志。

同日　2003年度中层干部聘任大会在多功能厅举行，医院副院长薛跃华宣布2003年度聘任的中层干部名单，院长金国健作"如何当好中层干部"的专题讲座，副院长林福禧主持会议。

3月8日　上海瑞金医院工会主席单友根率领瑞金医院工会考察团来院参观考察，医院院长金国健陪同考察。

3月15日　医院重点学科评选答辩会在医院多功能厅举行。参加重点学科评选答辩会的科室有15个。应邀担任专家考评委员会成员的有省卫生厅医政处副处长徐伟伟，邵逸夫医院副院长蔡秀军，省中医药研究院研究员孔繁智，市科协主席张美汉，市科技局局长郑文彪，市卫生局局长吴小平、副局长杨少白，温岭市第一人民医院院长林峰，瑞金医院驻本院副院长史锁洪。医院院长金国健、副院长林福禧参加会议，医院副院长薛跃华主持会议。

3月23日　卫生部、卫生厅联合组织的基因扩增实验室评估组来院对医院基因扩增实验室进行验收评审，市卫生局副局长杨少白，医院院长金国健、副院长薛跃华及相关部门人员陪同评估。

3月26—27日　为庆祝台州市"两会"胜利召开，医院特邀上海瑞金医院19名专家组成的医疗队来院举行大型义诊活动，医疗队由瑞金医院院长助理黄波带领。

4月1日　国家级继续教育项目"全国第七届血栓与止血培训班"在医院举行，来自全国各地的学员160余人参加。医院院长金国健致欢迎词，市卫生局副局长严永根到会讲话，参与授课的专家有中国医学科学院血液研究所研究员李家增、包承鑫，阜外医院心血管研究所教授张澎，苏州医学院血液研究所教授王兆钺，瑞金医院血液学研究所教授王鸿利、副教授王学锋，天津血栓与止血研究所副教授黄繁嬿等，医院副院长薛跃华主持开班仪式。

4月4日　上海《大众卫生报》以《依托集团优势，开展"高精尖"业务》为题报道了医院与上海瑞金医院集团合作与发展状况。

4月21日　市政府副市长朱贤良、市卫生局局长吴小平来院听取本院"非典"防治预案情况汇报并实地察看了隔离病房及人员、设备、设施落实情况。院长金国健、副院长薛跃华等院领导及相关部门负责人参加汇报会。

4月23日　医院建立"非典"防治领导小组与专家组例会制，防治领导小组每天上午7点30分召开例会，专家组每天下午4点30分召开例会，通报防治情况。

4月24日　医院"非典"防治办公室启动24小时值班制和开通直线电话，实行24小时应急待命。

4月26日　市长瞿素芬、副市长朱贤良、副秘书长张锦鸣、市卫生局局长吴小平来院检查"非典"防治预案准备情况，医院院长金国健汇报了医院的"非典"防治准备情况。

4月29日　医院外来人员"非典"体检专设区域开放运行，同时改建急诊科成立十一病区作为"非典"可疑、疑似病人收治区。

5月2日　根据市委、市政府和市"非典"防治领导小组的指示精神，"非典"确诊病人收治病房在医院规划区东南部空地上破土动工。病房占地15亩，建筑面积2500平方米，可收治确诊病人20人，疑似病人20人，可容纳医务人50人。严格按照传染病房的要求设计与建设，用七天七夜完成竣工投入使用。

5月3日　医院一届三次职代会在院多功能厅举行。参加会议正式、特邀、列入代表135人。会议听取、审议、通过《医院工作报告》《财务预决算报告》《提案办理情况报告》《行风建设试行方案》《医疗质量管理方案》《医疗安全管理方案》，医院院长金国健总结讲话，工会主席林福禧主持会议。

5月6日　第一批"非典"防治工作医务人员经过15天工作圆满完成任务，脱下隔离服走出十一病区，第二批防治工作医务人员进入十一病区。

5月8日　医院在医院东海大酒店二楼成立"非典"防治应急指挥中心，下设综合调度室、专家会诊室、资料室、保障室等8个室，并召开第一次应急指挥人员会议。

5月10日　省卫生厅副厅长叶真带领省"非典"防治督查组来院督查"非典"防治落实情况，医院院长金国健，副院长林福禧、薛跃华陪同督查。

5月12日　市总工会主席牟中欧率市总工会领导来院慰问"5·12"国际护

士节护理人员，医院院长金国健，副院长林福禧、薛跃华陪同。

5月13日　市妇联主席董家民率市妇联领导来院慰问抗击"非典"一线妇女同胞，医院院长金国健、副院长林福禧、薛跃华陪同。

5月14日　市委书记史久武，市委常委、秘书长胡宣义，市政府副市长朱贤良，市委副秘书长周五来等领导来院视察"非典"防治工作情况。听取医院院长金国健"非典"防治工作情况汇报并实地考察了医院新建的"非典"病人收治病房——"台州小汤山"。

5月16日　省农业厅牵头的省"非典"防治督查组来院督查指导，市政府副秘书长陈连清、市卫生局副局长章正会陪同，医院院长金国健介绍医院抗击"非典"情况并陪同督查组实地考察"台州小汤山"。

5月21日　省委组织部副部长洪复初带领省委组织部"非典"防治督查组来院督查指导，市委常委、组织部长史济锡，市政府副市长朱贤良，市卫生局局长吴小平陪同督查，医院院长金国健介绍医院抗击"非典"情况并陪同督查组实地考察"台州小汤山"。

5月27日　市人大常委会副主任梁毅带领市人大常委会50余人来院视察。医院院长金国健作医院抗击"非典"工作及"台州小汤山"建设情况的汇报。

5月30日　省卫生厅副厅长周坤来院视察"非典"防控工作，市政府副市长朱贤良，市卫生局局长吴小平，副局长严永根、章正会陪同。医院院长金国健介绍医院抗击"非典"情况并陪同督查组实地考察"台州小汤山"。

6月2日　市政协主席朱福初、副主席吕振欧率政协常委及正副秘书长来院视察"非典"防治工作情况，医院院长金国健介绍医院抗击"非典"情况并陪同市政协领导实地考察"台州小汤山"和医院二期病房大楼建设。

同日　市政府"非典"防治督查组在市人大科教文卫委主任江福东带领下来院督查"非典"防治工作，听取医院院长金国健介绍，并实地考察落实情况。

6月12日　台州市中心医院与台州电厂友好联谊活动（医疗义诊、篮球赛、网球赛、歌咏晚会）在台州电厂举行。

6月13日　医院院长金国健参加台州市委市政府举行的"台州市实施人才强市战略动员会"，并作"人才立院、人才兴院"的典型发言。

6月14日　上海交通大学管理学院-浙江台州市中心医院MBA研究生课程班

结业典礼在医院多功能厅举行。上海交通大学管理学院院长王方华、战略研究所所长孟宪忠到会讲话并为85位MBA学员颁发结业证书。市人大教科文卫委主任江福东、市卫生局副局长杨少白参加典礼，医院院长金国健致答谢辞。

6月16日　上海交通大学战略研究所所长孟宪忠教授作《WTO背景下我国医疗行业的战略思考》学术报告在医院多功能厅举行，医院领导、中层干部、高级知识分子及员工150人参加。

6月17日　市委副书记、纪委书记陈聪道，市委常委、宣传部部长王中苏在医院东海大酒店会见上海第二医科大学校长沈晓明、副校长庄孟虎、朱正纲，上海市卫生局医政处副处长张炜，瑞金医院院长李宏为，副院长俞卓伟、沈翔慧及瑞金医院集团成员单位市政、闵行、卢湾分院院长，金国健院长陪同。

6月18日　市委书记史久武在开元大酒店会见上海第二医科大学校长沈晓明，副校长庄孟虎、朱正纲，上海市卫生局医政处副处长张炜，瑞金医院院长李宏为，副院长俞卓伟、沈翔慧及瑞金医院集团成员单位市政、闵行、卢湾分院院长，金国健院长陪同。

同日　市长瞿素芬在市政府二楼会见厅会见上海第二医科大学校长沈晓明、副校长庄孟虎、朱正纲，上海市卫生局医政处副处长张炜，瑞金医院院长李宏为，副院长俞卓伟、沈翔慧及瑞金医院集团成员单位市政、闵行、卢湾分院院长，金国健院长陪同。

同日　台州市中心医院聘任瑞金医院科主任为本院兼职科主任聘任仪式在医院门诊大厅举行。上海第二医科大学校长沈晓明、瑞金医院院长李宏为、中心医院院长金国健等出席仪式并讲话。出席仪式的还有上海二医大副校长庄孟虎、朱正纲，上海市卫生局医政处副处长张炜，瑞金医院副院长俞卓伟、沈翔慧及聘任的科主任。医院副院长薛跃华主持仪式。

同日　瑞金医院集团第一届五次全体理事会暨第三次常务理事会在本院多功能厅举行，会议由集团理事会理事长李宏为主持。会上瑞金医院与本院续签继续合作协议。

同日　"体制创新与接轨上海"研讨会在医院多功能厅举行。上海二医大副校长庄孟虎、朱正纲，上海市卫生局医政处副处长张炜、瑞金医院副院长俞卓伟、沈翔慧及瑞金医院集团成员单位市政、闵行、卢湾分院院长，台州市计委、开发区、国土局、体改委、科技局、财政局等单位领导参加研讨会。市政府副市长朱贤良、市卫生局局长吴小平、市中心医院院长金国健、瑞金医院院长李宏为、上海宏海投资管理有限公司总裁倪海鹰、二医大校长沈晓明等在研讨会上分别作接轨大上海的专题发言。市政府副秘书长陈连清主持会议。

同日　为庆祝建院三周年，医院在开元广场举行以"生命礼赞"为主题的大型文艺晚会。

6月19日　市政协副主席吕振欧会见上海宏海投资管理有限公司总裁倪海鹰，医院院长金国健陪同。

6月22日　医院院长金国健与市政府副市长朱贤良率领的文教卫考察团一起考察上海宏海投资管理有限公司，总裁倪海鹰介绍公司概况并陪同考察。

7月1日　省重大科技项目《一类新药人工泪液临床前期及临床Ⅰ、Ⅱ期研究》课题第一阶段总结评估会在院多功能厅举行。课题主持人、医院院长金国健汇报第一阶段的研究进展与结果，省科技厅、市科技局、玉环科技局、浙江可立思安制药有限公司等组成的项目投资方人员及专家组成员对阶段性研究结果进行评估。

7月1日　为实施科技兴院战略，医院特聘省中医药研究院研究员孔繁智为院科研高级顾问。

7月2日　杭州市体改委考察团18人在卫生局局长吴小平陪同下来院考察，医院院长金国健接待。

7月2日　中南大学湘雅医院院长陈主初率领考察团来院考察，医院院长金国健陪同。

7月4日　市医疗机构执业资格评审检查组受省医疗机构执业资格评审委员会委托，在市卫生局副局长杨少白带领下来院对医院开放500张床位的执业资格进行评审，并将评审结果报告省卫生厅提请批复。

7月7日　南昌市第一人民医院院长陈桐一行10人来院考察，院办主任秦青通接待。

7月7日　四川省遂宁市委常委、宣传部部长蔡永贵带领遂宁市赴浙江卫生改革考察团在市政府副秘书长陈连清、市卫生局副局长杨少白陪同下来院考察，医院院长金国健陪同。

7月9日　省卫生厅副厅长杨泉森、医政处处长马伟杭来院考察。医院院长金国健汇报医院近年发展情况、抗击"非典"情况和下阶段工作思路，杨副厅长对医院下阶段工作和创建三级乙等医院提出意见。

7月14日　市人大常委会副主任李岳保率领市人大消防执法督查组来院检查消防执法工作落实执行情况。医院纪委书记舒建国汇报医院消防执法工作执行情况并陪同督查。

7月16日　医院院长金国健参加市政府召开的上海第二医科大学-台州学院合作事宜座谈会。

7月17日　北京同仁医院考察团来院考察，医院副院长林福禧接待。

7月21日　市卫生局财务检查组来院检查财务工作，医院副院长林福禧接待。

7月22日　浙江医学科学院党委书记张云东来院考察，医院院长金国健接待。

7月24日　台州市政府副市长朱贤良率领台州学院校长蒋承勇、市中心医院院长金国健及市教育局、市卫生局、台州学院医学院等单位负责人组成的台州市政府考察团赴上海第二医科大学考察并与上海第二医科大学党委书记赵佩琪，校长沈晓明、副校长钱关祥、朱正纲等校领导就上海二医大与台州学院医学院、台州市中心医院合作事宜进行了洽谈，形成了《上海第二医科大学与台州学院医学院、台州市中心医院合作洽谈会议纪要》。

8月5日　2003年度新员工上岗培训班在医院多功能厅举行。院部领导薛跃华、舒建国、史锁洪及职能部门负责人与新员工参加，院长金国健介绍了医院概况并对新员工提出了希望和要求，副院长林福禧主持。

8月8日　2003年度新护士上岗授帽与宣誓仪式在院多功能厅举行，省卫生厅医政处处长胡斌春、邵逸夫医院副院长叶志宏、浙一医院护理部主任邵玉仙、省人民医院护理部主任陈爱初、市卫生局局长吴小平、医院院长金国健、纪委书记舒建国等为新上岗的护士授帽，副院长薛跃华主持。

8月9日　医院邀请省卫生厅医政处处长胡斌春、邵逸夫医院副院长叶志宏、浙一医院护理部主任邵玉仙、省人民医院护理部主任陈爱初对本院护理质量进行指导。

8月13日　山东省菏泽市人民政府副秘书长刘建威率领考察团来院考察，市政府副秘书长陈连清、市卫生局副局长杨少白陪同、院办主任秦青通接待。

8月15日　医院院长金国健赴大庆油田总医院参加全国创建百姓放心医院第二主题"医疗优质高效"经验交流会。

8月22日　嘉兴医学院副院长何继亮来院联系教学医院与学生实习事宜，医院副院长薛跃华接待。

9月3日　省卫生厅下发《关于同意调整部分医院核定床位数的批复》（浙卫发〔2003〕258号），核定医院床位500张。

9月22日　市委副书记周国辉来院考察，医院领导金国健、林福禧、薛跃华陪同。

9月23日　省高等医学院校教学医院评审专家组在浙二医院副院长张苏展带领下来院对医院申报教学医院进行评审。医院院长金国健介绍了中心医院，副院长薛跃华汇报了医院教学医院建设情况，医院副院长史锁洪主持会议。

10月16日　省"非典"防治督查组在卫生厅厅长李兰娟带领下来院督查防治工作，市卫生局局长吴小平、副局长章正会陪同，督查组听取医院院长金国健的汇报，并对发热预检门诊、分诊、病房进行实地督查。

11月17日　医院眼视光配镜中心开诊营业。

11月20日　院党委在影像中心示教室召开二届一次支部委员会。党委委员薛跃华宣读《关于各支部委员会组成人员名单及委员工作分工的通知》（台中心医委〔2003〕11号）；党委副书记、院长金国健作《围绕总体目标　加强党建工作》主题报告，党委委员林福禧主持会议。

11月25日　中华医院管理学会推荐百姓放心医院创建活动办公室考评组来院考核，考核组由魏式平、王海和组成。医院院长金国健汇报《创建百姓放心医院的工作情况》并陪同考核。

11月29日　医院与上海市第九人民医院整形科合作的整形美容中心，开诊营业。

12月20日　医院举行2004年度毕业生招聘面试会，应试人员达200余人，初步录用60余人。

12月27日　由省科技厅计划处、社会发展处、办公室、监察室组成的省级

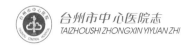
重大科研项目考核组来院考核。课题组成员秦青通受省重大科研项目《一类新药人工泪液临床前期及临床Ⅰ、Ⅱ期研究》课题负责人、医院院长金国健委托，汇报了课题的研究进展与阶段性成果，并对课题进行解答。

12月30日　由市卫生局副局长严永根、杨少白带队的市卫生局2003年度考核检查组一行11人来院考核。

2004年

1月9日　瑞金医院兼职中心医院科主任及在院的瑞金医院专家迎春茶话会在多功能厅举行，瑞金医院党委副书记沈翔慧、陈生弟，工会主席单友根专程来院参加茶话会，医院院长金国健介绍医院2003年度发展情况和2004年度工作思路，与会人员就医院学科建设、人才培养、技术提升、科研开发、教学进修进行了交流，副院长林福禧主持会议。

1月12日　省卫生厅厅长李兰娟率省"非典"防治督查组在市卫生局局长吴小平，副局长章正会、杨少白陪同下来院督查指导"非典"防治工作。督查组督查了医院的发热预检室、发热、呼吸道门诊、"非典"留观病房与收治病房——"台州小汤山"，医院院长金国健陪同督查。

1月16日　医院与台州发电厂在台州开元电影城举行迎春联欢晚会，市政府副秘书长陈连清、市人大教科文卫委主任江福东、市卫生局副局长杨少白、台州发电厂厂长李建国、书记孙良顺等厂部领导、医院院长金国健等院部领导及两单位员工800余人参加晚会。市卫生局局长吴小平为中共浙江省委抗击"非典"先进基层党组织获得者——台州中心医院党委颁奖，市政府副市长朱贤良为浙江省2002年度优秀院长获得者——医院院长金国健颁奖。同时为2003年度先进科室、优秀管理工作者、优秀员工进行了颁奖。

2月4日　南通市卫生局局长蒋志群带领南通卫生考察团来院考察，市卫生局局长吴小平、副局长杨少白、医院院长金国健陪同。

2月17日　重庆医科大学附属儿科医院党委副书记符州率该院考察团来院考察。医院副院长林福禧陪同。

2月25日　嘉兴学院—台州市中心医院教学医院揭牌仪式在医院门诊大厅举行。

3月4日　瑞金医院集团卢湾分院副院长杜玲珍率团来院考察，医院院长金国健、副院长薛跃华、纪委书记舒建国陪同。

3月9日　原世界卫生组织副总干事、卫生部国际卫生专家咨询委员会委员、卫生部人类基因南方研究中心顾问、上海市卫生改革与发展专家咨询委员会委员、瑞金医院终身教授胡庆澧应本院邀请来院考察指导，医院院长金国健陪同。

3月10日　应本院邀请，原世界卫生组织副总干事胡庆澧教授在市政府大会堂做《21世纪全球卫生发展趋势》专题报告。各县市区卫生局局长、医政处长、各医院院长、市局直属单位中层以上干部300余人参加，市卫生局局长吴小平主持报告会。

3月15日　医院院长、市老年医学研究所所长、中西医结合科主任金国健参加省卫生厅第三批重点学科申报答辩会。

3月18日　2003年度市管干部考核组在组长、市教育局纪检组长叶卫带领下来院考核，考核汇报会在医院多功能厅举行，市管干部金国健、林福禧、薛跃华、舒建国分别作了年度述职报告。医院中层以上干部、高级知识分子、民主党派代表100余人听取述职报告会，并对院领导班子、市管干部分别进行评议，医院院长金国健主持。

3月19日　二期病房大楼正式启用，开放床位200张，心内、心外、呼吸、泌尿、肿瘤等科室搬迁新大楼。

3月29日　连云港市卫生局局长周伟来院考察。医院副院长林福禧陪同考察。

4月6日　脑系科从一期病房大楼五东搬迁至二期病房大楼A六病区，床位由44张扩至88张，分为神经外科和神经内科两科室。

4月12日　台州学院医学院朱顺法、潘世杰等班子成员来院与金国健、林福禧、薛跃华等班子成员就建立医学院附属医院事宜进行洽谈。

4月15日　医院领导金国健、林福禧、薛跃华赴临海与台州学院校长蒋承勇、副书记包国强及台州学院医学院院长朱顺法等就组建台州学院附属医院事宜进行商议。

4月16日　《中国医院》杂志社编辑部副主任郝秀兰来院与医院院长金国健就国家级软课题"医院产权体制改革"研究进展进行交流，并就召开全国医院产权体制改革第六次高峰论坛会的安排事宜进行商议。

4月21日　盐城市政府、市卫生局及张家港市人民医院来院考察，医院院办主任秦青通陪同。

5月1日　邵逸夫医院副院长蔡秀军来院考察，医院院长金国健、副院长薛跃华接待。

5月12日　儿内科和骨科搬迁至新病区。

5月13日　2004年台州市检验学术会议暨医院申报的省级医学继续教育项目——临床检验新理论新技术学习班开班仪式在医院举行，医院院长金国健致贺词，市卫生局副局长杨少白到会讲话，副院长薛跃华主持仪式。

5月14日　医院在多功能厅举行干部大会，医院中层及以上干部、各党支部委员参加会议。市委组织部副部长吴海平宣读市委《关于徐止福等同志职务任免的通知》（市委干〔2004〕28号），市委决定朱顺法同志任台州市中心医院党委书记。台州学院副校长张明龙代表台州学院致欢送辞，市卫生局局长吴小平、市政府副市长朱贤良讲话。医院党委副书记、院长金国健主持会议。

5月17日　医院血透室搬迁至新病区。

5月20日　医院院长金国健赴北京参加由全国人大常委会副委员长吴阶平先生担任主席的中国医学基金会举办的"华夏医魂"全国十大杰出医院院长表彰会。

5月21日　医院院长金国健参加中国医学基金会主办的"华夏医魂"大型颁奖活动欢迎仪式，仪式在北京商务会馆举行。参加仪式的有卫生部原部长、中国医学"华夏医魂"大型宣传活动组织委员会主任、中国医学基金会副主席钱信忠，卫生部原副部长、组委会副主任殷大奎。医院院长金国健荣获"华夏医魂"全国十大杰出医院院长荣誉并作题为"运用股份合用制体制、打造现代化民营医院"的主题报告。

5月22日　医院院长金国健参加中国医学基金会主办的在北京人民大会堂河南厅举行的"华夏医魂"大型电视颁奖仪式。卫生部原部长、中国医学"华夏医魂"大型宣传活动组织委员会主任、中国医学基金会副主席钱信忠，卫生部原副部长、组委会副主任殷大奎，中国医学基金会常务副会长、组委会副主任殷子烈，"华夏医魂"全国十大杰出医院院长、"十大卓越贡献奖及百名优秀院长、百名优秀人物奖"获得者、"华夏医魂"全国十大杰出医院院长获奖者医院院长金国健上台领奖并在颁奖仪式上接受了电视节目主持人的现场采访。

5月25日　台州学院医学院领导胡平法、潘世杰、张增安来院与医院领导金国健、朱顺法、薛跃华等就院校合作进行洽谈。

5月27日 院长金国健赴上海参加瑞金医院集团一届六次全体理事会暨第四次常务理事会议。李宏为理事长主持会议，医院院长金国健会上汇报了本院2003年工作情况和2004年工作思路。

5月28—30日 瑞金医院集团举办医院管理理论高级研讨班——"成功人士七大习惯"，医院院长金国健、院办主任秦青通参加学习。

6月4日 安徽省池州市组织部副部长张心平带领该市卫生局、人事局相关人员组成的考察团来院考察，医院院办主任秦青通接待。

6月7日 瑞金医院院长助理黄波带领导瑞金医院市场部、集团办公室一行5人来院就瑞金医院与本院深化合作事宜进行调研，与市卫生局局长吴小平、市政府副市长朱贤良进行洽谈。

6月11日 医院院长金国健，书记朱顺法，副院长林福禧、薛跃华率医院职能部门及部分科室负责人30人赴浙江省人民医院学习创建等级医院经验，省人民医院院长叶再元介绍医院概况及创建三级甲等综合性医院工作经验。

6月15日 湖南省邵阳市卫生局副局长刘谋湘带领该市卫生局和直属医疗单位院长10人来院考察，医院院办主任秦青通接待。

6月19日 由国家科委软科学项目《我国医院国有产权制度改革》课题组主办，台州市中心医院承办的《中国医院产权制度改革第六次高峰论坛》在台州市中心医院学术报告厅举行，来自全国各地的80多家国内医院及部分医院管理公司100多位医院管理专家、医院院长参加。国务院国资委研究中心党委书记李宝民博士，《我国医院国有产权制度改革》课题组负责人、哈尔滨医科大学教授杜乐勋，复旦大学经济管理学院院长陆德明教授等在会议上做专题演讲，上海瑞金医院集团、北大医院集团、齐鲁石化职工医院、台州市中心医院等院长介绍了各自体制改革的成功经验。市政府副市长朱贤良、省卫生厅副厅长杨泉森到会并讲话。省卫生厅办公室主任马伟杭、市卫生局局长吴小平参加会议。

同日 上海第二医科大学党委书记赵佩琪、校长沈晓明率上海二医大四位副校长及上海二医大系统的瑞金、仁济、新华、九院及宝钢等医院院长、院办主任17人来台州考察。在台州市中心医院多功能厅召开二医大校长、院长第二次联席会议。

6月21日　医院院长金国健赴杭州参加省重点学科建设协议签字仪式，医院以金国健为学科带头人的中西医结合老年医学科被评为省重点扶持学科。

7月1日　由中华医院管理学会主办、全国人大指导、全国政协监督的百姓放心医院第二主题"医疗优质高效"的创建表彰会在大连召开，本院通过了百姓放心医院创建活动领导小组的考核，被评为"全国百姓放心医院"。

7月10日　医院信息化建设发展论证会在院多功能厅举行，国家软件产业基地（杭州）高级工程师楼井强、省人民医院信息中心主任郎义青、市财政局信息中心主任张宁及联众公司、华东公司、北大方正公司的工程技术人员，医院院长金国健、副院长林福禧及部分职能部门负责人、信息中心工作人员参加论证会。

7月15日　医院院长金国健、副院长林福禧赴上海瑞金医院就深化两院合作事宜进行洽谈。

7月23日　医院股东大会二次会议在路桥华利士大酒店举行。参加会议的有医院八家股东单位的法人代表，会议听取了台州市基础设施建设投资有限公司、下马村等两个股东提出的董事变更，会议选举黄道领、王海波、陆才永为董事局董事。

同日　医院董事局一届七次会议在路桥华利士大酒店举行。医院董事局董事、监事会监事、医院正副院长参加会议。董事局名誉主席江福东、市委组织部干部一处副处长、参照办主任刘小兵、市卫生局副局长杨少白参加会议。会议听取了刘小兵代表市委组织部传达《关于提议黄道领等职务任免的通知》（台政干〔2004〕23号）、《关于提议朱顺法职务任免的通知》（台政干〔2004〕6号），听取了医院院长金国健《关于推荐朱顺法为台州市中心医院副院长的提案》。经与会董事投票表决通过黄道领为医院董事局主席，聘任朱顺法为医院副院长。

7月24日　省人民医院院长叶再元、院办主任江佩琪、医务科科长董玉娥应邀来院指导三级医院创建工作。

7月29—31日　医院一届四次职代会在医院学术报告厅举行。参加会议的有正式、特邀、列入代表130人。通过了《医院工作报告》《财务工作报告》《议案办理报告》，医院工会主席林福禧主持会议。

8月3日　上海第二医科大学、台州市中心医院联合举办的"临床医学研究生班"在学术报告厅举行开课仪式。32名学员参加仪式。

8月5日　浙江省三级综合性医院评审专家组在省立同德医院院长吴章穆率领下来院检查评审一二类指标。市卫生局局长吴少平、副局长杨少白及医院领导、各处科室人员陪同检查评审。评审专家组听取了医院概况并进行现场检查。

8月10日　创建三级乙等综合性医院誓师大会在院学术报告厅举行，市卫生局副局长严永根出席会议并讲话，院长金国健做动员报告，党委书记朱顺法主持会议。

8月12日　我市遭受14号强台风"云娜"袭击，医院第一时间成立防台抗台领导小组，启动公共突发事件应急处理预案，开展医疗救治工作，医院接诊伤员206人、收治住院病人68人，其中危重病人18人，开展手术12台。

8月13日　上海瑞金医院集团理事长、瑞金医院院长李宏为获悉台州遭受14号强台风"云娜"袭击后，特向本院发来慰问电，并表示若救治工作需要他们将全力支持。医院院长金国健代表医院对李宏为院长及瑞金医院的支持回电表示感谢。

同日　浙江省卫生厅副厅长杨泉森率省抗台救治医疗队来院进行医疗会诊和慰问。医院院长金国健、党委书记朱顺法汇报了医院抗台及救治伤员情况。

8月20日　台州学院党委副书记包国强带领台州学院医学院胡平法、潘世杰、张增安等班子成员来院与医院金国健、朱顺法、林福禧、薛跃华等班子成员就院校合作进行友好洽谈。

9月3日　医院申报主办的2004年省级继续教育项目——医院感染新技术与管理学习班，在院多功能厅举行，医院院长金国健致开幕辞、市卫生局副局长严永根到会讲话、医院党委书记朱顺法主持开班仪式。

同日　上海市闵行区委副书记陈龙、副区长张辰率该区社会事业考察团，在市政府副秘书长陈连清陪同下来院考察，医院院长金国健、党委书记朱顺法陪同。

9月6日　市科技局局长张锐敏、副局长章维青率领调研组一行7人来院对市级老年医学重点实验室调研，医院院长金国健介绍医院概况与科技兴院战略，副院长薛跃华介绍重点实验室建设与发展简况，双方就科技合作进行了交流，医院党委书记朱顺法、副院长史锁洪及相关职能部门负责人参加。

9月22日　桐庐县卫生局局长徐志金、副局长郑建伟率考察团来院考察，院

2005年

1月5日　市卫生局局长吴小平、副局长章正会带领市卫生局2004年度工作目标考核组来院考核。汇报会在四楼多功能厅举行，金国健、朱顺法等院领导及职能部门负责人参加汇报会。

1月8日　2004年度中层干部任期述职报告会在四楼多功能厅举行。医院领导金国健、史锁洪、林福禧、薛跃华、舒建国和职工代表55人参加，会议听取95名中层干部的述职并进行考评，医院党委书记朱顺法主持。

1月11日　义乌市政府办公室副主任刘榕政和卫生局局长、书记林森带领义乌市卫生考察团来院考察股份制医院情况。院办主任秦青通介绍医院情况并陪同考察。

同日　杭州师范学院临床学院副院长李诗佩带领该院考察团来院考察医院临床教学工作情况。院办主任秦青通及相关人员介绍医院有关情况并陪同考察。

1月13日　医院党委书记朱顺法带领由内、外、妇、儿专家组成的医疗队与市卫生局副局长严永根等有关人员赴仙居淡竹开展扶贫义诊活动。

同日　医院副院长史锁洪与纪委书记舒建国带领医疗队与市卫生局纪检组长陈晓达赴三门横渡扶贫义诊。

同日　玉环中医院党委书记张素贞率团来院考察护理工作，护理部主任王彩萍接待。

同日　温岭市第二人民医院考察团来院考察，医务处处长毛卫华接待。

同日　院团委和市公安局经济开发区分局团委共同举办联欢晚会。

1月15日　医院院长、省重大课题项目负责人金国健赴省科技厅汇报省级重大科研项目《一类新药人工泪液临床前期及临床Ⅰ、Ⅱ期研究》工作进展情况。

1月16—17日　医院院长金国健赴天津参加全国百姓放心医院第三主题"绿色医疗环境"工作交流会。

1月18日　市考核组组长、市教育局纪委书记叶卫带队来院考核医院市管干部2004年度工作情况汇报会在四楼多功能厅举行，医院中层以上干部、高级知识分子、民主党派代表、工青妇代表80余人参加，会议听取市管干部、医院领导金国健、朱顺法、林福禧、薛跃华、舒建国分别作年度述职报告并进行民主评议，医院院长金国健主持会议。

1月20日　省科技厅重大科研项目《一类新药人工泪液临床前期及临床Ⅰ、Ⅱ期研究》中期评审会在四楼多功能厅举行。省科技厅社会发展处处长张建荣、处长助理应国清、项目主管安娜，市科技局副局长章维青，玉环科技局局长陈侯辉、副局长徐君义与课题组全体成员参加评审会。课题负责人、医院院长金国健介绍医院和课题研究情况，课题组成员秦青通汇报人工泪液药效、毒理研究情况，课题组成员吴绵斌博士汇报人工泪液质量标准的建立情况。

1月24日　市文明办受省文明办委托来院进行创建省级文明单位验收考核。金国健、朱顺法等院领导陪同。

1月25日　院工会、团委和妇委会联合举办的"双鸽杯"青年职工卡拉OK大奖赛在学术报告厅举行，参赛选手49名，决赛评出医院十佳歌手，医院副院长、工会主席林福禧为获奖选手颁奖。

1月27日　医院党委开展党员先进性教育活动动员大会在四楼多功能厅举行，医院领导史锁洪、薛跃华、舒建国及全院100余名党员参加会议，医院党委书记朱顺法作动员报告。市委党员先进性教育活动督导组组长江兴富到会讲话，医院院长金国健主持会议。

2月4日　上海瑞金医院集团信息门户网站建设工作研讨会在医院多功能厅举行。瑞医集团及集团成员单位信息中心负责人及中心医院副院长史锁洪、林福禧参加会议，瑞金医院院长助理黄波主持会议。

同日　医院2004年总结表彰会暨文艺会演在开元影视城举行。瑞金医院党委副书记陈生弟，院长助理黄波、姜昌斌，工会主席单友根，瑞金医院集团办副主任赵列宾、高正仪、汪敏，市人大教科文卫委主任江福东、市卫生局局长吴小平出席，医院院长金国健致新年贺词，市政府副市长朱贤良、瑞金医院党委副书记沈翔慧、台州学院党委副书记包国强出席并讲话。副院长薛跃华宣读《加强科技兴院工作战略的决定》（台中心医〔2005〕8号），副院长林福禧宣读《关于表彰2004年度先进科室与先进个人的通知》（台中心医〔2005〕7号），党委书记朱顺法主持表彰会。

2月7日　院长金国健、副院长薛跃华赴上海参加瑞金医院集团团拜会。

2月8日　医院院长金国健代表医院通过医院闭路电视系统向过年期间仍然住院的病友拜年，向他们致以新年的祝福。

2月15日　市政府副市长金长征陪同浙江医院原院长金宏义教授来院考察，院领导金国健、朱顺法陪同。

2月16日　日本敦贺市议长一行4人来院考察，医院院长金国健陪同考察。

3月11日　全国百姓放心医院"绿色医疗环境"检查组来院检查创建工作，医院副院长林福禧介绍情况并陪同检查。

3月12日　上海交大–瑞金医院"MBA核心课程"高级研修班第二期学员55人在瑞金医院副院长黄波率领下来院参观考察。医院院长金国健、党委书记朱顺法等院领导及相关部门负责人参加汇报会并陪同。

3月26日　医院第二届工青妇组织选举大会在学术报告厅举行。市总工会、团市委、市妇联相关领导及金国健、朱顺法等院领导出席会议。大会选举产生第二届工青妇组织领导班子。

4月4日　省卫生厅副厅长张平来院考察。市人大教科文卫委主任江福东、市卫生局局长吴小平、医院院长金国健陪同。

同日　河南省南洋市第一人民医院院长兼党委书记贺利民率该院考察团来院考察。医院院办主任秦青通陪同。

4月6日　医院领导金国健、朱顺法、薛跃华、舒建国等率部分职能科室负责人赴湖南湘雅医学院招聘人才。

4月9日　医院领导金国健、朱顺法率医院人才招聘团参加台州市人民政府在武汉举行的大型人才招聘会。医院院长金国健代表招聘单位在招聘会上发言。

同日　医院领导金国健、朱顺法率领医院考察团赴武汉亚洲心脏病医院参观考察，亚心医院院长朱国英陪同。

5月10日　市党性教育第9督导组在市口岸办副主任董勤和组长带队下来院考核验收第二阶段党性教育工作。医院党委书记朱顺法汇报第二阶段党性教育情况并陪同考核。

5月11日　市直机关党工委组织的规范化支部建设复评工作组来院考评。医院党委书记朱顺法汇报医院开展规范化支部建设工作情况并陪同考核。

5月20日　国家级继续教育项目——儿科内分泌基础与临床新进展学习班在

医院多功能厅举行开班仪式，市卫生局副局长叶向阳讲话，医院党委书记朱顺法致辞，副院长薛跃华主持仪式。

6月3日　宁波大学医学院附属医院院长史波宁率该院考察团一行24人来院考察，医院院长金国健介绍医院概况并陪同考察。

同日　为整合学科综合优势，发挥学科综合诊疗水平，医院下发台州市中心医〔2005〕41号文件，成立脑病中心（由神经外科与神经内科组成）、心肺中心（由心胸外科、心内科与呼吸内科组成）、肿瘤中心（由肿瘤外科、血液内科与放疗科组成）。

6月9日　省卫生厅科教处邵祥珍主任率省继续教育评估专家组在市卫生局副局长叶向阳陪同下来院评估2002至2004年继续教育项目执行情况，医院副院长薛跃华介绍情况并陪同评估。

6月10日　青海省康乐医院董事长马立义率考察团来院考察，院办主任秦青通介绍医院情况并陪同考察。

6月11日　上海第二医科大学瑞金临床医学院副院长朱文娟率领考核评估组来院进行上海第二医科大学瑞金临床医学院台州分院考核评估。评估汇报会在门诊四楼多功能厅举行，市卫生局副局长叶向阳、医院院长金国健、副院长薛跃华、董事局名誉主席江福东参加汇报会并陪同评估。

6月19日　上海瑞金医院集团第一届理事会第七次全体会议暨第五次常务理事会会议，在中心医院多功能厅举行。上海第二医科大学副校长庄孟虎、教务处处长姜叙诚、瑞金医院副院长沈翔慧、赵忠涛、黄波、集团理事单位闵行医院、卢湾分院、台州中心医院等参加会议。集团总部及成员单位分别就2004年工作情况和2005年工作计划及上半年度工作进行交流，会议调整集团理事会理事、常务理事，调整和增补集团秘书处成员，宁波明州医院申请加入集团以及成立上海二医大瑞金医院临床医学院台州分院情况进行研讨。

同日　上海第二医科大学瑞金临床医学院台州分院揭牌仪式在医院门诊大厅举行。上海第二医科大学教务处姜叙诚、瑞金医院副院长赵忠涛、黄波、工会主席单友根、瑞金医院集团闵行医院院长于金德、卢湾分院院长徐树声、党委书记余小皋等出席揭牌仪式，瑞金医院副院长沈翔慧、台州市政府副市长金长征、医院院长金国健讲话，上海第二医科大学副校长庄孟虎与台州市委副书记朱贤良揭牌，市政府副秘书长陈连清主持仪式。

同日　医院在路桥永安广场举行"与健康同行"文艺晚会，庆祝医院建院五周年。上海瑞金医院副院长沈翔慧、赵忠涛、黄波，集团理事单位闵行医院、卢湾分院领导，市政府副市长金长征、副秘书长陈连清等出席，医院领导与全院600多名职工观看演出。

6月30日　上海市政协科教卫体委员会主任周骏羽率考察团来院考察，市政协副秘书长茅奉天、市卫生局副局长叶向阳、医院院长金国健、党委书记朱顺法、副院长史锁洪陪同。

同日　医院管理年活动动员大会在学术报告厅举行。市卫生局副局长叶向阳出席并讲话，医院院长金国健做动员报告，党委书记朱顺法主持会议。

7月1日　全院党员先进性教育总结表彰大会在多功能厅举行。医院党委书记朱顺法作先进性教育活动总结，会议对2004年度市级和院级优秀共产党员进行了表彰。党委副书记、院长金国健主持。

7月15日　省级继续教育项目——妇产科热点领域新进展学习班在四楼多功能厅举行开班仪式，医院副院长薛跃华致欢迎辞，浙江省医学会秘书长周郁鹤、浙江大学医学院妇产科医院院长谢幸、市卫生局副局长叶向阳讲话。

7月15—16日　医院二届一次职工代表大会在学术报告厅举行。市总工会市直机关工作委员会主任程伦龙出席会议并讲话。医院董事局名誉主席江福东，市卫生局副局长严永根出席。大会听取、审议、通过《医院工作报告》《医院财务报告》《医院一届职代会提案办理情况报告》《医院"二五"规划（2006—2010）》，医院工会主席、副院长林福禧主持会议。

8月2日　浙江医院院长祝世法率考察团来院考察，医院院长金国健陪同。

8月5日　强台风"麦莎"在台州登陆，全院上下紧急动员，迅速组织抗台和救治工作，当晚接诊11位伤病员全部得到妥善处理和安置。

8月6日　市政府副市长金长征来院慰问防台抗台医务人员，院长金国健汇报医院抗台救治工作情况，院领导朱顺法、史锁洪、林福禧、薛跃华、舒建国陪同。

8月9日　台州市政府副市长、中心医院筹建领导小组第一副组长（后任台州市委常委、宣传部部长，台州市人大常委会副主任）王中苏同志因病去世。

上海瑞金医院集团发来唁电："王中苏同志治丧委员会并转其亲属：惊悉王中苏同志不幸逝世，深感悲痛。王中苏同志自担任台州市副市长、人大常委会副主任等职务以来，兢兢业业，殚精竭虑，为台州市乃至浙江省医疗卫生事业的发展作出了重要贡献。他热切关怀和支持上海瑞金医院与台州市中心医院的集团化改革，并同台州市其他领导一道，对上海瑞金医院集团台州中心医院的成长和发展给予了极大的关注。在他关心指导下，近年来作为上海瑞金医院集团成员单位的台州市中心医院医、教、研各项工作快速发展，在社会效益和经济效益方面取得了很好的成绩。王中苏同志在促进沪、台两地医疗卫生事业的共同发展所做的突出业绩将永远铭记在我们的心中，他将永远受到上海瑞金医院集团全体员工的缅怀。对王中苏同志的逝世，上海瑞金医院党政领导、上海瑞金医院集团全体职工表示沉痛哀悼，今特致电对其家属表示深切慰问。"

同时，上海瑞金医院派遣院长助理黄波、瑞金医院集团办公室主任赵列宾代表集团专程奔赴台州参加王中苏同志悼念活动，彰显上海瑞金医院集团情深义重。

8月16日　2005年招聘的57名新员工上岗培训班在学术报告厅举行，医院院长金国健致开班辞，党委书记朱顺法主持仪式。

8月25日　省级继续教育项目——医院感染新技术及管理学习班在四楼多功能厅举行，来自全省各地80多名学员参加会议，副院长薛跃华主持仪式。

9月14日　医院管理年百日优质竞赛活动启动仪式在学术报告厅举行，医院党委书记朱顺法宣读《关于开展"医院管理年"百日优质竞赛活动的通知》（台中心医〔2005〕75号）、副院长薛跃华作医疗质量报告、院长金国健做动员报告、副院长林福禧主持仪式。

10月10日　西门子公司中国总代理服务部来院考察，院长金国健、副院长薛跃华陪同。

10月14日　仙居县卫生局考察团来院考察。医院党委书记朱顺法陪同。

10月18日　象山县人民医院考察团来院考察。医院院办主任秦青通陪同。

10月19日　温州医学院管理学院考察团来院考察，医院党委书记朱顺法陪同。

10月21日　西班牙国际贷款公司来院考察，医院院长金国健、副院长林福禧陪同。

10月27日　齐齐哈尔市卫生局考察团来院考察，医院院长金国健陪同。

11月2日　上海键诚有限公司来院洽谈伽马刀合作事宜，院长金国健及相关人员出席。

11月3日　绍兴博爱医院考察团来访，医院院长金国健陪同。

同日　首都医科大学附属北京同仁医院考察团来院考察，医院院长金国健陪同。

11月11日　2005年台州市中医药年会暨老年病中西医结合诊治新进展学习班在医院多功能厅举行开幕式，天津市老年医学研究所所长任树生、浙江医院原院长金宏义教授应邀参加会议，市卫生局副局长叶向阳出席讲话，医院院长金国健致辞，副院长薛跃华主持仪式。

11月18—19日　医院院长金国健赴北京参加中华医院管理学会举办的"全国百姓放心示范医院表彰会"，医院荣获"全国百姓放心示范医院"称号，院长金国健被评为"全国百姓放心示范医院优秀管理者"。

11月25日　上海瑞金医院集团医院管理年管理经验交流暨上海交通大学临床医学院教学评估会在医院多功能厅举行。医院党委书记朱顺法介绍医院管理年活动开展情况，副院长薛跃华介绍医院临床教学医院建设情况。瑞金医院副院长黄波讲话。

11月26日　医院首届艺术节开幕式在医院广场举行。医院党委书记朱顺法致开幕辞，瑞金医院副院长黄波、市委宣传部副部长张贤连、市卫生局副局长叶向阳先后致贺词，医院院长金国健宣布艺术节开幕，各病区代表队组成160人的方队在开幕式上进行了团体广播操表演，医院副院长林福禧主持仪式。

12月7日　浙江省卫生系统办公室主任会议在台州开元大酒店召开，全省卫生系统办公室主任100余人参加会议，省卫生厅厅长李兰娟、副厅长张平、市政府副市长金长征出席会议并讲话，医院院办主任秦青通、副主任张灵智参加会议。

12月8日　省卫生厅副厅长张平、办公室主任马伟杭来院考察指导，医院院长金国健介绍医院发展情况与面临的困难，并就医院下阶段的发展进行探讨，市卫生局副局长李红燕、医院党委书记朱顺法、副院长史锁洪及职能部门负责人参

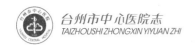

加座谈会。

12月9日　2005年度浙江省医学工程学会年会在台州开元大酒店召开，金国健院长出席会议并致欢迎辞。

12月13日　浙江省医学重点扶持学科年度考核评估会在杭州大华宾馆举行。医院院长、省重点扶持学科——中西医结合老年学科带头人金国健赴会就学科年度工作情况进行汇报，并接受专家组的质询与答辩。

同日　市重点学科建设考核评估专家组来院，对本院的市级重点学科脑外科、临床检验医学科进行评估考核。学科带头人薛跃华、李素珍分别汇报学科建设情况，并接受专家组的质询与答辩。

12月25—26日　医院院长金国健、院办主任秦青通、影像中心主任陈再智赴深圳与键诚投资有限公司总经理惠小兵等公司主要负责人就合作投资伽马刀中心的组成人员、中心的章程及财务实施细则进行洽谈。

12月26日　市委市管干部年度考评领导小组组长、市教育局纪检组长叶卫、副组长陈敦庸率考评组来院对医院的市管干部进行年度考评，考评述职汇报会在多功能厅举行，医院中层以上干部、高知和民主党派代表参加会议，会议听取了医院市管干部述职并进行民主评议。

2006年

1月4日　台州市政府决策咨询委社会发展组在本院召开成立大会暨挂牌仪式。市人大常委会副主任、市政府决策咨询委主任毛平伟、市政府决策咨询委秘书长杨国耀、市政府决策咨询委社会发展组组长江福东及全组成员参加会议。

1月7日　上海市医学会门急诊学组成员来院参观考察。医院党委书记朱顺法、副院长林福禧、史锁洪及相关人员陪同。

1月9日　省卫生厅下发（浙卫发〔2006〕2号）核定医院床位数为800张。

同日　台州市卫生局局长吴小平、副局长叶向阳率市卫生局2005年度综合目标考核组来院考核。汇报会在四楼多功能厅举行，医院领导金国健、朱顺法、史锁洪、林福禧、薛跃华、舒建国及职能部门负责人参加汇报会。

1月18日　省卫生厅组织的三级医院评审"回头看"暨医院管理年会活动检查组来院考核。院长金国健、党委书记朱顺法等院部领导及职能处室负责人参加了汇报会。

1月24日　院长金国健、党委书记朱顺法、副院长薛跃华赴上海参加瑞金医院集团年终团拜会。

2月9日　医院领导金国健、朱顺法、史锁洪、薛跃华率医院职能科室负责人赴上海瑞金医院集团考察。

2月22日　中共台州市直机关工委副书记江兴富带领市党建工作考核组来院考核党建工作。医院党委书记朱顺法和6个支部的委员参加了汇报会。

2月24日　市重点学科评估专家组在市卫生局副局长叶向阳带领下对本院神经外科、临床检验医学科等两个市级重点学科进行市重点学科建设周期评估。医院副院长薛跃华及相关职能部门与科室负责人参加评估会。

3月12日　北大方正集团总裁张兆东来院考察。院领导金国健、朱顺法陪同。

3月29日　医院董事局一届八次会议在医院门诊四楼多功能厅召开，医院董事局名誉主席江福东、市委组织部干部一处处长金伟、市卫生局副局长叶向阳出席，医院监事会监事、医院正副院长列席。金伟处长代表市委组织部宣读《关于提议朱顺法等同志职务任免的通知》（市委干〔2006〕17号）与（台政干

〔2006〕8号）文件，医院董事局主席黄道领宣读医院董事局《关于提议金国健同志不再担任台州市中心医院院长职务的提案》《关于提议拟聘朱顺法同志为台州市中心医院院长的提案》和《关于提议聘任顾勇同志为台州市中心医院副院长的提案》。会议通过上述三项提案，决定聘任朱顺法同志为台州市中心医院院长、顾勇同志为台州市中心医院副院长，金国健同志不再担任台州市中心医院院长。

4月4日　全院干部大会在医院学术报告厅举行。台州市政府副市长金长征、市政府副秘书长茅国春、市卫生局局长吴小平、台州医院党委书记章永川、院领导班子成员出席大会。市委组织部副部长郑敏强宣布中共台州市委、市政府关于台州市中心医院领导班子调整有关文件，新任院长朱顺法、副院长顾勇作表态发言，老院长金国健作离任发言。医院董事局主席黄道领主持会议。

4月13日　医院聘任上海瑞金医院集团新派驻本院办事处主任高正仪为副院长。

4月26日　上海交大临床医学院临床教学医院评估专家组在上海交大医学院院长助理黄纲率领下来院进行临床教学医院评估。医院院长朱顺法、副院长薛跃华分别介绍了医院概况和临床教学情况。上海交大医学院瑞金医院临床医学院副院长胡翊群主持评估会。

5月6日　上海华东医院院长俞卓伟率护士长团队来院参观考察。朱顺法、顾勇、薛跃华等院领导及相关职能部门负责人参加交流会。

5月10日　浙江中医药大学临床教学医院评估专家组来院进行教学评估。朱顺法、顾勇、薛跃华等院领导及相关职能部门负责人参加汇报会。

5月10日　医院首次接受上海交大医学院本科医学生临床教学任务，上海交大医学院2001级临床医学院8名学生来院进行为期2周的临床教学实习。

5月25日　温州医学院第二临床医学院书记刘正炼、副院长连庆泉率领的温州医学院教学医院评估专家组来院进行教学医院评估。医院院长朱顺法介绍医院概况、副院长薛跃华介绍医院教学工作开展情况。副院长顾勇主持汇报会。

5月29日　医院领导朱顺法、顾勇、薛跃华、舒建国、高正仪赴上海与瑞金医院集团领导李宏为、严肃、黄波、袁克俭等在瑞医科技楼贵宾厅就深化合作、促进发展等有关事项进行洽谈。

6月2日　上海长海医院副院长郑荣昌带领考察团来院考察。医院院长朱顺法陪同。

7月8日　医院与上海交大医学院临床医学院研究生院联合举办的临床医学研究生课程班结业典礼在本院多功能厅举行。上海交大医学院研究生院院长唐国瑶，院领导朱顺法、顾勇、薛跃华及相关部门负责人参加结业典礼。医院选送的32名学员全部结业。

10月12日　台州市政府副市长、第十三届浙江省运动会筹备领导小组副组长金长征来院检查医院迎接省运会医疗保健服务工作。院领导朱顺法、薛跃华汇报了医院的各项准备工作和应急预案。

10月24日　浙江省卫生厅纪检组长蔡新光、监察室主任张建南在市卫生局纪检组长朱福义陪同下来院考察。党委书记、院长朱顺法介绍了医院概况和党风、行风建设情况，院领导顾勇、舒建国参加汇报会并陪同考察。

11月2日　杭州师范学院党委书记王梓祥率临床教学检查组来院检查临床教学工作。医院副院长薛跃华陪同。

11月25日　医院院长朱顺法参加上海瑞金医院集团二届一次理事会，当选为瑞金医院集团二届一次理事。院办主任秦青通被聘任为瑞金医院集团二届理事会副秘书长。

12月6日　浙江省卫生厅组织的省医学重点学科终期评估专家检查组在省立同德医院副院长陈勇毅带领下来院对本院的省医学重点扶持学科——中西医结合老年医学科进行现场评估。医院学科带头人金国健汇报老年医学科三年的建设情况和取得的成果。医院副院长顾勇及相关职能部门负责人参加。

12月18日　市委市管干部2006年度考核组组长、市委组织部副部长吴曙光带领的市管干部考核组来院对医院领导班子集体和班子成员个人进行民主评议考核。医院院长朱顺法分别作2006年度医院工作报告和个人述职报告，医院领导班子成员顾勇、林福禧、薛跃华、舒建国分别作2006年度个人述职报告。院党委书记、院长朱顺法主持会议，

12月23日　医院职工代表大会二届二次会议在学术报告厅举行。出席会议的医院职工代表大会代表和列席代表168人。会议听取、审议并通过了《医院工作报告》《财务预决算报告》《院务公开实施意见报告》《职工代表提案办理情况的报告》。工会主席林福禧主持会议。

2007年

1月10日　医院副院长顾勇和台州医院院长陈海啸与市基础投资有限公司董事长王兴建就有关中心医院股份收购事宜进行探讨。

1月16日　市政府邀请浙江大学管理学院邢以群、张大亮教授等组成的调研组来院开展体制改革可行性调研。会议在医院学术报告厅举行。医院中层以上干部参加会议。市卫生局局长周春梅、医院院长朱顺法陪同。

1月23日　市卫生局局长周春梅、副局长叶向阳率领的2006年度市直单位综合目标考核组来院进行年度目标考核。考核汇报会在四楼多功能厅举行。朱顺法、顾勇等院领导及相关部门负责人参加汇报会并陪同考核。

1月30日　市直机关党工委副书记林昌义率领的2006年度市直机关单位党建工作综合目标考核组来院考核。医院党委副书记顾勇作党建工作汇报，医院各党支部委员参加。

2月13日　瑞金医院副院长袁克俭带领瑞金医院院办、医务处、科教处、人事处、烧伤科、骨科、消化内科、呼吸内科等部门负责人组成的合作评估专家组来院对相关学科进行评估。医院领导朱顺法、顾勇及有关部门负责人参加会议，会议通过学科介绍、相互交流沟通就相关学科的合作达成初步意向。

3月19日　山东省滨州市卫生局局长赵玉德率领的卫生考察团来院考察，医院院长朱顺法陪同。

3月27日　医院烧伤科收治烧伤Ⅱ—Ⅲ度面积达85%的患者王某生。

4月4日　市委组织部、市纪委、市审计局联合组成的审计工作落实情况督查组来院督查审计报告的执行落实情况。院领导朱顺法、顾勇、林福禧参加汇报会。

4月29日　医院在门诊四楼西会议室举行欢送老院长金国健退休仪式。院领导朱顺法、顾勇等班子成员和职能部门负责人参加。

5月8日　医院在学术报告厅举行中层干部聘任会。医院助理以上中层干部参加会议。会上，医院党委副书记、副院长顾勇宣布《关于下发2007年度中层干部聘任人员名单的通知》（台中心医〔2007〕30号），医院党委书记、院长朱顺法作了讲话，医院副院长林福禧主持会议。

5月19日　医院二届三次职工代表大会在学术报告厅举行。会议听取、审议、通过了《2007年度医院财务预算方案》《医院绩效考核奖金分配方案》《医院预算管理实施方案》《关于建立院科二级综合目标管理与考核体系的实施意见》《关于建立中层干部综合目标管理与考核体系的实施意见》《关于建立员工绩效管理与考核体系的实施意见》等6个报告，医院党委书记、院长朱顺法讲话，工会主席林福禧主持会议。

5月22日　医院党委书记、院长朱顺法列席台州市委书记会议，就中心医院和台州医院两院重组方案参与讨论。

5月28日　内蒙古自治区锡林郭勒盟副盟长率领卫生考察团在市卫生局局长周春梅局长陪同下来院考察。医院院长朱顺法陪同。

6月13日　市卫生局局长周春梅来院在门诊四楼西会议室传达市委常委会"关于台州市中心医院和台州医院重组的决定"意见，并对医院下阶段工作提出希望和要求。医院党政领导班子全体成员参加会议。

6月18日　医院在多功能厅举行温州医学院教学医院挂牌仪式。温州医学院教务处处长杜友爱、副处长吴丽慧及中心医院相关部门负责人参加。温州医学院副院长吕建新、市卫生局副局长叶向阳，医院院长朱顺法、副院长顾勇出席仪式并为温州医学院教学医院揭牌。

6月19日　医院在学术报告厅召开中层干部扩大会，医院助理以上中层干部和高级知识分子130余人参加会议。市政府副秘书长、两院重组领导小组副组长茅国春受市委常委、副市长、两院重组领导小组组长元茂荣的委托，通报了市委、市政府决定。市卫生局局长、两院重组领导小组副组长周春梅提出要求。朱顺法院长表态发言。院领导顾勇、林福禧、薛跃华、舒建国、高正仪参加会议。市卫生局副局长叶向阳主持会议。

6月20日　椒江区爱国卫生委员会受省爱卫会委托来院对本院省级爱国卫生先进单位进行复评，医院副院长林福禧陪同。

6月22日　上海瑞金医院集团派驻本院办事处主任郑梅芳上任，院领导朱顺法、顾勇等在医院四楼会议室迎接。

7月17日　市发改委副主任王加潮带领市物价检查组来院检查，医院院长朱

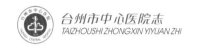
顺法陪同。

8月12日　市机构编委员下发《关于同意组建台州恩泽医疗中心（集团）等事项的批复》（台编〔2007〕43号），同意组建台州恩泽医疗中心（集团），为差额拨款事业单位，将台州医院、台州市中心医院成建制并入，核定差额拨款事业编制2855名，并保留"台州医院""台州市中心医院""台州医院路桥院区"牌子。

8月14日　白云街道办事处领导、下马村两委主要干部来院与医院院长朱顺法、副院长顾勇、林福禧就下马村投资医院的股份转让事项进行协商。

9月15日　台州医院、台州中心医院两院重组发展研讨会在医院多功能厅举行。两院党政领导班子成员、台州医院路桥院区班子成员、各专题调研组成员和三院区职能部门及相关科室负责人参加。研讨会中分别听取了15个专题调研组的调研报告。台州医院院长陈海啸作会议总结，市卫生局局长周春梅、副局长叶向阳讲话。会议分别由台州医院党委书记章永川、台州中心医院党委书记朱顺法主持。

10月10日　在白云街道办事处召开白云街道办事处、台州市中心医院、下马村委会协调会，经协商中心医院与下马村签订下马村中心医院股份转让合同。至此医院所有股权收归国有。

11月1日　舟山市副市长韩平率该市政府卫生考察团来院考察。市人大常委会副主任陈海啸、市政府副秘书长茅国春、市卫生局副局长叶向阳及医院副院长顾勇、林福禧陪同。

11月7日　杭州师范大学党委副书记朱军、杭州师范大学临床医学院附属医院院长吴正虎等来院进行教学医院检查评估。医院院长朱顺法、副院长薛跃华陪同。

11月12日　温州医学院第二临床医学院执行院长、附属第二医院副院长李昌崇率临床教学医院评估组来院进行临床教学医院评估，医院副院长薛跃华及相关部门人员陪同。

11月23日　市档案局受省档案局委托来院对本院综合档案室省级达标认证进行检查复评，医院副院长顾勇及相关部门人员陪同。

11月26日　省等级医院评审"回头看"暨医院管理年活动督查组在组长、

金华市中心医院副院长杜永远和省卫生厅医政处张萍萍的带领下来院督查。医院在多功能厅举行汇报会，医院副院长顾勇、林福禧、薛跃华、郑梅芳等院领导和职能部门及相关科室负责人参加。市卫生局副局长叶向阳介绍了台州市卫生系统开展医院管理年活动的整体概况，省卫生厅医政处张萍萍做了总体安排，医院院长朱顺法对本院开展医院管理年活动和巩固创建三乙医院成果的工作进行了汇报，金华市卫生局医政股股长吴建锡主持会议。

12月27日　路桥区卫生局和农医保管理领导小组来院检查农医保管理工作，医院领导朱顺法、顾勇、薛跃华陪同。

2008年

1月10日　市卫生局局长周春梅、副局长叶向阳率卫生局2007年度考核组成员来院考核。医院领导朱顺法、顾勇等及相关部门负责人参加汇报会并陪同考核。

1月18日　台州市直机关党工委副书记江兴富率党建工作检查组来院考核党建工作。医院党委副书记顾勇汇报了医院党建工作和规范党支部创建工作情况。医院各党支部书记及委员参加汇报会。

2月13日　脑外科从A6东搬迁至A3东，泌尿外科从B3东搬迁至A2东，五官科、眼科搬迁至B3东，神经内科扩大为A6东、西两个病区；感染科病区经市卫生局批准暂定开放。

2月28日　滨海工业区某公司车间爆炸烧伤员工33人，医院接报后立即启动应急预案，开通绿色通道，紧急调整病房和医护人员，送入本院救治的23人伤员均被及时安置到病房，其中3名危重病人送入ICU，开展全力救治工作。市政府常务副市长元茂荣、秘书长虞选凌、副秘书长丁林超，市卫生局局长周春梅、副局长叶向阳，开发区、开发区公安局和医院领导均参与现场指导协调救治工作。

3月4日　上海瑞金医院副院长袁克俭、集团办副主任龚震晔、灼伤整形科主任廖镇江等9位领导和专家来院参加两院医疗工作交流暨烧伤整形科合作项目专题研讨会。院部领导、各职能部门负责人和相关科室人员参加会议。医院院长朱顺法致欢迎辞，医院副院长薛跃华介绍2007年度医疗工作情况。两院就专家会诊、人员进修、人才培养、科研交流、技术提升、学科合作等进行讨论和交流，医院副院长顾勇主持会议。

3月22日　台州恩泽医疗中心（集团）领导班子任命大会在医院学术报告厅举行。中心（集团）领导班子成员及中心医院中层以上干部、党支部委员、高级知识分子代表参加会议。会上，市委组织部副部长沈宛如宣读《关于陈海啸等职务任免的通知》（台政干〔2008〕7号），陈海啸任中心（集团）主任，朱顺法、朱成楚、顾勇、林福禧、薛跃华、朱坚胜、季一鸣、周世娟、舒建国任副主任，章永川任主任调研员；《关于建立中共台州恩泽医疗中心（集团）工作委员会、纪律检查委员会及朱顺法等同志职务任免的通知》（市委干〔2008〕12号），中心（集团）党工委由朱顺法、朱成楚、顾勇、董勤和、林福禧、薛跃华、朱坚胜、周世娟、舒建国、蔡玉英等10名同志组成，朱顺法任党工委书记，朱成楚、顾勇、董勤和任党工委副书记。董勤和任纪工委书记。中心（集团）主任陈海啸、党工委书记朱顺法、副主任顾勇分别作表态发言，市政府副市长高敏出席会议并讲话。

4月24日　瑞金医院副院长黄波率院办、集团办等有关人员来院考察交流，中心（集团）领导陈海啸、朱顺法、顾勇、董勤和、林福禧、舒建国陪同。

5月7日　卫生部PCR实验室检查来院考核，医院副院长薛跃华陪同。

5月12日　医院在学术报告厅举行2008年度管理干部聘任大会。中心（集团）党工委书记朱顺法宣读《关于陈海啸同志任职的通知》（台恩医工委干〔2008〕1号），陈海啸同志兼任中心（集团）下辖台州医院、台州市中心医院、台州医院路桥院区三院区院长；《关于聘任朱成楚等同志行政职务的通知》（台恩医干〔2008〕2号），聘任顾勇同志为中心（集团）下辖台州市中心医院执行院长。中心（集团）主任陈海啸宣读《关于聘任（试聘）秦青通等95位同志台州市中心医院行政职务的通知》（台恩医干〔2008〕4号）。执行院长顾勇作表态发言。

5月14日　本院胸外科毛建林、脑外科林亦海、ICU李叔国参加省卫生厅组织的5·12汶川大地震震后医疗队赴川开展医疗救援工作。

5月28日　载着四川5·12汶川大地震受伤10名伤病员的救护车安全抵达本院。台州市政府副市长高敏、副秘书长茅国春，市卫生局局长周春梅，院部领导朱顺法、顾勇、林福禧、薛跃华参与现场协调。

5月29日　中心（集团）主任、市骨科分会主任陈海啸组织全市30名骨科专家在本院"爱心病房"对收治在台州医院、市中心医院和市立医院37名灾区伤员进行会诊，市卫生局副局长叶向阳参加。

5月30日　市委副书记、市长陈铁雄，市人大常委会主任薛少仙，市政协主席陈子敬，副市长李跃程、高敏，市政府秘书长陈惠良等市领导来院慰问在本院接受治疗的汶川大地震10名伤病员。市卫生局局长周春梅，医院领导朱顺法、

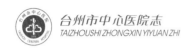

顾勇、薛跃华陪同。

6月19日　医院收治的四川5·12汶川大地震伤病员第一批2人康复出院，返回四川。

6月29日　医院收治的四川5·12汶川大地震伤病员第二批4人康复出院，返回四川。

7月1日　省卫生厅副厅长张平带领省手足口病督查组来院督查手足口病防治工作，医院领导顾勇、薛跃华陪同。

7月10日　职工集资房二期地块（位于开发区白云山南路东侧、白云中学南侧）41亩土地成功通过拍卖取得。

7月19日　医院收治的四川汶川地震伤病员4人出院返川，至此，本院顺利完成10名地震伤员收治康复任务。

7月25日　医院在学术报告厅召开中层干部大会。医院中层以上干部参加会议，中心（集团）党政领导出席会议。中心（集团）党工委书记朱顺法宣读《关于朱成楚、顾勇等同志党内任职的通知》（台恩医工委干〔2008〕1号），顾勇、薛跃华、秦青通、莫经刚为中心医院党委委员。其中，顾勇为党委书记，秦青通为党委副书记兼纪委书记。中心（集团）主任陈海啸宣读《关于聘任朱坚胜等同志行政职务的通知书》（台恩泽医干〔2008〕6号），聘任薛跃华为中心医院常务副院长，徐云峰、莫经刚为副院长。医院执行院长顾勇主持会议。

8月29日　瑞金医院副院长黄波率院办、集团办等人员来院商议两院合作事宜及瑞金医院集团十周年院庆相关资料摄影及采访。中心（集团）主任陈海啸、党工委书记朱顺法及中心（集团）领导董勤和、林福禧、舒建国，医院领导顾勇、薛跃华、郑梅芳、秦青通、莫经刚等参加活动。

9月3日　医院接受省级爱国卫生先进单位复评，医院副院长莫经刚及相关人员陪同复评。

9月20日　省卫生厅副厅长马伟杭带领省卫生厅行风民主评议督查组来院督查行风民主评议活动开展情况。市卫生局纪检组长朱福义、中心（集团）党工委书记朱顺法、副书记兼纪工委书记董勤和、医院党委书记顾勇、纪委书记秦青通及相关部门负责人参加督查汇报。

9月22日　市政府副市长高敏来院调研使用问题奶粉婴幼儿筛查诊治情况。

市政府副秘书长茅国春、市卫生局副局长叶向阳、中心（集团）党工委书记朱顺法及医院领导徐云峰、莫经刚、秦青通及相关人员陪同。

9月23日　市委书记张鸿铭来院调研问题奶粉事件的医疗处置情况。市卫生局副局长严永根，中心（集团）党工委书记朱顺法、副书记兼纪工委书记董勤和及医院领导徐云峰、莫经刚、秦青通及相关人员陪同。

9月30日　医院在学术报告厅召开全体党员大会。会议审议通过《党委工作报告》《纪委工作报告》《党费收缴使用管理情况工作报告》。选举产生由毛卫华、秦青通、莫经刚、顾勇、薛跃华等5位同志组成的中共台州恩泽医疗中心（集团）台州市中心医院第一届委员会，选举产生了由王春友、刘小春、秦青通等3位同志组成的中共台州恩泽医疗中心（集团）台州市中心医院第一届纪律检查委员会。

10月6日　医院纪委在西会议室召开新当选的第一届纪律检查委员会会议。会议选举秦青通为纪委书记，并对委员的工作分工进行商定，上报医院党委和中心（集团）党工委批复。

10月7日　医院党委在西会议室召开新当选的第一届党委委员会议。会议选举顾勇为党委书记，秦青通为党委副书记，并对委员的工作分工进行商定，上报中心（集团）党工委批复。

10月25日　医院执行院长顾勇率医院党政新班子成员赴上海参加瑞金医院集团深化改革十周年庆典活动。瑞金医院集团理事长、瑞金医院院长李宏为，副理事长、副院长黄波及集团办主任赵列宾接待。

11月26日　省级卫生城市检查组在市卫生局副局长章正会陪同下来院检查卫生城市创建工作，医院副院长莫经刚及相关人员陪同。

11月27日　共青团医院第三次团员代表大会在多功能厅召开。共青团台州市委副书记潘佳佳、中心（集团）党工委书记朱顺法出席会议并致贺词，中心（集团）党工委委员周世娟及台州医院、台州医院路桥院区等兄弟单位的团委领导，中心医院党政班子、工会、妇委会领导等参加会议。会议听取、审议并通过团委工作报告，选举产生共青团医院第三届委员会。医院党委书记、执行院长顾勇出席会议并讲话。

12月3日　医院2008年新技术应用奖和科技进步奖评审会在影像中心会议

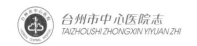

室举行。院领导顾勇、薛跃华、徐云峰、莫经刚、秦青通及医院学术委员会成员参加评审会，对临床、护理和医技三大系统新技术应用奖35个项目及科技进步奖9个项目进行评审。

12月4日　省、市级重点（扶持）学科建设中期评估会在医院影像中心会议室举行。医院邀请中心（集团）三院区的相关学科的专家对7个重点（扶持）学科进行评估。医院领导顾勇、薛跃华、徐云峰、莫经刚、秦青通及相关部门与学科人员参加会议。

12月25日　医院第三届女职工代表大会在多功能厅召开。市妇联副主席苏萍莲、中心（集团）党工委副书记董勤和致贺词，中心（集团）和医院领导周世娟、顾勇、薛跃华、郑梅芳、莫经刚、秦青通以及医院工会、团委负责人参加会议。大会听取、审议并通过了《医院第二届妇委会工作报告》，选举产生由万新华、王莉、应莉、李招云、刘小春、郑建萍、张琳等7人组成的医院第三届妇委会。医院党委书记、执行院长顾勇出席会议并讲话。

2009年

1月5日　市卫生局局长周春梅、副局长叶向阳率领市局2008年度目标考核组来院进行年度考核。中心（集团）主任、医院院长陈海啸及医院领导顾勇、薛跃华、徐云峰、莫经刚、秦青通、郑梅芳和各职能部门负责人参加汇报会。

1月9日　瑞金医院集团在上海举行2008年终总结表彰会。医院党委副书记秦青通率领本院被评为瑞医集团先进科室、先进个人相关人员赴上海参加总结表彰会。

1月12日　省平安医院创建工作检查组组长黄伟彩率检查组在市卫生局副局长叶向阳陪同下来院检查平安医院创建工作。医院执行院长顾勇介绍医院概况，副院长莫经刚汇报平安医院创建工作情况，院领导薛跃华、秦青通及相关部门负责人参加汇报会。

1月15日　医院第三届工会会员代表大会在学术报告厅举行。市总工会副主席黄璋出席会议并讲话。会议选举产生了由毛卫华、方幼平、杨伯泉、张琳、郑志保、周群玉、章月桃、谢春红、鲍灵发等9人组成的第三届医院工会委员会，由王春友、谢春红、舒海荣等3人组成的第三届工会经费审查委员会，选举产生了出席台州恩泽医疗中心（集团）第一届职工代表大会代表。医院党委书记、执行院长顾勇在闭幕式上致贺词。

2月3日　台州恩泽医疗中心（集团）第一次工会会员代表大会暨第一届职工代表大会在台州恩泽医疗中心（集团）台州医院召开，医院党委书记、执行院长顾勇率医院代表团25人参加。

2月10日　瑞金医院副院长黄波率瑞医集团办、烧伤科、眼科、骨科、泌尿外科等部门负责人一行15人来院考察有关两院进一步深化合作事宜。医院领导顾勇、莫经刚、秦青通及相关职能部门负责人参加协作座谈会。

同日　瑞金医院集团派驻本院的副院长张梅珍同志来院报到上班，医院执行院长顾勇率相关人员在门诊四楼第一会议室举行欢迎仪式。

2月20日　台州恩泽医疗中心（集团）党建工作会议在本院召开。会议听取了朱顺法、董勤和作的党建工作报告和纪检监察工作报告。中心（集团）主任陈海啸参加会议并讲话。

2月25日　党委副书记秦青通欢送本院下派农村指导员叶倦到仙居田市镇柯西山村开展工作。

2月27日　瑞金医院集团派驻本院副院长郑梅芳完成派驻任务返沪。医院领导顾勇、秦青通及相关部门人员参加欢送。

4月13日　2009年度中层干部聘任大会在医院学术报告厅举行。中心（集团）主任陈海啸宣读《关于聘任（试聘）毛卫华等87位同志台州市中心医院行政职务的通知》（台恩泽医干〔2009〕3号）。中心（集团）副主任、执行院长顾勇宣读了《关于聘任（试聘）万新华等19位同志台州市中心医院行政职务的通知》（台中心医〔2009〕15号）。中心（集团）副主任舒建国、医院党政领导班子成员和所有受聘中层干部参加会议。中心（集团）党工委书记朱顺法主持会议。

4月23日　瑞金医院眼科主任王玲等一行5人来院就眼科合作事宜进行考察洽谈，医院领导顾勇、莫经刚及眼科副主任王时力等陪同考察。

4月29日　市委学习实践科学发展观活动第十指导检查组由组长林岩明带领来院检查。医院党委副书记秦青通汇报医院第一阶段学习调研活动的开展情况。中心（集团）党工委副书记、活动办主任董勤和陪同。

5月6日　市政府副市长高敏在市卫生局局长周春梅陪同下来院考察甲型H1N1流感防控工作。医院执行院长顾勇介绍医院防控应急预案和定点收治病区改造等情况。

5月11日　浙江省卫生厅甲型H1N1流感防控专家组一行3人来院检查甲型H1N1流感的防控工作，医院副院长徐云峰陪同。

5月20日　全市甲型H1N1流感临床诊治演练工作现场会在本院举行。市卫生局副局长叶向阳、医院执行院长顾勇、副院长徐云峰、市诊治专家组成员、各县（市、区）防治定点医院专家观看了现场演练。

6月4日　医院党委在多功能厅召开学习实践科学发展观活动分析检查阶段领导班子专题民主生活会。各党支部书记、委员参加会议，医院领导班子成员作自查分析，中心（集团）主任陈海啸、党工委书记朱顺法出席会议并讲话。医院党委书记、执行院长顾勇主持会议。

6月10日　医院感染病房负压系统改造工程开始施工。

7月8日　医院与中国·台州网、台州晚报社联合举办的"百姓百视——名医在线"健康宣教栏目正式开始录制并转播。

7月11日　全国百姓放心示范医院——患者安全目标考核组来院检查考核。医院常务副院长薛跃华参加汇报会。

7月21日　职工联建房"丰泽茗苑"小区由承建单位台州宏业建设有限公司组织举行奠基仪式。

8月5日　医院感染病房负压系统改造工程通过验收并投入使用。

8月25日　省三级综合性医院病历质量检查组来院检查，院领导顾勇、徐云峰及相关部门人员参加汇报会。

9月1日　市卫生局组织的市级医学重点（扶持）学科中期评估专家组来院对医院4个市级医学重点（扶持）学科进行检查。医院副院长、市级重点学科带头人薛跃华及医院相关处室与市级医学重点（扶持）学科负责人陪同评估。

9月9日　职工联建房"丰泽茗苑"小区正式动工。

9月22日　市卫生局副局长叶向阳带领"迎国庆"安全工作检查组来院检查。医院党委副书记秦青通陪同检查。

10月22日　市委常委、宣传部部长胡斯球、副部长单坚和市卫生局局长周春梅等来院调研医疗体制改革情况，医院执行院长顾勇陪同。

11月4日　省卫生厅惩防体系和行风建设检查组来院检查考核，医院党委书记、执行院长顾勇汇报医院行风建设情况并陪同。

11月4日　普陀区人民医院院长刘成国带领考察团来院考察，医院副院长莫经刚陪同。

11月11日　省药品质量控制检查组和省放射质量控制检查组分别来院检查，医院副院长薛跃华及相关科室人员陪同。

11月18日　省三级医院病理质控检查组来院检查，医院副院长薛跃华及病理科人员陪同。

11月18日　温州医学院第二临床医学院院长李昌宗带领临床教学检查组来院检查临床教学工作。医院执行院长顾勇、副院长薛跃华及科教处等相关人员陪同。

11月24日　省口腔质控检查组来院检查，医院副院长莫经刚陪同。

11月30日　省卫生厅"医疗质量万里行"检查组在市卫生局副局长叶向阳陪同下来院检查。医院执行院长顾勇向检查组汇报医院持续质量改进工作开展情况。

12月5日　医院收治2例甲型H1N1流感病人，迅速启动应急预案，开放甲流病房，组织专家组及时进行治疗，并按甲流防控要求上报相关部门。

12月16日　医院收治的2例甲型H1N1流感病人经治疗后康复出院。

2月25日　中心（集团）主任陈海啸来院检查中心（集团）揭牌庆典活动各项工作筹备情况，中心（集团）副主任、医院执行院长顾勇、中心（集团）副主任林福禧汇报各项工作筹备情况。

12月26日　医院第一批院服由厂家送达医院。

12月29日　台州恩泽医疗中心（集团）揭牌庆典活动在医院举行。台州恩泽医疗中心（集团）及下辖各医院、公司的领导和员工代表500余人参加庆典活动。台州市委副书记、代市长吴蔚荣，市政协主席陈子敬，省卫生厅副厅长马伟杭，市人大常委会副主任王金生，市政府副市长高敏，上海瑞金医院副院长黄波，省人民医院副院长许武林，浙江大学医学院党委副书记吴宏萍，温州医学院党委副书记陈肖鸣等37个省内外医疗机构、高等医学院校负责人莅临祝贺。恩泽医疗中心（集团）主任陈海啸致欢迎辞，温州医学院党委副书记陈肖鸣代表祝贺单位致祝贺词，省卫生厅副厅长马伟杭、市政府副市长高敏分别讲话。市委副书记、代市长吴蔚荣和省卫生厅副厅长马伟杭为"浙江省台州恩泽医疗中心（集团）"揭牌。台州市卫生局局长周春梅主持庆典活动。

2010年

1月1日　烧伤科应用"meek"植皮技术成功救治一名烧伤总面积达97%的重危病人。

1月6日　医院医务处副处长刘志勤申报的"负性指标监测和负性事件管理"列入浙江省2010年第一批国家级继续医学教育项目，实现医院国家级继续教育项目"零"突破。

1月8日　德江县人民医院领导来院考察，商讨对口支援项目内容及相关事宜。

2月3日　医院第三届二次职工代表大会在学术报告厅举行。医院职工代表、特邀代表和列席代表110人参加会议。会议听取、审议并通过《医院工作报告》《医院财务工作报告》《医院内审工作报告》《医院质量工作报告》和《医院提案工作报告》。中心（集团）领导朱顺法、董勤和、林福禧、周世娟出席会议。医院领导顾勇、薛跃华、徐云峰、莫经刚、秦青通参加。中心（集团）主任陈海啸出席并讲话。

2月24日　医院在学术报告厅举行了创建三级甲等医院动员大会，医院中层以上干部参加会议。中心（集团）领导朱顺法、董勤和、林福禧、舒建国和医院领导薛跃华、徐云峰、秦青通出席，中心（集团）主任、医院院长陈海啸做动员讲话，医院副院长莫经刚主持会议。

3月6日　2008年开始筹建的丰泽茗苑医院职工集资联建房300套根据房型在学术报告厅举行抓阄分房。院领导莫经刚、秦青通参与监督。

5月6日　医院在学术报告厅举行2010年度管理干部聘任会。中心（集团）领导、各院区领导、集团受聘副院级和职能部门干部、中心医院所有受聘的中层干部参加会议。中心（集团）主任陈海啸宣读《关于聘任（试聘）毛卫华等85位同志台州市中心医院行政职务的通知》（台恩泽医干〔2010〕5号），医院常务副院长薛跃华宣读《关于聘任（试聘）万新华等13位同志台州市中心医院行政职务的通知》（台中心医〔2010〕16号）。中心（集团）与医院、医院与科室分别签订年度目标责任书、党风廉政和行风建设目标责任书。

5月13日　浙江省政协医药卫生界别组委员18人，在省卫生厅副厅长张平带领下来本院开展医药卫生体制改革工作调研，市卫生局局长周春梅，中心（集团）领导朱顺法、医院副院长徐云峰、党委副书记秦青通陪同。

6月7日　医院结对帮扶的贵州省德江县人民医院副院长覃礼忠率领该院考察团来院考察交流，医院领导薛跃华、徐云峰、秦青通及相关人员陪同。

6月11日　浙江省心血管介入诊疗质控专家组在浙江大学医学院附属邵逸夫医院傅国胜主任的带领下来院开展心血管介入质量的督导，医院副院长徐云峰及相关科室人员陪同。

7月16日　上海瑞金医院副院长胡翙群来院考察交流，医院领导薛跃华、徐云峰、莫经刚陪同考察，并就两院合作进行交流。

7月22日　医院党委在学术报告厅召开试点科室党支部成立大会，医院各党支部书记、支部委员，试点科室（神经内科、妇产科、药剂科）党员参加会议。中心（集团）领导朱顺法、董勤和、朱坚胜、舒建国出席，医院党委薛跃华、莫经刚、秦青通、毛卫华参加。

10月7日　医院在学术报告厅举行"医疗质量持续改进培训"班。医院中层以上干部、首席医生参加培训。中心（集团）主任陈海啸重点针对"三甲评审"的各项指标，如何运用"六西格玛、PDCA、1＋3"等管理工具开展质量持续改进作了专题讲座。

10月12日　无锡市卫生局党委副书记、副局长方佩英率团来院考察交流。医院党委副书记秦青通陪同。

10月10—17日　"丰泽茗苑"联建房购房合同分别与户主签订完成。

10月19日　医院在学术报告厅举行综合医院等级评审标准解读会。院领导薛跃华、徐云峰、莫经刚、秦青通参加会议。

11月18日　省卫生厅三级甲等综合性医院评审检查组成员18人在组长、省立同德医院原院长吴章穆带领下来院进行为期3天的评审检查。市政府副市长高敏、市卫生局局长周春梅出席汇报会。中心（集团）和医院领导陈海啸、顾勇、薛跃华、徐云峰、莫经刚、秦青通及中层干部陪同检查。

11月20日　医院在学术报告厅举行三级甲等综合性医院评审检查情况反馈会。市卫生局副局长叶向阳，中心（集团）、台州医院、路桥院区、恩泽妇产医院领导、中层干部听取了检查组反馈。

12月17日　温州医科大学附属二院副院长李昌崇带领教学检查团来院进行巡回教学检查，医院副院长薛跃华及相关人员陪同检查。

12月22日　省文明办社会处处长吴熔率省级文明单位检查组在市委宣传部副部长、市文明办主任吕振兴陪同下，来院复查省级文明单位创建工作。院领导薛跃华、秦青通汇报工作并陪同检查。

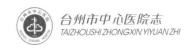
2011年

1月19日　医院三届三次职工代表大会在学术报告厅举行。会议听取、审议、通过《医院工作报告》《医院财务预决算》等11个工作报告，听取院领导班子成员述职述廉报告并进行民主评议。中心（集团）主任陈海啸讲话。

2月16日　医院干部大会在学术报告厅举行，医院中层以上干部、党支部委员参加会议。中心（集团）党工委书记朱顺法宣读（台恩医工委干〔2011〕1号）文件，任命薛跃华同志为医院党委书记，顾勇同志不再担任医院党委书记。中心（集团）主任陈海啸宣读（台恩泽医干〔2011〕1号）文件，薛跃华不再担任医院常务副院长。宣读（台恩泽医干〔2011〕2号）文件，聘任胡炜为医院常务副院长、金文扬为院长助理。医院执行院长顾勇主持会议。

2月23日　中心（集团）党建暨纪检监察工作会议在医院门诊四楼多功能厅召开。会议听取了中心（集团）2010年党建工作报告、2010年纪检监察工作报告。并对2010年度先进基层党组织、优秀党员、优秀党务工作者、职业道德建设积分优胜个人和优秀群团工作者进行了表彰。

3月16日　医院党委在第一会议室召开扩大会议。医院各党支部书记、支部委员参加会议。党委委员莫经刚传达了《关于印发2010年度党建工作总结的通知》（台中心医委〔2011〕1号）、《关于下发2011年党建工作意见的通知》（台中心医委〔2011〕6号）和《关于下发2011年上半年主题教育活动计划的通知》（台中心医委〔2011〕7号）。医院党委书记薛跃华作了讲话，党委副书记秦青通主持会议。

5月12日　2011年度管理干部聘任暨目标责任书签约大会在医院学术报告厅举行。中心医院与恩泽妇产医院中层以上干部参加会议。中心（集团）领导朱成楚、顾勇、董勤和、薛跃华、舒建国出席，医院常务副院长胡炜主持会议。

6月1日　台州市政府副市长叶海燕、副秘书长茅国春，市卫生局局长周春梅、副局长叶向阳等来院调研。医院薛跃华、胡炜参加。

6月22日　贵州省德江县政府考察团在台州市卫生局副局长叶向阳陪同下来院考察并就两院帮扶工作进行商讨。

7月18日　北大方正集团总裁张兆东在中心（集团）主任陈海啸陪同下来院考察。院党委书记薛跃华介绍医院情况并陪同考察。

9月7日　医院全体党员大会在学术报告厅举行。中心（集团）领导朱顺法、董勤和、林福禧参加会议。院党委书记薛跃华宣读《关于中心医院党委委员增补和纪委委员选举的批复》（台恩医工委发〔2011〕17号），宣布增补王妍、舒海荣、蔡海鹏等3人为医院党委委员，增补后的医院党委由毛卫华、王妍、秦青通、顾勇、舒海荣、蔡海鹏、薛跃华等7位同志组成。同时以直接差额无记名投票选举的方法，选举产生了由孔伟、吴业萍、陈青华、秦青迪、鲍灵发等5位同志组成的中心医院新一届纪律检查委员会。党委委员毛卫华主持会议。

9月14日　医院党委召开增补后的第一次全体委员会议，选举薛跃华为党委书记、秦青通为党委副书记，并对党委委员的工作进行分工，上报中心（集团）党工委。

同日　医院新一届纪委召开第一次全体委员会议，选举秦青通为纪委书记、吴亚萍为纪委副书记，并对纪委成员的工作进行分工，上报中心（集团）党工委。

9月19日　省卫生厅住院医师规范化培训基地检查组在市卫生局领导陪同下来院进行省级住院医师规范化培训基地评审。院领导班子成员及职能部门人员陪同。

10月12日　德国哈瑙市友好城市访问团一行14人来参观考察，医院党委书记薛跃华、常务副院长胡炜以及相关职能部门负责人陪同参观考察。

11月24日　韩国草堂大学师生代表团一行40余人在台州学院医学院有关领导陪同下来院参观交流。常务副院长胡炜介绍医院概况并陪同参观。

同时，温州医学院附属二院副院长李昌崇带队的教学检查组来院进行毕业实习教学工作检查指导。常务副院长胡炜介绍医院教学情况并陪同检查。

11月29日　医院EICU改造完成正式投入使用，并于当天下午开始收治病人。

12月8日　省卫生厅三级甲等综合性医院评审检查组在省卫生厅领队王显荣和组长、原省立同德医院院长吴章穆带领下来院进行三级甲等综合医院评审。市政府副市长叶海燕、副秘书长茅国春，市卫生局局长周春梅、副局长叶向阳出

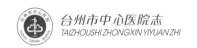

席。中心（集团）和院领导陈海啸、朱成楚、顾勇、薛跃华、胡炜等参加汇报会并陪同评审组检查。

12月9日　省卫生厅三级甲等综合医院评审检查结果反馈会在医院学术报告厅举行。市卫生局纪检组长高德清，中心（集团）领导和院领导朱成楚、顾勇、薛跃华、胡炜等及全院一二级岗位以上人员参加反馈汇报会。

12月24日　台州恩泽医疗中心（集团）口腔部在台州市中心医院正式开业。

12月25日　台州恩泽医疗中心（集团）110周年院庆开放周活动中心医院启动仪式在中心医院门诊广场举行。中心（集团）和院领导朱顺法、董勤和、薛跃华、舒建国、胡炜、秦青通、金文扬出席。病友家属、职工代表、受邀媒体参加仪式，医院副院长徐云峰主持仪式。

2012年

1月4日　市卫生局年度目标考核检查组在副局长叶向阳带领下来院进行年度目标考核检查。顾勇、薛跃华、胡炜等院领导及职能科室负责人参加汇报会。

1月11日　浙江省卫生厅下发浙卫发〔2012〕2号文件，确定医院为三级甲等综合性医院。

1月18日　医院第三届职工代表大会第四次会议在学术报告厅召开。会议审议通过了《医院工作报告》《财务预决算及运行情况报告》《审计工作报告》《医院质量报告》和《提案工作报告》，听取中心（集团）领导和医院领导述职述廉报告并进行民主评议。

2月17日　医院职工集资联建房——"丰泽茗苑"小区工程（职工集资联建房300套、中心集团留用房58套）通过相关部门竣工验收。

2月26日　医院职工集资联建房——"丰泽茗苑"小区向业主办理交房手续。

4月6日　医院与浙江海警一支队警民共建合作签约仪式在海警一支队举行，医院党委书记薛跃华参加。

5月18日　医院在学术报告厅召开第四次工会会员代表大会。大会听取、审议并通过《工会委员会工作报告》和《工会经费审查委员会工作报告》，推选医院中心（集团）两会代表，选举产生了医院新一届的工会两委。中心（集团）领导和医院领导朱成楚、顾勇、周世娟、薛跃华等出席会议。

7月6日　在市红十字会的积极促成和中心医院的支持下，中心（集团）首例、全市第4例器官捐赠在中心医院完成。

7月20日　中心（集团）党工委委员、纪委书记韩芳率中心（集团）党建工作检查组来院检查半年度党建工作。医院党委书记薛跃华汇报工作，党委副书记秦青通主持会议。

8月16日　省卫生厅质控联合检查组来中心医院进行检查，市卫生局副局长叶向阳及院领导陪同。

9月6日　医院召开中心（集团）半年度暨院运营分析会。医院助理以上中层干部、党支部委员参加会议。中心（集团）主任陈海啸宣读《关于罗文达等同志行政职务任免的通知》（台恩泽医干〔2012〕11号），聘任顾勇为台州市中心医院院长，陈海啸不再担任台州市中心医院院长。会议由常务副院长胡炜主持。

11月1日　台州市卫生局创建卫生城市检查组在市卫生局长周春梅带领下来院进行相关工作检查。医院领导胡炜、徐云峰、秦青通及相关部门人员参加。

11月6日　市卫生局副局长李红燕率市卫生妇幼工作检查组来院进行相关工作检查。医院常务副院长胡炜介绍妇幼工作情况，相关部门人员参加汇报会。

12月1日　医院党委书记薛跃华、副书记秦青通赴贵州德江人民医院与该院交流总结三年对口帮扶工作。

12月3日　医院常务副院长胡炜率医院相关人员赴贵州省铜仁市与万山区人民医院签订为期三年的对口帮扶工作协议。

12月4日　浙江省卫生厅"医疗服务阳光用药工程"督查组来院对阳光用药工作及"三好一满意"活动进行督查。医院领导薛跃华、徐云峰、秦青通及相关人员参加汇报会。

12月8日　医院开展百岁老人走访活动，共走访9批次27位百岁老人，参加义工人员46人。

2013年

1月30日　市政府副市长叶海燕在市卫生局局长周春梅、副局长叶向阳等有关领导陪同下来院慰问在医疗卫生一线的医务人员。医院领导薛跃华、胡炜陪同。

2月2日　医院第四届职工代表大会第一次会议在学术报告厅举行。会议听取、审议、通过《医院工作报告》《财务预决算及运行情况报告》《审计工作报告》《医院质量报告》和《提案工作报告》。中心（集团）领导和院领导述职述廉和民主评议。

3月4日　贵州省铜仁市万山区副区长高菊率该区卫生局、人民医院相关领导来院考察。市卫生局副局长叶向阳，医院领导薛跃华、胡炜、徐云峰、秦青通陪同。

3月7日　市政府副市长郭汉毅和椒江区副区长江壮宏来院考察，医院常务副院长胡炜陪同。

3月8日　医院肺癌综合治疗专业组成立并在影像中心示教室举行首次学术活动。

4月29日　医院在学术报告厅召开干部聘任大会。医院领导班子成员及全体中层干部参加会议。台州恩泽医疗中心（集团）党工委书记朱成楚宣读《台恩泽医干〔2013〕1号》文件，任命胡炜为中心医院院长、金文扬为中心医院副院长，顾勇不再担任中心医院院长。中心（集团）主任陈海啸出席会议并讲话。

7月4日　浙江省"癌痛规范化治疗示范病房"评审专家组一行5人来院对医院放疗科癌痛规范化治疗示范病房进行评审。医院院长胡炜向专家组介绍了工作情况，相关部门人员陪同评审。

8月14日　中心（集团）党工委书记朱成楚、纪委书记韩芳带领党建检查组一行5人来院进行半年度党建工作检查。医院党委书记薛跃华汇报医院上半年党建工作开展情况，医院各党支部书记及院党委成员参加汇报会。

10月14日　省国家卫生城市检查组专家潘国绍在市卫生局纪检组长高德清陪同下来院进行国家卫生城市创建工作检查，院领导胡炜、徐云峰、秦青通

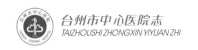
陪同。

11月15日　医院在学术报告厅召开全体党员大会。全院340多名党员出席了大会。会议听取、审议、通过《医院党委工作报告》《医院纪委工作报告》，选举产生由莫经刚、秦青通、舒海荣、蔡海鹏、戴岳楚等5位同志组成中共台州恩泽医疗中心（集团）台州市中心医院第二届委员会，选举产生由王燕、吴亚萍、陈青华、林永志、秦青通等5位同志组成中共台州恩泽医疗中心（集团）台州市中心医院第二届纪律检查委员会委员。

同日　召开新一届党委委员会议，选举莫经刚为党委书记、秦青通为党委副书记。召开新一届纪委委员会议，选举秦青通为纪委书记、吴亚萍为纪委副书记。并分别对党委、纪委委员的工作进行分工，上报中心（集团）党工委批复。

11月20日　省卫生厅"依法执业守护健康"督查组一行11人在省卫生监督所党委书记、副所长郑公寿带领下来院进行依法行医工作督查。医院副院长徐云峰汇报工作并陪同。

11月27—28日　由卫计委派遣的全国综合医院中医药工作示范单位评估检查组一行6人在市卫生局相关工作人员陪同下来院进行国家级综合医院中医药示范单位评估检查，医院院长胡炜、副院长徐云峰及相关人员陪同。

12月12日　受省档案局的委托，台州市档案局局长吴志刚、台州恩泽医疗中心（集团）调研员舒建国、市档案局业务指导处副调研员马双珍、台州恩泽医疗中心（集团）办公室主任王耀辉等一行5人组成的考评组，来院对医院综合档案目标管理省一级认证进行检查，医院党委副书记、纪委书记秦青通及院办相关人员陪同。

12月16日　台州恩泽医疗中心（集团）下发台恩泽医干〔2013〕12号文件，任命莫经刚为台州市中心医院副院长，免去其路桥医院副院长行政职务。

2014年

1月15日　台州市政府副市长叶海燕、副秘书长茅国春、市卫生局局长周春梅来院进行消防安全生产工作检查，医院院长胡炜、党委副书记秦青通陪同。

1月23日　医院与玉环第二人民医院医疗合作签约仪式在玉环二院举行。玉环县人大常委会副主任吴可如、副县长胡载彬、政协副主席吴玲芝、台州市卫生局副局长叶向阳、台州恩泽医疗中心（集团）副主任薛跃华、医院院长胡炜及玉环县卫生局和玉环第二人民医院领导参加了签约仪式。

1月25日　医院第四届二次职工代表大会在学术报告厅举行，会议听取、审议、通过《2013年医院工作报告》《财务预决算及运行情况报告》《工会工作报告》；会议听取医院领导述职述廉报告并进行民主评议；会议增选秦青通、章欣为工会委员会委员，中心（集团）主任陈海啸参加会议并讲话。

2月7日　市委副书记、市长张兵、副市长叶海燕、副秘书长茅国春在市卫生局局长周春梅、副局长叶向阳等陪同下来院看望慰问医务人员。中心（集团）副主任薛跃华及院领导胡炜、莫经刚等陪同。

2月26日　创建国家卫生城市省级考核专家组在组长叶真带领下来院进行检查。市政府副市长叶海燕，市卫生局局长周春梅，医院领导莫经刚、徐云峰及相关部门人员陪同检查考核。

3月7日　中心（集团）副主任薛跃华率医院领导胡炜、莫经刚、金文扬等赴温岭市卫生局就中心医院与温岭市第四人民医院合作事宜进行洽谈。

同日　玉环县卫生局党委书记、局长赵天杰，玉环第二人民医院院长黄森潮率玉环二院考察团一行12人来院就两院合作事宜进行商讨。集团及医院领导薛跃华、胡炜、徐云峰、秦青通及相关处室负责人参加。

3月10日　省政府副秘书长李云林、省人力资源与社会保障厅副厅长蔡国春率省公立医院改革调研组来院进行市级公立医院改革工作调研。市政府副市长叶海燕、市卫生局副局长叶向阳等领导陪同。医院领导胡炜、秦青通等汇报工作并陪同调研。

4月10日　医院党委召开党的群众路线教育活动推进会暨十八届三中全会精

神学习会。医院全体党员、入党积极分子、共青团员、中层干部以及部分职工代表参加会议。中心（集团）领导朱成楚、顾勇、薛跃华及医院党政班子成员胡炜、莫经刚出席会议。医院党委副书记秦青通主持会议。

4月24日　医院与温岭市第四人民医院医疗合作签约仪式在温岭四院举行。温岭市政府副市长许黎野、温岭市卫生局局长吕飞荣、松门镇镇长吴庆华、温岭市第四人民医院院长尤志富，恩泽医疗中心（集团）副主任薛跃华、中心医院院长胡炜、副院长金文杨参加签约仪式。

4月25日　贵州省铜仁市万山区人民医院院长吴小云、副院长刘涛等5人来院与医院领导胡炜、莫经刚就结对帮扶工作进行商讨。

5月6日　市卫生局副局长叶向阳和市公安局警卫局政委陈建明率领联合检查组，来院检查安保体系建设情况。医院领导莫经刚、秦青通及相关人员陪同。

5月11日　台湾嘉义基督教医院院长助理陈明晃来院考察，中心（集团）副主任季一鸣、医院院长胡炜陪同。

5月23日　新疆生产建设兵团第一师阿拉尔市组织部副部长徐明在市委组织部、市卫生局等领导陪同下来院慰问在本院进修的阿拉尔市医护人员，医院党委副书记秦青通陪同。

5月27日　省环保厅辐射处副处长俞秋平及省环境监测站工作人员来院检查辐射管理工作，党委书记莫经刚陪同。

6月5日　省卫生厅住院医师规范化培训基地检查组来院对省级住院医师规范化培训基地建设工作进行复评，医院院长胡炜、党委书记莫经刚陪同。

6月18日　国家卫计委法制司副司长陈宁珊等来院调研，医院院长胡炜介绍医院概况并陪同调研。

7月17日　国家创建环保模范城市检查组来院检查医疗废物处理情况，医院党委书记莫经刚以及相关部门负责人陪同检查。

8月13日　省卫计委副主任姜建鸿率省卫计委检查组一行4人来院进行城市医生晋升职称前到基层服务工作检查，医院党委书记莫经刚陪同。

9月5日　UL公司精益医疗管理专家团队来院指导和帮助推进医院精益医疗工作，医院领导胡炜、徐云峰及相关项目参与人员参加。

10月8日　市卫生局局长周春梅率创建国家卫生城市工作检查组来院检查，

院领导胡炜、莫经刚及相关部门人员陪同。

10月9日　市人大常委会副主任胡斯球率市人大调研组来院调研医疗纠纷调解和安防建设工作，市卫生局副局长叶向阳，医院院长胡炜、党委书记莫经刚陪同。

10月23日　国家卫生城市传染病防治专家组在组长邓淯沧带领下来院进行传染病防治工作检查。市卫生局党组成员金灵江，医院领导胡炜、莫经刚陪同。

11月11日　市政协副主席陈惠良率市政协考察团来院考察医院缓解"看病难、看病贵"工作。市卫生局副局长叶向阳，恩泽医疗中心（集团）副主任季一鸣，医院领导胡炜、莫经刚陪同。

11月26日　医院共青团委员会第四次代表大会在四楼多功能厅召开。大会听取、审议并通过了医院第三届团委工作报告，选举产生了由王茜、王靓、章常青、顾婉红、袁驰、牟浩、杨笑笑等7人组成的第四届共青团委员会。中心（集团）副主任朱坚胜、医院党委书记莫经刚、副书记秦青通参加会议。

12月23日　台州恩泽医疗中心（集团）建院113周年开放周活动暨"百年恩泽、关爱百岁"活动正式启动。医院院长胡炜、党委书记莫经刚、党委副书记秦青通分别带领志愿者服务队分赴海门、下陈街道、温岭泽国走访百岁老人。

2015年

2月10日　医院第四届三次职工代表大会在学术报告厅召开。会议听取、审议并通过了《2014年医院工作报告》《工会工作报告》《财务预决算及运行情况报告》《审计工作报告》《医院质量报告》和《提案工作报告》，中心（集团）主任陈海啸出席会议并讲话。

3月19日　意大利安科纳联合大学医院乳腺外科 Mariotti（马里奥蒂）主任及其团队就中意住院医师培训来院举行交流会，医院院长胡炜、副院长徐云峰及住院规培医师参加交流。

3月22日　"中意乳腺癌诊疗论坛"在医院多功能厅举行。意大利安科纳联合大学医院乳腺外科主任 Mariotti（马里奥蒂）教授及其团队就意大利乳腺癌综合治疗技术与参会者进行分享交流。

4月27日　医院党委邀请省委宣传部副巡视员、省委讲师团成员何启明同志来院做"认清形势、树立自信"的主题讲座。医院党委书记莫经刚主持讲座。

5月5日　省卫计委卫生监督局副局长朱红率队来院检查医院依法行医工作。院领导胡炜、莫经刚陪同。

5月6日　医院在学术报告厅召开2015年度管理干部聘任暨目标责任书签约仪式。中心（集团）党工委副书记、副主任顾勇宣读了中心（集团）干部聘任文件。医院院长胡炜宣读了医院干部聘任文件。医院党委书记莫经刚主持会议。

6月6日　上海复旦大学附属医院13位医学专家受市卫计委的邀请来院开展"上海复旦名医惠民送健康行动"大型义诊活动。

7月1日　市卫计委副主任叶向阳率检查组来院进行市级优质医疗资源"双下沉、两提升"工作督查。温岭市卫生局副局长俞妙祥、玉环卫生局副局长江洪及玉环二院、温岭四院领导参加。中心（集团）副主任薛跃华，医院领导胡炜、莫经刚、徐云峰、金文扬陪同。

7月6日　贵州省铜仁市万山区政府副区长石慧云率万山区人民医院考察组来院就对口帮扶工作与医院领导胡炜、秦青通及相关科室人员进行洽谈。

7月10日　市卫计委副主任马美莉率检查组来院检查防台抗台工作。院长胡炜向检查组汇报医院的防台抗台工作。

7月21日　省疾控中心免疫所所长谢淑云率省卫计委防保工作检查组来院检查。医院副院长金文扬陪同。

8月19日　市公安局警卫局局长陈建明率市公安、市卫计委联合安保体系建设检查组来院检查。院领导胡炜、莫经刚陪同。

8月17日　"走进恩泽、温暖同行"新员工岗前培训开学仪式在门诊四楼多功能厅举行。中心（集团）领导、院领导、医院职能处室负责人与新员工见面。中心（集团）主任陈海啸致欢迎辞。医院院长胡炜主持开学仪式。

8月25日　省爱卫办组织专家组来院进行省级健康促进医院现场检查。医院领导莫经刚以及各相关职能科室负责人陪同。

8月27日　医院工会四届五次会员代表大会在学术报告厅举行。会议听取、审议通过了《医院工会第四届工作报告》《工会第四届经审会工作报告》。经选举产生由秦青通、康玉华、郑建萍、卢洪胜、张琳、丁凌志、王靓、林巧、黄桔秀等组成的新一届工会委员会，王妍、王跃芬、吴亚萍组成的新一届经费审查委员会。

9月8日　省卫计委安全生产检查组在组长、丽水市卫计委副主任蔡承俊带领下来院检查。市卫计委副主任马美莉和院领导胡炜、莫经刚陪同。

9月16日　新疆阿拉尔市的39位医院院长来院参观考察。医院领导胡炜、莫经刚陪同。

9月25日　台州市住院医师规范化培训基地联合体会议在医院多功能厅召开。医院院长胡炜与台州市立医院、温岭市人民医院签订共同组建住院医师规范化培训基地联合体协议。

11月5日　浙江省质控联合检查组一行11人来院进行质控检查。中心（集团）副主任季一鸣，医院胡炜、莫经刚等领导及相关部门负责人陪同。

11月18日　温州医科大学第二临床医学院院长李昌崇率巡回教学检查组来院进行检查。医院院长胡炜及相关人员陪同。

11月20日　玉环县副县长胡载彬、玉环县卫生计生局局长盛性毅以及玉环二院院长黄森潮来院与医院领导胡炜、莫经刚就推进两院合作进行商议。

11月27日　省卫计委副主任王国敬率省卫计委考察组来院考察调研。市卫

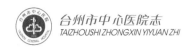

计委副主任叶向阳及医院领导胡炜、莫经刚、秦青通陪同。

12月23日　中心（集团）在中心医院A座9楼会议室召开2015年度资产清查和盘点启动会。中心（集团）副主任林福禧及中心（集团）各院区财务、采购等相关人员参加会议。

2016年

1月5日　台州恩泽医疗中心（集团）科技进步奖、新技术应用奖评审会在中心医院多功能厅举行。此次评审由市委组织部、市科技局、各县（市、区）医院院长以及中心（集团）等39位专家组成评委，中心（集团）党工委书记朱成楚主持会议。

1月28日　医院五届二次职工代表人会在医院学术报告厅举行，职工代表186名（其中正式代表151名、特邀代表12名、列席代表23名）参加。会议听取、审议并通过了《医院工作报告》及医疗、护理、科教、人力资源、纪检监察、卫生、服务等7个专题报告，恩泽医疗中心（集团）主任陈海啸出席会议并讲话，医院工会主席秦青通主持会议。

2月17日　台州市总工会常务副主席黄祥云来院调研工会工作开展情况，医院党委副书记、工会主席秦青通及相关人员陪同。

同日　医院与玉环二院合作推进会在玉环二院召开。玉环县副县长胡载彬、县卫计局局长盛性毅、医院院长胡炜、副院长金文扬、玉环二院院领导班子成员及两院结对科室代表参加。

3月18日　市重点学科评审小组一行5人来院进行重点学科终期评审。医院普外科、临床药学、医学检验等3个市重点扶持学科接受评审。医院党委书记莫经刚陪同。

4月20日　医院与温岭四院医联体合作推进会在温岭四院召开。台州市卫计委副主任叶向阳、温岭市卫计局局长吕志令、副局长张宪法、恩泽医疗中心（集团）副主任薛跃华、医院院长胡炜、副院长金文扬及温岭四院领导班子成员出席会议。

4月27日　医院干部聘任大会在学术报告厅举行。医院助理以上中层干部参加会议。医院院长胡炜宣读《关于聘任（试聘）王敏峰等44位同志中心（集团）各级部门行政职务的通知》（台恩泽医干〔2016〕1号），聘任应莉为中心医院院长助理；《关于王妍等93位同志行政职务任免的通知》（台中心医〔2016〕20号），《关于聘任（试聘）丁刚等19位同志助理级岗位的通知》（台中心医

〔2016〕24号）。医院党委书记莫经刚主持会议。

5月30日　中心（集团）党政联席会议（扩大会）在中心医院A座九楼会议室举行。中心（集团）陈海啸、朱成楚、顾勇等领导参加会议，中心医院班子成员列席会议，会议就中心医院从恩泽医疗中心（集团）成建制划归台州学院，组建台州学院直属附属医院事项进行商议。

同日　台州市政府召开市长办公会议。会议决定台州市中心医院成建制从台州恩泽医疗中心（集团）划入台州学院，作为其附属医院。

6月1日　市政府副市长陈才杰、副秘书长茅国春、市卫计委副主任叶向阳在医院西会议室宣布市长办公会议决定：中心医院成建制从台州恩泽医疗中心（集团）划入台州学院，作为其附属医院。医院领导胡炜、莫经刚、徐云峰、秦青通、金文扬、应莉参加会议。

6月2日　医院在学术报告厅召开中层干部扩大会议，医院助理以上干部参加会议。医院院长胡炜宣布市长办公会议决定：中心医院成建制从台州恩泽医疗中心（集团）划入台州学院，组建台州学院直属附属医院。医院党委书记莫经刚主持会议。

6月14日　在医院学术报告厅召开医院隶属关系变更工作组进驻会议，医院助理以上干部及职工代表参加会议。市卫计委主任章维青宣读台州学院直属附属医院组建工作组成员名单：市长张兵；副组长，副市长陈才杰；市编委办、市发改委、市卫计委等单位主要负责人为成员。市政府副秘书长茅国春就组建方案、工作安排和工作要求做了部署。医院院长胡炜代表医院作表态发言，市卫计委主任章维青主持会议。

6月17日　新疆生产建设兵团第一师阿拉尔市医院党委书记王勇带领该院考察团9人来院考察。医院院长胡炜、党委书记莫经刚陪同。

6月21日　浙江省卫计委检查组来院进行住院医师规范化培训联合基地检查。医院领导胡炜、徐云峰陪同。

6月29日　台州学院直属附属医院组建工作调研会在医院门诊四楼多功能厅举行。台州学院校长龚建立、市政府副市长陈才杰、副秘书长茅国春以及台州学院附属医院组建工作组成员单位领导出席会议。台州学院副校长陈光亭、市卫计委主任章维青、医院院长胡炜及成员单位代表就近阶段推进情况做了说明，龚建立、陈才杰讲话。

8月18日　医院信息系统升级，医院即日起正式启用就诊预约电话"81899120"，市民可以拨打"114转拨5"进行就诊预约。

8月21日　美国匹兹堡大学医学中心（UPMC）考察团来院考察。市政府副市长陈才杰、副秘书长茅国春、市卫计委主任章维青、医院院长胡炜、党委书记莫经刚陪同。

8月22日　广东省佛山禅城医院院长谢大志、和睦家医疗集团高级副总裁解明等来院考察。市政府副秘书长茅国春、市卫计委主任章维青、市中心医院院长胡炜、党委书记莫经刚陪同。

8月29日　浙江省政府副省长郑继伟率工作组来院考察安保工作。市卫计委主任章维青、医院院长胡炜、党委副书记秦青通汇报相关工作情况。

9月21日　医院在学术报告厅召开中层干部扩大会。市委组织部副部长蔡周钧宣读市委干〔2016〕109号文件，鉴于台州市中心医院管理体制调整，市委决定成立台州市中心医院（台州学院附属医院）党委，茅国春同志任党委书记（兼）、莫经刚同志任党委副书记，胡富宇同志任党委委员；台学院发〔2016〕51号文件，胡炜、徐云峰、胡富宇任台州市中心医院（台州学院附属医院）副院长。茅国春、胡炜作表态发言。市政府副市长陈才杰、台州学院党委书记潘璋德讲话。市卫计委主任章维青主持会议。

10月11日　医院在学术报告厅召开中层干部扩大会议。医院助理以上中层干部及职工代表参加会议。台州学院党委副书记金则新、医院党委书记茅国春讲话，市卫计委主任章维青出席会议，医院副院长胡炜主持会议。

10月14日　台州市委组织部副部长蔡周钧、台州市卫计委副主任马美莉来院考察名医工作室建设情况，医院副院长胡炜汇报建设情况并陪同考察。

10月19日　台州市中心医院（台州学院附属医院）揭牌仪式在医院门诊广场举行。中国工程院副院长樊代明院士，省政协副主席、浙江大学医学院附属邵逸夫医院院长蔡秀军，台州市委书记王昌荣，市委常委、市委秘书长单坚，市人大常委会副主任叶阿东，市政府副市长陈才杰，市政协副主席周五来，台州学院党委书记潘璋德，台州学院校长龚建立，市卫计委主任章维青，上海肺科医院副院长周晓出席仪式。樊代明、王昌荣、蔡秀军、潘璋德为台州学院附属医院揭

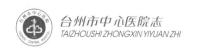

牌。医院党委书记茅国春主持仪式。

10月27日　台州市中心医院坎门住院分部、清港门诊分部揭牌仪式先后在坎门街道社区卫生服务中心、清港镇卫生院举行。市卫计委副主任叶向阳、玉环县副县长胡载彬先后为坎门住院分部、清港门诊分部揭牌。医院副院长胡炜和玉环卫计局局长盛性毅讲话。胡炜与董寅、陈彩玉分别签订两院合作协议。

11月10日　浙江省大型医院巡查组在组长、舟山市卫计局副局长何静兵率领下来院巡查。市卫计委副主任叶向阳出席汇报会，院部领导胡炜、莫经刚、徐云峰、胡富宇陪同。

12月15日　台学院发〔2016〕95号文件宣布梁勇兼任台州市中心医院（台州学院附属医院）副院长，胡炜兼任医学院副院长。

12月26日　医院在门诊四楼西会议室召开干部会议。胡炜、莫经刚等院领导及相关职能部门负责人参加会议。市委组织部干部一处处长阮积庆宣读市委干〔2016〕164号文件，莫文涛同志任台州市中心医院（台州学院附属医院）党委委员；市委干〔2016〕166号文件，建立中共台州市中心医院（台州学院附属医院）纪律检查委员会，莫文涛任医院纪律检查委员会书记。莫文涛作表态发言。市纪委组织部部长李慧军、医院党委书记茅国春讲话。

2017年

1月9日　台州市中心医院和台州交通广播FM102.7联合开设的健康直播互动栏目《健康伴你行》在本院产科举办开播仪式。市卫计委副主任叶向阳、台州广电总台副台长胡舜文，医院领导胡炜、莫经刚、徐云峰、胡富宇以及相关职能和临床科室代表参加开播仪式。

1月18日　医院第五届职工代表大会第二次会议在医院学术报告厅召开。会议听取、审议通过了《医院工作报告》及财务、医疗、质量、工会工作等专题报告，工会主席秦青通主持会议。

2月7日　市卫计委主任章维青带队来院开展安全生产工作检查，医院副院长胡富宇陪同。

3月17日　周郁鸿国家级中西医结合名医工作室在医院设立工作室，副院长胡炜与周郁鸿教授签订合作协议并举行授牌仪式。

3月20日　玉环二院院长黄森潮、副院长夏剑斌率该院相关人员来院与本院领导胡炜、莫经刚及相关部门就推进两院合作工作进行商宜。

4月13日　台州学院受浙江省教育厅委托组织20名教学专家，对本院第一批120名医学教育师资人员的高校教师资格认定教育教学基本素质和能力进行综合测评。

4月24日　意大利安科纳联合大学医院乳腺外科专家Mariotti教授率意大利乳腺外科专家团队一行4人来院进行学术访问与交流。

5月6日　由医院工会、护理部、团委联合举办的医院首届美食节活动在门诊广场举行。

5月7日　由华中科技大学原副校长文历阳教授率领的临床医学专业认证专家组在台州学院医学院副院长张增安陪同下来院就临床医学专业教学医院的现状进行评估。胡炜、莫经刚等院领导及相关各课程组主任参与评估活动。

5月11日　上海市肺科医院与本院合作签约暨揭牌仪式在门诊大厅举行。上海市肺科医院党委书记张雷、副院长张哲民、市人大常委会副主任柯昕野、市政协副主席徐林德、台州学院副校长陈光亭、市卫计委主任章维青、台州学院医学院党总支书记李仲斐、医院副院长胡炜出席仪式。

5月15日　医院在A座九楼会议室举行干部会议。院领导莫经刚、徐云峰、胡富宇、莫文涛及职能门负责人参加会议。会上市委组织部常务副部长刘小兵宣读市委干〔2017〕78号文件，茅国春同志不再担任台州市中心医院（台州学院附属医院）党委书记、委员；市委干〔2017〕79号文件，胡平法同志任台州市中心医院（台州学院附属医院）党委委员、书记。市政府副市长吴丽慧讲话。医院副院长胡炜主持会议。

5月17日　台州市政府副市长吴丽慧率副秘书长柯婉瑛等相关人员来院调研。台州学院副校长陈光亭，市卫计委主任章维青、党组成员金灵江及医院领导胡平法、胡炜、莫经刚、徐云峰等陪同。

5月19日　2017年党建和纪检工作会议在医院门诊多功能厅举行。医院党务干部、工青妇组织负责人及2016年度优秀党员、优秀党务工作者、优秀群团工作者、职业道德先进个人和优秀行风监督员等代表参加会议。党委副书记莫经刚作《党建工作报告》，纪委书记莫文涛作《纪检监察工作报告》，党委书记胡平法讲话。党委委员胡富宇主持会议。

5月26日　台州市区卫生计生系统创建全国文明城市冲刺阶段启动仪式在本院举行。市卫计委党组书记、主任章维青作动员讲话，市同创办副主任郑志才参加会议。

6月9日　台州市中心医院章安、白云门诊分部签约暨授牌仪式在章安街道社区卫生服务中心举行。医院党委书记胡平法与章安、白云街道社区卫生服务中心主任程建斌、陶恩兵分别签订合作协议，胡平法与椒江区政府副区长何凯、区卫计局局长郑岳华在仪式上分别致辞并为两个门诊分部授牌。医院副院长徐云峰及椒江区各街社区卫生服务中心相关人员参加。

6月18日　医院举行精准医学学术论坛暨精准医学中心揭牌仪式。杭州市肿瘤医院院长吴式琇和台州市科技局副局长杜学中为市中心医院精准医学中心揭牌。医院领导胡炜及相关部门负责人参加。

6月19日　医院在门诊广场举行17周年院庆升旗仪式。当日还举行"文明行医、文明就医"倡议活动、大型义诊、远程医学中心正式启用、名医馆开诊及"迎院庆、颂文明"朗读者活动等一系列的庆祝活动。

6月20日　医院在学术报告厅召开全院干部大会。医院助理以上中层干部和党支部书记参加会议。医院副院长胡炜宣读《关于王跃芬等108位同志职务聘任的通知》（台中心医〔2017〕57号）。医院副院长胡富宇主持会议。

6月29日　市卫计委主任章维青一行来院考察"健康一卡通"工作推进情况。胡平法、胡炜等院领导及相关部门负责人陪同考察。

7月5日　天台县政府副县长倪海燕率天台县卫计委、人社局、医院等相关部门组成的考察组来院考察"健康一卡通"工作。医院副院长胡炜介绍情况并陪同考察。

7月6日　医院在学术报告厅举行JCI评审启动仪式。来自台湾的JCI专家，医院胡炜、徐云峰、胡富宇、莫文涛等领导及全体中层干部和二级岗位以上人员参加仪式。

7月7日　医院首届"医师节"总结暨表彰会在学术报告厅举行，会上对65位从医三十年及以上的医师进行了表彰并颁发证书，对首届医师节征文比赛获奖者颁发奖状，同时举行新老医师结对、医师宣誓、诗朗诵活动，医院党委书记胡平法、副院长胡炜分别致贺词。

7月18日　台州市"健康一卡通"启动仪式在本院门诊大厅举行。市委副书记、市长张兵率市领导柯昕野、吴丽慧、徐林德及中国联通浙江分公司总经理胡行正等出席启动仪式。张兵等领导在医院领导陪同下考察了名医馆、远程医学中心。

7月22日　市卫计委主任章维青来本院检查安全生产工作。医院副院长胡富宇及后勤相关人员陪同。

7月25日　2017年度新员工上岗培训开班仪式在学术报告厅举行，新入院的186名新员工及医院职能部门负责人和医院领导参加开班仪式，医院副院长胡炜致欢迎辞，党委书记胡平法讲话，副书记莫经刚主持仪式。

7月26日　台州市公安局警卫局局长陈建明带队，联合台州市卫计委检查组对本院进行安全评估检查，医院副院长胡富宇陪同。

7月27日　全国首届优质服务大赛在北京举行，本院《利用价值流图分析改善病人等待》优质服务项目获得大赛一等奖。

8月1日　医院为员工子女开办的小天使暑期托管班在医院第一教室举行开

班仪式，来自医院职工子女一至六年级85名小学生、医院聘请的暑托班老师、工青妇委员及志愿者义工代表参加。医院党委副书记莫经刚致开班辞、工会主席秦青通主持开班仪式。

8月10日　省直机关工委副书记王义率领省直机关工委工作组来院检查党建工作。台州市直机关工委书记蔡文富，副书记阮谷禹及院领导胡平法、胡炜、莫经刚、胡富宇陪同检查。

8月16日　台州市纪委、监委驻台州市卫计委纪检监察组组长杭祝秋来院调研纪检监察工作。医院党委书记胡平法及相关部门人员参加会议，医院纪委书记莫文涛主持。

8月28日　医院首届小天使暑托班举办结业仪式。医院党委书记胡平法、副书记莫经刚参加结业仪式并为各位小朋友发放纪念礼物，工会主席秦青通主持结业仪式。

9月3日　医院在门诊四楼多功能厅举行台州学院临床医学院首届开学典礼，来自台州学院医学院2014级临床医学3班43名同学参加开学典礼。医院党委书记胡平法、副院长胡炜，医学院院长梁勇、副院长张增安及医院教学委员会全体成员、课目组负责人及相关职能部门负责人出席开学典礼。

9月21日　台州湾集聚区社区卫生服务站、中心医院台州湾集聚区医务室举行揭牌仪式。医院党委副书记莫经刚、台州湾集聚区党工委副书记蔡永岳为"台州湾集聚区卫生服务站"揭牌，医院副院长徐云峰、台州湾集聚区管委会副主任应良忠为"台州市中心医院台州湾集聚区医务室"揭牌。

9月22日　台州市政协副主席徐林德率市政协调研组来院对台州"健康一卡通"项目推进工作进行调研。市卫计委副主任马美莉，院领导胡平法、胡炜、胡富宇陪同。

9月30日　由国家卫生计生委医政医管局、健康界主办的三年医疗服务行动改善计划，寻找最佳医疗实践案例第三季全国医院擂台赛在辽宁举行。本院选送的《全流程改进打造门诊一站式服务》案例获全国十大优秀案例。

9月30日　市网络安全专项督查组在市公安局副局长翁于挺带领下来院进行网络安全专项检查。市卫计委副主任马美莉，医院副院长胡炜、胡富宇及相关人员陪同。

10月17日　美国加州浸会大学副校长 Larry Linemen（拉里·莱蒙）、健康科学学院院长 David Pearson（大卫·皮尔森）、Sarah Bai（莎拉·白）女士在台州学院医学院副院长周军陪同下来院参观交流，医院副院长胡炜、徐云峰陪同。

10月27日　台州学院临床医学院成立暨揭牌仪式在医院多功能厅举行。台州学院医学院领导、学校相关部门负责人、医院领导和140多名临床学院教师参加仪式。会上宣读了台学院发〔2017〕84号文件：胡炜、徐云峰、胡富宇、梁勇兼任台州学院临床医学院副院长，胡炜主持工作。台州学院副校长陈光亭主持仪式。

11月7日　教育部临床医学专业认证检查组在组长鲁映青教授带领下来院检查。市卫计委副主任叶向阳，医院领导胡平法、胡炜、梁勇等及相关部门负责人陪同。

11月17日　台湾JCI辅导组专家对医院领导、相关职能科室负责人和章节组长进行JCI模拟访谈。

11月28—29日　国家级住院医师规范化培训基地评估与检查组来院检查评估。省卫计委科教处处长江南艳、副处长陈希，台州学院副校长张辉，市卫计委主任章维青、副主任马美莉，台州学院医学院党总支书记李仲斐，医院领导胡平法、胡炜、莫经刚、徐云峰及住培专业基地主任、教学秘书及相关职能科室负责人参加汇报会。

12月1日　台州市政协民主评议工作组来院对"健康一卡通"项目建设工作进行调研考察。市卫计委主任章维青，院领导胡平法、胡炜、莫文涛陪同。

12月6日　椒江区葭沚街道社区卫生服务中心新院区启用暨台州市中心医院葭沚分院签约与揭牌仪式在葭沚社区卫生服务中心新院区举行。市卫计委、椒江区政府、区卫计局领导出席仪式，医院副院长胡炜和相关领导为分院揭牌。

12月8日　医院与温岭东方医院协作签约暨揭牌仪式在温岭东方医院院前广场举行。医院副院长胡炜和东方医院董事长兼院长杨祖志代表各自医院签订合作协议，台州学院医学院副院长周军、温岭市卫计局局长吕志令为台州市中心医院协作医院揭牌，温岭卫计局副局长叶军华主持仪式。

12月13日　省健康浙江试评价工作组在省体育局副局长胡国平率领下来院实地考察"健康一卡通"项目。市卫计委主任章维青、医院副院长胡炜陪同。

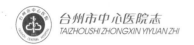

12月22日　JCI模拟评审反馈会在医院学术报告厅举行，6位评审专家分别就模拟评审中发现的问题进行反馈。医院领导胡炜、徐云峰、莫文涛及相关职能科室和章节组长参加，医院副院长胡富宇主持会议。

12月27日　台州学院党委书记崔凤军来院进行调研。医院党委书记胡平法、副院长胡炜陪同。

12月28日　市委市政府年度目标考核组在组长、市直机关工委书记蔡文富带领下来院对医院2017年度工作进行考核。工作汇报会在医院学术报告厅举行。全院中层以上干部参加会议。医院副院长胡炜代表医院汇报工作。医院党委书记胡平法主持会议。

2018年

1月16日　医院与温州医科大学附属眼视光医院合作签约暨温州医科大学附属眼视光医院台州院区开诊仪式在院区大厅举行。台州市政府市长张兵，温州医科大学校长吕帆，温州医科大学校长顾问、附属眼视光医院院长瞿佳，医院党委书记胡平法出席仪式并致辞。台州学院副校长陈光亭，台州市政府秘书长林金荣，温州医科大学党办、校办主任李军红，温州医科大学附属眼视光医院党委书记陈燕燕，市政府副秘书长柯婉瑛，市卫计委主任章维青，复星医投集团执行总裁梁友铭，上海眼视光医疗科技有限公司董事长王光明，医院胡炜、莫经刚等领导及相关部门人员参加仪式，市政府副市长吴丽慧主持仪式。

1月19日　医院党委在医院第一教室召开党务干部会议。各党支部书记、委员参加。医院纪委书记莫文涛作廉政集体谈话，医院党委书记胡平法作《廉政党课》专题讲座，党委副书记莫经刚主持会议。

1月28日　玉环市人民政府与台州市中心医院合作办医签约暨台州市中心医院玉环分院揭牌仪式在玉环第二人民医院举行，玉环市副市长王超，医院副院长胡炜、徐云峰，玉环二院院长费伦出席，玉环市府办主任袁新峰主持仪式。

1月30日　同济大学医学院院长郑加麟和上海市第十人民医院院长秦环龙带领同济大学医学院及上海十院考察团来院参观考察。市卫计委主任章维青、台州学院医学院党总支书记李仲斐、市政府驻上海联络处副主任陈鸥及医院胡平法、胡炜等院领导陪同。

2月1日　医院党委在住院部A座九楼会议室举行2017年度党员领导干部民主生活会。市政府副市长吴丽慧，副秘书长柯婉瑛及市纪委、市委组织部、市直机关工委、市卫计委等有关领导出席会议。医院党政领导班子成员参加会议，会议通报了2016年度党员领导干部民主生活会整改措施落实情况和2017年度民主生活会意见征求情况，医院领导班子成员作了对照自查汇报，市政府副市长吴丽慧对医院民主生活会进行点评，医院党委书记胡平法主持会议。

2月6日　医院五届四次职代会在学术报告厅召开。会议听取、审议、通过了《2017年度医院工作报告》及医院财务、工会、医疗、护理、科教、文化建设等工作报告，医院党委书记胡平法讲话，工会主席秦青通主持。

2月26日　医院在学术报告厅举行JCI评审开幕式。医院中层以上干部和JCI章节组长参加。市卫计委主任章维青、副主任叶向阳出席开幕式。医院副院长胡炜介绍医院简况。

3月2日　医院在学术报告厅举行JCI评审情况反馈会。医院胡平法、胡炜等领导及相关职能科室负责人和章节组长参加反馈会议。

3月13日　医院党委在A座九楼会议室召开挂职干部迎送会。台州学院党委委员、组织部部长李大兴，台州学院医学院党总支书记李仲斐及医院党政领导班子成员和职能部门负责人参加会议。李大兴部长宣读台学院组发〔2018〕4号文件：胡琼莹任台州市中心医院（台州学院附属医院）院长助理，蔡海鹏任台州学院医学院院长助理，刘晓红任台州市中心医院（台州学院附属医院）护理部副主任，挂职时间为一年。医院党委副书记莫经刚主持会议。

3月20日　医院在学术报告厅召开"三甲"复评工作部署会。医院党政领导、全体中层干部、各支部书记参加会议。医院党委书记胡平法、副院长胡炜就医院"三甲"复评工作进行了总体部署，全面启动"三甲"复评工作。医院副院长徐云峰主持。

3月26日　医院与上海市第十人民医院（同济大学附属第十人民医院）合作签约暨揭牌仪式在医院学术报告厅举行，医院中层以上干部参加仪式。秦环龙和胡炜代表各方医院签订合作协议。台州学院校长金则新，上海十院院长秦环龙，台州学院党委委员、组织部部长李大兴，市卫计委主任章维青，医院党委书记胡平法出席仪式并共同为"上海市第十人民医院协作医院"揭牌。仪式上宣读了台学院发〔2018〕26号文件，聘任上海十院滕宏飞为台州市中心医院执行院长。医院副院长胡炜主持仪式。

4月18日　台州市建设规划局开发区分局下发《开发区分局专题会议纪要》，通过本院急诊大楼扩建工程建筑方案。

5月15日　教育部本科教学审核评估专家李俊伟来院进行本科教学工作审核评估。台州学院教务处处长王小岗，台州学院医学院院长梁勇、副院长王红梅、党总支副书记周敏、院长助理蔡海鹏，医院党委书记胡平法、副院长胡炜、徐云峰、院长助理胡琼莹以及临床教学办等相关职能部门和教师代表陪同。

6月18日　医院在多功能厅举行中国临床肿瘤学会（CSCO）中国抗淋巴瘤联盟成员单位授牌仪式。上海瑞金医院沈志祥教授、CSCO中国抗淋巴瘤联盟前任主席马军教授、医院副院长徐云峰及台州各兄弟医院相关专家参加授牌仪式。

7月5日　浙江省卫健委副主任马伟杭、省卫健委体改处处长申屠正荣、疾控处处长谢国建、医政处王献文等来院调研医疗卫生服务领域深化"最多跑一次"改革行动。台州市副市长吴丽慧、市卫健委主任章维青、副主任叶向阳及医院党政领导班子成员陪同调研。

7月6日　市政协副主席李立飞率市政协工作组来院调研医疗服务改善"最多跑一次"工作，医院党政领导班子成员陪同调研。

7月6日　医院副院长胡炜代表医院在全市医疗卫生服务领域"最多跑一次"改革工作推进会上做表态发言。

7月10日　台州市人大常委会一行41人来院调研医疗卫生服务改善"最多跑一次"改革工作。市人大常委会主任元茂荣，副主任柯昕野、赵跃进、程进、陈祥荣、李志坚、沈宛如、周先苗。市委常委、副市长芮宏，市政府副秘书长张国兵参加调研。市卫健委主任章维青、副主任叶向阳和医院党政领导班子成员陪同调研。

7月16日　上海市第十人民医院心血管外科主任臧旺福教授工作站（心脏大血管）在本院挂牌成立。

同日，四川广安市政府副秘书长舒伟一行8人考察组来院参观"最多跑一次"改革工作。

7月23—24日　JCI评审专家组对医院前期评审中存在缺陷的项目进行复评。市卫健委主任章维青、副主任叶向阳、医院胡平法、胡炜参加。

7月25日　由市直及各县（市区）党工委书记34名组成的交流团来院交流"最多跑一次"改革及医院党建工作。医院党政领导胡平法、莫经刚、胡富宇、莫文涛陪同。

7月26日　医院与浙江大学医学院李君教授团队合作签约仪式在住院部A座九楼会议室举行。医院副院长胡炜和李君教授在合作协议上签字，院长助理胡琼莹主持仪式。

8月1日　医院面向员工子女开办的小天使暑托班如期开班。医院党委书记胡平法、副书记莫经刚、纪委书记莫文涛参加开班仪式，工会主席秦青通主持仪式。

8月10日　医院呼吸与危重症医学科通过国家呼吸与危重症医学科（PCCM）规范化建设项目基地认证评审。

同日，医院副院长胡富宇参加第八届中国智博会，在信息化助推医疗服务"最多跑一次"高层论坛交流本院"最多跑一次"改革工作。

8月15日　市委副书记、市政府代市长张晓强，副市长吴丽慧在首个"中国医师节"来院慰问并调研医院医疗服务改善"最多跑一次"改革工作情况。医院党委书记胡平法、执行院长滕宏飞、副院长胡炜陪同。

8月17日　医院收到国际医疗机构评审联合委员会（JCI）从美国芝加哥总部寄来的通过最新第六版JCI认证证书，确认7月24日本院顺利通过JCI学术型医学中心认证。

同日　中国联通副总经理梁宝俊、大数据有限公司总经理赵越、浙江联通总经理胡行正一行9人，在台州市卫健委主任章维青、规划信息处处长林远巨陪同下，来院参观"健康一卡通"和"最多跑一次"改革工作。医院领导胡平法、胡炜、莫经刚、胡富宇、莫文涛陪同参观。

8月20日　医院荣获2018年度国家自然科学基金项目（青年科学基金项目）立项2个，实现医院在国家自然基金项目上"零"的突破。

8月22日　医院在学术报告厅召开干部大会，医院中层及以上干部、党支部书记参加会议。市委组织部常务副部长刘小兵宣读市委干〔2018〕80号文件，徐颖鹤同志任台州市中心医院（台州学院附属医院）党委委员、副书记；台学院发〔2018〕101号文件，徐颖鹤任台州市中心医院（台州学院附属医院）院长，胡炜不再担任医院副院长职务。胡炜、徐颖鹤作表态发言。市政府副市长吴丽慧出席会议并讲话，医院党委书记胡平法主持会议。

9月14日　美国心脏协会（AHA）心血管急救培训中心（高级生命支持）授牌仪式在医院多功能厅举行。医院成为国际认可的心血管急救（高级生命支持）培训资质的医疗机构。原国家健委国际交流中心处长、美国心脏协会国际培训中心协调员王革新，美国心脏协会主任导师江国仪教授，台州学院医学院副院长周军，医院副院长徐云峰及各相关部门与培训导师和学员出席仪式。

9月18日　省纪委驻省卫健委纪检监察组组长杨援宁来院调研，市纪委驻市卫健委纪检监察组组长杭祝秋及医院党政纪领导班子成员及相关职能科室负责人陪同。

9月21日　四川省广元市苍溪县卫计局副局长雷广贤带队来院考察学习"最多跑一次"改革工作。

10月29日　台州学院党委书记崔凤军、医学院党总支书记李仲斐、院长梁勇在市卫健委主任章维肖、副主任马美莉陪同下来院召开台州学院临床医学专业硕士点申报座谈会。医院党委书记胡平法、院长徐颖鹤及相关职能部门负责人参加座谈会。台州学院学科建设与研究生管理处处长金辉主持会议。

10月30日　美国韦恩堡市市长汤玛斯·亨利率队8人来院参观考察，医院院长徐颖鹤和党委副书记莫经刚陪同。

11月15日　浙江省卫健委"最多跑一次"改革工作督查组在组长石文军带领下来院督查"最多跑一次"改革工作。医院领导胡平法、徐颖鹤、莫经刚、胡富宇陪同。

11月20日　同济大学医学院教学医院评审组在同济大学医院管理处处长姜成华、同济大学医学院副院长杨文卓及评审组组长复旦大学医学院教授鲁映青的带领下来院进行同济大学教学医院评审。医院领导胡平法、徐颖鹤、滕宏飞、梁勇、徐云峰及相关部门负责人员陪同评估。

11月20日　医院第六届工会会员代表暨职工代表大会在学术报告厅举行。工会会员（职工）代表115名参会。会议听取、审议通过了《医院工会第五届工作报告》《医院工会第五届经审会工作报告》《医院章程（修订案）》。大会选举产生了六届工会委员会委员、经费审查委员会委员。台州市总工会副主席蒋斌彪、医院党委书记胡平法出席会议，党委委员胡富宇主持会议。

12月18日　市委市政府第五考核组来院对医院2018年度重点工作目标完成情况进行现场评估考核。市府办副主任张海星、市发改委党组副书记、市国资委党工委副书记毕武、市委统战部副调研员蔡筱君、民盟市委会专职副主委郑菊青出席。考核汇报会在学术报告厅举行。

12月19日　温岭市卫计局局长吕志令带领温岭卫健系统考察团20人来院考察交流"最多跑一次"改革工作。医院党委书记胡平法、院长徐颖鹤陪同。

2019年

1月4日　中国联通政企事业部副总经理崔涛一行13人参观我院智慧医疗工作。

1月6日　市卫健委主任应正南、副主任丁庆银来院调研医院建设发展情况。医院领导徐颖鹤、莫经刚、徐云峰、胡富宇、莫文涛陪同。

1月11日　医院2018年度医联体工作研讨会在多功能厅举行。与医院建立医联体合作的椒江区、温岭市、玉环市12家单位负责人及医院领导胡平法、徐颖鹤、胡富宇参加研讨。副院长徐云峰主持会议。

1月12日　医院2019年第一期干部培训班在学术报告厅举行。医院党政领导班子成员、中层干部、党务干部等170多人参加培训。培训会邀请了中国医师协会理事、上海市医师协会专家咨询委员会副主任、上海市医院综合评价中心常务副主任李静作《学科建设的规划与策略》，上海中医药大学附属龙华医院质控办主任晏晨阳作《当质量管理遇见DRGs》的专题讲座。医院党委副书记莫经刚主持。

1月18日　医院第六届职工代表大会第一次会议在学术报告厅举行。医院240名代表（其中正式代表120名、特邀代表6名、列席代表114名）参加会议。议会听取、审议并通过了医院工作报告、财务工作报告。医院党委书记胡平法在会上讲话，工会主席胡富宇主持会议。

1月22日　市医疗保障局局长柯婉瑛，副局长林云初、陈淼等来院调研医保工作。医院领导胡平法、徐颖鹤、徐云峰及相关职能部门人员参加调研。

1月24日　中国工程院院士戴尅戎专家工作站授牌仪式在医院门诊大厅举行。中国工程院院士戴尅戎教授及其专家团队、市卫健委主任应正南、市科协党组书记叶剑，医院党委书记胡平法、院长徐颖鹤出席授牌仪式。党委副书记莫经刚主持仪式。

1月24日　市卫健委主任应正南、副主任马美莉来院看望慰问高层次人才代表。医院党委书记胡平法、副书记莫经刚陪同慰问。

3月5日　温州医科大学附属口腔医院副院长刘劲松带领口腔医院教务人员

来院进行口腔医学本科专业巡回教学检查。医院院长徐颖鹤陪同。

3月14日　省卫健委副书记夏建成在市政府副市长吴丽慧、副秘书长张海星、市卫健委副主任叶向阳陪同下来院调研医疗卫生服务领域"最多跑一次"改革和医联体建设，医院党委书记胡平法、院长徐颖鹤、副院长胡富宇陪同。

3月20日　医院召开2019年党建和纪检监察工作会议暨院崇仁大讲堂开课，医院中层干部、首席医生、党支部委员、工青妇委员参加会议。北京大学第二医院党委书记金昌晓教授受邀作了《加强党的建设，促进医院和谐发展》专题报告，医院党委副书记莫经刚、纪委书记莫文涛分别做了党建、纪检工作报告，医院党委书记胡平法讲话，院长徐颖鹤主持会议。

3月21日　贵州省铜仁市万山区副区长王庆新一行10人来院考察调研，市卫健委副主任叶向阳、医院党委书记胡平法、副院长徐云峰陪同调研并就深化对口支援工作进行交流。

3月23日　医院在学术报告厅举行2019年第3期干部培训（崇仁大讲堂第2期），院党政领导班子成员、中层干部、党务干部、首席医生、副高职称以上人员参加培训。上海市第十人民医院院长秦环龙作《公立医院不同发展阶段提升学科建设内涵的探索与实践》专题讲座，医院党委副书记莫经刚主持。

3月28日　省委副秘书长、省委直属机关工委书记郑才法一行4人在市委副秘书长、市委直属机关工委书记蔡文富陪同来院调研党建工作，医院党委书记胡平法、副书记莫经刚汇报工作并陪同调研。

4月4日　香港中文大学中医学院院长梁挺雄一行4人来院参观交流，医院党委书记胡平法、院长徐颖鹤陪同。

4月25日　医院院长徐颖鹤、教学办主任张琳、院办主任王妍、科研处执行处长（上海十院科研处副处长）张扬赴上海与同济大学医学院党委书记张军、副院长杨文卓、医管处宋媛媛在同济大学旭日楼会议室就两院合作及教学医院挂牌工作进行交流。

5月5日　医院第3期崇仁大讲堂暨护士节系列活动人文讲座在学术报告厅举行，第42届南丁格尔奖获得者潘美儿女士受邀作《山坳人生　照样精彩》主题分享。院党委副书记莫经刚及300多名医护人员参加分享会。

5月6日　台州学院校长陈光亭率学院相关职能部门负责人来院调研党建、

人才引进、医教研协同发展工作，医院领导班子成员参加，学院党委副书记潘通天主持会议。

5月14日　医院党委在学术报告厅举行崇仁大讲堂暨2019年干部培训（第5期），院党政领导班子成员、中层干部、党务干部、首席医生、副高职称以上人员等300多人参加了培训。台州学院党委书记崔凤军作《中国人的制度自信从哪里来——中西方政治制度之比较》专题讲座，党委副书记莫经刚主持。

6月1日　医院承办的浙江（台州）卫生健康科技成果转化对接会暨台州市首届卫生健康科技成果转化对接会在椒江召开。本院2项卫生健康科技成果与相关企业对接进行科研成果项目转化。浙江省医学科技教育发展中心主任顾华、台州市卫健委副主任马美莉、医院院长徐颖鹤出席。

6月6日　市卫健委与上海市第六人民医院合作签约仪式在本院举行。市卫健委主任应正南、上海六院副院长陶敏芳致辞并分别代表台州市卫健委和上海市第六人民医院签订合作协议。医院院长徐颖鹤与上海六院签订协议。市政府副市长吴丽慧和陶敏芳共同为"科技部数字诊疗重点专项"揭牌，本院成为创建超声系统评价与培训示范点。市卫健委副主任叶向阳主持仪式。

6月14日　医院与香港中文大学中医学院合作签约仪式在学术报告厅举行。香港中文大学中医学院院长梁挺雄、医院党委书记胡平法致辞，医院院长徐颖鹤与梁挺雄院长签订两院合作协议。

6月18日，加拿大工程院院士埃尔萨迪克在台州学院电子与信息工程学院党总支书记王奎东、院长陈英才陪同下来院参观交流，医院院长徐颖鹤陪同。

6月19日　医院公交首末站暨公交线路122启用仪式在住院部B座前举行。医院领导徐颖鹤、莫经刚、莫文涛，市公交集团领导石再国、蒋朝军出席启用仪式，医院副院长胡富宇主持仪式。

6月25日　市卫健委纪检监察组组长李慧军、调研员杭祝秋及俞志罕、吴莎、李琳雅等来院调研党建与纪检工作。医院胡平法、徐颖鹤、莫经刚、莫文涛陪同调研。

7月30日　温州市卫健委规划财务处处长阮棉钦一行7人来院考察学习"先诊疗后付费"服务工作。

8月7日　台州市公安局、市卫健委联合工作组在组长、市公安局副局长赵明带领下来院调研医患关系调解和处置工作，市卫健委副主任叶向阳、医院领导徐颖鹤、胡富宇陪同调研。

8月20日　医院举行2019年住院医师规范化培训结业典礼。医院党委书记胡平法、院长徐颖鹤、副院长徐云峰出席。

8月27日　G15沈海高速台州段猫狸岭隧道内发生一起货车起火事件，造成多人死伤，医院院长徐颖鹤带领本院9位医务人员连夜赶赴现场参与医疗援助。

9月1日　台州学院医学院16级临床医学专业开学典礼在医院门诊4楼多功能厅举行，医学院16级临床医学3班39位同学参加开学典礼，医院副院长胡富宇、台州学院医学院副院长王红梅、医院院长助理陈光出席。

9月9日　医院在学术报告厅举行教师节庆祝晚会。医院领导徐颖鹤、莫经刚、胡富宇、陈光，台州学院医学院领导梁勇、王红梅、江浩出席。

9月12日　医院医联体章安、白云分院签约暨授牌仪式在章安街道社区卫生服务中心举行。台州市卫健委副主任高德清、椒江区人民政府副区长李越、医院院长徐颖鹤、副院长胡富宇参加仪式，椒江区卫健局党委书记郑岳华主持仪式。

9月21日　医院医联体沿海门诊分部签约暨授牌仪式在前所街道社区卫生服务中心（沿海社区卫生服务站）举行。市卫健委副主任高德清、椒江区卫健局党委书记郑岳华、医院院长徐颖鹤出席。

9月25日　市政府副市长吴丽慧、副秘书长张海星、市卫健委调研员叶向阳一行来院慰问医务工作者。医院胡平法、徐颖鹤等领导陪同慰问。

10月14日　市委改革办（市跑改办）在市政府四楼西会议室召开"最多跑一次改革"向中心医院延伸扩面协调会，市跑改办、市卫健委、综合行政执法局、交警局等8个部门分管领导及处室负责人参会。

10月15日　市政协教科卫体委主任杨哲华、民宗委主任谢文君一行7人来院调研"最多跑一次"改革工作，市卫健委调研员叶向阳陪同。

10月17日　国家胸痛中心检查组在组长、中国胸痛中心认证工作委员会执行主任委员方唯一教授带领下来院进行现场核查评估。市卫健委调研员叶向阳、医院院长徐颖鹤、副院长徐云峰陪同。

10月17日　浙江省卫生健康委一级巡视员苏长聪带领调研组4人来院调研"两卡融合、一网通办"工作开展情况，市卫健委副主任叶青、医院院长徐颖鹤、副院长胡富宇陪同调研。

10月24日　台州市机关事务管理局副局长叶崇君等人来院检查国家级节约型公共机构示范单位创建工作开展情况。医院副院长胡富宇陪同调研。

10月31日　国家药品监督管理局官网公示，医院通过药物临床试验机构资格认证，成为国家药物临床试验机构。

11月7日　温州医科大学党委副书记陈先建、仁济学院副院长李章平带领教学检查专家组来院开展实习中期教学检查工作。医院副院长徐云峰陪同。

11月8日　省委主题教育办整改落实组成员、省纪委省监委第三监督监察室四级调研员张剑勇、省府办胡陈生来院调研主题教育工作，并参观我院"最多跑一次"改革工作，市委组织部副部长王永红、市卫健委副书记何善泽等陪同。

11月26日　中央党校组织员辛向前带队中央党校中青班二班三支部第四调研组莅临本院调研"最多跑一次"改革工作开展情况。浙江省卫生健康委健康处一级主任科员洪卓珍，台州市政府副市长吴丽慧、副秘书长张海星，台州市卫生健康委调研员叶向阳，胡平法、徐颖鹤、徐云峰等院领导及相关人员陪同。

11月27日　国家高级卒中中心现场核查组组长、中山大学附属第一医院副院长曾进胜带领来院进行高级卒中中心创建工作现场核查。市卫健委副主任林伟胜、医院领导徐颖鹤、徐云峰及市120急救中心、医院医联体单位代表、医院卒中中心相关部门人员参加现场核查。

11月28日　台州学院党委副书记、院长陈光亭率台州学院相关职能部门负责人来院调研，医院领导胡平法、徐颖鹤等陪同调研。

11月29日　深圳市医疗保障局副局长沈华亮一行7人来院调研医疗收费电子票据、区块链应用及信息化建设工作。

12月1日　中国红十字基金会设立的关注儿童生长发育的专项公益基金——成长天使基金合作医院揭牌仪式，在医院学术报告厅举行，医院儿科、妇产科、检验科及其他相关科室主任参加仪式。中国红十字基金会成长天使基金办公室项目主管逯家蕊、医院院长徐颖鹤、上海新华医院余永国教授、台州市医学会副会长兼秘书长罗凌飞参加。

12月3日　医院院志编纂工作会议在学术报告厅举行。医院160多位代表参加会议。医院党委副书记莫经刚做工作部署，党委书记胡平法讲话，原医院筹建指挥部总指挥江福东、医院首任院长金国健出席会议。医院副院长胡富宇主持会议。

12月11日　医院院长徐颖鹤、首任医院院长金国健带领事业发展处秦青通、后勤保障处林顺康、院办吴琼海赴上海与瑞金医院原院长李宏为、副院长邱力萍、原副院长赵忠涛及瑞金医院对外合作与发展部李翠萍、马捷，医务处徐婉瑛，在瑞金医院科技楼会议室就两院合作及中心医院20周年院志编纂工作进行交流。医院院长徐颖鹤邀请瑞金医院领导到台州考察指导及参加20周年院庆活动。瑞金医院领导惠赠本院《瑞金医院志》。

2020年

1月9日　医院宫颈阴道病诊治中心三甲分中心授牌仪式在椒江区三甲街道社区卫生服务中心举行。医院院长徐颖鹤及相关人员参加。

1月10日　医院第六届职工代表大会第二次会议在学术报告厅召开。会议听取、审议、通过了《医院工作报告》《财务工作报告》《审计工作报告》《工会工作报告》等，医院党委书记胡平法出席并讲话。

1月15日　市卫健委主任应正南带领委相关部门人员本院看望慰问高层次人才代表。医院党委书记胡平法、院长徐颖鹤、副书记莫经刚陪同。

1月25日　医院为第一批援助武汉抗疫医疗队举行出征仪式。本批医疗队由许婷婷、林莎莎、潘田君、吴旭佳、杨希、王魏、夏晓雅组成，市政府副市长吴丽慧，市卫健委调研员叶向阳，胡平法、徐颖鹤等院领导及相关科室人员、队员家属参加。

1月25日　市委书记李跃旗，市委副书记、代市长吴海平，副市长吴丽慧来院看望慰问春节期间坚守在疫情防控工作一线的医务人员。医院领导胡平法、徐颖鹤陪同。

2月8日　市委书记李跃旗，市委副书记、代市长吴海平在医院A座九楼会议室视频连线慰问本院支援武汉医疗队队员代表杨希、吴旭佳及台州兄弟医院2位医务人员，代表市委、市政府及全体台州人民向所有奋战在疫情防控最前线的台州支援武汉医护人员表示衷心感谢，期盼他们圆满完成任务、早日平安凯旋。市领导叶海燕、吴丽慧及医院领导胡平法、徐颖鹤陪同。

2月9日　医院为第二批驰援武汉抗疫医疗队队员冯月清、周礼鹏、楚烨、黄峰举行出征仪式。胡平法、徐颖鹤等院领导及相关科室代表参加送行。

2月10日　台州学院校长陈光亭在医院A座九楼会议室视频连线慰问医院驰援武汉医疗队队员。医院领导胡平法、徐颖鹤陪同。

2月12日　浙江省卫健委督查组在组长陈正方带领下来院督查疫情防控工作。医院领导徐颖鹤、徐云峰、胡富宇陪同。

2月14日　医院在门诊大厅举行捐赠物资接收仪式。医院核医学科职工方婕媚和其弟方薪水将从厄瓜多尔及周边几个国家紧急采购到的2万个医用口罩及N95口罩捐赠给医院。医院院长徐颖鹤代表医院接受捐赠并表示感谢。

2月18日　由市委常委、组织部部长吕志良，市委组织部副部长王永红、市财政局副局长卢修贤、市人力社保局副局长於英姿、市卫健委党委副书记何善泽等组成的市委市政府慰问团来院看望和慰问援鄂医疗队队员家属代表，院领导胡平法、徐颖鹤、莫经刚陪同。

2月19日　医院为第三批援助湖北荆门抗疫医疗队队员何燕燕、陈娟娟、徐凯亮、杨海芳、鲍雪丹、姚倩梦、朱宏波、吕宇航举行出征仪式，胡平法、徐颖鹤等院领导及相关科室代表参加送行。

3月6日　市人大常委会主任元茂荣、市人大秘书长许世斌、市委宣传部副部长郭海灵、市卫健委副书记何善泽来院慰问援鄂医疗队队员家属代表及在医院抗击疫情一线医务人员代表。院领导胡平法、徐颖鹤、徐云峰、胡富宇陪同。

3月12日　"省级平安单位"授牌仪式在医院保卫科举行。台州市警卫局局长林小波将浙江省公安厅授予本院的"省级平安单位"文件和牌匾授予医院，医院副院长胡富宇代表医院接牌。

3月22日　本院首批援鄂7位医务人员根据上级指令，随浙江援鄂医疗队返回浙江休整。

3月28日　医院第2批及第3批援鄂医疗队12名队员圆满完成抗击新冠疫情任务，平安归来进行休整。

3月31日　医院2020年党建和纪检监察工作会议在学术报告厅举行。各党支部委员、工青妇委员，一、二级科室第一负责人及纪检监察网格员参加会议。市委直属机关工委调研员阮谷禹出席会议并讲话。市纪委驻卫健委纪检监察组组长李慧军出席会议，医院党委副书记莫经刚、纪委书记莫文涛分别作《党建工作报告》《纪检监察工作报告》，会上签订院科二级党风廉政和行风建设目标责任书，党委书记胡平法出席，院长徐颖鹤主持会议。

4月6日　医院在门诊广场举行援鄂医疗队凯旋欢迎仪式。医院首批援助武汉抗疫医疗队7名队员圆满完成抗击新冠疫情任务并经休整后平安返回医院，党委书记胡平法、院长徐颖鹤等院领导出席仪式。

4月13日　医院在门诊广场举行援鄂医疗队凯旋欢迎仪式。医院第二批、第三批援鄂医疗队12名队员圆满完成抗击新冠疫情任务并经休整后平安返回医院。党委书记胡平法、院长徐颖鹤等院领导出席仪式。

4月27日　医院新购置的3.0T超导磁共振经安装调试完毕。

4月29日　省卫健委党委副书记夏建成率队来院进行新冠疫情防控和安全生产督查，市卫健委副主任林伟胜及医院党委书记胡平法、院长徐颖鹤陪同督查。

5月5日　医院在学术报告厅举行援鄂医疗队事迹报告会。医院中层以上干部、职工代表参加报告会。援鄂医疗队队员代表讲述了医疗队在鄂抗疫经历，医院领导及退休老职工代表为19名援鄂医疗队队员颁发荣誉证书及纪念品。医院党委书记胡平法、院长徐颖鹤讲话，医院党委副书记莫经刚主持。

5月15日　台州市卫健委主任应正南、副主任林伟胜及体制改革与发展处处长林远巨，医院院长徐颖鹤及医院事业发展处秦青通、医务处丁凌志赴上海与瑞金医院院长宁光、副院长邱力萍及对外合作与发展部李翠萍、马捷、医务处徐婉瑛，在瑞金医院院史馆会议室就两院与学科合作事宜进行探讨。

同日　医院党委书记胡平法、副院长徐云峰及相关职能部门负责人在A座九楼会议室为即将赴贵州省铜仁市万山区人民医院开展为期半年对口帮扶的医疗队员李春胜等5人举行欢送仪式。

5月18日　医院党委书记胡平法带领援贵医疗队一行7人到达贵州省铜仁市万山区人民医院落实对口帮扶工作事宜。

5月22日　医院院长徐颖鹤带领4名参与援鄂抗疫医务人员赴台州学院参加主题交流会。

6月2日　医院医联体章安分院妇科治疗中心成立。

6月3日　宁波市第一人民医院副院长陈雪琴一行10人来院与医院副院长徐云峰就DRGs支付方式管理进行交流。

6月4日　受中共台州市委党校邀请，医院党委副书记莫经刚带领3位援鄂医疗队员赴市委党校作援鄂抗疫事迹报告，市委党校常务副校长陈刚敏及党校领导班子成员、全体教职工参加报告会。

6月7日　医院肿瘤外科经国家癌症中心、国家肿瘤质控中心批准成为国家首批乳腺癌规范诊疗质控试点中心。

6月9日　第13个"6·9国际档案日"活动，台州市档案馆开展台州市疫情防控档案移交暨社会捐赠仪式，医院向台州市档案馆捐赠了35件实物。医院纪委书记莫文涛及援鄂医疗队员夏晓雅、冯月清应邀出席捐赠仪式。

6月16日　医院质量改进项目启动暨《质量持续改进项目案例集》首发式在学术报告厅举行，医院院长徐颖鹤讲话，副院长徐云峰主持仪式。

6月19日　医院在门诊广场举行升旗仪式、庆祝医院开诊20周年，医院领导、中层干部及职工代表200多人参加，医院党委书记胡平法讲话，院长徐颖鹤主持仪式。

同日　医院与上海交通大学医学院附属瑞金医院合作20周年纪念活动暨新项目合作授（揭）牌仪式在多功能厅举行。市委书记李跃旗、上海瑞金医院院长宁光出席并讲话。李跃旗、宁光、中心医院院长徐颖鹤、瑞金医院代谢病管理中心主任王卫庆共同为"国家标准化代谢病管理中心（MMC）台州分中心"揭牌，同时举行了瑞金医院烧伤科、血液科专科医疗联合体授牌，市委常委、秘书长周凌翔、市政府副秘书长张海星、瑞金医院副院长邱力萍及相关学科专家、台州学院、市委组织部、市人力社保局、市卫健委、市医保局等相关领导、医院领导班子成员及相关部门负责人参加仪式。市政府副市长吴丽慧主持仪式。

同日　医院与上海瑞金医院医疗合作20周年座谈会在医院住院部A幢九楼会议室举行。中国工程院院士、上海瑞金医院院长宁光，上海瑞金医院副院长邱力萍以及瑞金医院有关专家，市卫健委主任应正南，医院领导胡平法、徐颖鹤、胡富宇、莫文涛、陈光以及首任院长金国健等参加座谈会。医院向瑞金医院赠送回顾两院合作《继往开来　再创辉煌——中心医院与瑞金医院合作20年纪实》一书。

6月20日　医院"3.0T磁共振开机仪式暨放射科影像论坛"在多功能厅举办，医院3.0T磁共振正式启用。中国医师协会放射学分会常委张敏鸣、浙大医学院附属第一医院放射科主任陈峰、浙大医学院附属邵逸夫医院放射科主任胡红杰、浙江省人民医院放射科主任龚向阳、医院院长徐颖鹤、执行院长滕宏飞出席开机剪彩仪式。

同日　医院与上海市皮肤病医院协作签约暨揭牌仪式在学术报告厅举行。市政府副秘书长张海星、市卫健委副主任林伟胜、医院党委书记胡平法、副书记莫

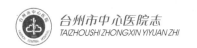

经刚等领导班子成员及部分中层干部、科室代表参加，上海市皮肤病医院院长秦环龙、台州市政府副市长吴丽慧、台州学院副校长赵小明与医院院长徐颖鹤共同为"上海市皮肤病医院协作医院"揭牌，副院长徐云峰主持仪式。

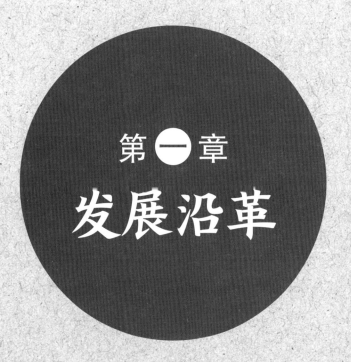

第一章

发展沿革

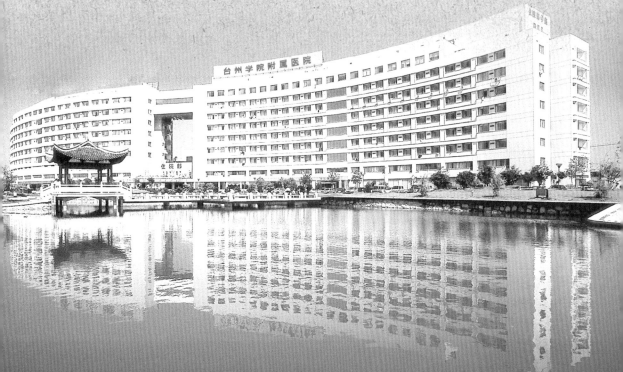

　　台州市中心医院是台州市委、市政府根据台州市区域卫生规划决定建设，报经浙江省卫生厅、浙江省计划经济委员会批准于1998年12月开始筹建，2000年6月开诊。现名为台州市中心医院（台州学院附属医院）。医院是集医疗、教学、科研、预防、保健、康复、急救和智慧医院为一体的三级甲等综合性医院。

　　医院位于台州市政府所在地——台州经济高新区东海大道999号。东靠广场南路，南靠育德路，西邻中心大道，北靠东海大道。

　　【体制变革】　根据《台州市卫生事业"九五"计划和2010年发展战略》（台政发〔1996〕9号），1998年12月7日，台州市人民政府常务会议决定运用股份制形式建设台州市中心医院（市政府第26次常务会议纪要），医院在股权设置上采用多种经济成分参股，吸收国有企业法人股、民营企业法人股和职工持股会法人股等8家股东单位，组成投资主体多元化的股份合作制医院。2000年1月11日，举行出资人签字仪式，宣告中心医院股份合作制的正式成立。2000年3月17日，台州市人民政府下发《批转市卫生局关于台州市中心医院组建方案的通知》（台政发〔2000〕38号）：台州市中心医院公益性、福利性的性质不变，享受市级同类医院同等待遇，以独立事业法人注册登记，注册股本金8000万元，由台州市基础设施建设投资有限公司（市政府指定的国企）参与并相对控股，省内若干家企业、事业法人单位和医院职工出资入股组建台州市中心医院。其中台州市基础设施建设投资有限公司出资3800万元（占注册股本金47.5%）、台州市中心医院工会（筹）出资1000万元（占注册股本金12.5%）、台州市三立工贸有限公司出资700万元（占注册股本金8.75%）、台州市椒江医药有限公司、椒江区白云办事处下马村经济合作社、台州市华利士大酒店、浙江环宇建设集团有限公司、浙江海正集团有限公司分别出资500万元（分别占注册股本金6.25%）。2000年5月7日，召开台州市中心医院创立大会筹备会，对《医院章程》，组织构架，董事、监事推荐人选，院长、副院长推荐人选等进行了讨论。2000年5月8日，台州市中心医院创立大会暨第一次股东大会召开，大会通过《台州市中心医院筹建情况的报告》《台州市中心医院筹建费用的报告》《台州市中心医院章程》，选举产生医院董事局董事11人、监事会监事5人，选举产生董事局主席、副主席、监事会主任，聘请医院董事局名誉主席、院长、副院长。根据《医院章程》，医院设立股东大会、董事局、监事会、高管层。股东大会由全体股东组成，为医院的最高权力机构，拥有资产所有权。董事局为医院的重大决策机构，拥有资产控制权。监事会为监督机构，拥有医院资产经营监督权。高管层为医院经营机构，拥有经营管理权。医院实行董事局领导下的院长负责制，实行"独立核算、自负亏盈、自主经营、自担风险"的经营机制，对外独立承担民事责任。2000年6月19日，台州市中心医院正式挂牌运营。

2007年6月8日，台州市政府召开第七次市长办公会议（市长办公会议纪要〔2007〕7号），2007年6月11日台州市委召开常委会议（中共台州市委常委会议纪要台三届〔2007〕16号）决定台州市中心医院与台州医院两院重组成立台州恩泽医疗中心（集团）。2007年7月，医院开始股份收购工作，经与股东单位充分协商一致同意转让股本金，统一由台州市基础设施建设投资有限公司出面收购，收回股本金3800万元（台州市中心医院工会1000万元、台州市三立工贸有限公司700万元，台州市椒江医药有限公司、椒江区白云办事处下马村经济合作社、台州市华利士大酒店、浙江环宇建设集团有限公司各500万元，浙江海正集团有限公司100万元），并按银行五年期贷款利率支付股息。2007年10月10日，医院所有股份收购完毕（台州市基础设施建设投资有限公司投资的3800万元国有股继续保留），医院回归国有公立医院。2007年8月12日，台州市机构编制委员会下发《关于同意组建台州恩泽医疗中心（集团）等事项的批复》（台编〔2007〕43号）同意组建台州恩泽医疗中心（集团），为差额拨款事业单位，将台州医院、台州市中心医院成建制并入，核定差额拨款事业编制2855名，并保留"台州医院""台州市中心医院""台州医院路桥院区"牌子。2008年3月22日，台州市委、市政府在台州市中心医院宣布台州市政府《关于陈海啸等职务任免的通知》（台政发〔2008〕7号）、台州市委《关于建立中共台州恩泽医疗中心（集团）工作委员会、纪律检查委员会及朱顺法等同志职务任免的通知》（市委干〔2008〕12号），任命台州恩泽医疗中心（集团）党、政、纪领导班子成员。台州市中心医院成为台州恩泽医疗中心（集团）成员单位之一，实行中心（集团）领导下的院长负责制，为非独立法人事业单位。2009年12月29日，台州恩泽医疗中心（集团）举行揭牌庆典，台州恩泽医疗中心（集团）台州市中心医院正式挂牌运营。

2016年5月30日，台州市人民政府2016年第10次市长办公会议（市长办公会议纪要〔2016〕10号）决定将台州市中心医院从台州恩泽医疗中心（集团）成建制划归台州学院，组建台州学院直属附属医院。2016年8月25日，台州市机构编制委员会下发《关于台州市中心医院管理体制和机构编制调整有关事项的通知》（台编〔2016〕37号）"台州市中心医院成建制从台州恩泽医疗中心（集团）剥离，划归台州学院领导和管理，挂台州学院附属医院牌子，同时，接受台州市卫生计生委在医疗卫生方面的业务指导和监督管理，并承担正常的医疗业务和临床教学任务。台州市中心医院（台州学院附属医院）为公益二类事业单位，经费形式为差额拨款"。医院实行台州学院领导下的院长负责制，为独立事业法人单位。2016年9月21日，台州市人民政府2016年第18次市长办公会议（市长办公会议纪要〔2016〕18号），会议就台州市中心医院管理体制调整及有关财务情况进行了讨论，会议同意补助台州恩泽医疗中心4亿元，其中5000万元作为对台州恩泽医疗中心在促进台州市中心医院发展中所作贡献的奖励。会议明确，资金补助方式以现金支付3亿元，其中2亿元由市财政直接支付台州恩泽医疗中心，另外1亿元直接划拨台州市中心医院抵台州恩泽医疗中心应归还台州市中心医院预留发展基金，另以台州学院原台州卫校地块和市卫生计生委所属的有关地块及地上建筑物等固定资产抵资1亿元，划归台州恩泽医疗中心。至此，台州市中心医院与台州恩泽医疗中心之间的人、财、物关系基本厘清。2016年10月19日，台州市中心医院（台州学院附属医院）正式挂牌运营。

【工程建设】　1998年12月7日，台州市人民政府第26次常务会议讨论决定在台州经济开发区西区建设台州市中心医院，分两期进行，一期工程400张床位（市政府第26次常务会议纪要）。

台州市中心医院一期工程：1998年12月8日，台州市计划与经济委员会向浙江省计划与经济委员会上报《关于台州市中心医院一期工程项目建议书》（台计经建〔1998〕449号）。同年12月9日，浙江省计经委下发《关于台州市中心医院一期工程项目建议书的批复》（省计经投〔1998〕1757号），同意建设台州市中心医院工程，项目建设规划为医疗床位800张，一次规划，分期实施；一期建设规模为医疗床位400张，总建筑面积50000平方米。同年12月10日，浙江省计经委、浙江省重点建设领导小组下发《关于增补1998年度省重点建设项目的通知》（浙重建〔1998〕62号），将台州市中心医院工程建设列入省重点建设A类项目。同年12月30日，台州市土地管理局开发区分局下发《关于征用土地的批复》（台开土征〔98〕32号），批准中心医院一期工程用地80亩。1999年4月2日，台州市中心医院举行工程开工奠基仪式。1999年4月23日，浙江省计经委下发《关于台州市中心医院一期工程初步设计的批复》（省计经委发〔1999〕34号），建设规模：台州市中心医院按日门诊人次2400人次、800张床位三级甲等综合性医院一次规划设计，分二期实施，一期工程先建设门诊楼、医技楼、400张床位病房楼；原则同意初步设计的主要技术经济指标：规划用地10.88公顷，总建筑面积113000平方米，建筑密度22.7%，容积率0.95，绿地率大于40%；其中一期建筑面积57535平方米，地上建筑面积50256平方米，用地6公顷。1999年6月28日，门诊楼破土动工。同年7月5日，病房楼（B座）破土动工。同年9月28日，医技楼破土动工。2000年6月17日，一期工程综合竣工验收。同年6月19日，台州市中心医院正式开诊，一期工程投入使用。

台州市中心医院二期病房大楼工程：1999年9月7日，浙江省计经委下发《关于台州市中心医院二期工程项目建议书的批复》（浙计经投〔1999〕1108号），同意建设台州市中心医院二期工程；二期工程新增医疗床位400张、工程建设后勤服务和配套设施用房20000平方米、康复中心用房10000平方米、病房楼25000平方米，二期工程一次规划，分步实施。2002年4月27日，台州市发展计划委员会下发《关于台州市中心医院二期病房楼初步设计的批复》（台计投资〔2002〕114号），同意按照台州市中心医院总体规划要求扩建二期病房大楼25761平方米，设医疗床位400张。工程于2002年7月18日破土动工，2004年3月12日通过综合竣工验收，同年3月19日投入使用。

台州市中心医院东海大酒店（医院食堂）工程：2000年12月13日，台州市发展计划委员会下发《关于台州市中心医院食堂工程的批复》（台计经建〔2000〕643号），同意医院建设食堂工程，建筑面积为3983平方米。2001年2月

15日开工，同年12月28日竣工投入使用，

台州市中心医院直线加速器机房工程：2004年3月10日，台州市发展计划委员会下发《关于同意台州市中心医院直线加速器机房项目的批批复》（台计投资〔2004〕88号），同意医院建设直线加速器机房，建筑面积404.88平方米。工程于2004年2月1日举行奠基仪式，8月11日通过竣工验收，8月20日投入使用。

台州市中心医院感染病房工程：2004年7月16日，台州市发展计划委员会下发《关于同意台州市中心医院感染病房建设项目年度建设计划的批复》（台计投资〔2004〕240号），同意台州市中心医院在原规划区内建设感染病房，用地面积750平方米，建筑面积1500平方米，床位30—40张。工程于2004年4月19日奠基，8月11日通过竣工验收，8月17日投入使用。

台州市中心医院（台州学院附属医院）急诊、医技加扩建工程：2018年5月3日，台州市发展和改革委员会下发《台州市中心医院（台州学院附属医院）医疗急诊大楼扩建工程可行性研究报告批复的函》（台发改社会〔2018〕77号），同意医院对急诊楼、医技楼等医疗建筑和地下室进行改扩建，改扩建面积8886平方米，其中急诊楼和医技楼西扩建面积5263平方米，改建面积2464平方米，医技楼东扩建面积1129平方米，地下室扩建面积30平方米。2019年6月18日，工程土建施工，2020年9月15日通过竣工验收，9月20日投入使用。

台州市中心医院（台州学院附属医院）新食堂工程：位于医院一期项目内、住院部A座与老食堂之间。2019年10月11日，台州市发展和改革委员会下发《关于台州市中心医院新食堂项目初步设计的批复》（台发改社会〔2019〕195号），同意建设医院新食堂工程，建筑面积6510万平方米，其中地上4910平方米，地下1600平方米，工程于2021年1月11日取得施工许可证，1月18日奠基。

台州市中心医院（台州学院附属医院）临床教学楼工程：位于医院内北侧。附记：2020年9月29日，台州市发展和改革委员会下发《关于台州市中心医院临床教学楼项目可行性报告的批复》（台发改社会〔2020〕213号），同意建设医院临床教学楼工程，占地面积14.8亩，建筑面积60191平方米，其中地上48395平方米，地下11796平方米，项目建成后新增临床教学床位600张。

以上为医疗用房和配套设施用房建设工程。

以下为职工小区和生活用房建设工程：

康平中心怡苑小区（医院首期职工集资房）：位于台州经济开发区界牌村，小区占地49亩，总建筑面59234.29平方米，其中住宅面积50817.92平方米，自行车库2385.42平方米，停车库5521.50平方米，附属用房509.45平方米，职工宿舍共17幢384套。2000年3月20日破土动工，2001年4月竣工验收，2001年5月开始分、借房，2005年5月开始办理个人产权。

丰泽茗苑小区（医院二期职工集资联建房）：位于台州经济开发区白云山南路东侧、白云中学南侧，2008年7月10日通过土地拍买购入，拍买价格187万元／亩。项目占地41.5亩，主要由3栋11层小高层和2栋16层高层住宅及配套用房组成，总建筑面积69419.42平方米，其中地上总建筑面积55402.58平方米，地下总建筑面积14016.84平方米，共358套。其中1—4号楼300套，职工住宅298套，中心医院留存储2套，5号楼58套（恩泽医疗中心留存）。2009年9月9日动工，2012年2月17日竣工，同年2月26日交房。

殿后陶新村员工宿舍（医院职工宿舍）：位于台州经济开发区殿后陶新村25号。2005年4月2日土建开工（原为村民拆迁房），建筑面积2190.78平方米。2010年6月22日医院办理了产权过户手续，同年11月26日办理土地证；2015年7月15日重新装饰施工，同年8月20号新员工报到入住。

台州市中心医院（台州学院附属医院）学生公寓楼工程：位于台州市经济开发区二十号路南侧、中心大道西侧、殿后陶新村北侧。2019年5月17日，台州市发展和改革委员会下发《关于台州市中心医院（台州学院附属医院）学生公寓楼工程可行性研究报告的批复》（台发改社会〔2019〕81号），同意建设医院学生公寓楼工程，占地4.09亩，总建筑面积11615平方米，其中地上10049平方米、地下1566平方米。2020年6月28日取得建设用地确认书，11月8日奠基，10月30日取得施工许可证，2021年1月16日土建开工。

【医疗设备】 1999年下半年，医院工程建设指挥部开始对医疗设备投资进行可行性论证，并开始按有关程序进行招投标采购工作。

2000年6月19日医院开诊时医疗设备总投资24634001.93元，其中100万及以上的医疗设备有磁共振成像仪、数字胃肠X线机、多排螺旋CT等3台。

截至2007年12月底，医院医疗设备总投资109433188.19元，其中100万元及以上的设备有：磁共振成像仪、数字胃肠X线机、多排螺旋CT、直线加速器、ECT、PACS / RIS数字影像系统、东芝模拟定位机、制冷机、三维治疗计划系统TPS及附件全套、电生理仪、制氧机系统、彩超、人工心肺机、冷水机组等设备19台。

2008—2016年底医院医疗设备总投资153158668.43元，其中100万元及以上的设备有：1.5T磁共振成像仪、CT、DR、数字胃肠X线机、锥形束X线计算机断层扫描系统、逆向调强放疗计划系统、彩色超声诊断仪、数字化X线摄影系统、心脏彩色超声诊断仪、低温等离子灭菌器、电子胃肠镜系统等设备23台。

2017—2020年6月医院医疗设备总投资132866351.93元，其中100万元及以上的设备有：3.0T磁共振成像仪、DR、心血管成像系统、64排CT、流式细胞仪、彩色超声诊断仪、乳腺X射线机、钬激光治疗仪、环氧乙烷灭菌器、人工心肺机——滚压式血泵、强脉冲光与激光系统、数字化医用X射线摄影系统、超高效液相色谱串联质谱系统、超级综合模拟人（SimMan3G）、超声虚拟训练系统等设备24台。

截至2020年6月底，医院总投资医疗设备395458208.55元，报废医疗设备总额60380198.30元，现有医疗设备总投资335078010.25元。配置100万及以上医疗设备有：西门子3.0T超导磁共振，GE 1.5T超导磁共振、GE宝石64排能谱CT、GE 16排螺旋CT、GE及飞利浦数字减影血管造影机（DSA）、强脉冲光与激光系统、流式细胞仪、超高效液相色谱串联质谱系统、彩色多普勒超声系统、超级综合模拟人（SimMan3G）、超声虚拟训练系统、激光治疗仪、逆向调强放疗计划系统、数字胃肠X线机、直线加速器、ECT、PACS / RIS数字影像系统、东芝模拟定位机、三维治疗计划系统TPS及附件全套、低温等离子灭菌器、电子胃肠镜系统等大型设备56台。

【规模等级】 2000年6月12日，台州市卫生局下发《关于同意台州市中心医院执业的批复》（台卫发〔2000〕28号），核定医院床位200张。2003年9月3日，浙江省卫生厅下发《关于同意调整部分医院核定床位数的批复》（浙卫发〔2003〕258号），核定医院床位500张。2003年11月22日，浙江省卫生厅下发《浙江省医疗机构等级评审管理办法》（浙卫发〔2003〕349号），医院按照三级乙等综合性医院评审标准组织开展创建与迎评工作。2004年11月27日，医院接受浙江省卫生厅组织的三级乙等综合性医院评审。2005年2月3日，浙江省卫生厅下发《关于公布我省第二轮三级综合性医院名单的通知》(浙卫发〔2005〕30号),确定台州市中心医院为三级乙等综合性医院。2006年1月9日,浙江省卫生厅下发《关于核定杭州市第一人民医院等医院床位数的批复》(浙卫发〔2006〕2号),核定台州市中心医院床位800张。2010年6月9日,浙江省卫生厅下发《浙江省医疗机构等级评审管理办法》(浙卫发〔2010〕159号),医院按照三级甲等综合性医院评审标准组织开展创建与迎评工作。2011年12月9日,医院接受浙江省卫生厅组织的三级甲等综合性医院评审。2012年1月11日,浙江省卫生厅下发《关于公布杭州师范大学附属医院等106家单位第三轮综合医院等级的通知》(浙卫发〔2012〕2号),确定台州市中心医院为三级甲等综合性医院。2018年4月医院实际开放床位1000张。2019年11月15日,浙江省卫生健康委员会下发《浙江省医院评审办法》(浙卫发〔2019〕54号),医院按照三级甲等综合性医院评审标准组织开展迎评工作,2020年10月29日,医院通过浙江省卫生厅组织的第四周期三级甲等综合性医院评审。

【组织沿革】 1999年1月13日,建立台州市中心医院筹建领导小组及工程建设指挥部(台政办发〔1999〕4号)。2000年5月8日,成立台州市中心医院董事局。2000年5月17日,建立台州市中心医院行政领导班子(台政干〔2000〕8号、台中心医董〔2000〕1号)。2000年6月19日,台州市中心医院开诊营业。2007年8月12日,台州市机构编制委员会下发《关于同意组建台州恩泽医疗中心(集团)等事项的批复》(台编〔2007〕43号),同意组建台州恩泽医疗中心(集团),为差额拨款事业单位,将台州医院、台州市中心医院成建制并入,核定差额拨款事业编制2855名,并保留"台州医院""台州市中心医院""台州医院路桥院区"牌子,医院成为台州恩泽医疗中心(集团)成员单位之一。2016年8月25日,台州市机构编制委员会下发《关于台州市中心医院管理体制和机构编制调整有关事项的通知》(台编〔2016〕37号),台州市中心医院成建制从台州恩泽医疗中心(集团)剥离,划归台州学院领导和管理,挂台州学院附属医院牌子,定名为台州市中心医院(台州学院附属医院)。

1999年11月11日,建立中共台州市中心医院筹建指挥部临时支部(市直工委发〔1999〕100号)。2000年3月8日,建立中共台州市中心医院委员会(市委干〔2000〕16号)。2008年7月24日,建立中共台州恩泽医疗中心(集团)台州市中心医院委员会（台恩医工委干〔2008〕1号）。2016年8月25日，建立中共台州市中心医院（台州学院附属医院）委员会（市委干〔2016〕109号）。

2000年3月8日，建立中共台州市中心医院纪律检查委员会（市委干〔2000〕16号）。2008年7月24日，建立中共台州恩泽医疗中心（集团）台州市中心医院纪律检查委员会（台恩医工委干〔2008〕1号）。2016年12月24日，建立中共台州市中心医院（台州学院附属医院）纪律检查委员会（市委干〔2016〕116号）。

2000年8月30日，建立台州市中心医院工会（台总工复〔2000〕25号）。2000年9月28日，建立共青团台州市中心医院委员会（团台〔2000〕116号）。2000年8月31日，建立台州市中心医院妇女委员会（台妇〔2000〕32号）。

【人才队伍】　1999年6月30日，台州市中心医院筹建工程建设指挥部向台州市卫生局提交了《关于上报台州市中心医院一九九九年度大中专学生进人计划的报告》（台中心医筹〔1999〕18号）。1999年7月10日，应届毕业生招聘。1999年8月14日，医院举行首批录用的大中专毕业生上岗培训。1999年10月12日，台州市机构编制委员会下发《关于同意建立台州市中心医院并核给编制的批复》（台编〔1999〕72号），核定中心医院为自收自支全民事业单位，暂核编制55名。1999年12月，医院筹建工程建设指挥部选送医护人员37人（其中临床医技人员12人、护理人员25人）到邵逸夫医院进修培训，为医院开业储备人才。2000年3月20日，台州市人民政府下发《批转市卫生局关于台州市中心医院组建方案的通知》（台政发〔2000〕38号），建院初期，台州市中心医院的业务技术人员从台州医院调配一部分，从市内各县市（市、区）医疗机构调配一部分，从全国各地公开招聘一部分，从应届医科院校毕业生中选聘一部分；在市中心医院具有用人自主权的前提下，对志愿到市中心医院的少数业务骨干，涉及正常调动有困难的，允许重新建档。1999年11月12日，医院在《健康报》及省、市电视台对外发布台州市中心医院招聘高级医疗卫技人员的公告，开展人才招聘工作。2000年台州市机构编制委员会下发《关于台州市中心医院重新核定编制的批复》（台编〔2000〕22号），核定台州市中心医院事业编制600人。2000年3月18日，医院成立人才引进领导小组，在全国范围内开展人才招聘。2000年6月19日医院开诊时，在岗职工202人。2000年底在岗职工444人，其中高级职称42人。

2004年2月27日，台州市机构编制委员会下发《关于下达2004年市级单位进人计划的通知》（台编〔2004〕3号），核定台州市中心医院事业编制820人。2007年底，医院在岗职工1021人，其中高级职称118人，硕博士41人。

2007年8月12日，台州市机构编制委员会下发《关于同意组建台州恩泽医疗中心（集团）等事项的批复》（台编〔2007〕43号），同意组建台州恩泽医疗中心（集团），为差额拨款事业单位，将台州医院、台州市中心医院成建制并入，核定差额拨款事业编制2855人。台州市中心医院成为台州恩泽医疗中心（集团）成员单位，2007年医院人事冻结。2008至2016年，医院人才由集团统一组织实施招聘，按医院需求进行分配，招聘人员身份分事业编制和非事业编制，其中非事业编制分为派遣（参编合同制）、合同制、合同制A、合同制B、合同制C、劳务人员。根据编制改革相关要求，从2015年开始，新入编职工统一划归为报备员额制。至2016年底，医院在岗职工1604人，其中高级职称245人，硕博士141人。

2016年5月30日，台州市人民政府（市长办公会议纪要〔2016〕10号）决定，台州市中心医院从台州恩泽医疗中心（集团）成建制划归台州学院，组建台州学院直属附属医院。2016年8月25日，台州市机构编制委员会下发《关于台州市中心医院管理体制和机构编制调整有关事项的通知》（台编〔2016〕37号），核定台州市中心医院（台州学院附属医院）事业编制1020人，其中事业编制820人、备案编制200人；另外，核定编制外用工总量450人。2016年9月台州市机构编制委员会下发《关于增加台州市中心医院（台州学院附属医院）事业编制的批复》（台编〔2016〕58号），核定医院事业编制为1200人，其中事业编制650人，备案编制550人。医院重新实施人才自主招聘工作。2020年4月台州市机构编制委员会下发《关于增加台州市中心医院备案编制等事项的批复》（台编办函〔2020〕86号），核定医院事业编制调整为1293人，其中事业编制650人，备案编制643人。截至2020年6月，医院在岗职工1895人，其中卫技人员1511人、高级职称288人、博士25人、硕士230人、在读硕博士90人，各类省市级人才130人次，台州市名医工作室10个。

【学科建设】 2000年6月19日医院开诊时开放床位200张，设五病区为脑外科、普外科、骨科、胸外科、泌尿外科、肿瘤外科、小儿外科等外科病区；一病区为心内科、呼吸内科、肾内科、消化内科、神经内科、内分泌科、血液内科、儿内科等内科病区；三病区为妇产科病区；十病区为中医、中西医结合等综合病区，并开设内、外、妇、儿、急诊、中医等一、二级主干学科门诊及麻醉、影像、检验、病理、超声、药剂、功能诊断等学科（台中心医〔2000〕35号）。2000年8月3日开设四病区，为胸外科、肿瘤外科病区（台中心医〔2000〕49号）。2000年11月7日开设二病区，为骨科、眼耳鼻喉科、口腔科病区；六病区为消化内科、内分泌科、血液内科病区；七病区为心内科、呼吸内科病区（台中心医〔2000〕69号）。随着各学科的发展，B座病房大楼各病区相继开放，在此期间病区所在楼层及学科组合调整频繁。

2001年6月5日，医院下发了《关于病区设置的通知》（台中心医〔2001〕35号），对病区设置作了如下调整：一病区（三楼西）ICU，二病区（三楼东）骨伤科、口腔科、眼耳鼻喉科，三病区（四楼）妇科、产科，四病区（五楼西）肿瘤外科、胸外科、小儿外科，五病区（五楼东）颅脑外科、泌尿外科、烧伤整形科，六病区（六楼西）消化内科、血液内科、儿内科、内分泌科，七病区（六楼东）普外科，八病区（七楼西）暂空，九病区（七楼东）心内科、肾内科、神经内科，十病区（八楼）干部、特需、老年病科、中医、中西医结合科、呼吸内科。

2002年9月23日，医院下发《关于部分病区科室组合的调整通知》（台中心医〔2002〕77号），调整后的病区组合如下：一病区ICU，二病区肾内科、儿内科、消化内科，三病区妇产科，四病区肿瘤外科、胸外科、儿外科，五病区神经外科、神经内科，六病区骨科、眼科，七病区普外科，八病区泌尿外科、烧伤整形科、五官科、口腔科，九病区心内科、血液内科，十病区老年病科、中医、中西医结合科、内分泌科。

2004年3月12日，医院二期病房大楼（A座）工程通过综合竣工验收并逐渐投入使用，病区和学科开展搬迁和重新组合调整，部分科室独立成立病区，部分科室组合成病区，病区名称以学科名称（A×东、A×西、B×东、B×西）或以A×东病区（学科名称）组合方式表述，如神经外科（A六东）或A四西病区（泌尿外科、口腔科）。

2004年6月，医院开放床位500张，临床一、二级学科的设置、床位、技术、业务量及医技科室开展的技术项目达到了省三级乙等综合性医院标准，医院向省卫生厅申报三乙医院评审，同年11月顺利通过三级乙等综合性医院评审。

2010年6月，医院开放床位800张，临床一、二级学科的设置、床位、技术、业务量及医技科室开展的技术项目达到了省三级甲等综合性医院标准，医院向省卫生厅申报三甲医院评审，2011年12月通过浙江省卫生厅组织的三级甲等综合性医院评审。

2012年，为提升学科品牌和知名度，逐渐弱化病区概念，以学科名称表述为主、病区（部分多学科组合）名称表述为辅。2019年基本运用以学科名称表述。

2020年6月，学科病房分布区域如下：A二东烧伤科、泌尿外科，A二西重症医学科，A三东神经外科、口腔科，A三西心血管内科、CCU病房，A四东肿瘤外科，A四西放疗科，A五东消化科、内分泌科，A五西血液内科，A六东神经内科（二）、A六西神经内科（一），A七东特需病区，A七西中医科、中西医结合科、康复医学科、风湿免疫科，A八东呼吸与重症医学科，A八西儿内科、新生儿科，A九西日间病房、眼科、血透室，B二楼手术麻醉科，B三东老年科、耳鼻喉科，B三西肝胆血管胰脾外科，B四楼产科，B五东高端产科，B五西妇科，B六东骨科（一）、B六西骨科（二），B七东胃肠肛肠科、小儿外科，B七西胸外科、疼痛科、胃肠外科，B八东肾内科，急诊综合病房（急诊科、全科医学科）。

2001年3月13日，医院制定《台州市中心医院重点学科建设实施方案》，开展第一轮医院重点学科评选工作；同年8月8日医院下发《关于确立医院重点学科、学科带头人、后备学科带头人的通知》（台中心医〔2001〕55号），确立老年医学、神经外科、检验医学、普外科、妇产科、影像医学、口腔医学、心内科、肾内科、麻醉科、心脏外科、B超诊断、护理继续教育管理等13个学科为院级重点学科。2001年11月医院学术委员会制定《台州市中心医院重点学科管理制度》《台州市中心医院重点学科带头人管理制度》《台州市中心医院重点学科人才管理制度》，为医院重点学科建设工作奠定制度保障。

2002年，医院神经外科、检验医学科成为台州市医学重点学科。

2003年，医院开展第二轮医院重点学科评选工作，同年3月31日医院下发《关于公布院重点学科与学科带头人名单的通知》（台中心医〔2003〕35号），确定普外科、骨科、心血管内科、肿瘤科、老年医学、胸外科、妇产科、医学影像、肾内科、泌尿外科等10个院级重点学科。

2004 年，医院老年医学（中西医结合）成为浙江省医学扶持重点学科。2006 年神经外科、检验医学科成为台州市医学重点学科。2007 年心血管内科、骨科成为台州市医学扶持重点学科。2008 年中西医结合（脑血管病科）成为台州市中医（中西医结合）重点学科。2012 年普外科、检验医学、临床药学成为台州市医学扶持重点学科。2013 年中西医结合脑血管病科成为台州市中医（中西医结合）重点扶持学科。2014 年肿瘤外科、神经内科、急诊医学科、心血管内科、妇产科成为台州市市级医学扶持发展学科。2016 年肿瘤学成为台州市医学重点支柱学科，骨外科学、检验医学成为台州市医学重点支撑学科，普外科、临床药学、神经内科成为台州市医学重点支持学科。2019 年肿瘤学成为省市共建医学重点学科，肿瘤学、检验医学成为台州市医学重点支撑学科，重症医学、临床药学成为台州市医学重点支持学科，骨外科学、神经病学、普外科学成为台州市医学重点培养学科。2020 年老年医学（中西医结合）成为台州市中医（中西医结合）重点学科。

2019 年医院开展第三轮重点学科评选工作，同年 11 月 5 日医院下发《关于公布医院重点学科名单的通知》（台中心医〔2019〕116 号）：确定肿瘤外科、检验医学为医院重中之重学科，骨科、普外科、神经内科为医院重中之重（培育）学科，病理科、临床药学、重症医学科、泌尿外科、呼吸与危重症医学科、心血管内科为医院重点学科，麻醉科、医学影像科为重点支持学科，放疗科、小儿内科、妇产科为医院重点（培育）学科，超声医学科、口腔科、皮肤科、消化内科、痛风中心（肾内科 / 风湿免疫科）、核医学科、小儿外科、中西结合科为医院特色学科。

2020 年 6 月底，医院设有临床科室 38 个、医技科室 11 个，现有省市共建医学重点学科 1 个（肿瘤外科学）、省级医学重点扶持学科 1 个（中西医结合老年医学科）、市级重点学科 8 个（肿瘤学、检验医学、重症医学、临床药学、普通外科学、骨外科学、神经内科学、中西医结老年医学）；医院院级重中之重学科 2 个、重中之重培育学科 3 个，重点学科 6 个，重点支持学科 2 个，重点培育学科 3 个，特色学科 8 个，市级名医工作室 10 个。

【科研工作】　2000 年 8 月 3 日，医院成立学术委员会（台中心医〔2000〕43 号），制定《科研课题管理制度》《科研经费管理制度》。2002 年 1 月成立科教处，负责医院科研工作，逐步完善学术委员会和医学伦理委员会组织和职能，加强科研工作的规划和管理，陆续完善《科技项目管理办法》《科研成果管理办法》《科研配套、报销及奖励管理办法》《科研成果转化管理办法》《优秀论文奖励办法》等一系列制度，为医院科研工作提供了制度保障。

2000年获得市级立项课题3项，2002年医院获得浙江省科技厅重大课题项目立项1项，实现医院省级重大课题"零"的突破。2018年获得国家自然基金项目立项2项，实现医院国家自然基金项目"零"突破。2001年医院首次在国内期刊上发表论文，2008年首次在SCI期刊发表论文。

2001年医院首次获得浙江省医药卫生创新奖，2003年首次获得台州市科技进步奖，2006年首次获得浙江省中医药科技创新奖，2012年首次获得浙江省科技进步奖；2009年首次获得实用专利，2010年首次获得发明专利，2019年首次实现科技成果转化。

2001年6月，医院成立台州市老年医学研究所（台科〔2001〕39号）。2004年9月成立台州市老年医学重点实验室（台科〔2004〕115号）。2014年12月成立台州市普外科重点实验室（台科〔2014〕43号）。2017年6月成立精准医学中心（中心实验室）。2019年12月，台州学院下发《关于公布台州市中心医院（台州学院附属医院）科研机构名单的通知》（台学院发〔2019〕176号），同意成立台州学院重症医学研究所、肝癌研究所、卫生健康产品研发与转化研究所、肿瘤放射治疗学研究所、分子诊断研究所、病理医学研究所、皮肤性病研究所、肾脏病研究所、骨关节疾病研究所、消化道早癌研究中心、眼科研究所、医学信息技术研究所、临床诊断与生物信息研究所、神经病学研究所等14个科研机构。

截至2020年6月底，医院主持立项课题351项，其中国家自然基金4项、省部级科研项目30项、市厅级科研项目317项；获得省级、市厅级科技成果奖38项；在省级期刊及以上发表学术论文3765篇，其中SCI论文103篇；获得授权专利74项，其中成果转化3项。

【医学教育】 2001年7月2日，医院下发《关于成立医院医学临床教学领导小组的通知》（台中心医〔2001〕40号）、《关于成立医院医学临床教学及相关临床教研室组成人员的通知》（台中心医〔2001〕41号）、《关于建立临床教学改革专项基金的决定》（台中心医〔2001〕44号），开展医学临床教学工作。2003年9

月23日，医院接受浙江省卫生厅、教育厅组织的高等医学院校教学医院的评估。2004年7月27日，浙江省卫生厅、教育厅下发《关于公布浙江省第四批高等医学院校教学医院评审结果的通知》（浙卫发〔2004〕234号），确定台州市中心医院为教学医院。医院为温州医科大学、浙江中医药大学、杭州医学院、杭州师范大学医学院、蚌埠医学院、台州学院医学院等医学院校的教学医院，至2020年6月底共接收实习生（含临床、医技、护理等专业）本科1666名、大专1830名、中专186名。

2005年6月，医院通过上海第二医科大学瑞金临床医学院本科教学医院评估，2005年6月19日成为上海第二医科大学瑞金临床学院台州分院。2006年4月通过了上海交通大学医学院临床教学医院评估；同年7月接收该校临床医学专业6名学生来院教学与实习。

2011年9月19日，医院接受浙江省住院医师规范化培训基地评审。2011年10月24日，浙江省毕业后医学教育委员会下发《关于公布浙江省住院医师规范化培训基地（第一批）名单的通知》（浙毕教办〔2011〕1号），医院成为浙江省住院医师规范化培训基地。2014年9月24日，国家卫生计生委办公厅下发《关于公布第一批住院医师规范化培训基地名录的通知》（国卫办科教发〔2014〕52号），医院成为国家住院医师规范化培训基地。医院现有住院医师规范化培训专业基地15个，累计招收学员445名，已结业267名。

2014年1月医院成为国家临床药师培训基地，2017年8月成为中华医学会首批临床药师学员规范化培训中心，2019年9月成为国家卫健委紧缺人才（临床药师）培训基地。累计向全国二、三级医院招收药师90名，已结业78名。

2016年8月25日，医院成建制划归台州学院，组建台州学院直属附属医院。2016年10月19日，台州市中心医院（台州学院附属医院）正式挂牌运营。2017年8月29日，医院成立教学委员会（台中心医〔2017〕89号）。同年9月首批接受台州学院医学院临床医学专业大四学生的临床教学工作。2017年10月成为台州学院临床医学院。至2020年6月累计接收台州学院临床医学生169名。2017年11月通过教育部临床医学本科专业认证。2018年8月通过JCI学术型医学中心认证。2018年11月通过上海同济大学教学基地评估。医院具有硕士生导师8名，培养硕士研究生16名。现有教授58名、副教授73名、讲师22名。

【服务提升】 医院始终坚持"以人为本"的服务理念。医院服务从"以病人为中心"逐步转向"以健康为中心",服务对象从病人扩大到亚健康与健康群体。在做好"以医疗为中心"的同时,开展健康体检、康复治疗、心理咨询、社区医疗、健康教育等医疗、预防、保健工作。

2000年6月医院开诊时实行"笑脸相迎、主动问候、首问负责、出院相送"的全程服务模式,门诊分诊、药房、挂号、收费、咨询台、方便门诊等均实行吧台式服务。2001年开展"明明白白看病"创建百姓放心医院活动,公示主要医疗项目收费标准,实行门诊费用清单制、住院费用日清制;医院标识醒目,专家介绍上墙;检验、放射、病理等医技部门向社会公开限时报告承诺服务;公开投诉部门、投诉电话,设立院长信箱、意见本、医患沟通平台,开展病人满意度调查。2002年开设现场预约门诊,2009年依托医院网站开通网上预约挂号系统。2014年2月启用门诊自助服务系统,实现挂号、缴费自助化,缩短病友就诊等待时间。2015年3月启动改善医疗服务行动,建立门诊服务中心、住院服务中心、辅助检查集中预约中心,实行"一站式服务"。2016年10月建成医院微信公众号及掌医平台,实现手机端预约挂号。

2017年启动"最多跑一次"改革工作,同年4月完成"影像云"系统建设,患者随时随地可查阅个人检查报告及影像资料;同年5月启用"云随访"和慢病管理系统,实现个性化愈后随访和慢病患者管理;同年6月启动互联网医院与远程会诊平台、云处方,实现患者足不出户享受诊疗服务。同年7月1日,启用"健康一卡通"系统,以社会保障市民卡(或健康卡)代替医院原有就诊卡。2018年6月19日启用住院电子票据、同年10月启用诊疗费用扫码支付。

2019年医院开展"最多跑一次"改革延伸扩面工作,从群众就医过程中期盼最迫切、愿望最强烈、意见最集中的问题入手,创新开展停车更便捷、就诊更舒适、如厕更舒心、标识更清晰、便民措施更完善、志愿者服务更贴心、文化体验更丰富等7方面进行攻坚破难工作,着力打造示范性公共场所优质服务品牌。

至2020年6月,医院通过软硬件设施不断升级及服务流程的不断优化,实现微信、App、刷脸等6种门诊预约方式,微信、支付宝、刷脸、电子健康医保卡等8种费用支付方式,实行单项检查付费后自动预约、多项检查一站式集中预约,全面实行检验检查结果电子化,推行"云影像""云胶片",实现胶片不打印和区域医学影像数据共享；打造智慧药房，做到门诊取药"随到随取"。设立住院一站式服务中心，实行全院病床资源统一调配，为病友统一办理床位预约、入出院缴费、检查集中预约、住院医保结算等便民服务。病区护士站推出"床边服务"，实现出入院手续一站式办理。输血实现亲属用血、省内异地用血一站式减免，新生儿出生实现"出生一件事"办理。医院提供自助发票打印，推广使用门诊、出院电子发票，开展护士站、手机出院结算。达到"挂号预约多样化、费用支付多元化、检查预约自动化、报告查询无纸化"。实现"看病少排队""检查少跑腿"和"付费更便捷"。积极开展日间手术和日间化疗，开展多学科联合门诊，为患者提供最优质的诊疗服务。

【制度建设】　1999年1月，台州市中心医院筹建工程建设指挥部下发《台州市中心医院筹建指挥部规章制度和岗位职责的通知》（台中心医筹〔1999〕1号）。2000年3—4月，根据台政发〔2000〕38号文件和医院投资法人建议，结合《企业法》和现代企业及医院管理制度，起草《台州市中心医院章程（草案）》。2000年5月8日，台州市中心医院创立大会暨第一次股东大会通过《台州市中心医院章程》，确定了医院股权结构、法人治理结构，所有权、决策权、经营权、监督权等四权相互制衡的关系，为医院经营运作体制与机制提供保障。2000年6月根据《医疗机构管理条例》《医疗机构管理条例实施细则》，制定《台州市中心医院规章制度和岗位职责》《台州市中心医院员工工作手册》。2000年6月12日，台州市卫生局下发《关于同意台州市中心医院执业的批复》（台卫发〔2000〕28号）。根据医疗卫生主管部门、医疗行业协会、质量控制中心、医疗护理指南及各相关部门的要求，逐渐完善医院的各项规章制度。2003年4月15日，向浙江省卫生厅申报500张床位执业申请，医院重新汇编《台州市中心医院规章制度和岗位职责》。2004年根据《浙江省医疗机构等级评审标准》对医院的规章制度重新进行补充完善，2004年9月编制台州市中心医院规章制度和岗位职责《医疗分册》《护理分册》《医技分册》《行政后勤分册》。2007年根据中国医院协会"患者安全目标"管理要求，编制《台州市中心医院医疗护理规章制度》。

2007年7月根据市委市政府决定，医院开始对非国有股份产权收购工作。2007年10月医院所有非国有股份产权收购完毕，医院从国有相对控股的股份合作制医院转为国有公立医院。2007年8月组建台州恩泽医疗中心（集团），医院开始执行《台州恩泽医疗中心（集团）章程》《台州恩泽医疗中心（集团）规章制度和岗位职责》，并结合实际编制《医院应急预案》《医院医疗护理操作常规》。

2017年7月，根据《国务院办公厅关于建立现代医院管理制度的指导意见》（国办发〔2017〕67号）"完善医院管理制度、制定医院章程"的要求，医院开展章程修订及各项管理制度整编。2018年6月25日，中共中央办公厅印发《关于加强公立医院党的建设工作的意见》，规定"公立医院实行党委领导下的院长负责制"，进一步推进《医院章程》的修订工作。2018年11月20日，医院第六届职工代表大会通过《台州市中心医院（台州学院附属医院）章程（修订案）》，医院实行党委领导下的院长负责制。2019年根据《浙江省医院等级评审标准》，医院开始收集、健全、完善医院的制度和职责。2020年10月重新编制台州市中心医院（台州学院附属医院）管理制度和岗位职责《医疗分册》《护理分册》《医技分册》《行政后勤分册》。

通过《医院章程》《医院管理制度和岗位职责》的不断健全和完善，推进了医院制度化、规范化、标准化建设，确保医院可持续发展。

【信息化建设】 2000年3月，医院成立信息管理系统项目实施领导小组（台中心医〔2000〕13号），负责医院信息管理系统工程的招标、采购、安装、调试、运行和人员培训工作。2000年3月起，医院与浙江联众科技有限公司、杭州正恒软件公司、杭州莱达公司等合作开展医院信息化建设。2007年8月起，医院信息化建设由台州恩泽医疗中心（集团）集中统一管理、建设和维护。2016年8月，医院对信息化建设自行管理和维护。2017年8月，医院成立信息化委员会，全面负责医院信息化建设。

截至2020年6月，医院现有医院管理信息系统（HIS）和医院资源管理信息系统（HRP）及相关子系统（如办公信息管理、患者咨询服务、自助服务等）。建立了基于电子病历（EMR）为核心的医院信息平台［住院／门诊医生工作站、住院护理工作站、临床信息系统（CIS）、临床路径系统、单病种管理系统、DRGs系统、病案统计系统、质量监控系统、合理用药系统］。建立检验信息系统（LIS）、检验危急值报告处理系统、检验（病理）标本采集、流转条码化管理和追溯系统、检查报告电子打印系统。建立医学影像传输系统（PACS）、"云影像"及"云胶片"系统。建立财务管理系统、财务预算系统、成本核算系统、绩效奖励系统。后勤物资供应管理系统、固定资产管理系统、物流管理系统。科研通管理系统、住院医师在线规培系统、在线继续教育系统、医学教学系统，建立院长决策系统、医院办公自动化系统（OA）、健康体验管理系统。建立医院数据库。建立与各级卫生主管部门、疾病控制中心、质量控制中心的网络对接实现数据互联互通（传染病、慢病、病历首页、质量数据网上直报系统），建立与各级医保（农医保）部门的网络对接实现区域、跨省异地结算。建立"健康一卡通"系统（预约挂号、预约检查、预约住院系统、挂号缴费自助系统、诊室诊疗结算系统、护理站住院结算系统）。移动医生查房、移动护理、移动手术麻醉、移动点餐系统。建立远程会诊、双向转诊系统、出院随访和慢病管理系统。建立网络图书系统、文献检索系统。加强信息网络安全，建立内外防火墙安全系统、网络防雷系统、双UPS智能转换电源系统、数据异地贮存系统。

目前，医院已通过电子病历应用水平国家4级、互联互通成熟度国家四级甲等、智慧医院国家2级水平评审。

【合作交流】　2000年4月，医院在筹建时就与上海第二医科大学附属瑞金医院签订了合作意向书。2000年6月，台州市中心医院开诊暨上海瑞金医疗集团台州中心医院（筹）挂牌。同年12月，医院与上海瑞金医院（上海瑞金医院集团）签订正式合作协议。2001年3月，经上海瑞金医院集团一届二次理事会审议通过，台州市中心医院正式成为瑞金医院集团成员单位，挂上海瑞金医院集团台州中心医院牌子。2017年5月，与上海市肺科医院（同济大学附属肺科医院）签订合作协议，成为上海肺科医院医疗集团成员单位，挂上海市肺科医院医疗集团（协作医院）牌子。2018年1月，医院与温州医科大学附属眼视光医院签订合作协议，成立温州医科大学附属眼视光医院台州国际眼科医院（台州眼视光医院）。2018年3月，与上海市第十人民医院（同济大学附属第十人民医院）签订合作协议，成为上海市第十人民医院医疗集团协作单位，挂上海市第十人民医院协作医院牌子。2019年3月，与北京大学第三医院开展合作。2019年6月，与香港中文大学中医学院开展合作。2020年6月，与上海市皮肤病医院开展合作，挂上海市皮肤病医院协作医院牌子。此外，医院相关科室开展了专科合作：2003年11月与上海第九人民医院整形外科，2016年10月与上海长征医院耳鼻咽喉科，2016年12月与上海肿瘤医院（复旦大学肿瘤医院）乳腺外科，2017年12月与上海新华医院（上海交通大学附属新华医院）儿内科，2019年1月与上海第九人民医院（上海交通大学附属第九人民医院）骨科与口腔科，2019年4月与中国医学科学院附属阜外医院，2019年4月与首都医科大学附属天坛医院神经外科，2019年6月与上海市第六人民医院超声科，2019年6月与上海长海医院神经内科，2019年7月与上海市五官科医院鼻科及耳科等学科建立学科合作。2020年6月，医院与上海瑞金医院深化合作，挂国家标准化代谢病管理中心（MCC）台州分中心牌子，血液科、烧伤科医联体合作授牌。同时，与美国匹兹堡大学医学中心、美国浸会大学、意大利安科纳联合大学医院等建立交流合作；与玉环第二人民医院、温岭市第四人民医院建立"双下沉、两提升"医联体合作；与椒江区章安、白云、葭沚街道社区卫生服务中心结为区域医联体合作单位。

【后勤保障】 医院始终围绕临床做好服务保障工作。后勤做好基建项目的编制、立项、设计、施工、验收和维护工作。做好医疗设备和后勤设备的采购、安装、调试、验收和维保工作。做好医用物资和耗材的采购、验收、入库、保管、出库工作。做好水电气、冷暖通供应保障工作。做好食堂、保洁、洗衣、停车的社会化管理工作。做好医用垃圾及污水污物处理工作。做好固定资产登记、造册、试用、报废工作。做好爱国卫生、文明城市（医院）、绿色医院、平安医院、综治医院创建工作。做好财务预（决）算编制、成本核算、资金和有价证券、绩效分配、五险一金、物价、医保（农保）基金、应收应付款及票据凭证等管理工作。做好内外部审计工作。

【社会责任】 医院完成援助马里及援疆、援贵、援川、援鄂等医疗任务。完成抗击"非典"疫情、抗击新冠肺炎疫情、抗击台风等重大疫情防控和突发性事件处理。完成干部（来宾）医疗保健、重大会议（如每年市两会）和重大赛事（如台州马拉松运动会）等医疗保障工作。完成征兵体检、招生体检等医疗服务工作。

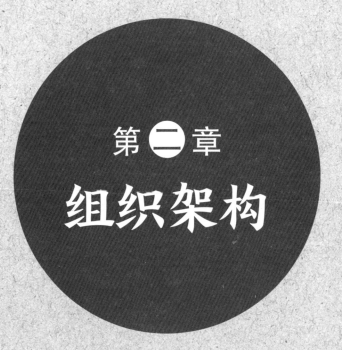

第二章
组织架构

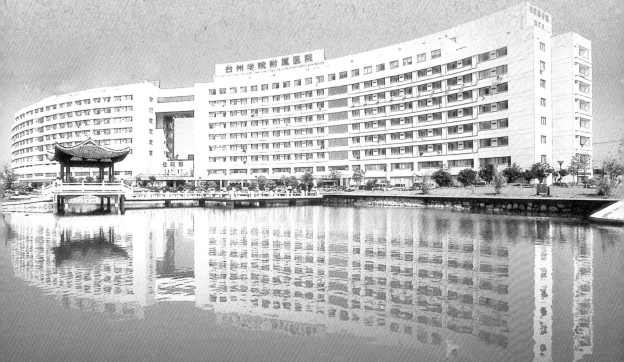

2000年6月，医院接受台州市人民政府领导，市卫生行政部门是医院的业务主管部门。2007年8月，台州市中心医院成建制并入台州恩泽医疗中心（集团），隶属集团统一领导管理。2016年8月，台州市中心医院成建制从台州恩泽医疗中心（集团）剥离，划归台州学院领导与管理，挂台州学院附属医院牌子，同时，接受市卫生健康委在医疗卫生方面的业务指导和监督管理。

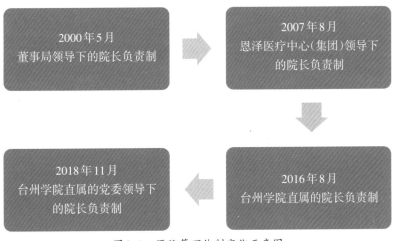

图2-1 医院管理体制变化示意图

第一节 筹建阶段

1999年1月13日，台州市人民政府办公室下发《关于建立台州市中心医院筹建领导小组的通知》（台政办发〔1999〕4号），决定建立台州市中心医院筹建领导小组。组长：吕振欧（市委常委、宣传部部长），第一副组长：王中苏（市政府副市长），副组长：陈善唐（市政府）、江福东（市卫生局）。成员：王金生

（市计经委）、娄依兴（市财政局）、王昌兴（市建设规划局）、刘长春（市土管局）、魏陆民（市人事局）、陈惠良（台州经济开发区）、金国健（台州医院）、朱沛夏（椒江区政府）、洪利华（椒江白云办事处）。领导小组下设工程建设指挥部，江福东兼任指挥，金国健兼任常务副指挥，林福禧（市卫生局）、潘世杰（市卫生局）为指挥部成员。台州市中心医院筹建工程建设指挥部在台州市中心医院筹建领导小组的领导下全面负责医院筹建工作。

1999年11月11日，建立中共台州市中心医院筹建指挥部临时支部（市直工委发〔1999〕100号），党支部直属中共台州市直机关工作委员会的领导。

一、组织架构图

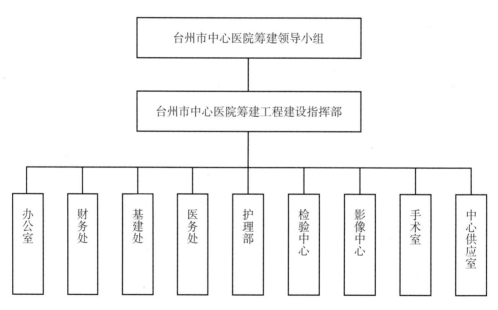

图2-2　医院筹建阶段组织架构图

二、行政领导任职

表2-1　医院筹建工程建设指挥部领导任职表

姓名	职务	任期
江福东	指挥（兼）	1999.1—2000.5
金国健	常务副指挥（兼）	
林福禧	成员	
潘世杰	成员	

三、医院筹建指挥部临时党支部

表2-2　医院筹建指挥部临时党支部干部任职表

姓名	职务	任期
金国健	负责人	1999.11—2000.3

第二节　党委组织

2000年3月8日，建立中共台州市中心医院委员会（市委干〔2000〕16号）。2008年7月24日，建立中共台州恩泽医疗中心（集团）台州市中心医院委员会（台恩医工委干〔2008〕1号）。2016年8月25日，建立中共台州市中心医院（台州学院附属医院）委员会（市委干〔2016〕109号）。

一、组织架构图

1. 台州市中心医院阶段

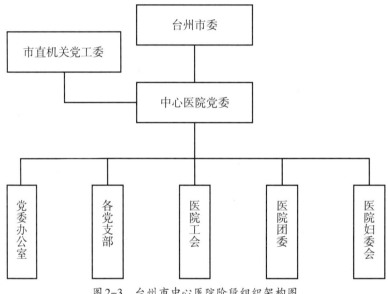

图2-3 台州市中心医院阶段组织架构图

2. 台州恩泽医疗中心（集团）阶段

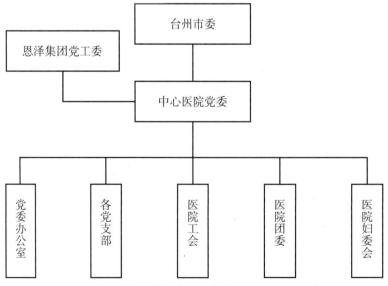

图2-4 恩泽医疗中心(集团)台州市中心医院阶段组织架构图

3. 台州学院附属医院阶段

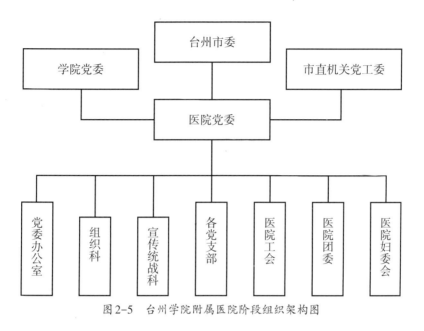

图2-5　台州学院附属医院阶段组织架构图

二、医院党委历任领导

表2-3　医院党委历任领导班子任职表

时间	党委书记	党委副书记	党委委员				
2000.3—2004.4		金国健（主持）	金国健	林福禧	薛跃华	舒建国	
2004.4—2006.3	朱顺法	金国健	朱顺法	金国健	林福禧	薛跃华	舒建国
2006.3—2008.7		顾　勇	朱顺法	顾　勇	林福禧	薛跃华	舒建国
2008.7—2008.10	顾　勇		顾　勇	秦青通	薛跃华	莫经刚	
2008.10—2011.2			顾　勇	秦青通	薛跃华	莫经刚	毛卫华
2011.2—2011.9	薛跃华	秦青通	薛跃华	秦青通	顾　勇	毛卫华	莫经刚
2011.11—2012.9			薛跃华　秦青通　顾　勇　毛卫华　王　妍　舒海荣　蔡海鹏				
2012.9—2013.10			薛跃华　秦青通　毛卫华　王　妍　舒海荣　蔡海鹏　戴岳楚　莫经刚（2013.10—11）				
2013.11—2016.8	莫经刚	秦青通	莫经刚	秦青通	戴岳楚	舒海荣	蔡海鹏

时间	党委书记	党委副书记	党委委员				
2016.8—2016.12	茅国春 （兼）		茅国春	莫经刚	胡富宇		
2016.12—2017.4		莫经刚	茅国春	莫经刚	胡富宇	莫文涛	
2017.4—2018.8			胡平法	莫经刚	胡富宇	莫文涛	
2018.8—	胡平法	徐颖鹤 莫经刚	胡平法	徐颖鹤	莫经刚	胡富宇	莫文涛

第三节　行政组织

2000年5月8日，举行台州市中心医院创立大会暨第一次股东大会，会议通过《台州市中心医院章程》；选举产生医院董事局董事、监事会监事；选举产生董事局主席、副主席、监事会主任，聘请医院董事局名誉主席、院长、副院长；医院实行董事局领导下的院长负责制，以独立事业法人注册登记。2007年8月12日，台州市机构编制委员会下发《关于同意组建台州恩泽医疗中心（集团）等事项的批复》（台编〔2007〕43号）同意组建台州恩泽医疗中心（集团），医院成为集团成员单位之一，为非独立事业法人单位。2016年8月25日，台州市机构编制委员会下发《关于台州市中心医院管理体制和机构编制调整有关事项的通知》（台编〔2016〕37号），台州市中心医院成建制从台州恩泽医疗中心（集团）剥离，划归台州学院领导和管理，挂台州学院附属医院牌子，实行台州学院直属的院长负责制，为独立事业法人单位。2018年11月20日，医院开始实行学院直属的党委领导下的院长负责制。

一、组织架构图

（一）台州市中心医院阶段

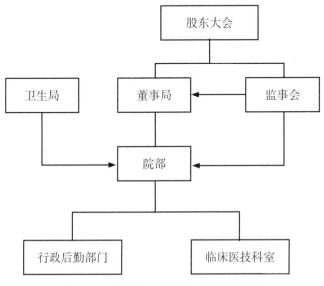

图2-6 台州市中心医院阶段组织架构图

（二）台州恩泽医疗中心（集团）阶段

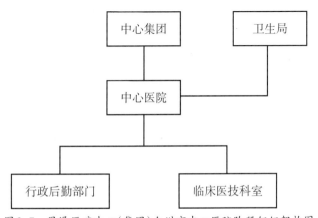

图2-7 恩泽医疗中心(集团)台州市中心医院阶段组织架构图

（三）台州学院附属医院阶段

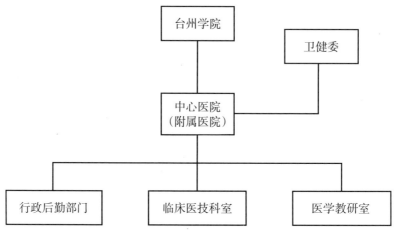

图2-8　台州学院附属医院阶段组织架构图

二、医院董事局和监事会历任领导

表2-4　医院董事局历任领导班子任职表

任　　期	主　　席	副主席	名誉主席	董　　事			
2000.5—2004.7	管敏森	金国健	江福东	王海平	张士友	陈达会	吴继业
				金轩宇	金国健	周洪灿	林福禧
				喻舜兵	管敏森	樊益棠	
2004.7—2007.8	黄道领			王海平	王海波	陆才永	张士友
				吴继业	金轩宇	金国健	林福禧
				黄道领	喻舜兵	樊益棠	

表2-5　医院监事会成员任职表

任　　期	主　　任	监　　事				
2000.5—2007.8	舒建国	王海平	范六九	赵仙友	秦青通	舒建国

三、医院行政历任领导

表2-6　医院行政历任领导班子任职表

院长	任期	副院长	任期
金国健	2000.5—2006.3	林福禧	2000.5—2008.8
		薛跃华	2000.5—2008.7
朱顺法	2006.4—2008.3	顾　勇	2006.4—2008.5
陈海啸	2008.5—2012.9	薛跃华	2008.7—2011.2 常务
顾勇	2008.5—2012.9 执行	莫经刚	2008.7—2011.2
		徐云峰	2008.7—
		胡　炜	2011.2—2013.3 常务
顾勇	2012.9—2013.4	金文扬	2011.2—2013.4 院长助理
胡炜	2013.4—2016.8	莫经刚	2013.4—2016.10 2013.12—2016.10
		胡　炜	2016.9—2018.8 主持
		胡富宇	2016.9—
		梁　勇	2016.12— （兼）
滕宏飞	2018.3— 执行		
徐颖鹤	2018.8—		

第四节　纪委组织

2000年3月，建立中共台州市中心医院纪律检查委员会，在台州市纪委和医院党委的领导下开展工作。2008年7月，成立中共台州恩泽医疗中心（集团）台州市中心医院纪律检查委员会，在台州恩泽医疗中心（集团）纪委和医院党委的领导下开展工作。2008年10月设立纪委委员3人，2011年11月设立纪委副书记，纪委委员由3人增加至5人。2016年12月，建立中共台州市中心医院（台州学院附属医院）纪律检查委员会，在台州市纪委和医院党委的领导开展工作。

一、组织架构

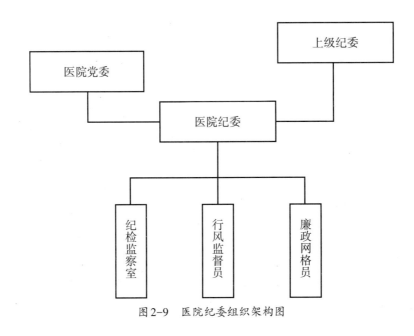

图2-9　医院纪委组织架构图

二、纪委历任领导

表2-7　医院纪委历任领导班子成员任职表

任　期	纪委书记	纪委副书记	纪委委员				
2000.3—2008.7	舒建国						
2008.7—2011.11			秦青通	王春友	刘小春		
2011.11—2012.11	秦青通		秦青通	吴亚萍	孔　伟	陈青华	鲍灵发
2012.11—2016.8		吴亚萍	秦青通	吴亚萍	王　燕	陈青华	吴文龙
2016.12—	莫文涛		莫文涛	吴亚萍	舒海荣	卢洪胜	黄桔秀

第五节 群团组织

一、工会委员会

2000年8月30日,台州市总工会下发《关于同意台州市中心医院成立工会及选举结果的批复》(台总工复〔2000〕25号),台州市中心医院工会委员会正式成立。

医院工会按照《工会法》和《中国工会章程》的相关规定,在上级工会和医院党委的领导下开展工作。按时召开工会会员代表大会进行工会委员会换届选举,研究制定各个时期工会工作目标任务。2008年医院重组到台州恩泽医疗中心(集团),2009年换届选举产生台州恩泽医疗中心(集团)台州市中心医院工会第三届委员会和经费审查委员会。2016年10月,医院成建制归入台州学院,2018年11月换届选举产生了台州市中心医院(台州学院附属医院)工会第六届委员会和经费审查委员,设立一名工会专职副主席。

(一)组织架构

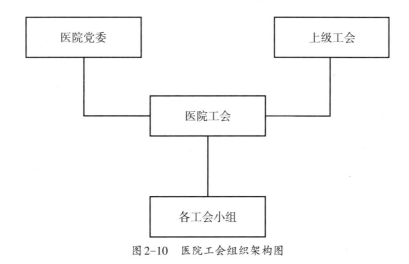

图2-10 医院工会组织架构图

（二）工会历任领导

表2-8　医院工会委员会历届委员任职表

届别	任期	工会委员会			工会经费审查委员会	
		主席	副主席	委员	主任	委员
第一届	2000.8—2005.3	林福禧	陈老六 张琳	王金希 项超美 陈再智 王妍	王妍（兼）	金琳
第二届	2005.3—2009.1	林福禧	陈老六 张琳	肖德常 杨伯泉 王丹刚 李招云	王丹刚（兼）	方幼平 李晓红
第三届	2009.1—2012.5	毛卫华	张琳 方幼平	杨伯泉 郑志保 周群玉 章月桃 谢春红 鲍灵发	谢春红	王春友 舒海荣
第四届	2012.5—2012.10	毛卫华	张琳	章月桃 王妍 鲍灵发 董刘徽	吴亚萍	李瑞锦 林巧
	2012.10—2014.1		张琳（主持）	王晋宏 康玉华 胡银芬	吴亚萍	李瑞锦 林巧
	2014.1—2015.8	秦青通	张琳	王妍 王晋宏 章月桃 章欣 董刘徽 康玉华 胡银芬	吴亚萍	李瑞锦 林巧
第五届	2015.8—2018.11	秦青通	张琳	郑建萍 黄桔秀 王靓 林巧 丁凌志 卢洪胜 康玉华	吴亚萍	王妍 王跃芬
第六届	2018.11—	胡富宇	刘小春（专职）	康玉华 俞杨 卢洪胜 黄桔秀 李瑾 金冲 董刘徽	王国松	王跃芬 吴亚萍

二、共青团委员会

2000年9月28日，共青团台州市委下发《关于同意建立共青团台州市中心医院委员会的函复》（团台〔2000〕116号）。2000年10月23日医院党委下发

《关于下发共青团台州市中心医院第一届委员会组成人员的通知》（台中心医委〔2000〕16号），共青团台州市中心医院委员会成立。医院团委按照《共青团章程》，在台州市团委和医院党委领导下开展工作。

（一）组织架构

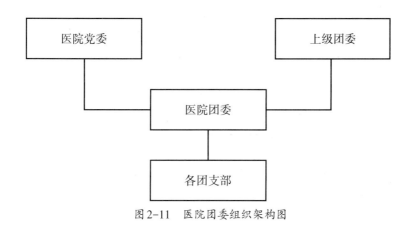

图2-11　医院团委组织架构图

（二）团委历任领导

表2-9　医院团委历届委员任职表

任期	书记	副书记	团委委员				
2000.8—2005.3	袁耀宇	张灵智	王珊珊	杨友谊	陈前雪	陈晓岚	潘田君
2005.3—2008.12	张灵智	柯博熙　陈　军	王　薇	陈晓鸣	林　巧	鲍灵发	
2008.12—2014.12	鲍灵发	陈晓鸣　章希文	吴文龙	柯博熙	章　欣	章赛军	
2014.12—2019.1	王　靓	牟　浩　顾婉红	王　茜	杨笑笑	袁　驰	张常青	
2019.1——	刘永涛	王　祎	蔡文婷	许弘扬	管启康	楚　烨	

三、妇女委员会

2000年8月31日，台州市妇联下发《关于同意台州市中心医院建立妇女委员会的批复》（台妇〔2000〕32号），医院妇委会正式成立，在上级妇联和医院党委领导下开展工作。

（一）组织架构图

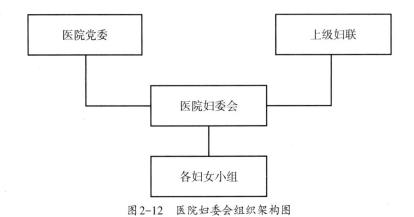

图 2-12　医院妇委会组织架构图

（二）妇委会历任领导

表 2-10　医院妇委会历届委员任职表

届别	任期	主任	副主任	委　员
第一届	2000.8—2005.3	张　琳	李招云	丁　萍　应　莉
第二届	2005.3—2008.3	张　琳	李招云　王　莉	朱慧民　章赛飞　翁媛英 应　莉
第三届	2008.3—2018.12	张　琳	王　莉　李招云	万新华　应　莉　刘小春 郑建萍
第四届	2018.12—	康玉华	郑建萍　李　瑾	章月桃　林　巧　丁　丁 章赛军

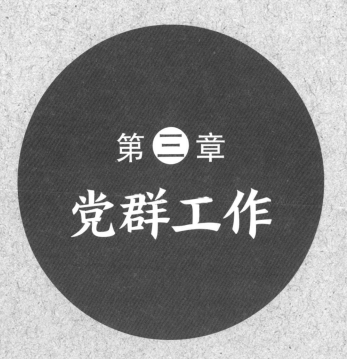

第三章
党群工作

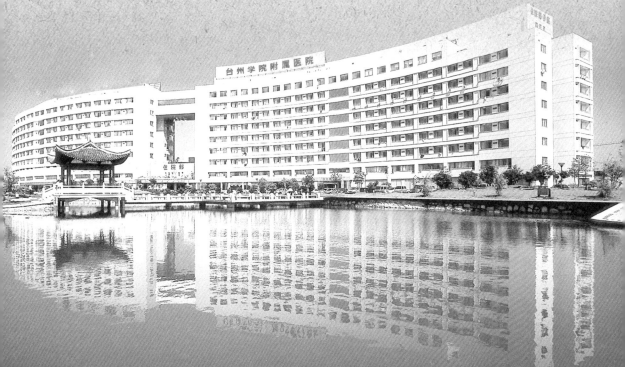

20年来，台州市中心医院党委始终坚持社会主义办院方向，发挥公立医院党委"把方向、管大局、作决策、促改革、保落实"的领导作用和政治核心作用。围绕医院中心工作抓党建，支持院长依法履职，深化医院各项改革、促进医院内涵建设，使医院的建设与发展形成合力。

20年来，党建工作成绩斐然。曾荣获2001年台州市"先进基层党组织"，2003年浙江省思想政治工作先进单位、浙江省抗击"非典"先进基层党组织，2004年浙江省文明单位，2005年全国百姓放心示范医院，2006年市级机关党建工作先进单位，2013年台州市深入学习贯彻党的十八大精神知识竞赛活动优秀组织奖，2018年台州市首批党建工作示范点等。

第一节　政治建设

建院初期，根据1997年《中共中央、国务院关于卫生改革与发展的决定》，医院实行院长负责制。2018年中共中央办公厅下发了《关于加强公立医院党的建设工作的意见》，2018年11月20日医院第六届职工代表大会通过了医院《章程（修订稿）》，医院实行党委领导下的院长负责制。

医院认真学习贯彻马列主义、毛泽东思想、邓小平理论、"三个代表"重要思想、科学发展观、习近平新时代中国特色社会主义思想。结合不同时期的形势任务和政治思想学习要求，医院党委先后在党员干部中开展了以实践"三个代表"重要思想为主要内容的保持共产党员先进性教育活动，制订下发《关于医院党委先进性教育活动的实施意见》，坚持做好"四个表率"，搞好"六个结合"，开展"六个一"活动，充分激发了党员的内在动力和群众的参与热情。开展"科学发展观"活动，制订下发了《关于开展深入学习实践科学发展观活动的实施意见》，坚持用科学发展观来指导医疗工作和实践。开展"不忘初心、牢记使命"主题教育等党内专项教育活动，制订下发《"不忘初心、牢记使命"主题教育实施方案》，把学习教育、调查研究、检视问题、整改落实贯穿始终，推动党员理论学习有收获、思想政治受洗礼、干事创业敢担当、为民服务解难题、清正廉洁作表率。

加强医院精神文明建设，开展形式多样、富有成效的精神文明创建活动，从建院初期"以人为本、诚信为本"的院训，到成为台州学院附属医院后的"崇仁维新、精术济民"的院训，朝着"建成医教研一流、百姓信赖的医院"的愿景，围绕"一切为了人民健康"的使命，树立"以人为本，患者至上，开放包容，精益求精"的价值观，确立"立足台州，博采众长，面向世界，建百姓首选名院"的战略目标。医院先后荣获全国百姓放心示范医院、省级文明单位、市级文明单位等称号。

医院党委高度重视并认真抓好意识形态领域工作。2018年制订了《台州市中心医院（台州学院附属医院）党委意识形态工作责任制实施办法》，签订了院科二级意识形态工作责任书。党委领导班子对意识形态工作负主体责任，党委书记带头抓意识形态工作，加强舆情报告和处理。通过党组中心组学习、党课等形式推进意识形态工作的深入开展。

第二节　组织建设

一、基层党组织建设

1999年11月11日建立中共台州市中心医院筹建指挥部临时支部（市直工委发〔1999〕100号）。2000年3月建立中共台州市中心医院委员会（市委干〔2000〕16号）。2008年7月24日建立中共台州恩泽医疗中心（集团）台州市中心医院委员会（台恩医工委干〔2008〕1号）。2016年8月25日建立中共台州市中心医院（台州学院附属医院）委员会（市委干〔2019〕109号）。

2000年6月党委下设党委办公室及行政、内科医技、外科支部等3个党支部（台中心医委〔2000〕2号）。2007年12月，党委下辖行政、医技、内科一、内科二、外科一、外科二等6个党支部（台中心医委〔2007〕13号）。

2009年6月，党委增设退休党支部。2010年6月，根据台州恩泽医疗中心（集团）党工委《关于做好"支部建在科中"试点工作的通知》（台恩泽医工委〔2010〕2号），医院党委研究决定设立神经内科、妇产科、药剂科为首批试点科室党支部。2011年11月，增设五官科科室党支部。2013年7月，恩泽妇产医院党支部划归台州市中心医院党委管理。2014年9月，增设急诊科科室党支部。

2016年12月，党委下辖内科一支部、内科二支部、外科一支部、外科二支部、医技支部、行政支部、退休支部、神经内科、妇产科、药剂科、五官科、急诊科、肾内科、检验科等14个党支部。

2019年8月医院党委增设组织科、宣传统战科。

2020年6月医院党委下设党委办公室、组织科、宣传统战科，下辖内科一、内科二、内科三、外科一、外科二、外科三、外科四、医技、行政一、行政二、退休支部、神经内科、妇产科、药剂科、五官科、急诊科、肾内科、检验科、呼吸内科、超声科及规培生党支部等21个党支部。

表3-1 医院各党支部历任书记、委员名单

时间	支部	支部书记	支部委员
2000.6	行政党支部	王彩萍	王彩萍 马群力 陈老六
	内科医技党支部	朱 红	朱 红 林 斌 刘小春
	外科党支部	毛卫华	毛卫华 周群玉 莫经刚
2003.10	行政党支部	王春友	王春友 王丹刚 王 妍
	医技党支部	王晋宏	王晋宏 余翠琴 张 燕
	内科一党支部	余海峰	余海峰 刘小春 蔡海鹏
	内科二党支部	朱 红	朱 红 于 进 杨铁伟
	外科一党支部	戴岳楚	戴岳楚 项超美 蒋琼俏(至2005.4) 舒海荣(2005.4—)
	外科二党支部	莫经刚	莫经刚 周群玉 孙 沣

续表

时间	支部	支部书记	支部委员			
2007.6	行政党支部	王春友	王春友 王晋宏 张 弛			
	医技党支部	李招云	李招云 张 燕 周 勇			
	内科一党支部	余海峰	余海峰 刘小春 蔡海鹏			
	内科二党支部	朱 红	朱 红 金慧英 杨铁伟			
	外科一党支部	戴岳楚（至2009.2）滕晓（2009.2—）	戴岳楚（至2009.2） 滕 晓（2009.2—）王 勇 王 燕			
	外科二党支部	莫经刚（至2009.2）郑建萍（2009.2—）	莫经刚 舒海荣 张丽敏			
2009.6	第一党支部	刘小春（至2010.12）余海峰（2010.12—）	刘小春 于 进 蔡海鹏			
	第二党支部	朱 红	朱 红 缪春勤 杨铁伟			
	第三党支部	滕 晓	滕 晓 王 勇 王 燕 郑秀云（2010.12—）			
	第四党支部	郑建萍	郑建萍 舒海荣 张丽敏			
	第五党支部	李招云	李招云 张 燕 周 勇			
	第六党支部	王春友	王春友 王晋宏 张 弛			
	第七党支部	金国健	金国健 陈老六 余翠琴			
2010.6	神经内科党支部	毛玲群	毛玲群 颜 政 柯博熙			
	妇产科党支部	王 燕	王 燕 吕倩灵 周丹红			
	药剂科党支部	陈青华	陈青华 陈前雪 夏哲林			
2011.6	内科一党支部	余海峰	余海峰 于 进 蔡海鹏 吴文龙 王彩娇			
	内科二党支部	朱 红	朱 红 陈 赛 黄桔秀 章赛军 金崇敏			
	外科一党支部	滕 晓	滕晓 孔 伟（至2012.11）郑秀云 鲍灵发（至2012.11） 胡 琪 丁凌志（2012.11—） 章雪林（2012.11—）			
	外科二党支部	郑建萍	郑建萍 杨素青 张丽敏 舒海荣 杨友谊			
	医技党支部	李招云	李招云 张 燕 周 勇 朱临江 顾华敏			
	行政党支部	王晋宏	王晋宏 王 妍 张伟峰 徐杭龙 钱 力			
	退休党支部	金国健	金国健 陈老六 余翠琴			
2011.11	五官科党支部	舒海荣	舒海荣 杨友谊 陶 丹			
	外科二党支部	郑建萍	郑建萍 王丽玲 张丽敏 康玉华 袁耀宇			

续表

时间	支部	支部书记	支部委员			
2012.9	神经内科党支部	毛玲群	毛玲群	林巧	柯博熙	
	妇产科党支部	王燕	王燕	吕倩灵	周婉平	
	药剂科党支部	陈青华	陈青华	陈前雪	夏哲林	
2013.7	行政党支部	王晋宏	王晋宏	王妍	钱力	张伟峰	徐杭龙
	医技党支部	李招云	李招云	周勇	张燕	卢洪胜	顾华敏
	内科一党支部	余海峰	余海峰	蔡海鹏	于进	冯成	谢海萍
	内科二党支部	陈赛	陈赛	章赛军	张志刚	佥崇敏	王国芬
	外科一党支部	刘小春	刘小春	郑秀云	丁凌志	丁超	章雪林
	外科二党支部	郑建萍	郑建萍	康玉华	林永志	蔡亚娜	袁耀宇
	退休党支部	金国健	金国健	陈老六	樊锦秀	
	妇产医院党支部	胡银芬	胡银芬	李伟波	沈新光	
2014.9	神经内科党支部	毛玲群	毛玲群	林巧	柯博熙	
	妇产科党支部	王燕	王燕	吕倩灵	周婉平	
	药剂科党支部	夏哲林	夏哲林	张美霞	陈旭	
	五官科党支部	舒海荣	舒海荣	陶丹	董刘徽	
	急诊科党支部	章赛军	章赛军	黄桔秀	周礼鹏	
2015.12	行政党支部	王妍	王妍	张弛	李婧	叶定斌	徐杭龙
	医技党支部	李招云	李招云	周勇	卢洪胜	徐佳佳	顾华敏
	内科一党支部	余海峰	余海峰	蔡海鹏	于进	陈媛	谢海萍
	内科二党支部	陈赛	陈赛	俞杨	张志刚	金崇敏	王国芬
2016.12	内科一党支部	蔡海鹏	蔡海鹏	滕晓生	杨希	吕宇航	徐玉顺
	内科二党支部	陈赛	陈赛	俞杨	丁笑笑	梁杰	王国芬
	外科一党支部	刘小春	刘小春	丁凌志	丁超	吴波	潘印
	外科二党支部	郑建萍	郑建萍	康玉华	林永志	蔡亚娜	金冲
	医技党支部	卢洪胜	卢洪胜	钟吉俊	李瑾	周璐青	顾华敏
	行政党支部	王妍	王妍	张弛	李婧	叶定斌	徐杭龙
	退休党支部	金国健	金国健	陈老六	樊锦秀	
	神经内科党支部	毛玲群	毛玲群	林巧	柯博熙	
	妇产科党支部	周婉平	周婉平	程娅	王英	
	药剂科党支部	夏哲林	夏哲林	张美霞	章欣	
	五官科党支部	舒海荣	舒海荣	陶丹	董刘徽	
	急诊科党支部	章赛军	章赛军	黄桔秀	阮泓苡	
	肾内科党支部	谢海萍	谢海萍	李春胜	杨冬冬	
	检验科党支部	周勇	周勇	陈文举	顾婉红	

续表

时间	支部	支部书记	支部委员		
2018.1	内科一党支部	蔡海鹏	蔡海鹏	滕晓生	徐玉顺
	内科二党支部	陈赛	陈赛	陆妮娜	赵平
	内科三党支部	俞杨	俞杨	王挺挺	毛利军
	外科一党支部	刘小春	刘小春	丁超	吴波
	外科二党支部	郑建萍	郑建萍	林永志	金冲
	外科三党支部	丁凌志	丁凌志	杨素青	李小亚
	外科四党支部	康玉华	康玉华	陈晋广	冯海亚
	医技党支部	卢洪胜	卢洪胜	陈琪	范厉龙
	行政一党支部	王妍	王妍	李婧	叶定斌
	行政二党支部	钱力	钱力	王国松	张伟峰
	呼吸内科党支部	杨希	杨希	王丽娟	杨薇薇
	超声科党支部	李瑾	李瑾	彭瑞	林笑意

院党委根据党的政治路线要求，按照中国共产党发展党员工作流程，做好新形势下的发展党员工作，着力把符合党员条件的先进分子和优秀人才吸收到党内来，补充新鲜血液，壮大党的力量。院党委重视在高知群体中发展党员，2017至2020年，每年发展高知党员占新发展党员数比例均高于30%。2003年抗击"非典"时期，缪春勤、赵梅霖火线入党。2020年新冠肺炎疫情暴发，医院19位援鄂勇士逆行出征，奔赴武汉抗疫一线，其中党员11人。抗疫期间，5位同志火线入党。至2020年6月，医院共有党员468名，详见附表16。

二、干部队伍建设

建院初期，医院认真贯彻党的干部路线、方针、政策，建立和完善干部竞聘制度，构建高素质干部队伍。按照公开、公平、公正、择优的原则，通过演讲、答辩、考察、公示等程序聘任干部。

2007年8月，医院成为台州恩泽中心（集团）成员单位，医院干部聘任由中心（集团）统一聘任，以台恩泽医干下发聘任文件，2014年转为由医院自行发文。具体流程：在职干部现状摸底，聘前意见征求、汇总分析，院区党政联席会议讨论酝酿，中心（集团）党政联席会议讨论确定，考察，公示，文件签发公布，干部调整工作交接，干部任免审批表等档案整理归档，薪资调整及信息更新。

2016年8月，医院成为台州学院直属附属医院，认真贯彻党的干部路线、方针、政策，坚持党管干部原则，制订了台州市中心医院（台州学院附属医院）《中层干部选拔任用工作实施办法（试行）》《中层后备干部选拔与管理实施办法（试行）》《外派干部挂职锻炼暂行办法》《中层干部考核工作办法（试行）》等一系列干部管理制度，规范实施干部选拔任免，开展了崇仁大讲堂干部系列培训，创新干部教育考核，实施年轻干部和后备干部挂职锻炼等工作方法，提高了干部队伍的综合能力和整体素质。

表3-2　崇仁大讲堂讲课情况表

期号	时间	讲者	职务	题目
第一期	2019.3.20	金昌晓	北京大学第三医院党委书记	加强党建,促进医院和谐发展
第二期	2019.3.23	秦环龙	上海十院、上海市皮肤病医院院长、同济大学肠道疾病研究所所长	公立医院不同发展阶段提升学科建设内涵的探索与实践
第三期	2019.5.5	潘美儿	第42届南丁格尔奖章得主、浙江省皮肤病防治研究所监察室主任兼上柏住院部护士长	山坳人生　照样精彩
第四期	2019.5.14	崔凤军	台州学院党委书记	中国人的制度自信从哪里来——中西方政治制度之比较
第五期	2019.6.14	梁挺雄	香港中文大学中医学院院长	香港医疗体制及融资
		姜元安	香港中文大学中医学院教学部主任	香港中医药现状及发展前景
第六期	2020.11.18	史晓群	北京大学医学部、清华大学特聘教授	如何制定医院战略规划
第七期	2020.12.30	刘志平	中国医师协会人文医学培训导师	医院文化与品牌建设

表3-3　医院干部挂职锻炼情况表

序号	姓名	职务	挂职时间
1	舒海荣	温岭市第四人民医院副院长	2015.10—2018.7

续表

序号	姓名	职务	挂职时间
2	潘 印	玉环第二人民医院副院长	2015.10—2018.6
3	蔡海鹏	台州学院医学院院长助理	2018.3—2019.3
3	应申鹏	椒江区葭沚街道社区卫生服务中心副主任	2018.4—
4	冯 路	温岭市第四人民医院副院长	2018.7—2019.11
5	何 斌	玉环第二人民医院副院长	2018.6—2019.11
6	朱 杰	浙江省医学科技教育发展中心	2018.7—2019.7
7	江 浩	台州学院医学院院长助理	2019.7—2020.6
8	卢光涛	台州市中心医院(台州学院附属医院)医务处副处长	2019.9—2020.3
9	梁建华	温岭市第四人民医院副院长	2019.11—
10	李 星	玉环第二人民医院副院长	2019.11—
11	李春胜	台州市中心医院(台州学院附属医院)医务处副处长	2020.3—2020.9
12	汪国余	台州学院医学院院长助理	2020.9—2021.8
13	吴盼星	台州市中心医院(台州学院附属医院)医务处副处长	2020.12—

第三节　纪检监察

一、党风廉政和行风建设

(一)建章立制

良好的党风行风是医院稳步、健康发展的必备条件，而党风行风建设能否取得成效，制度完善、责任落实是关键。根据上级有关部门的要求，医院结合工作实际制定了《台州市中心医院惩治和预防腐败体系2008—2012年实施细则》《党风廉政建设和反腐纠风工作责任分工及评价标准》《党风廉政主体责任清单》，明确院长、书记对医院的党风廉政建设和反腐纠风工作负总责，党政班子成员有具体的责任分工及工作评价标准，并在年终职代会上对照标准进行述职述廉，接受职工的监督和评议。先后制定了《医院投诉管理办法（试行）》《院内行风监督管理暂行规定》《科主任（护士长）基金使用管理规定》《台州市中心医院治理医药回扣自查自纠工作的实施方案》《职业道德建设积分管理办法》《廉政风险防控机制》《台州市中心医院医疗服务阳光用药工程实施方案》《加强行风作风建设工作方案》《廉政约谈制度》《廉政风险干预体系》《参加各类商业赞助性学术活动的规定》《管理干部廉政档案》《关于清廉医院建设的实施方案》等管理制度，用制度来指导、约束员工的日常行为，用制度的鞭策、激励作用实现医院目标管理。2017年开始，建立半年度党风廉政分析制度，提高廉政风险预判性和防控有效性。在制定并完善制度的基础上，通过加强日常监督，进一步强化制度执行力。2019年，建立了三级监督网格管理体系，梳理小微权力清单，并根据小微权力清单排查各岗位廉政风险点，建立防控措施，为贯彻落实党风廉政和行风建设提供制度保障，为监察工作向基层延伸积累经验。

（二）教育提醒

每年通过廉政专题讲座、参观廉政书画展和警示教育基地、观看警示教育片、发送廉政短信、学习法律法规、开展党风廉政相关知识测试、重大节日廉政提醒、开设廉政文化墙、开展廉政文化调研、编印并组织学习《党风廉政和行风建设工作实录》、发放警示教育读本等方式给广大干部职工敲响廉洁自律的警钟。通过廉政约谈及时提醒和制止苗头性、倾向性问题，自2010年以来共约谈2000余人次，诚勉谈话37人次，书面告诫21人次。

（三）执纪监督

根据上级部门要求和工作实际开展了"作风建设年"活动，民主评议行风活动、"三好一满意"活动、"医药回扣专项治理年"活动、《廉洁示范医院活动》，按照上级部门统一部署，并根据医院工作实际开展了医药购销领域商业贿赂专项治理、房地产领域突出问题专项治理、工程建设领域突出问题专项治理和会风专项整治活动，开展了违规出国（境）参加学术会议类活动、不合理使用药品、"三公经费"使用管理、"三重一大"制度落实情况、工作人员违规收受"回扣"、小礼品、讲课费、劳务费及违规"倒票"、违规出国（境）问题的自查自纠，通过自查自纠，对存在问题进行相应处理。

对在信访、各类检查中发现的问题（或潜在问题）及通过各种途径征集到的意见、建议300余条进行督办整改，同时全面开展廉洁行医承诺活动，2014年开始对招投标中标单位实行廉洁诚信服务承诺制，对医院重大活动如全国文明城市检查、JCI认证等工作进行督促和推进，认真监督落实《信息安全管理制度》《职业道德建设积分管理办法》《招标采购监督办法》《廉政约谈制度》等规章制度。2005年以来，纪检部门参与773个项目的招投标监督工作；共收到表扬信5400余封，锦旗1900余面；受理各类投诉、信访500余件。

（四）社会行风监督员

为充分发挥社会各界以及人民群众的社会监督作用，深入推进医院行风建设，进一步规范医疗服务行为，提高服务质量和服务水平，2001年开始，医院聘请各行业社会人士为行风监督员，对医院"全方位、多层次、多视角"进行监督。

表3-4　医院聘任的社会行风监督员一览表

年份	序号	姓名	单位	序号	姓名	单位
2001	1	茅奉天	市政协	8	何林辉	市人大
	2	陈晓达	市卫生局	9	谭灵茂	市老干部局
	3	黄军定	市物价局	10	徐颖华	市纪委
	4	苏萍莲	市关工委	11	刘宁静	市社保局
	5	王乃俊	市消协	12	章临明	市公安局
	6	李卫国	台州广播电台	13	李建海	台州日报
	7	罗永林	台州电视台	14	金增尧	太平洋保险公司
2003	1	茅奉天	市政协	10	高慧敏	市人大
	2	徐颖华	市纪委	11	谭灵茂	市老干部局
	3	陈晓达	市卫生局	12	黄军定	市物价局
	4	屈雪香	市中级人民法院	13	章临明	市公安局
	5	王海斌	市消费者协会	14	袁红霞	市关工委
	6	刘宁静	市社保局	15	杨联毅	市药监局
	7	管亚平	台州广播电台	16	罗永林	台州广电局
	8	莫云来	台州日报	17	李建海	台州晚报
	9	金学尧	太平洋保险公司			

续表

年份	序号	姓名	单位	序号	姓名	单位
2008	1	章巧明	市委宣传部	8	高慧敏	市人大
	2	高素萍	市政协	9	戴良杰	市纪委
	3	张丽君	市老干部局	10	林清波	市广电总台
	4	周建平	台州日报	11	梅跃森	市发改委
	5	刘兆峰	市科技局	12	朱怀宾	市社保局
	6	梁秀峰	市卫生局	13	夏顺明	市工商局
	7	郑树新	市药监局	14	林剑庭	开发区公安分局
2012	1	吕振兴	市委宣传部	10	方政强	市人大
	2	高素萍	市政协	11	管彦良	市科技局
	3	徐贤军	市发改委	12	朱怀宾	市人社局
	4	杨友德	市纪委	13	林清波	市广电局
	5	夏顺明	市工商局	14	张于荣	市药监局
	6	蔡胜平	台州日报社	15	张肖文	开发区公安局
	7	江兴富	市直机关工委	16	胡富宇	市卫生局
	8	张丽君	市高干部局	17	潘跃进	市人社局
	9	罗海琦	市地税局			
2017	1	毕　武	市场监督管理局	9	金韶光	市老干部局
	2	周坚勇	市文联	10	蒋朝军	市公交集团
	3	徐建军	市体育中心	11	方水根	椒江区洪家街道
	4	方卫勤	台州军分区	12	王直君	市海洋渔业局
	5	阮雪茵	市水利局	13	曹伟红	市公安交通警察局
	6	徐素艳	市卫计委	14	高建香	市发改委
	7	马德求	市人社局	15	翁庆华	市财政局
	8	吴敏东	台州广电总台网络电视有限公司	16	何金杰	台州新立模具塑料科技有限公司

（五）纪检监察网格化管理工作

为贯彻落实省、市关于建设清廉浙江和清廉台州工作的有关部署和要求，进一步推进清廉医院建设，从体制机制上探索实践，实施组织和制度创新，围绕加强对医院公职人员权力运行监督管理，整合和调动医院各类监督力量，构建监督管理网格，以层级负责为基础，以细分网格为平台的网格化监督运行机制，提高监督效能，及时发现行使公权力的公职人员中的苗头性、倾向性问题，做到抓早抓小，防微杜渐，把问题解决在萌芽状态，实现对医院所有行使公权力的公职人员（重点是中层干部和重点岗位人员）监察全覆盖，为监察工作向基层延伸积累经验。2019年7月，医院建立三级网格特邀监察员体系。

表3-5　医院三级网格特邀监察员一览表

年份	序号	姓名	科室	序号	姓名	科室
一级网格特邀监察专员			莫文涛			
二级网格特邀监察员	1	滕晓生	内一支部	11	陈晋广	外四支部
	2	陆妮娜	内二支部	12	程娅	妇产科支部
	3	王挺挺	内三支部	13	陶丹	五官科支部
	4	林巧	神经内科支部	14	李婧	行政一支部
	5	李春胜	肾内科支部	15	王国松	行政二支部
	6	王丽娟	呼吸内科支部	16	陈琪	医技支部
	7	黄桔秀	急诊科支部	17	张美霞	药剂科支部
	8	丁超	外一支部	18	顾婉红	检验科支部
	9	林永志	外二支部	19	彭瑞	超声科支部
	10	杨素青	外三支部			
三级网格特邀监察员	1	吕宇航	重症医学科	16	林斌媚	医保办
	2	杨微微	消化内科	17	李璐璐	病案统计室
	3	金红	心血管内科	18	何思闻	超声科
	4	应丽梅	血液内科	19	杨利	院感处
	5	周燕	小儿内科、新生儿科	20	许君琴	服务中心
	6	王冕	枫南门诊部	21	颜小挺	护理部、葭沚分院
	7	王祎	康复科	22	任倩	财务处
	8	王灵俊	老年医学科	23	王丹	后勤保障处
	9	丁月亚	注射室	24	毛娅	采购中心
	10	袁晓丽	神经内科	25	曹锡利	设备科
	11	肖景	肾内科	26	周智军	保卫科
	12	陈茜	呼吸内科	27	王盛阳	信息中心
	13	何燕燕	急诊医学科	28	叶美婷	放射科
	14	倪玲琴	放疗科	29	金玲芝	核医学科
	15	严秀友	神经外科	30	黄海东	输血科

续表

年份	序号	姓名	科室	序号	姓名	科室
三级网格特邀监察员	31	冯月清	胸外科	51	蔡小波	病理科
	32	丁凌志	骨科	52	王艳	营养科
	33	李晶晶	泌尿外科	53	黄海琴	膳食科
	34	王锦媛	烧伤科、A二东病区	54	尤君芬	药剂科
	35	朱韬	整形外科	55	章希文	医学检验科
	36	郑伶燕	皮肤科	56	裘锦瑜	小儿外科、B七东病区
	37	李金方	消毒供应室	57	陈梦蝶	内分泌科、A五东病区
	38	王燕青	麻醉手术科	58	牟红云	眼科、日间病房
	39	王巧利	妇科	59	南楠	健康管理中心、健康顾问部(事业发展处)
	40	虞湘玲	产科	60	王溪	综合病区、全科医学科
	41	杨华琴	高端产房	61	朱莎莎	中医科中西医结合科、风湿免疫科、A七西病区
	42	董刘徽	口腔科	62	王霞	肿瘤外科(乳腺甲状腺外科)
	43	李俊	耳鼻喉科	63	叶晓晓	肝胆血管胰脾外科(普外科一)
	44	刘灵慧	党办	64	尹璐璐	胃肠肛肠外科(普外科二)
	45	李爱春	工青妇办	65	胡金蒙	内镜中心(功能检查室)
	46	蒋丛琰	医院办公室	66	阮嫣赟	科教处、精准医学实验室
	47	潘敏超	宣传文化科	67	李玲娇	门诊办、公共卫生管理科
	48	黄丽芳	医务处	68	王通通	人力资源处、纪检监察室、审计处
	49	郑喆	医患沟通中心	69	陈思思	临床教学办、技能培训中心
	50	林美娥	干部保健办			

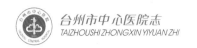

第四节　统战工作

医院党委积极发挥统战人才荟萃、智力密集、联系广泛的优势，肝胆相照、荣辱与共，团结各民主党派、无党派等党外人士。每年通过座谈会、走访调研的形式，听取和征求他们的意见建议，保持与党的紧密联系，发挥他们参政议政的职能，致力于找到最大公约数、画出同心圆。同时做好党外优秀人才的培养和举荐工作，选送党外人士外出参加教育培训。

2013年8月，设立农工党台州市直属中心医院支部。2013年8月8日，农工民主党台州市直属中心医院支部召开第一次党员大会，选举产生胡炜任主委，刘世雄任副主委，应于康、丁萍任支部委员。2019年2月，吴琼海任农工党台州市委会兼职副秘书长。2019年7月19日，农工民主党台州市直属中心医院支部召开第二次党员大会，选举产生朱君飞任主委，应于康、吴琼海任副主委，郑喆、朱杰任支部委员。2020年12月31日，朱君飞当选农工党台州市第五届委员会委员。

2003年12月，徐云峰任民进党台州市直第二支部主委，2004年12月任民进台州市委会委员。2019年1月15日，冯莉梨任民进台州市直第二支部副主委。

2019年，设立九三学社中心医院支社，应申鹏任支社主委，周剑宇任支社副主委，张鑫圣任支社委员。

2019年8月，成立宣传统战科，负责做好医院党外统一战线相关的宣传和建设工作，制定医院统一战线工作计划，并负责统战相关日常工作的组织实施。

2020年4月，为进一步加强医院党委对统战工作的领导，推动党委领导与民主党派之间的沟通与联系，医院党委建立领导联系民主党派及无党派高级知识分子分工机制，党委书记胡平法联系九三学社中心医院支社社员；党委副书记、院长徐颖鹤联系农工党市直中心医院支部党员；党委副书记莫经刚联系民进台州市直属第二支部会员；党委委员、副院长胡富宇联系民盟盟员、民革党员、民建会员；党委委员、纪委书记莫文涛联系无党派高级知识分子。

2020年11月，根据《中国共产党统一战线工作条例（试行）》《中国共产党浙江省委员会统一战线工作实施细则（试行）》等精神，医院党委下发《关于加强统一战线工作的实施意见》。

目前医院共有民革、民盟、民建、民进、农工民主党、九三学社等6个民主党派，民主党派成员61人，无党派高级知识分子7人。

表3-6　医院民主党派及无党派高级知识分子成员一览表

序号	党派团体	人数	成员						
1	民革	2	胡明华	章月桃					
2	民盟	5	陈永媛	王时力	朱振华	邬美翠	王晓军		
3	民建	1	杨　敏						
4	民进	10	冯莉梨	徐云峰	刘礼芬	林　霞	应雪明	潘学峰	唐富琴
			李晓华	徐　彬	彭　帆				
5	农工民主党	24	朱君飞	应于康	吴琼海	郑　喆	朱　杰	刘世雄	丁　萍
			叶　斌	林雪松	詹招君	李夏珍	陈再智	黄媛媛	吴海鸽
			马　宁	吴彩云	王灵红	曹　舸	陈秋月	金　莉	李　朗
			谢肖肖	王　勇	薛　虹				
6	九三学社	19	应申鹏	周剑宇	张鑫圣	郑志保	施慧飞	张凯竞	卜建国
			周霞初	徐正保	黄瑞平	张丹红	陶革方	蒋祖福	章华萍
			李雪芬	雷　明	曹笑霄	蔡　菁	黄　峰		
7	无党派高级知识分子	7	王金华	朱慧民	杜二球	白建海	张黎明	王毅超	徐煜彬

第五节　群团工作

一、工会工作

2000年第一届工会委员会有会员450人，下设11个工会小组。随着医院的不断发展，工会会员总数也不断增长，2020年6月第六届工会委员会有会员1653人，下设工会小组37个，专职工会干部2人，形成医院工会委员会、工会小组二级组织形式。医院工会、妇委会、团委等群团组织在医院党委领导下既独立开展工作，又相互合作。2000年第一届工会委员会产生后成立，在党委办公室下设二级科室工青妇办公室，2019年工青妇办公室撤销。

（一）主要工作

1. 参与民主管理、构建活力之家

职代会：工会作为职代会闭会期间的常设机构，定期组织召开职工代表大会。台州市中心医院一届一次职工代表大会于2001年8月顺利召开，截止到2020年1月10日共召开了20次工会会员代表大会或职工代表大会。每一届职工代表由各工会小组民主选举产生，一届到六届职工代表人数分别为68人、144人、100人、105人、98人、119人。

每届职代会代表认真听取和审议通过医院年度工作报告和财务预决算报告，医院内审工作报告和医院工会工作报告；书面审议医院医疗、护理、人力资源、科研、教学、纪检监察、卫生、服务等工作报告，汇报上届职代会提案落实情况，听取领导述职述廉，民主评议院党政领导，讨论医院的重大改革措施、重要规章制度方案等，充分发挥职工主人翁作用和民主监督、民主管理职能。

2001年一届一次职代会审议通过《医院2001—2005年发展规划报告》《员工手册》《人事（用工）制度实施办法》《后勤社会化改革实施方案》。

2002年一届二次职代会审议通过《医院奖惩实施条例》；2005年二届一次职代会审议通过《医院"二·五"发展规划（2006—2010年）》。

2006年二届二次职代会审议通过《院务公开实施意见的报告》《职工小区审计情况报告》。

2007年二届三次职代会审议通过《奖金考核分配实施办法》《医院预算管理实施方案》《关于建立院科二级综合目标管理与考核体系的实施意见》《关于建立中层干部综合目标管理与考核体系的实施意见》《关于建立员工绩效目标管理与考核体系的实施意见》。

2009年三届一次职代会审议通过《会议提案征集和办理办法（草案）》；2017年五届三次职代会审议通过《薪酬体制改革方案的报告》。

2018年五届四次职代会审议通过《医院"十三五"规划报告》《医院文化建

设工作报告》。

2018年11月六届会员代表暨职工代表大会审议通过《2018年卫生高级专业技术职务自主评聘工作实施方案》《章程（修订案草案）》。

2020年六届二次职代会审议通过《薪酬分配与绩效考核管理制度》。

合理化建议工作：鼓励职工通过"金点子"合理化建议平台，为医院建设和发展献计献策，建议内容包括医院管理、医疗护理质量、信息化建设、后勤服务、职工生活等，为医院的建设发展和维护职工合法权益起到积极的推进作用。

2. 关爱职工生活、创建温暖之家

医院工会成立以来，始终把关爱职工放在工作的第一位，每年坚持做好送温暖和慰问工作。

节日慰问：中国传统节日国庆、中秋节、元旦春节，医院工会给每位职工发放节日慰问券，每年的慰问金额也从最初的300元，逐渐提高到2018年的省总工会文件的最高标准，每人每年不超过1500元。

"六必访"：从一届工会开始，逐渐完善为职工在住院、生日、结婚、生育、家庭困难、直系亲属病故，工会干部都要去看望、慰问的"六必访"制度，一直延续到现在。2012—2019年八年来职工生日祝福12753人次，职工生病住院探望496人次，职工结婚庆贺175人，职工生育慰问685人次，直系家属亡故吊唁99人，困难职工的帮扶35户，及时上报市总工会争取帮扶经费5户。

职工疗休养：职工疗休养是职工福利事业重要组成部分。一届工会根据广大职工意见，组织职工分批赴省内外旅游，2000—2005年组织了十余批共500余名职工参加疗休养；2006—2019年，职工疗休养工作不断发展，在上级总工会的政策指导下，与时俱进，不断调整医院疗休养的出行地点、疗休养对象、费用等，以制度文件的形式发布。

2008—2012年，员工疗休养经费从2000元/5年·次逐渐提高到2800元/5年·次，实施到2014年10月，2014年11月至2015年6月上级指示疗休养暂停；2015年工会根据上级工会文件精神，自7月份开始重启职工疗休养工作，根据集团工会安排，由原来2800元/5年·次调整为2000元/3年·次，调整了组团出行方式。2017—2019年，由2000元/3年·次调整到2000元/2年·次。2019年4月医院工会在广泛征求意见的基础上，出台了《职工疗休养实施细则》，具体有三种方案可供员工选择：1000元／1年·次、2500元／2年·次、4200元／3年·次，更灵活、更人性化。

不断优化的疗休养政策得到了广大职工的欢迎，自2012至2019年8年来组织职工赴海南、云南、西藏、新疆、福建、四川、北京等地疗休养共245批次，参加疗休养职工2143人次。

职工医疗互助保障："台州市市区在职职工医疗互助保障"活动通过单位互助互济一年一保，在一个互助期限内职工因病住院医疗费用在医保报销后可按一定比例获得二次报销，这是减轻患病职工医疗经济负担的有效举措。自2014年3月市总工会开展这项活动以来，中心医院工会积极宣传、广泛发动，2015至2019年医院职工参保人数7973人，连续五年职工参保率98%以上，体现了良好的团队互帮互助精神。

职工体检：医院党政领导高度重视、关心职工身心健康，及时调整职工体检方案。2004年起安排职工每年一次体检，2016年12月经医院党政领导同意，医院职代会审议通过决定从2017年起，40岁及以上职工由500元／年·次调整为1000元／年·次，40岁以下职工500元／2年·次调整为800元／年·次，真正体现了以职工为本的理念，是得民心顺民意的民生项目。

搭建单身职工交友平台：医院工会设有红娘团，努力为未婚青年牵线搭桥，积极组织、动员未婚青年参加市总工会、市妇联、市团委、市科协、台州日报社等单位组织的相亲活动。同时医院工会主动与兄弟单位工会组织联系联合举办青年联谊会，为单身青年搭建交友平台。

3. 丰富文体活动，创建快乐之家

开展传统节日活动：在医院一年一度的总结表彰暨迎春晚会上，工会每年为职工呈上一台丰富多彩的文艺节目已成为一个传统，并每年在节目形式、宣传上不断创新。自2018年迎春晚会开始现场网络直播，扩大了医院品牌的宣传和影响力。

各个传统节日举行富有特色的活动，如元宵节"猜灯谜"、端午节"包粽子"、中秋节"送月饼"、春节"包饺子""送春联"、院庆大合唱等。2017—2019连续三年与护理部联合举办一年一度的"美食节"活动。这些活动既弘扬了传统文化、传递快乐和友情，又增加了工会的凝聚力和战斗力，为繁荣医院文化做出积极的努力。

职工文娱活动：建院一周年之际，院工会为全院员工发放一辆自行车，并组织医院职工环城骑车活动。医院工会每年组织3—5次的全院性登山健行或绿色出行活动，每次活动参加职工均在100人以上。2019年庆祝新中国成立70周年，首次组织全院职工红歌合唱比赛；2020年庆祝开诊二十周年，举行全院广播体操比赛和职工趣味运动会。

推进各种兴趣小组活动、丰富职工业余文化生活。医院工会开展瑜伽、合唱、舞蹈、摄影、礼仪、戏曲、旗袍、球类、棋类等兴趣小组活动，各小组活动开展得有声有色，并在市里各项比赛中取得优良成绩。通过兴趣小组建设，既丰富了职工业余文化生活，又通过参加市级各类比赛，展示了医院的良好形象和精神风貌。

4. 提升职工素质、创建成长之家

劳模、先进评选：在开院以来，医院工会积极做好劳模及各类先进的推荐、申报工作。2004年，时任院长金国健获得浙江省劳动模范荣誉称号，赵菊芳主任获得台州市劳动模范称号。2017年，朱红主任获得人力资源社会保障部等三部委联合发文的"全国卫生计生系统先进工作者"荣誉称号。

工会成立后，各届工会干部开拓创新，努力工作，2003年医院工会获得台州市"先进职工之家"，2018年医院工会获浙江省"省级模范职工之家"，2019年医院"小天使"暑期托管班获得全国总工会"爱心托管班"荣誉称号。

（二）特色工作

暑托班：医院工会2017年首次开办"小天使"暑假职工子女托管班，至2020年共举办四期。工青妇委员组织师资，安排场地和饮食，开班期间安排了丰富的课程和具有医院特色的课程，尽一切努力让小朋友们快乐地度过暑假，帮助职工解决后顾之忧。自开办以来不但受到小朋友的追捧，还受到全院职工及其家属的欢迎和高度评价，2020年是"小天使"暑托班的第四期，四年期间参加暑托班的孩子分别是85人、110人、98人、95人。同时暑托班也连续三年入选医院年度"员工十大最满意事件"，该项目也在2019年获得全国总工会"爱心托管班"荣誉称号。

抗击疫情送温暖：2020年初，疫情暴发以来，工会及时发布对援鄂人员包括奖励2500元疗休养经费以及家政服务等六项暖心行动；协调各方资源为19名援鄂人员和本院抗击疫情一线医护人员和家属提供后勤保障，切实解决他们的实际困难。

及时把上级工会和社会各界的爱心传递给一线人员，发放慰问金8万余元、发放慰问物资十余批次近6000件，协调组织各项慰问活动10余次。

二、团委工作

医院团委秉承"组织青年、引导青年、服务青年、维护青少年合法权益"的四项基本职能，结合医院工作特点和实际情况，不断完善工作制度，逐渐纳入院内院外志愿服务、文体活动、加强团组织智慧团建等工作内容，更好地发挥团委在关怀青年、服务青年、发展青年的作用。

2000年共青团台州市中心医院委员会，下设6个团支部，有团员160人。随着医院新生力量充实和工作需要，团支部整合归并为行政后勤、护理、临床医生、医技共4个团支部。截至2020年6月有共青团员447人，其中女性356人、占79.6%，少数民族3名、占0.7%，具有硕士博士学位22名、占4.9%。

（一）组织建设

2000年，共青团台州市中心医院委员会成立。至2020年，医院团委历经5次换届。

医院团委的组织建设分为四个方面：加强对团员和青年的思想政治工作；动员和组织团员青年在中心医院工作中发挥积极争先作用；关心和维护青年利益，为青年未来发展提供帮助服务和学习培训；加强对团员的教育和团支部的管理，体现出严格的纪律和规程制度。

团支部建设是团支部组成的重要步骤。中心医院共青团委员会在2000年建设初期设有行政／后勤、外科、内科、急诊／药房、医技、手术室／门办共6个团支部；而后在2010年整合归并至行政后勤、护理、临床医生、医技4个团支部。团支部内设立支部书记和组织委员，依照团支部管理制度，对支部团员进行管理，积极响应团委开展的活动和学习培训，对开展的活动及时记录。

团委通过多种形式和途径进行消息发布和报道宣传。2016年，团委在医院内网上增设共青团网页，刊发医院青年群体的新闻报道和好人好事、感人文章，展示中心医院青年的风采。同年，开设中心医院青年微信公众号，在公众号上同步发表文章，开通访客评论和回复，多渠道了解青年群众的思想观点和精神需求。2018年，"网上共青团·智慧团建"线上系统开始在医院启用，新入院的青年职工、线上会议和团课、团组织干部的任免、退团等一体化操作流程得以健全完善，医院团委在组织架构管理上更加方便快捷。团委设置开通微信群、钉钉群、浙政钉群等加强沟通和联系，通过院内的宣传栏、院外联系电台和报社，对医院的青年事迹和好人好事进行报道宣传。

从共青团建设时期以来，医院团委也推选出了众多优秀青年，为医院荣获多项荣誉称号。2001年开始医院持续每年取得青年文明号称号，代表了医院青年团体的志愿服务精神和为病患贴心服务的行医准则；2003年以来连续多年获得台州市先进团组织、优秀团干部、优秀团员名额，为医院增光添彩。2002年刘世雄获台州市"十大杰出外来创业青年"称号，2010年鲍灵发荣获2009年度台州市优秀团干部称号，2013年陈娟娟、何海照等4人获台州市卫生系统青年岗位能手，2019年楚烨获台州市直机关优秀团干部、夏晓雅获台州市直机关优秀团员称号，杰出青年层出不穷，彰显了我院青年群体的蓬勃朝气和职业技术水准。

（二）推优入党

开诊以来，院团委在院党委和上级团组织的领导下，根据共青团的特点独立地开展各项工作。团委在配合医院中心工作的同时，对广大青年进行思想政治教育，组织团员青年学习马克思列宁主义、毛泽东思想、邓小平理论、"三个代表"重要思想、科学发展观、习近平新时代中国特色社会主义思想，学习党的路线、方针、政策，加强青年政治思想修养。

2000年第一届团委开始定期组织团支部和团员们开展团支部会议，加强并学习政治思想和党政实事。学习会议里，团组织立志于提高政治站位，思想上向党靠拢，将学习贯彻中央重要会议内容和精神思想结合起来，围绕个人的学习计划和科室的年度工作重点任务，不断推进思想革新和政治领悟，在党的领导和指

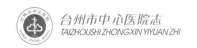

引下稳步向前。

在组织向党层面，院团委积极推荐优秀团员发展入党，成为党的新鲜血液。团委根据上级相关文件精神以及医院的实际情况，细则制度也逐年不断修改更新，形成了一套可实施的医院推荐优秀团员入党的工作规范。团委也经常找团员进行谈心交流，挖掘积极分子填报入党，增加团的战斗力，同时及时为党组织输送新鲜血液。中心医院团委从最初2000年推荐1位入党积极分子，到2010年推荐12名入党积极分子，1位正式加入中国共产党，再到2020年初驰援武汉期间，楚烨等3名共青团员实现火线入党，团组织向党靠拢的觉悟逐渐升华，充分发挥团委作为党的后备军的作用。

在重大卫生事件期间，团组织更是响应党和国家的号召，奋勇挺出，无私奉献。2002年"非典"疫情暴发，共青团委员会积极组织青年团员加入抗击疫情工作，扩大志愿服务范围，参与卫生医疗服务。2003年，院团委获团省委"非典防治先进基层团组织"荣誉称号，有7人被各级组织、部门评为先进个人。2020年，医院青年也积极投身援鄂抗疫工作。抗击疫情期间，3名共青团员火线入党，楚烨和夏晓雅也被评为台州市优秀团干部和团员。

（三）志愿服务

志愿服务工作在团委职能工作中占据重要的职能，也是中心医院青年团体积极向上、服务助人的鲜明表现。2002年，中心医院五病区获得2001年市级青年文明号称号，由此中心医院共青团委员会也将志愿服务内容列入组织制度中贯彻执行。

志愿服务工作也随着改革程度的深入而愈发发挥作用。志愿服务项目属于长期固定工作，志愿服务规模从2012年的162人次，服务时长850小时，扩大至2019年志愿队伍1200多人，参与志愿服务1600多人次，服务总时长超过8000小时，队伍壮大迅速，为患者带来了诸多便利和服务。志愿服务范围也从医院内、医院周边，慢慢向社会融入，截至2020年，志愿服务的形式已经扩大且不局限于社区、养老院、儿童学校医疗服务，社会组织、比赛赛事的医护保障，以及各种便民利民场外支持等。

共青团组织青年团队参加"平安天使"春节客运志愿服务，为准备踏上漫漫回乡旅程的旅客提供服务。"平安天使"项目起始于2015年，初衷在于普及医疗、健康知识，后来随着管理的投入和更多人的关注，逐渐成长为以普及应急救护知识、技能和理念为主要特色，同时以组织常规义诊，以及为各类团体、活动、赛事培训与输送医疗保障志愿者为目的的志愿服务项目。春运中，"平安天使"走进客运站，为准备踏上漫漫回乡旅程的旅客作健康检查，提供常规药品，传授急救知识和技能。截至2017年已举办各类医疗健康知识专场讲座、培训共50余场，有应急救护知识常驻讲师2名，以及常驻专业义诊医生6名。

为响应2018年开始的"最多跑一次"改革，结合上级团组织传达的"跑小青"精神，团委组织青年团体积极参加院内"最多跑一次"志愿服务工作。医院按照省里"最多跑一次"工作要求，推行"妈妈式"服务，不断在服务患者，改善患者就医体验领域进行探索和改革；而青年团队凭借充沛的精力和精湛的医护水平，在医患服务、问询宣教方面起着重要作用。院内志愿服务岗位设置在门诊大厅雷锋站、门诊二楼咨询台、医技一楼自助区，以及门诊各诊区导诊台，提供问询导引、现场秩序维护以及其他志愿服务。不仅是在医院内做志愿服务，中心医院团委还有一个东商务区雷锋岗亭，也会定期指派人员前往志愿服务，为街道上的民众咨询解答，倒水送伞，为人们送去温暖和关怀。

院内的长期志愿服务项目除了"最多跑一次"的便民服务以外，还设有"小天使"培训班项目。"小天使"培训班也称暑托班，旨在为院内职工子女在暑期提供集体的学习和自习教室，为他们提供学院老师辅导教学以及营养用餐，在关心小朋友的同时，又能为院内职工带来放心。工青妇每天设置几位"大家长"，对小朋友们起监督看护作用。暑托班从2017年开设以来，每年接受职工子女，为他们提供托育场所，受到了职工好评。

每年联合医院工会、妇委会及院外各相关单位和社会群体，到残疾人儿童学校送书、送玩具及送药，到敬老院去做菜、问诊义诊、送去医疗物资，到贫困村落看望老人、提供医疗服务，到社区街道片区开展爱国卫生及健康宣教活动。

（四）文化活动

根据医院安排，医院团委每年组织医院青年开展、参与各类活动，丰富医院青年业余精神文化生活。从2001年开始，团委配合工会、妇委会组织举办医院迎春晚会，组织布设场地，排练挑选节目。每年联合医务、护理等相关科室开展医学职业技能比赛。参与或举办各种文化节或趣味竞赛活动，丰富职工业余生活。活动内容包括拔河、跳绳、职工辩论赛、职工演讲赛、包粽子包饺子比赛、卡拉OK大奖赛、邮展等。联络并参与社会群体的活动比赛，合唱团、跑马拉松、小讲师比赛，让青年团体更加融入社会环境中，与更多的人和谐共处，同时也为中心医院赢得更多的荣誉和声望。

团委定期组织骑行踏春活动，锻炼身体的同时增进团队间的合作。团委还鼓励并参与成立各种兴趣小组，夜跑、健身操、乒乓球，丰富了职工的业余生活，同时还能养成健康生活习惯，提高职工生活质量。2016年起，团委积极响应团市委号召，每年组织青年志愿者参加台州市青少年植绿护水活动，在台州湿地等地区植树添绿。

团委定期组织读书分享会和博士论坛等交流活动，促进青年职工间的交流和知识分享。读书分享会（或知识分享交流会）于2001年开办，并形成定期工作内容，旨在让青年职工之间能互相交流，分享个人知识，并共同促进。博士交流分享会于2019年开设，旨在请博士学历的青年职工为与会职工介绍经验，传授专业知识技能，也是青年职工互相交流学习的场所。学术论坛会则邀请外单位有关专家进行各种学术讲座，丰富广大青年团员知识内涵。在门诊大厅开设"崇仁书吧"，放置读物供所有人阅读放松。每年团委团干还会到临床科室去送书，为院内职工送去关怀和祝福。

团委还积极考虑青年团体的身心健康，定期组织参加外单位的联谊活动，和银行、电厂、武警单位举行活动，为青年团员的幸福助力。此外，团委还时常组织小团体的交流会，听取职工们的诉求，解答个人的困惑，关心关照青年群体心理问题。

三、妇委会

2000年第一届妇委会设委员4人，全院在职女员工共350人，下设妇女小组11个。随着医院的不断发展，女职工人数也不断增加，截至2020年6月，妇委会设委员7人，全院在职女职工共1373人，妇女小组37个，形成医院妇女委员会、妇女小组二级组织形式。

医院妇委会成立以来，在上级妇联和医院党委、院部的领导下，在各妇女小组长和广大妇女姐妹的支持下，坚持以马列主义、毛泽东思想、邓小平理论、"三个代表"重要思想、科学发展观、习近平新时代中国特色社会主义思想为指导，认真贯彻上级妇联和医院的工作部署，聚焦以医院和女职工共同发展为中心的工作，紧紧依靠全体女职工，以推进参与医院建设与发展为根本，以关心女职工生活、维护女职工权益为落脚点，认真履行组织、引导、服务和维护女职工合法权益的职责，充分发挥广大女职工在医院改革、创新、发展中的作用，以创建"巾帼文明示范岗"为载体，全面推动妇女职工先锋作用。

（一）关心女职工健康

自2019年起，在每年职工常规体检经费的基础上另外增加女职工妇科专项检查费用。

（二）维护女职工权益

组织举办《女职工劳动权益保护》《女性职业形象设计》《法律知识》等讲座；为解决职工后顾之忧，自2017年起每年举办"小天使"暑期托管班；每年"六一"儿童节为职工子女发放慰问金；关心、关爱援鄂女医护人员及本院一线女医务人员，送上礼遇卡、暖宿卡、摄影卡、家政卡及健康洗护大礼包并协助办理建设银行首发的"巾帼致敬卡"。

（三）做红娘牵红线

组织单身女职工参加各种交友活动、并组建红娘团，积极为单身女职工牵线搭桥，促进单身女职工主动交友、参与相亲，从而解决婚姻大事。

（四）丰富女职工文体活动

每年组织开展以"我爱医院""书香三八　魅力女性""众志成城　巾帼担当"等主题的庆"三八"系列活动；开展登高健行、书画摄影、手工制作、亲子经典诵读、瑜伽、工间操舞比赛等活动，极大地增强了女职工的凝聚力。

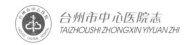

（五）先进评选

开院以来，医院妇委会积极做好各类先进的推荐、申报工作，并运用报纸、网络等各种宣传阵地宣传劳模的先进事迹，扩大先进在群众中的影响，发扬学习先进的良好风气。现有国家级、省级及市级"巾帼文明示范岗"23家，先进工作者8人、先进家庭4家、先进集体2个。

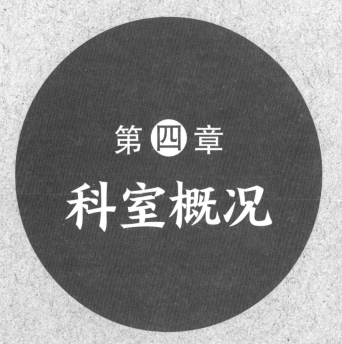

第四章

科室概况

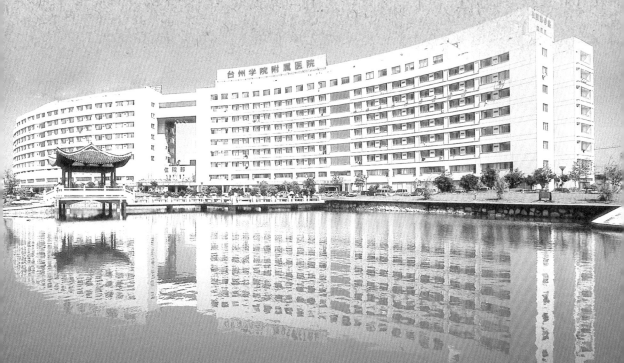

第一节 筹建指挥部

表4-1 台州市中心医院筹建工程建设指挥部各部门干部任职表

姓名	部门	职务	任期时间
林福禧	办公室	负责人（兼）	1999.4—2000.3
秦青通	办公室	负责人	2000.3—2000.6
曲 琦	财务处	负责人	1999.4—1999.9
杨 灵	财务处	负责人	1999.9—2000.6
陈老六	基建处	负责人	1999.4—2000.6
林尧中	基建处	技术顾问	1999.4—2000.6
林顺康	基建处项目部	主任	1999.9—2000.6
毛卫华	医务处	负责人	2000.2—2000.6
张 琳	护理部	负责人	2000.2—2000.6
李招云	检验中心	负责人	2000.2—2000.6
陈再智	影像中心	负责人	2000.2—2000.6
周群玉	手术室	负责人	2000.2—2000.6
刘小春	中心供应室	负责人	2000.2—2000.6

第二节　内设机构

表4-2　行政职能部门内设机构、管理层级设置表

系列	序号	机构名称	管理层级	直接上级
党委系列	1	医院党委办公室	一级	分管领导
	2	组织科	独立二级	分管领导
	3	宣传统战科	独立二级	分管领导
	4	纪检监察室	一级	纪委书记
行政系列	1	医院办公室	一级	分管领导
	2	文化中心	独立二级	分管领导
	3	事业发展处	一级	分管领导
	4	医务处	一级	分管领导
	4.1	医患沟通中心	二级	医务处处长
	4.2	干部保健科	二级	医务处处长
	4.3	公共卫生管理科	二级	医务处处长
	4.4	病案统计室	二级	医务处处长
	4.5	互联网医院办公室	二级	医务处处长
	5	医保办	独立二级	分管领导
	6	门诊办	独立二级	分管领导
	7	质量改进处	一级	分管领导
	8	护理部	一级	分管领导
	8.1	服务中心	二级	护理部主任
	9	人力资源处	一级	分管领导
	9.1	人才办	二级	人力资源处处长
	10	财务处	一级	分管领导
	10.1	成本与绩效办公室	二级	财务处长
	10.2	收费处	班组	财务处长
	11	审计处	一级	分管领导
	12	院感处	一级	分管领导
	13	科研处	一级	分管领导
	14	精准医学中心	独立二级	分管领导

续表

系列	序号	机构名称	管理层级	直接上级
行政系列	15	教学处	一级	分管领导
	15.1	临床技能培训中心	二级	教学处处长
	16	信息处	一级	分管领导
	16.1	图书馆	班组	信息处处长
	17	后勤保障处	一级	分管领导
	17.1	总务科	二级	后勤保障处处长
	17.2	基建科	二级	后勤保障处处长
	17.3	膳食科	二级	后勤保障处处长
	18	设备科	独立二级	分管领导
	19	采购中心	独立二级	分管领导
	20	保卫科	独立二级	分管领导
群团组织	1	工会	/	分管领导
	2	共青团	/	分管领导
	3	妇委会	/	分管领导

表4-3 临床医技科室内设机构、管理层级设置表

系列	序号	机构名称	管理层级	直接上级
临床科室	1	重症医学科	一级	分管领导/医务处
	2	心血管内科	一级	分管领导/医务处
	3	放疗科	一级	分管领导/医务处
	4	消化内科	一级	分管领导/医务处
	5	内分泌科	一级	分管领导/医务处
	6	血液内科	一级	分管领导/医务处
	7	神经内科	一级	分管领导/医务处
	8	中医、中西医结合科	一级	分管领导/医务处
	8.1	中医内科	班组	中医、中西医主任
	8.2	中医妇科	班组	中医、中西医主任
	8.3	中医肿瘤科	班组	中医、中西医主任
	9	康复科	一级	分管领导/医务处
	10	风湿免疫科	一级	分管领导/医务处
	11	皮肤科	一级	分管领导/医务处

续表

系列	序号	机构名称	管理层级	直接上级
	12	呼吸与危重症医学科	一级	分管领导/医务处
	13	小儿内科	一级	分管领导/医务处
	13.1	新生儿科	二级	小儿内科主任
	14	肾内科	一级	分管领导/医务处
	14.1	血透室	二级	肾内科主任
	15	老年病科	一级	分管领导/医务处
	16	全科医学科	一级	分管领导/医务处
	16.1	枫南社区服务站	二级	全科医学科主任
	16.2	市政府门诊室	班组	全科医学科主任
	16.3	公安局门诊室	班组	全科医学科主任
	16.4	集聚区门诊室	班组	全科医学科主任
	17	急诊医学科	一级	分管领导/医务处
	17.1	EICU	二级	急诊科主任
	18	精神卫生科	一级	分管领导/医务处
	19	感染科	一级	分管领导/医务处
	20	健康管理中心	一级	分管领导/医务处
	21	泌尿外科	一级	分管领导/医务处
临床科室	22	烧伤科	一级	分管领导/医务处
	23	神经外科	一级	分管领导/医务处
	24	口腔科	一级	分管领导/医务处
	25	肿瘤外科(甲状腺乳腺外科)	一级	分管领导/医务处
	26	麻醉手术科	一级	分管领导/医务处
	27	疼痛科	一级	分管领导/医务处
	28	普外科一(肝胆血管胰脾外科)	一级	分管领导/医务处
	29	普外科二(胃肠外科)	一级	分管领导/医务处
	30	普外科三(肛肠外科)	一级	分管领导/医务处
	31	耳鼻喉科	一级	分管领导/医务处
	32	整形美容外科	一级	分管领导/医务处
	33	妇产科	一级	分管领导/医务处
	33.1	产科	二级	妇产科主任
	33.2	妇科	二级	妇产科主任
	34	骨科	一级	分管领导/医务处
	35	心胸外科	一级	分管领导/医务处
	36	眼科	一级	分管领导/医务处
	37	小儿外科	一级	分管领导/医务处
	38	葭沚分院	一级	分管领导/医务处

续表

系列	序号	机构名称	管理层级	直接上级
医技科室	39	放射科	一级	分管领导/医务处
	40	介入中心	独立二级	分管领导/医务处
	41	超声科	一级	分管领导/医务处
	42	医学检验科	一级	分管领导/医务处
	43	药剂科	一级	分管领导/医务处
	44	病理科	一级	分管领导/医务处
	44.1	组织库	班组	病理科主任
	45	功能检查室(内镜中心)	一级	分管领导/医务处
	45.1	心电图室	班组	功能检查室主任
	45.2	脑肌电图室	班组	功能检查室主任
	46	输血科	独立二级	分管院长/医务处
	47	核医学科	二级	分管院长/医务处
	48	营养科	二级	分管院长/医务处

表4-4　护理内设机构、管理层级设置表

系列	序号	机构名称	规范简称	管理层级	直接上级
护理系列	1	泌尿外科、烧伤科病区	泌尿烧伤病区	一级	护理部/科主任
	2	重症医学科病区	ICU病区	一级	护理部/科主任
	3	神经外科、口腔科病区	神外口腔病区	一级	护理部/科主任
	4	心血管内科病区	心内科病区	一级	护理部/科主任
	5	肿瘤外科(甲状腺乳腺外科)病区	甲乳病区	一级	护理部/科主任
	6	放疗科病区	放疗病区	一级	护理部/科主任
	7	消化内科、内分泌科病区	消化内分泌病区	一级	护理部/科主任
	8	血液内科病区	血液内科病区	一级	护理部/科主任
	9	神经内科二病区	神经二病区	一级	护理部/科主任
	10	神经内科一病区	神经一病区	一级	护理部/科主任
	11	中医、中西医、康复、风湿免疫综合病区	中医中西医病区	一级	护理部/科主任
	12	呼吸与危重症医学科病区	呼吸危重病区	一级	护理部/科主任
	13	小儿内科、新生儿科病区	儿科病区	一级	护理部/科主任
	14	日间病房、眼科病区	日间眼科病区	一级	护理部/科主任

续表

系列	序号	机构名称	规范简称	管理层级	直接上级
护理系列	15	麻醉手术科	麻醉手术科	一级	护理部/科主任
	16	老年病科、耳鼻喉科病区	老年耳鼻喉病区	一级	护理部/科主任
	17	普外科一(肝胆血管胰脾外科)病区	肝胆病区	一级	护理部/科主任
	18	产科病区	产科病区	一级	护理部/科主任
	19	妇科病区	妇科病区	一级	护理部/科主任
	20	骨科一病区	骨科一病区	一级	护理部/科主任
	21	骨科二、疼痛科病区	骨科二疼痛病区	一级	护理部/科主任
	22	普外科二(胃肠外科)、普外科三(肛肠外科)、小儿外科病区	胃肠儿外病区	一级	护理部/科主任
	23	普外科二(胃肠外科)、普外科三(肛肠外科)、心胸外科病区	心胸病区	一级	护理部/科主任
	24	肾内科病区	肾内科病区	一级	护理部/科主任
	24.1	血透室	血透室	二级	护理部/科主任
	25	急诊医学科	急诊科	一级	护理部/科主任
	25.1	EICU	EICU	二级	护理部/科主任
	26	综合病区	综合病区	一级	护理部/科主任
	27	感染科	感染科	一级	护理部/科主任
	28	健康管理中心	健康管理中心	一级	护理部/科主任
	29	葭沚分院	葭沚分院	一级	护理部/科主任
	30	放射科	放射科	一级	护理部/科主任
	30.1	介入中心	介入中心	独立二级	护理部/科主任
	31	功能检查室(内镜中心)	功能检查室(内镜中心)	一级	护理部/科主任
	32	注射室	注射室	一级	护理部/科主任
	33	配置中心	配置中心	一级	护理部/科主任
	34	消毒供应室	消毒供应室	一级	护理部/科主任
	35	门诊办	门诊办	独立二级	护理部/科主任

第三节　职能部门

一、一级职能部门

党委办公室

【发展沿革】　2000年6月，台州市中心医院党委下设党委办公室。2019年8月，党委设立组织科和宣传统战科两个独立二级科室。

【职能职责】　党委办公室作为党委日常办事机构，在院党委领导下开展工作。组织安排党委各类会议并做好记录；及时传达党委的指示、决定、通知，并了解贯彻执行情况；负责起草党委的决议、工作报告、计划、总结及其他有关文件，审核以党委名义上报下发的文件、信函；协助党委正、副书记协调党群各部门的工作；根据党委对工作的意图和要求，深入实际，调查研究，向党委提出改进意见或建议；负责党委系统的接待工作；管理党委的文书档案、机要文件和印章；承担党委交办的其他工作。

表4-5　党委办公室干部任职表

主任	任期	副主任	任期
秦青通	2000.6—2011.5	王彩萍	2006.8—2007.11（院处级）
		张　弛	2011.5—2015.4（主任助理） 2015.4—2017.7
张　弛	2017.7—		

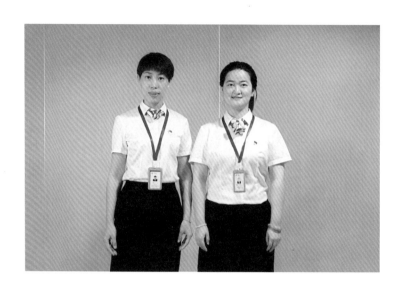

纪检监察室

【发展沿革】 2000年6月，成立监察室。2010年4月，更名为纪检监察室。

【职能职责】 2000至2009年，主要负责医院的行政监察工作，包括检查、调查监察对象贯彻落实及违反国家政策、法律、法规、政纪和院纪、院规的行为；受理各类信访投诉及上级监察机关或外单位监察机关移办的案件，并保护检举控告人的合法权利。2010年开始，增加监督检查医院党组织和党员贯彻执行党的路线、方针、政策的情况，受理和查处违纪党组织和党员的行为。2013年开始，按照中纪委的要求，纪检监察职能实行"转职能、转方式、转作风"的三转，贯彻落实"一岗双责"，聚焦主业，强化监督执纪问责，规范权力运行，落实执纪四种形态，贯彻落实纪检监察"标本兼治、综合治理、惩防并举、注重预防"的职能，为医院健康发展保驾护航。

表4-6 纪检监察室干部任职表

主任	任期	副主任	任期
王柏莉	2000.10—2001.4		
王春友	2001.5—2003.12		
		刘志勤	2003.1—2003.12
王春友	2004.1—2011.3		
吴亚萍	2011.4—	雷敏君	2011.4—2012.3（主任助理）

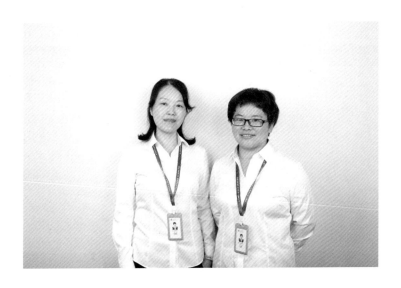

医院办公室

【发展沿革】 1999年1月成立医院筹建工程建设指挥部，同年4月设立办公室。2000年6月成立医院办公室。2002年1月更名为院长办公室。2003年12月院长办公室下设文秘组、收发组、档案组。2011年名称改回医院办公室。2017年6月医院成立宣传文化科，为院办二级科室；2019年8月宣传文化科成为独立二级科室。

【职能职责】 医院办公室是医院党政直接领导下的综合管理与协调机构，负责草拟医院行政公文、规章制度、规划计划、总结和决议等，协助院长处理日常行政事务；负责医院科室目标责任书制定及考核工作；组织、协调医院重大事项和大型活动；负责各种行政会议的组织和记录；负责医院接待、公文收发及档案管理工作；负责医院公章、院长印章管理及行政用车管理。

表4-7 医院办公室干部任职表

主任	任期	副主任	任期
秦青通	2000.6—2009.3	王柏莉	2000.10—2001.6
		张新军	2003.2—2003.12（主任助理）
		张灵智	2004.10—2004.12
		陈晓鸣	2007.4—2008.12（主任助理）

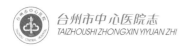
续表

主任	任期	副主任	任期
		万新华	2009.4—2011.3（主任助理　主持工作）
		王　妍	2011.4—2015.3（主持工作）
		钱　力	2011.4—2014.4（主任助理）
王　妍	2015.4—	焦岳龙	2018.3—
		吴琼海	2018.5—

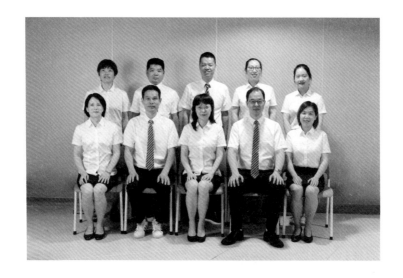

事业发展处

【发展沿革】　2018年11月成立医院事业发展处。

【职能职责】　在院长和分管院长的领导下，负责医疗业务对外联络、协调和沟通，收集相关政策信息，协助院办建立与政府职能部门、上级业务部门的关系。积极拓展医疗市场，提高医院知名度。负责医联体建设及发展工作，推进分级诊疗工作，指导和帮助各学科建立专科联盟，积极拓展医院品牌对外影响力。负责对外医疗合作的调研、评估、沟通、协议拟定及汇报，负责与各医疗合作单位的日常联络，制定对外医疗合作的相关制度，及时发现对外医疗合作中的问题并按制度处理。负责医联体内的人员外派工作及管理，做好对口支援工作的日常沟通及管理，做好"双下沉两提升"工作。研究国家有关医院发展的方针、政策和法规，研究国内外知名医院的学科特点、人才培养、管理机制、发展规律、自身优势和最新动态，提出医院发展战略的构想和政策建议。负责特需服务、商保等对外联络及管理工作。完成医院和上级部门交办的其他指令性任务。

表4-8 事业发展处干部任职表

顾问	任期	副处长	任期
秦青通	2018.11—		
		章月桃	2020.1—

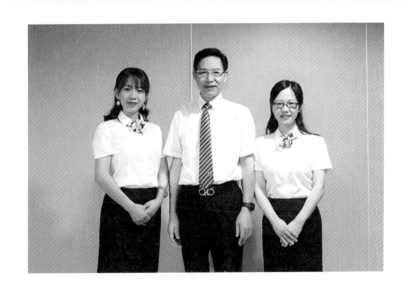

医务处

【发展沿革】 2000年2月，医院成立筹建指挥部医务处。6月，成立医务处，配备处长及副处长各一名，管理全院医疗工作，下设医保办。2001年，医院成立疫情报告管理领导小组，开展各项疫情报告管理工作，由医务处代管。2003年1月，干部保健办从医保办独立。2004年10月医院设立预防保健科，隶属医务处。2007年4月，病案室与统计室合并成立病案统计室，归入医务处。2009年9月，医务处下设医患沟通中心，由一名副处长分管，负责处理病人对医疗服务的投诉。2015年2月，医务处下设医疗质量监控办公室，由一位副处长负责各项医疗质量工作的督查。2019年5月，医务处分为医务处和质改处两个科室，医务处承担原医务处各项职能。2019年9月，医保办、门诊办成为独立二级科室。

【职能职责】 负责对全院医疗工作和医务行政实施组织管理。根据院工作计划要求拟定符合医院实际情况和发展特点的业务计划，经院长和业务副院长批准后组织实施。负责组织实施全院的医疗业务及医疗安全管理工作，负责门诊、病房医疗工作的日常检查等。负责制定、修订医疗工作相关的规章制度、技术操作规程、医疗应急预案，并组织落实。负责医院及医务人员的依法执业、诚信执业的相关管理工作。负责各类医疗技术人员的资质准入、授权及再授权管理；负责全院医疗技术、新技术、新项目的准入及追踪管理；负责各类技术项目、手术操作的等级管理工作。负责协调解决临床、医技科室工作中的困难和问题。负责重大疑难手术的审批和管理。负责组织并参与突发公共卫生事件及其他重大突发事件的医疗救治及应急调配工作。负责对外派遣医疗队或对外的各种医疗任务。负责医师资格考试、医师\医技年度考核评价、医师定期考核等各类考试。负责医生外出进修及接收进修医师的审核及管理。积极了解全国及省级医院管理信息和医疗工作动态及业务数据（BI）发展趋势，业务数据分析等，为院领导提供医疗决策信息。组织医院医疗、病案、药事及输血等管理委员会完成医疗质量控制的制度制订、技术指导、病例讨论、监控检查、技术鉴定、科研论证、奖项评审等医疗指导性工作。负责完成各级卫生行政管理部门交办的指令性任务。

表4-9 医务处干部任职表

处长	任期	副处长	任期
毛卫华	2000.6—2012.10	刘志勤	2005.1—2011.5
		叶平胜	2005.1—2012.10
叶平胜	2012.11—2014.4	舒海荣	2012.10—2014.4（处长助理兼传染科负责人）
			2014.4—2017.3（主持工作）
舒海荣	2017.3—	于进	2014.4—2017.3
		毛建林	2015.4—（兼医患沟通中心主任）
		林永志	2018.5—2019.8
		应申鹏	2017.3—2019.8
		丁凌志	2019.8—
		李春胜	2020.4—

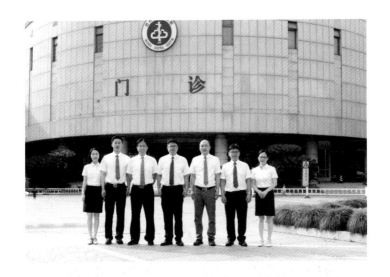

质量改进处

【发展沿革】 2004年4月医院设立质控科，隶属于医务处，为二级科室；2008年4月更名为质改科，行政隶属于医务处二级科室；2016年4月质改科独立成为一级科室，并更名质改处；2018年5月质改处与医务处合并，科室名称统一为医务处；2019年9月质改处重新独立。

【职能职责】 质量改进处是院长直接领导下的医院质量与安全管理机构，负责草拟医院质量改进和安全管理规划及制度，完善医院三级质量防控体系，对医院质量安全进行监测、分析、评估及反馈，保证医院服务质量持续改进；制定医院各专项质量评价标准及建立院级质控团队；组织质量/安全培训，运用科学质量改进方法督促并指导各项质量改进工作推进；负责国家三级公立医院绩效考核及省市各项质控评审工作推进，联系各级卫生主管部门及行业协会，上报质量相关数据及承办相关会议、参加各项质量项目评比。

表4-10 质改处干部任职表

科长/处长	任期	副科长/副处长	任期
刘志勤	2004.1—2011.3	于 进	2005.1—2011.3
于 进	2011.4—2018.5	谢英姿	2011.4—2013.4（科长助理）

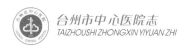
续表

科长/处长	任期	副科长/副处长	任期
林永志	2018.5—2019.8 （医务处副处长分管质改）		
		应申鹏	2019.8—

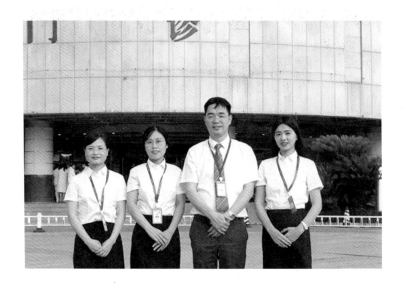

护理部

【**发展沿革**】　2000年6月，成立医院护理部。2011年3月，护理部下设服务中心，2015年5月设住院服务中心。2019年，服务中心和住院服务中心合并，实行一体化管理。

【**职能职责**】　护理部负责医院的护理业务和护理行政管理，完成医院党政、院领导和上级部门交办的各项指令性任务。负责制订护理规划、计划、护理管理制度、护理质量标准、技术操作规程、疾病护理常规和各级护理人员岗位职责等；负责建立护士技术档案，护士执照的注册与延续注册；负责护理人员调配和使用，护士准入资格审核和岗位技术能力评价；负责开展护理查房、护理质量管理活动、护理不良事件处理、护理质量和安全体系的持续改进；负责护士在职教育、业务培训以及考核、奖惩、晋升等工作；负责护理实习生、进修生的登记、安排和管理；负责组织各级护士会议和护士节等活动；负责组织护理科研、新技术、新项目的开展和实施；负责各类护理资料、档案收集和归档工作。

表4-11　护理部干部任职表

主任	任期	副主任	任期
王彩萍	2000.6—2006.7	张　琳	2000.6—2006.8
		全日红	2003.1—2006.3（主任助理）
张　琳	2006.8—2016.5	唐富琴	2006.8—2009.3（主任助理）
			2009.4—2013.3
			2015.4—2016.2
		金艾黎	2008.5—2010.3（主任助理）
		应　莉	2011.4—2015.3
		刘小春	2013.4—2019.3
应　莉	2016.5—2019.3	金艾黎	2017.3—2018.5
唐富琴	2019.8—	吴伟仙	2019.3—
		冯莉梨	2019.3—

表4-12　各科护士长任职表

大内科护士长	任期	大外科护士长	任期	门急诊医技科护士长	任期
张　琳	2004.7—2006.3	周群玉	2004.7—2006.3		
刘小春	2006.4—2010.3	郑建萍	2006.4—2015.3		
金艾黎	2010.4—2017.3				
刘小春	2017.9—2019.9	吴伟仙	2015.4—2019.9		
凌爱香	2019.9—	杨美滋	2019.9—	章赛军	2019.9—

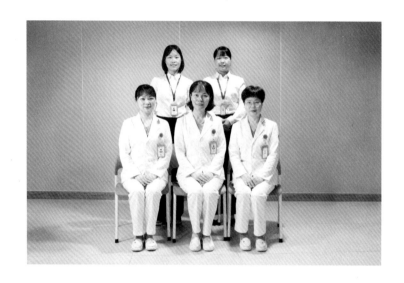

人力资源处

【发展沿革】 2000年6月17日，设立人事处。2004年1月，更名为人力资源处。2009年4月，更名为台州恩泽医疗中心（集团）台州市中心医院人力资源处；2013年4月更名台州恩泽医疗中心（集团）人力资源部中心医院办公室。2017年3月，名称改回人力资源处。2019年8月，设立人才办，隶属于人力资源处。2019年10月，新增退休人员管理工作职能。

【职能职责】 2000—2008年主要职责：人才引进安置、招聘、岗前培训；专业技术职称评聘、考核；岗位工资、档案工资标准核定和调整；职工退休、退职和离退休管理；职工出勤、假期和福利管理；院内合同工、临时工管理；各类人事、工资统计工作。

2008年医院重组成立台州恩泽医疗中心（集团），执行中心集团统一的人事制度，新增职责：人力资源规划、调配；职工岗位、身份、聘期管理；管理干部选拔、竞聘、考核；试聘期、见习期、年度考核等绩效考核；岗位设置和部分绩效工资管理；干部职工出国（境）管理；职工社会保险缴纳和院内医保划拨、报销；干部职工学历提升选拔、审批、报销。

2016年从台州恩泽医疗中心（集团）剥离，成为台州学院附属医院，其中中层干部选拔、考核等管理工作调整到医院党委办公室；现人力资源处主要职责：负责制定和规范人力资源管理工作制度、流程、规范，负责绩效考核（试用期考核、见习期考核、年度考核），全员聘用（职称评聘、卫生高级专业技术职务自主评聘、职工岗位聘任、职工聘用期限和聘用性质动态管理），岗位管理（定岗定编、岗位设置、岗位聘任），公开招聘（人员招聘、高层次人才引进），人才培养（岗前培训、在职学历提升），薪酬福利（工资标准核定调整、社会保险缴纳、绩效总额核定、管理干部月度奖金核定），人事管理〔人事档案管理、人力资源调配、假期管理、出国（境）管理〕。

表4-13 人力资源处干部任职表

处长	任期	副处长	任期
马群力	2000.6—2009.3	张淑英	2003.2—2007.7 （处长助理）
		雷敏君	2009.4—2011.3 （处长助理 主持工作）
		万新华	2011.4—2012.2 （处长助理 主持工作）
		雷敏君	2012.4—2017.3 （主持工作）
雷敏君	2017.3—		

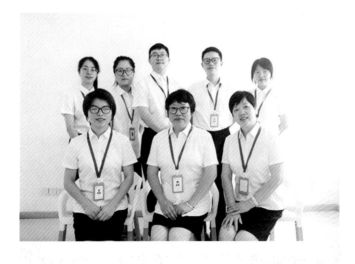

财务处

【发展沿革】 2000年6月，设立财务处。2008年7月与台州医院重组成立台州恩泽医疗中心（集团）后，设立台州恩泽医疗中心（集团）台州市中心医院财务代理处。2016年7月，台州市中心医院成建制从台州恩泽医疗中心（集团）

划入台州学院，成为台州学院附属医院后，医院重新组建财务处。

【职能职责】 财务处负责全面反映医院的经济运行情况。负责制定和完善医院财务管理制度及其实施细则；负责医院的会计核算工作，编制医院月度、季度、年度财务报表；负责医院全面预算及确保预算有效执行；负责全院及科室成本核算管理分析工作，以及职工工资、绩效奖金的核算和发放；负责执行国家各项物价政策；负责医院财务收支、资产和负债的管理，以及重大资产采购的可行性分析及使用效益评估工作；参与医院经营管理预测和决策以及医院招投标相关工作；指导和检查二级核算单位的财会工作，管理医院的住院费用、门诊费用的结算工作；负责财务档案资料的整理、立卷、归档、销毁等工作。

表4-14 财务处干部任职表

处长	任期	副处长	任期
	2000.6—2011.6	王丹刚	2004.1—2007.8（处长助理）
杨 灵	2011.7—2015.3（中心财务部副主任兼财务联系人）	王跃芬	2010.7—2012.4（处长助理）
			2012.4—2015.3（财务代理处负责人）
			2015.4—2016.9（财务代理处副主任）
杨 灵	2016.10—	王国松	2017.3—

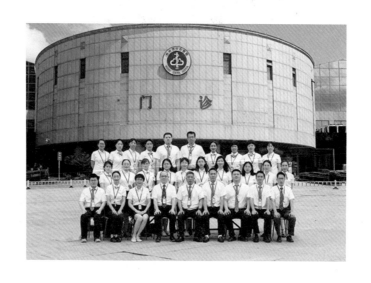

审计处

【发展沿革】 2017年4月，成立审计处。

职能职责对本单位的会计资料和经济活动的过程和结果进行审计；对本单位的财务收支、经济活动的真实性、合法性进行监督审核；审计本单位对国家有关政策法规和财经制度的执行情况；定期向领导报告工作，对审计工作中的重大事项，向上级内部审计机构反映；负责审计档案的整理、立卷、归档和管理工作；负责对医院内部审计工作制度的解释。

干部任免情况：2017年4月王跃芬任审计处处长。

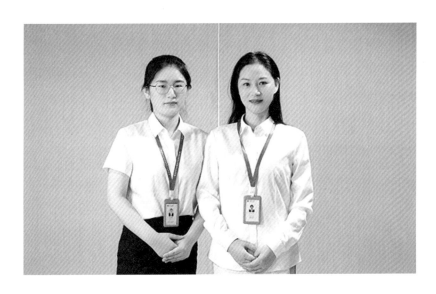

院感处

【发展沿革】 2000年7月，成立医院感染管理科，隶属于医务处下的二级科室。2013年4月，院感科由非科级建制部门（二级科室）升为科级部门（一级科室），2016年8月，更名为院感处。

【职能职责】 以加强医院感染预防与控制为主导，坚持"科学防控、规范管理、突出重点、强化落实"的原则，健全医院感染防控体系，完善相关技术标准，落实各项防控措施，提高专业技术能力，提升医院感染防控水平，最大限度降低医院感染发生率，提高医疗质量和保障医疗安全。

院感处负责医院感染预防与控制方面的管理和业务工作，完成院领导及医院感染管理委员会交办的其他工作。负责制定本院医院感染管理规章制度，并督查落实情况，并对医院感染及其相关危险因素进行监测、分析和反馈，针对存在问题提出控制措施并指导实施；对医院感染进行风险评估，研究并确定医院感染重点部门、重点环节、危险因素及需采取的干预措施，明确各有关部门、人员在预防和控制医院感染工作中的责任；负责对全院的建筑设计、重点科室建设、基本标准、基本设施和服务流程进行指导并督促落实；负责对医院的清洁、消毒灭菌与隔离、无菌操作技术、医疗废物管理、传染病的医院感染控制等工作提供指导；负责对消毒药械和一次性使用医疗器械、器具的相关证明进行审核；负责职业卫生安全防护及院感防控相关知识培训及指导；负责组织、指挥重大医院感染管理事件，如医院感染暴发、特殊传染病或者特殊病原体感染病例等事件的报告、处理及干预；负责召开医院感染管理委员会工作会议，研究和解决医院院感管理的难点及热点。

表4-15　院感处干部任职表

科长/处长	任期	副科长/副处长	任期
毛卫华	2000.6—2003.4	周小萍	2001.10—2003.12
周小萍	2004.1—2009.3		
章华萍	2009.4—2010.6		
		郑　丹	2010.7—2011.3（负责人）
		舒海荣	2011.4—2013.4
		张玉琴	2013.4—2017.3
张玉琴	2017.3—		
毛卫华	2018.5—2019.8（主任顾问）	林　刚	2018.5—2019.3
	2019.8—（名誉处长）		

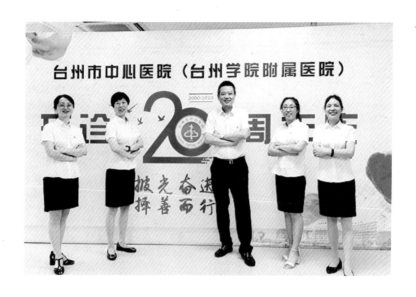

科研处

【发展沿革】 2000年6月，由医务处负责医院科教工作。2002年1月，设立科教处。2014年11月，成立组织库，隶属于科教处。2019年7月，组织库划归病理科进行管理。2017年6月，精准医学中心（中心实验室）成立，隶属于科教处，2019年9月成为独立二级科室。2019年2月，因教学工作移交教学处，科教处改称为科研处。

【职能职责】 科研处负责制定医院科研、学科、团队建设发展规划的中长期目标和年度计划，及相关配套支持政策和制度；负责医院的各级各类学科评估、评审、人才评价的申报、审核和对外沟通协助工作，负责组织医院科研课题的申报、过程管理、验收工作，外部科研成果的推选、院内科研成果的鉴定及日常管理，负责组织全院人员学术任职、人才称号、硕导选拔等材料的审核推荐工作；负责住院医师规范化培训工作，医学院（校）毕业实习、见习教学工作（2019年2月此工作移交教学处）；负责医院员工发表的学术论文、书籍、专利和软件著作权的登记和统计、评审推荐和汇编整理工作；负责协助项目负责人进行各级继续医学教育项目的工作，协助院领导审批安排全院员工参加学术交流和各级学术会议，组织在职人员继续教育，学分登记等工作；负责协商相关职能部门，制定科研、学科经费使用管理办法，核定审核各类科研、学科经费的使用；

负责医院学术委员会和医学伦理委员会办公室工作；负责医院科研机构的申报、过程管理。

表4-16　科研处干部任职表

处长	任期	副处长	任期
郑根建	2002.1—2010.3	王　莉	2003.1—2004.12（处长助理）
			2005.1—2012.3
王　莉	2012.4—	张鑫圣	2011.4—2012.3（处长助理）
张　扬	2018.3—（执行处长）	朱　杰	2019.10—

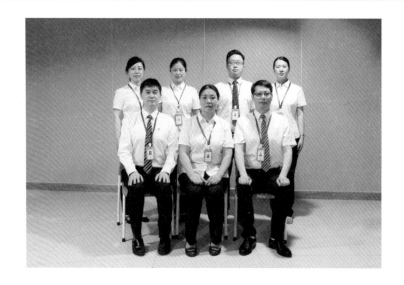

教学处

【发展沿革】　2002年1月，医院设置科教处。2016年11月，成立临床教学办公室，负责台州学院医学院理论、见习教学以及医学院校实习教学管理工作。2019年2月，住院医师规范化培训工作和研究生教学工作由科教处转入临床教学办公室。2019年8月，更名为教学处。

【职能职责】

1. 院校教学

贯彻落实医学院校理论、实习教育制度文件，研究落实教学管理工作。制定教学工作规划，参与制定并实施本科人才培养方案、教学大纲，开展教学督导，定期召开教学工作会议，解决教学中的问题并持续质量改进。负责学生学习、生活、安全管理、思政教育、评优及助学帮困等工作。

2. 住院医师培范化培训

贯彻落实国家、省、市卫健委及上级管理部门下达的关于住院医师规范化培训基地的文件精神及评估标准，促进专业基地规范建设、师资培训及教学活动。负责住院医师规范化培训管理工作，包括学员招录、培训、考核，督查专业基地规范落实教学活动，持续改进不断提高教学质量。做好经费管理，落实相关待遇保障。组织协同单位及基层单位做好住培教学建设。负责全科医师转岗培训工作。

3. 研究生教学

负责研究生来院后的教学管理、思想政治教育工作；组织监督各学科研究生培养过程各个环节的执行情况，完成学校下达的研究生教学管理工作。

4. 师资发展

组织落实各类教师培训工作。制定教师培训方案，组织师资准入培训、发展培训及高级培训，提高教师教育教学能力；组织教师教学业绩考核、奖惩、评优、聘任及师资教学档案的建设工作。

表4-17　教学处干部任职表

处长	任期	副处长	任期	备注
张　琳	2016.11—	金艾黎	2018.5—	

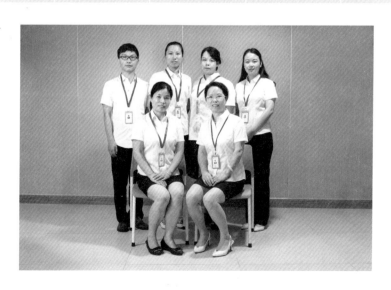

信息处

【发展沿革】 2000年4月，成立信息中心，下设计算机室、病案室、统计室和图书馆。2005年1月，病案室划归医务处管理。2008年6月，更名为台州恩泽医疗中心（集团）台州市中心医院信息中心。2009年10月统计室划归医务处管理。2013年7月，更名为集团信息中心中心医院办公室。2019年12月，更名为信息处。

【职能职责】 围绕医院战略目标，制订信息化发展规划与年度计划；负责全院信息化系统业务需求受理、交流沟通、需求协调；负责医院信息系统论证、建设与实施；负责医院信息化建设项目管理；开展信息化项目目标评价、信息化项目效益分析；负责拟定、维护医院信息系统各项技术标准；负责信息系统资产管理；负责医院信息系统的运行维护，为医院各科室提供IT技术支持类服务，开展信息系统使用培训；负责医院网络安全；开展数据质量控制、数据分析与利用、数据上报、病案管理等信息应用与服务；承办医院和上级部门交办的其他工作。

表4-18 信息处干部任职表

主任/处长	任期	副主任/副处长	任期
秦青通	2000.6—2001.12（兼）	张灵智	2001.6—2002.12
		黄海涛	2003.1—2004.12（主任助理）
		李国军	2005.1—2007.4（主任助理）
			2007.5—2017.3
		张伟峰	2011.4—2014.3（主任助理）
李国军	2017.3—		2017.3—

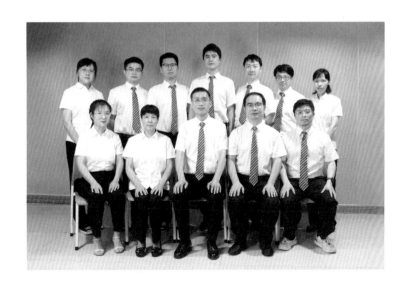

后勤保障处

【**发展沿革**】　2000年6月，成立后勤处，2000年8月，成立后勤服务中心，共同负责医院后勤工作。2000年8月，后勤处下设立保卫科。2001年5月，后勤处合并到后勤服务中心。2002年1月，后勤服务中心下设设备科。2005年1月，后勤服务中心改为后勤保障处。2017年12月，成立和合服务公司，由医院后勤保障处统一进行管理。2019年8月，隶属后勤保障处的保卫科、设备科、采购中心成为独立二级科室。

【**职能职责**】　医院筹建之初，医院后勤仅设有基建处（筹）和工程现场办公室（筹），主要负责医院筹建相关工程的建设和落实。在台州市中心医院正式开业，医院设立后勤处和后勤服务中心共同负责医院后勤工作。

2001年5月后勤处与后勤服务中心合并，后勤服务中心下设服务部、综合部、物业部和经营部分管相关职能。服务部：负责医院维修、洗衣房、护送队、动力、污水处理、废物回收、太平房、医院卫生环境管理工作。综合部：负责固定资产、物资采购、保管、基建、档案、接待工作。物业部：负责医院安保工作、保洁、消控中心、改造装修、小区服务工作。经营部：负责医院车队、文印、商店、培训中心、医院食堂管理工作。

2000年8月后勤处下设成立保卫科，后勤相关治安、消防、交通工作由保卫科负责。2002年，后勤服务中心下设设备科。原医院设备管理工作，以及总务维修、配电房、锅炉房管理工作并到设备科，由其负责总务设备、水、电、气相关的维修和管理工作。2006年4月，采购中心更名为招投标中心，隶属后勤保障处管辖，成为二级科室。原医院的物资采购（医疗设备、医用耗材、总务物资）、物资供应职能由招投标中心负责。

2019年8月后勤保障处下设保卫科、设备科、采购中心成为独立的二级科室，相关职能由对应科室自己承担。同时后勤保障处增设总务科负责医院膳食、被服、运送等工作。增设基建科负责医院基建建设和零星工程相关管理工作。

表4-19　后勤保障处干部任职表

处长	任期	副处长	任期
陈老六	2000.6—2001.5 （后勤处）		
王春友	2000.8—2001.5 （后勤服务中心）	林顺康	2000.8—2001.12 （后勤服务中心办公室副主任）
陈老六	2001.6—2006.3	方幼平	2003.1—2004.12 （助理）
		林顺康	2002.1—2006.3 （助理）
		方幼平	2005.1—2006.4
			2006.4—2008.4 （主持工作）
方幼平	2008.5—2010.3	王　妍	2009.4—2010.4 （助理）
		林顺康	2006.4—2011.4
		王晋宏	2009.4—2010.4 （助理）
			2011.4—2015.3
林顺康	2011.4—	方幼平	2016.11—
		钱　力	2017.3—

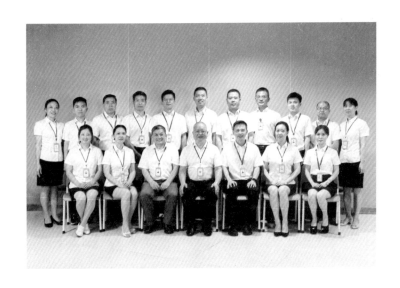

二、二级独立科室

组织科

【发展沿革】　2019年8月，成立党委组织科，为独立二级科室。

【职能职责】　在医院党委的领导下，贯彻执行上级党委关于加强新时代公立医院党的建设工作的方针政策。按照干部管理权限，做好干部的推荐、考察、任免、考核和监督工作。制定干部培训计划，组织落实院管干部的政治理论学习和培训工作。负责院管干部人事档案管理。加强党支部建设，组织开展党支部的思想建设、组织建设和作风建设；做好党员发展和党员管理工作。完成领导交办的其他任务。

宣传统战科

【发展沿革】　2019年8月，成立党委宣传统战科，为独立二级科室。

【职能职责】　在院党委领导下，全面贯彻和落实党在新时期的宣传路线、方针和政策，紧密围绕医院的中心工作组织开展党建宣传工作和统一战线工作的党委职能部门。主要工作职责包括负责党建及意识形态、精神文明等宣传工作；党外统一战线相关的宣传和建设工作，指导其搞好自身的思想建设和组织建设；

负责各民主党派党员库建设，统战各类档案的收集整理和立卷、归档；认真完成医院党委交办的其他各项工作。

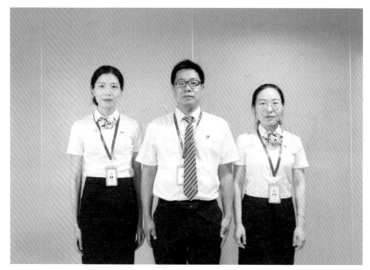

组织科、宣传统战科集体照

文化中心

【发展沿革】 医院建立初期至2002年期间，医院宣传工作由院长办公室负责。2003年，医院成立宣传处，负责开展医院的对内对外宣传工作。主要负责医院院报的编印，围绕医院医、教、研、管理等主要工作，结合医院实际，开展医院形象、管理模式、医德医风、先进技术、医疗设备、就医环境等宣传。当年年底科室撤销，宣传工作由办公室负责。

2017年6月，医院成立宣传文化科。科室主要围绕服务患者、医院形象、先进技术、优秀人物、医德医风、健康科普知识传播。同时，科室正式接手医院标识工作。

2020年1月，医院将宣传文化科更名为文化中心。

【职能职责】 文化中心主要负责制定医院宣传计划；院内宣传平台管理；院内新闻素材和报道的收集、统计，对全院科室进行宣传考核；负责医院网站新闻、微信推文的编辑发布；负责新闻媒体投稿、联络对接及合作；推进医院文化建设工作；负责医院标识管理和制作工作；医院舆情监控。

表4-20　文化中心干部任职表

负责人	任职时间
王春友	2003.1—2003.12
叶　倦	2016.6—

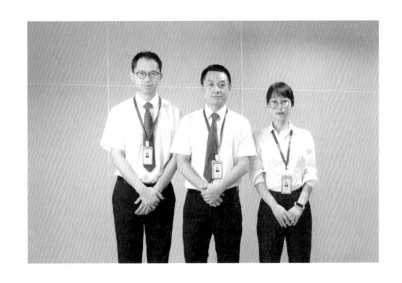

医保办

【发展沿革】　2002年1月，成立医保办（与干部保健办合并）。2004年9月，医保办独立，科室隶属于医务处。2019年9月，成为独立二级科室。

【职能职责】

负责对全院医护人员进行医疗保险政策的宣传与培训；建立、健全本院医疗保险管理制度；做好医保政策的咨询解释；负责与市、县、区医保部门的联系与沟通；负责协助医保预扣复核反馈，对医保政策的执行中存在的问题予以指导监督持续改进；及时做好医保目录库的更新维护；负责特殊病种、特药特检等备案初审；完成医院和上级部门交办的其他指令性任务。

表4-21　医保办干部任职表

姓名	任期	职务
林美娥	2002.1—2002.12	副主任
梁玲飞	2003.6—2015.3	负责人
	2015.4—	主任

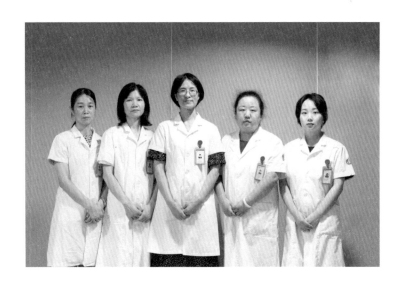

门诊办

【发展沿革】　2000年11月成立门诊办，属一级科室；2010年4月，成为医务处下属二级科室；2019年8月，成为医务处下的独立二级科室。

【职能职责】　主要负责门诊的医疗、护理和行政管理。建立和完善门诊各项管理制度和岗位工作职责，并督促落实。对门诊布局、服务流程、指示标识、设施、设备进行维护并提出持续改进建议。根据门诊就诊情况，合理安排出诊医务人员，确保门诊工作的正常运行。做好导诊、分诊、传染病的预检分诊、健康宣教、清洁卫生、消毒隔离、院内感染控制、疫情报告等工作，不断优化门诊患者就诊流程。协调处理门诊医疗服务和投诉纠纷，化解矛盾，确保门诊医疗工作正常运转。定期组织实施门诊医疗文书和处方质量检查、考核。听取（召开）门诊医护人员及病友的意见、建议，针对存在的问题开展持续质量改进。

2008年开始开展预约挂号业务，电话和现场预约两种预约方式；2016年开始提出"就医零等待"，借助一卡通、"三改四升"，实现就医零等待。2016年10月全国首家不通过第三方实现医保移动支付；全面实施门诊电子病历，实现挂号预约多样化、就诊支付多元化、检查预约自动化、报告查询无纸化。为推进"最多跑一次"改革，2018年6月设立了门诊综合服务中心，实现医事服务一窗受理、一站服务、一章管理。

表4-22 门诊办科主任任职表

主任	任期	副主任	任期
郑文学	2000.11—2001.12	余海峰	2000.8—2001.6
		杨柏泉	2002.1—2002.12
林雪松	2005.1—2010.3(兼)	林雪松	2003.1—2004.12
		张丽军	2010.4—2011.3
唐富琴	2011.4—2015.3		
郑建萍	2015.4—2017.6(兼)		
康玉华	2017.7—		

表4-23 门诊办护士长任职表

护士长	任期	副护士长	任期
		林美娥	2000.11—2001.10
		李晓华	2001.10—2001.12
袁文平	2002.1—2002.12		
阮丽萍	2003.1—2010.3		
		张丽军	2010.4—2011.3(兼)
唐富琴	2011.4—2015.3(兼)		2011.4—2017.6(副护士长)
张丽军	2017.7—2018.5		
林 茜	2018.5—		

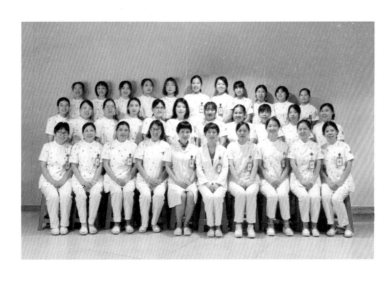

精准医学中心（中心实验室）

【发展沿革】 2017年6月成立精准医学中心（中心实验室），隶属于科研处。2019年9月，成为独立二级科室，2019年12月，获批台州学院临床诊断与生物信息研究所。

【职能职责】 在院长领导下，负责科研公共平台建设，组建创新研究团队，根据医院学科发展方向展开科学研究。对接创新团队，加强对外合作，提升实验室整体科研能力。参与医院博士后创新基地建设，建立适合高层次人才培养的技术平台，实验室提供核心平台支持保障。

搭建免疫细胞功能检测、科研服务、肿瘤代谢组学研究、分子诊断精准检测研究四大区块服务平台，通过建设，充分整合地区资源，提高临床服务效率，扩大区域影响力。

表4-24 精准医学中心干部任职表

主任	任期	备注	副主任	任期	备注
李 君	2018.12—	兼聘主任			
			陈 琪	2020.1—	

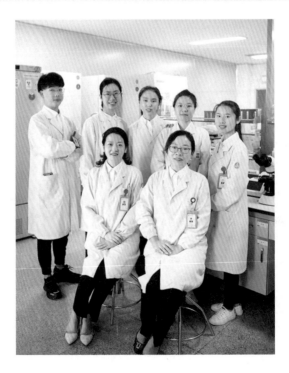

设备科

【发展沿革】 2000年6月，成立设备科。2002年1月，设备科并入后勤保障处，成为二级科室，同时总务维修、配电房、锅炉房并到设备科。2014年6月设备科划分成三个组：医疗设备组、总务维修组、动力配电组。2019年8月，设备科成为独立二级科室。

【职能职责】 2000年设备科成立初期主要负责设备的论证、采购和维修工作。2002年1月，设备科并到后勤服务中心，成为二级科室，同时总务维修、配电房、锅炉房并到设备科。2003年2月，设备科原采购的工作划到物资采购供应中心。2014年设备科下设医疗设备组、总务维修组、动力配电组三个工作组。主要负责全院医疗、教学、科研仪器设备、总务设备、水、电、气相关设备的管理工作；有计划地做好仪器设备的购置论证、安装调试、维修巡检、保养计量、报废鉴定等工作；负责医院相关仪器设备管理制度的制定；指导和检查临床科室合理、安全使用仪器设备；对临床科室员工使用的设备作操作培训、对维修工程技术人员作业务培训等。

表4-25 设备科干部任职表

主任	任期	副主任	任期
		徐杭龙	2001.10—2002.12（主持工作）
方幼平	2003.1—2008.4	王晋宏	2006.8—2008.4
王晋宏	2008.5—2015.3	虞健斌	2008.10—2009.10（主任助理）
		戴明浪	2011.5—2013.3（主任助理）
		徐杭龙	2015.4—2017.5（主持工作）
		赵辰星	2015.4—2017.6（主任助理）
马冠颖	2017.6—		

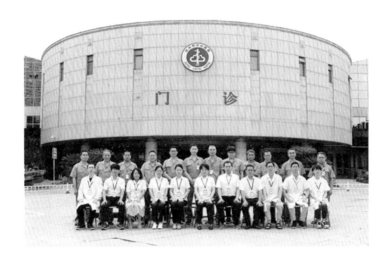

采购中心

【发展沿革】 2003年2月，医院设立物资采购供应中心，作为副科级科室，不隶属于其他科室。2005年1月，更名为采购中心，职能中的中心供应室单独划分出去。2006年4月，更名为招投标中心，隶属后勤保障处管辖，成为其二级科室。

2009年1月，重新更名为采购中心，并归并到台州恩泽医疗中心集团采购供应部统一管理。2016年9月，不再归属恩泽集团采购供应部管辖；2019年8月，采购中心成为后勤保障处下的独立二级科室。

【职能职责】 保障医院医疗业务的顺利开展，满足临床工作需求，在物资流通的进院环节、院内物资调配功能以及财务预算的支撑上发挥管理效能。在分管院长和后勤处的领导下，负责全院医用设备、医用耗材、化学试剂、总务物资等各类物资的供应链制度流程制订、招投标管理、采购、到货验收、入库保管、出库供应、应付款管理等工作。

表4-26 采购中心干部任职表

部门	主任	任期	副主任	任期
物资采购供应中心				
采购中心			王 妍	2003.1—2011.3
招投标中心				
采购中心			马冠颖	2011.4—2017.6
	徐杭龙	2017.6—		

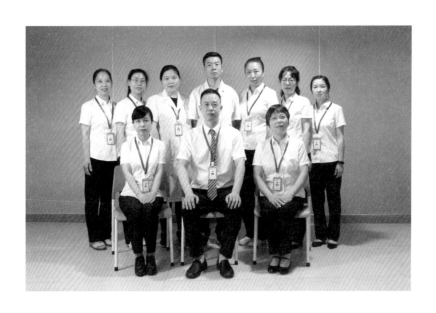

保卫科

【发展沿革】 2000年4月，成立保卫科隶，属后于勤保障处。2019年8月保卫科成为独立二级科室。

【职能职责】 负责制定年度安全与安保计划，各项安全保卫制度。制定年度消防安全计划。协助医患沟通中心处置院内所发生的医疗纠纷和群体性事件工作，及时上报院内不稳定因素，维护医院正常医疗秩序。加强院内交通秩序的管理，做好新入院职工的临时居住证办理等工作。

表4-27 保卫科干部任职表

科长	任期	副科长	任期
林顺康	2000.8—2010.3		
		韩 刚	2010.7—2014.3
韩 刚	2014.3—2015.10		
		徐 艳	2015.10—
韩 刚	2017.6—		

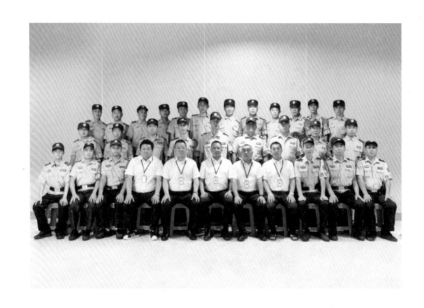

三、二级非独立科室

医患沟通中心

【发展沿革】 2000—2005 年医疗纠纷投诉由医务处统一负责（投诉中心）。2005 年成立医患沟通中心。

【职能职责】 根据有关医疗投诉管理政策和法律法规，结合本院的具体情况制定我院的医疗投诉管理规章制度，并组织实施；负责制定和不断完善我院投诉防范、处理的相关制度和流程，建立健全我院投诉责任追究和整改监管体系。接待投诉人来访、来信、来电，做好登记、调查、核实投诉事项，提出处理意见，及时答复投诉人。组织、协调、指导全院的投诉处理工作。具体受理投诉并协同相关职能科室妥善处理。定期对投诉情况进行归纳总结，发现医院管理、医疗质量的薄弱环节，提出改进意见或建议，督促相关部门、科室及时整改。医疗纠纷涉及医疗事故鉴定及司法诉讼的，做好收集、组织、提交相关材料及答辩工作。组织法律培训、法制宣传以及医疗纠纷防范学习，加强医务人员的法律意识和医疗纠纷防范意识。负责不良事件的汇总上报工作。完成院领导交代的各项指令性工作。

表4-28 医患沟通中心干部任职表

主任	任期	副主任	任期
刘志勤	2003.1—2004.6		
叶平胜	2004.7—2010.10	陈 军	2006.8—2008.4
		毛建林	2007.5—2010.3
毛建林	2010.4—		

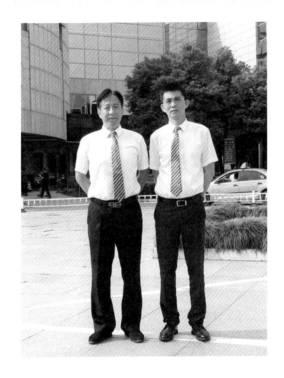

干部保健科

【发展沿革】 2001年底，医院开展干部保健工作，由医保办公室兼办，2003年1月成立干部保健办公室。2004年9月，干部保健办与医保办分开，成为医务处下二级科室。

【职能职责】 在医院院长和分管院长的领导下，具体组织、协调、落实医院的干部医疗保健工作。根据不同的保健对象提供各项医疗保健服务：包括干部保健门诊、住院；市处级以上领导干部的年度健康体检工作，关注检前、检中、检后的服务及质量；对高龄的重保对象做好居家医疗保健服务；做好市老干部局每月一次的健康保健咨询服务及医院及市级交办的各种外出医疗保健任务。

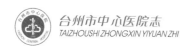

表4-29　干部保健办干部任职表

主任	任期	副主任	任期
		林美娥	2003.1—2004.12
林美娥	2005.1—2017.5		
		林美娥	2017.6—2019.7（主持工作）
		叶爱玲	2017.6—
林美娥	2019.8—		

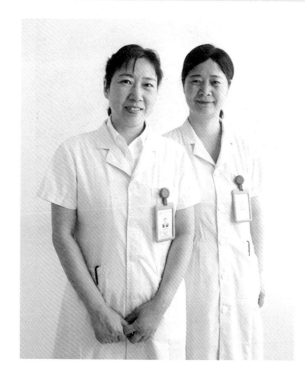

公共卫生管理科

【发展沿革】　医院开诊之初，由医务处下辖的门诊办负责传染病报告工作。2001年5月，医院成立疫情报告管理领导小组。2003年"非典"时期，医院成立突发公共事件应急领导小组。2004年5月，医院设立预防保健科。2010年，科室更名为公共卫生管理科。

【职能职责】　负责医院内传染病报告及诊治管理，慢性非传染病、食源性疾病、死亡监测与管理，食品安全事故、农药中毒、重度精神病报告；AFP等其他上级部门指令性疾病监测报告及相关资料存档工作；协助主管部门应对突发公共卫生事件应急及现场处置流调工作；协助上级部门做好院内职工疾病预防知识培训及应急演练培训工作；协助院感部门做好院内重点科室和全院员工预防接种工作；负责医院健康教育与健康促进相关工作；协助主管部门参与传染病和新发传染病应急预案的制订工作。

表4-30 公共卫生管理科干部任职表

主任	任期	副主任	任期
林雪松	2005.1—2010.3（兼）		
		张丽军	2010.4—2011.3
唐富琴	2011.4—2015.6（兼）		
郑建萍	2015.6—		

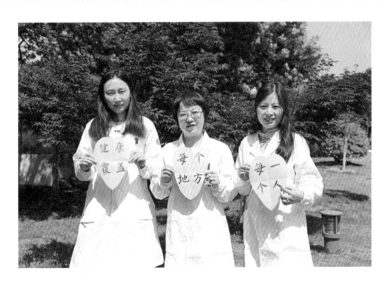

病案统计室

【发展沿革】　2000年7月，成立病案与统计室，隶属于信息中心。2003年病案室搬至住院部A座一楼西面。2005年1月，病案室归入医务处二级科室。2009年10月，病案室与统计室合并成立病案统计室，归入医务处二级科室。

【职能职责】　实施病案质量控制，全院医疗信息的收集、传递、统计和反馈，组织开展病案资料的采集工作，组织病案统计室的科研教学工作和病案统计人员培训工作、住院病案的终末质量控制工作；开展浙江省绩效DRGs考核与医保DRGs支付工作。

表4-31　病案统计室干部任职表

主任	任期	副主任	任期
秦青通	2000.6—2001.6(兼)		
张灵智	2001.10—2002.12(兼)		
黄海涛	2003.1—2005.3(兼)		
		于 进	2005.1—2009.9(兼病案室)
李国军	2005.4—2009.3(兼统计室)		
		杨俊玲	2009.10—2016.3(负责人)
		冯 成	2016.4—2017.5 (负责人)
			2017.6—2019.5
冯 成	2019.6—		

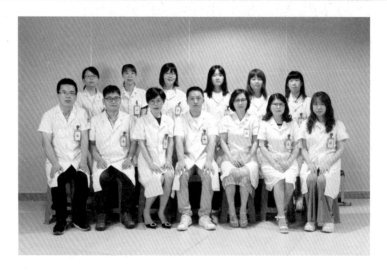

服务中心

【发展沿革】　2011年3月，成立服务中心。2015年5月，成立住院服务中心。2019年服务中心与住院服务中心合并，隶属于护理部二级科室，实行一体化管理。

【职能职责】　服务中心负责服务投诉受理、医院满意度管理、院后随访及全院服务管理工作。

住院服务中心负责全院出入院一体化功能服务。包括普通和虚拟病人床位预约管理、入院办理缴费登记、虚拟病人的统一管理、住院患者辅助检查集中预约、全院一张床管理、用血一站式、出院结算等一系列服务工作。

表4-32　服务中心干部任职表

主任	任期
徐　彬	2011.3—
徐　佳	2015.11—2019.3 （住院服务中心负责人）

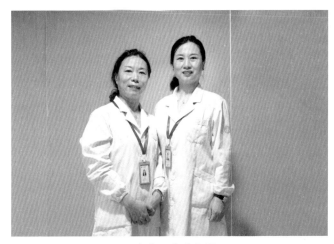

服务中心集体合影

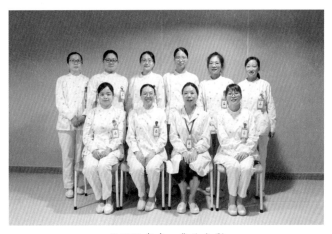

住院服务中心集体合影

临床技能培训中心

【发展沿革】　2017年设置临床技能培训中心，隶属科教处二级科室，面积约600平方米，负责全院技能培训实施。2018年9月被授牌为美国心脏协会培训基地，开展基础生命支持和高级生命支持培训。2019年3月转隶属教学处。2020年面积扩大至约2500平方米。

【职能职责】

1. 临床实践技能培训考核

制定住院医师规范化培训临床实践技能分层次培训计划，定期分析存在问题并持续质量改进。负责住院医师技能培训落实、考核等工作。负责实施全院各处室实践技能培训考核工作。

2. 美国心脏协会培训基地

贯彻落实美国心脏协会培训基地拯救生命、爱护生命宗旨，开展基础生命支持和高级生命支持培训工作，负责培训班学员招录、场地布置、证书发放、培训中心协调、数据上报、导师证书有效性维护等。

3. 仪器设备

制定仪器设备管理和操作规程，负责中心设备、耗材的统一管理，指导教师和学员规范使用各类模拟教具、仪器设备；按培训要求配制模具，确保临床技能培训工作的顺利开展。

表4-33　临床技能培训中心干部任职表

主任	任期
翁媛英	2018.5—

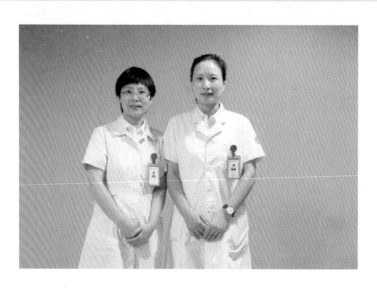

膳食科

【发展沿革】 2000年6月，食堂建立在门诊地下室，餐厅设在门诊三楼体检中心。2002年2月，建立台州东海大酒店，负责食堂管理。2012年，医院后勤保障处下设膳食营养科。2018年3月，膳食科成为后勤保障处下设的二级科室。

【职能职责】 2002年，医院出资建立了台州东海大酒店，主要有饮食、住宿、副食品零售、美容美发、足浴、棋牌等功能。2010年台州东海大酒店停止对外营业后，主要承担员工食堂、对外食堂和员工宿舍的功能。随后成立的膳食营养科和之后的膳食科都主要负责对医院食堂管理，以保障饮食安全、提高员工和病人饮食满意度为主要工作。同时涉及医院食堂仓库安全、消毒、卫生、食品留样、食物中毒应急等方面的制度建设和管理工作。以及对医院食堂员工安全培训工作和医院大型活动饮食方面的支持工作。

表4-34 膳食科负责人任职表

名称	负责人	任期	备注
		2000—2002	外包
东海大酒店	韩 刚	2003—2006	
东海大酒店		2006—2007	外包
东海大酒店	林昌勤	2007—2008	
东海大酒店	范国峰	2008—2010	
膳食科营养科	虞健斌	2010—2014	
膳食科营养科	赵梅霖	2014—2016	
膳食科营养科	陈 广	2016—2018	食堂外包
膳食科	范国峰	2018—	

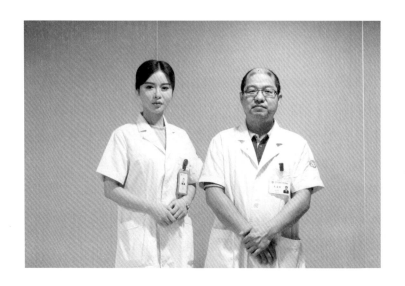

第四节　内科系统

重症医学科

【发展沿革】　重症医学科成立于2000年8月，位于B座病房大楼，开放床位10张。2004年5月，病房搬至A座大楼二楼西面，开放床位增加至14张。随着业务量增加，开放床位数逐渐增加，2013年开放17张，2015年开放床位22张（其中监护后床位3张）。2018年对病房进行了改造扩建，开放床位25张（其中家属可以陪伴的监护床位5张），继续保留监护后床位3张。

2019年科室被评为台州市医学重点支持学科及医院重点学科。

科室配备有全套菲利普床边监护及中央监护系统，拥有通用（GE）、西门子、德尔格、PB等有创呼吸机及转运呼吸机、VISION无创呼吸机、持续性血液净化机（CRRT）、床旁超声、纤维支气管镜、临时起搏器、脉搏指示连续心排血量监测仪（PICCO）、经鼻高流量湿化氧疗仪及除颤仪等先进监测和治疗设备，能全方位满足危重病人监测和治疗需要。

科室先后与上海瑞金医院、上海市第十人民医院及浙江省人民医院、浙江医院、浙一医院、浙二医院等重症医学科建立了学科合作关系。

现有医生15人，其中正高职称2人、副高职称2人、中级职称3人，博士学历1人，硕士学历7人。护理人员52人，其中主管护师19人。

【医疗工作】 目前已形成以重症感染、重症营养为基础，重症心脏、重症呼吸、重症肾脏、重症创伤、重症神经等亚专科学组为特色的结构。制定《ICU诊疗手册》，规范医护人员的日常医疗活动。担负着全院急危重症患者的救治工作，同时接受周边医院及医联体医院转诊危重病人的救治。尤其在脓毒症、多脏器功能障碍综合征、大手术后围术期管理等方面具有综合救治能力。开展了机械通气、呼吸力学监测、人工气道建立、支气管镜检查和治疗、血液动力学监测、重症超声监测、床边临时心脏起搏、持续血液净化治疗、血浆置换、颅内压监测、脑电功能监测、能量代谢监测、机械循环辅助技术（IABP及ECMO）等监测和治疗技术。

表4-35 2015—2019年重症医学科业务情况表

年份	年收治人次	平均住院日(天)	百元医疗收入耗材使用(元)	药占比
2015	577	9.12	8.27	33.95%
2016	649	9.35	8.45	32.65%
2017	669	5.48	8.73	33.38%
2018	649	6.38	8.92	31.92%
2019	842	5.89	6.58	28.79%

【科研工作】 立项课题7项：其中国家级课题1项、省部级课题3项；厅市级课题3项发表论文39篇，其中SCI论文5篇，中华系列论文6篇；参编专著5部。

【教学工作】 现有浙江大学硕士生导师1名，南京医科大学硕士生导师1名。兼职教授2名、副教授1名，临床带教老师10人，承担台州学院医学院临床教学及其他医院（院校）人员进修、实习带教工作。承担国家级住院医师规范化培训工作。主办省市级继续教育项目4次。

表4-36　重症医学科科主任任职表

主任	任期	副主任	任期
		秦青通	2000.6—2001.6（一病区副主任兼）
		林　斌	2000.8—2001.6
		杨纯英	2002.1—2003.12（一病区副主任）
		章华萍	2003.9—2007.4
章华萍	2007.5—	丁　刚	2016.4—2017.3（主任助理）
			2017.6—2019.1
		董　亮	2020.1—

表4-37　重症医学科护士长任职表

护士长	任期	副护士长	任期	护士长助理	任期
郑建萍	2000.11—2001.6		2000.11—2001.6		
		金艾黎	2001.7—2003.12（主持工作）		
		张玉琴	2004.1—2007.4		
张玉琴	2007.5—2013.3				2010.4—2013.3
				郑　丹	2013.4—2014.3（主持工作）
		郑　丹	2014.4—2017.3（主持工作）	屈嬉嬉	2015.4—2017.3
		屈嬉嬉	2017.4—		

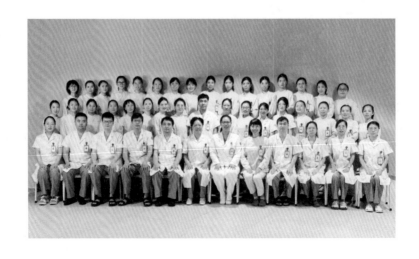

心血管内科

【发展沿革】　心内科成立于2000年6月，病房设在大内科综合病区（一病区B三西）。2001年6月，设立床位20张（九病区B七东），同年8月被确定为医院重点学科。2002年10月，与呼吸科、胸外科共同组建成立心肺中心。2003年9月，设立独立病区，开放床位44张。同年，被评为医院重点学科。2010年，获台州市医学扶持重点学科。2014年获台州市级医学扶持发展学科，2018年5月与相关科室合作成立胸痛中心，2019年10月通过国家认证的标准版胸痛中心，成为中国胸痛联盟成员单位。2020年成为医院重点学科。配备有大型数字减影血管造影机（DSA）2台、CARTO 3三维电解剖标测系统、多导电生理仪、冠脉血管内超声系统（IVUS）、冠脉血流储备分数测试系统（FFR）、冠脉内旋磨系统、主动脉内气囊反搏装置（IABP）等仪器设备。现有CCU病房、心导管室、心脏电生理室、心血管基础实验室等。

学科先后与上海瑞金医院、杭州邵逸夫医院、北京阜外医院开展合作，2019年4月设立中国医学科学院阜外医院台州市中心医院心血管病技术培训中心。

学科现有医生16人，其中主任医师4名，副主任医师3名，主治医师3名，住院医师6名。护理人员20人，其中副主任护师1人、主管护师10人。

【医疗工作】　学科常规开展冠心病、心律失常、心力衰竭、高血压、先天性心脏病及各种疑难危重心脏病的诊疗及各类介入手术。在2001年6月开展心脏介入诊疗技术。2002年7月开展急性心肌梗死的急诊介入治疗。2002年8月开展先天性心脏病介入封堵术。2003年7月开展心内电生理检查及射频消融术。2010年开展主动脉内气囊反搏（IABP）支持下的急性大面积心肌梗死并心源性休克抢救。2019年，开展各类介入手术2352例。

表4-38　2010—2019年心血管内科业务情况表

年份	门诊人次	住院人次	介入人次
2010	15910	1560	未统计
2011	18678	1699	
2012	24297	1975	
2013	26570	2094	

续表

年份	门诊人次	住院人次	介入人次
2014	29141	2100	928
2015	29626	2127	1267
2016	31056	2186	1283
2017	31229	2329	1401
2018	33059	2440	2151
2019	37355	3191	2352

【科研工作】 主持厅市级课题14项，发表论文67篇，主编专著1部，副主编专著1部。

【教学工作】 现有教授3名，副教授4名，讲师2名。承担台州学院医学院临床教学及其他医院（院校）人员进修、实习带教工作。承担国家级、省级住院医师规范化培训工作。举办省级继续教育项目2项、市级2项。

表4-39　心血管内科干部任职表

主任	任期	副主任	任期	护士长	任期
		秦青通	2000.6—2001.6（一病区副主任兼）	袁文平	2000.11—2001.9
			2000.6-2003.12（兼）		
		童鸿	2000.6—2006.3	赵梅霖	2001.10—2004.12（副护士长）
			2001.1—2002.12（九病区副主任）		
	2003.7—	林斌	2002.1—2003.12		
林祖近	2004.1-2010.3（主持病区工作）	童鸿	2006.4—2010.2（大内科主任兼）	刘晓春	2005.1—2009.3
					2009.4—2010.3
	2010.4—（兼大内科主任）	蔡海鹏	2013.4—2014.3（主任助理）	许灵娇	2010.4—2017.8
		蔡海鹏	2015.4—	钱银芬	2017.9—（副护士长）

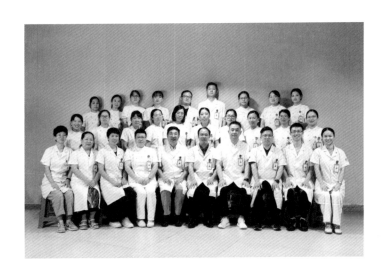

放疗科

【发展沿革】 放疗科于2003年开始筹建，于2004年10月正式成立。

放疗科由放疗病房和放疗中心两大区块组成，放疗中心位于医技楼西侧，是直线加速器、定位模拟机、后装治疗机等放疗设备为患者诊疗所在区域；放疗病房设于住院部B三东，床位45张，2006年12月迁至住院部A座四楼西病区，床位48张。2011年被评为省内首批癌痛规范化治疗示范病房，荣获省2016—2017年度浙江省放疗质控检查优秀单位，2019年成为院级重点学科，同年以肿瘤学专业通过国家GCP认证。

现有医师9人，其中主任医师1名，副主任医师2名，主治医师4名；放疗物理技术7人，高级工程师1名，主管技师3名；护士14人，副主任护师1名，主管护师4名。

【医疗工作】 2004年10月，开展普通二维放射治疗和三维适形放疗技术；2006年，高剂量率后装机投入使用，开展腔内后装放疗为宫颈癌患者增加根治性治疗手段；同年引进体部伽马刀项目开展恶性肿瘤立体定向放射外科治疗；2011年开展正向调强适形放疗技术；2014年开展逆向调强放疗技术。2016年开展脑转移瘤放疗前、后脑脊液穿刺NGS检测比对；2019年5月开展3D模板打印CT引导下的放射性粒子植入手术。科室集合了肿瘤外照射治疗、高剂量率近距离治疗、化疗、靶向治疗、免疫治疗及肿瘤介入治疗、放射性粒子植入等各项现代肿瘤诊疗技术手段，践行肿瘤"全程管理、精准医疗"的现代医学模式，最大程度提高肿瘤治愈和改善患者生活质量。

表4-40　2010—2019年放疗科出院人次情况表

年份	2010	2011	2012	2013	2014	2015	2016	2017	2018	2019
人次	683	770	1002	1043	1120	1090	1326	1814	1909	2069

【科研工作】　发表一、二级医学期刊论文56篇，其中SCI论文9篇。课题立项18项，其中省级立项3项，发明专利6项。

【教学工作】　现有台州学院兼职副教授3名，举办市级继续教育项目3次。

表4-41　放疗科干部任职表

主任	任期	副主任	任期	护士长	任期
戴岳楚	2004.10—2004.12（兼）	梁晓东	2004.10—2006.3（主任助理）	翁媛英	2004.10—2008.4（副护士长）
陈再智	2005.1—2006.3		2006.4—2013.3	全日红	2008.5—2013.3
	2006.4—2007.4（兼）				
胡炜	2009.4—2015.3（兼）	应申鹏	2013.4—2014.3（主任助理）	陈蓓蓓	2013.3—2015.3
			2014.4—	王彩娇	2015.4—2017.3（副护士长）
				徐媛媛	2017.6—（副护士长）

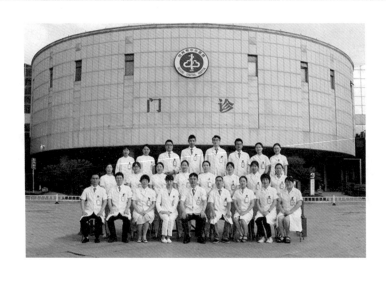

消化内科

【发展沿革】 2000年6月，设立大内科消化内科专业组，2004年消化内科从大内科中独立出来，现有核定床位28张，配备奥林巴斯290系列胃肠镜、高频电刀、超声内镜、胶囊内镜、数字胃肠机、IT刀、Dual刀、和谐夹、食管胃底曲张静脉套扎器等一大批先进设备。

现有医生12人，其中主任医师3人，副主任医师3人，主治医师2人，住院医师4人，其中硕士学位6人；护理人员21人，其中副主任护师1人，主管护师9人。

【医疗工作】 科室诊疗覆盖了消化系统常见疾病的诊治，包括：慢性胃炎、消化性溃疡、急性胰腺炎、消化道出血、肝硬化、肝功能不全、胆总管结石、肠梗阻、炎症性肠病、结肠腺瘤、胃肠道黏膜下肿瘤等疾病的诊治。科室应用ERCP专科诊疗技术开展对重症胰腺炎、胆总管巨大结石、严重胆道感染、消化道大出血、食管胃底静脉曲张破裂出血、消化道早癌等疑难重症的诊治。

表4-42　2010—2019年消化内科出院人次情况表

年份	出院人次	门诊人次	ERCP例次
2010	1181	21467	122
2011	1187	25584	90
2012	1155	34302	119
2013	1235	37018	119
2014	1176	40133	112
2015	1176	37164	85
2016	1428	39729	91
2017	1542	38946	87
2018	1824	44250	109
2019	2142	62060	123

【科研工作】 主技省级课题2项、市级课题2项，发表论文30余篇。

【教学工作】 现有兼职教授2人，兼职讲师1人，承担台州学院医学院临床教学工作，及省级其他医院（校）人员的进修、实习、带教工作，住院医师规范化培训工作。

表4-43　消化内科干部任职表

副主任	任期	护士长	任期
柳茂森	2000.6—2016.3	刘晓春	2001.10—2003.12
滕晓生	2009.4—2010.3（主任助理）	赵桃月	2004.4—2008.4（副护士长）
	2011.4—2017.3	毛建芬	2008.4—2014.3
		王丽玲	2014.4—2016.3（护士长助理 主持工作）
		刘水姣	2016.4—2017.5（副护士长）
	2017.6—（主持工作）		2017.6—

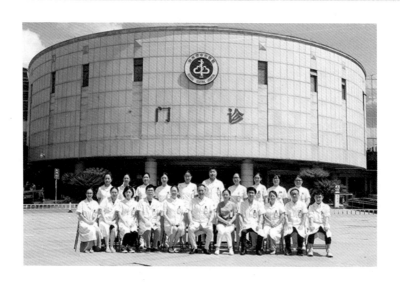

内分泌科

【发展沿革】　内分泌科成立于2000年6月，病房位于十病区，配备医生1人，后搬至A七西病区，配备医生3人。2005年6月病房搬至A座大楼五楼东面至今，现有床位15张，医生6人，其中主任医师1人、副主任医师1人、主治医师1人，糖尿病专科护士2人。

【医疗工作】　科室对糖尿病及其慢性并发症、甲状腺疾病及其他内分泌代谢病如痛风、肥胖症、内分泌性高血压、脂代谢紊乱、骨质疏松症、肾上腺疾病、垂体疾病、多囊卵巢综合征等疾病诊断治疗技术较为成熟，设有糖尿病专科和痛风特色门诊。科室拥有多台胰岛素泵治疗设施并对全院住院病人血糖管理；开展了糖尿病足病多学科联合诊治，加入浙南糖尿病足病联盟。2020年6月19日与上海瑞金医院合作加入国家标准化代谢病管理中心（MMC）。2019年科室出院562人，门诊37432人次。

【科研工作】　立项市级课题4项，发表学术论文33篇。

【教学工作】　现有台州学院兼职教授1人，副教授1人，承担国家级住院医师规培工作。

表4-44　内分泌科干部任职表

主任	任期	副主任	任期	护士长	任期
		王超	2000.6—2002.9（负责人）	王菊玲	2003.1—2004.12（副护士长）
		于雪梅	2003.1—2003.12	赵桃月	2005.1—2008.4（副护士长）
于雪梅	2004.1—2009.3	王超	2010.4—2015.3（负责人）	毛建芬	2008.5—2014.3
			2015.4—2016.3（负责人）	王丽玲	2014.4—2016.3（护士长助理　主持工作）
		冯萍	2016.4—	刘水姣	2016.4—2017.5（副护士长）
					2017.6—

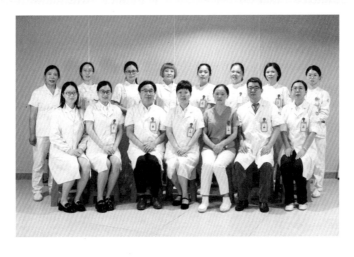

血液内科

【发展沿革】 2000年6月成立血液内科，病房位于B座三楼西病区。2005年4月设独立病区，病房位于A座五楼西病区至今，开设床位33张（层流床2张），2016年开设床位38张（层流床2张）。2017年3月引进国内著名血液病专家、上海瑞金医院终身教授沈志祥并成立血液病诊治中心；2017年12月浙江省中医院血液病专家周郁鸿名医工作室落户我院；2018年4月18日成立淋巴瘤MDT团队；2018年6月成为CSCO淋巴瘤联盟成员单位，成立台州市淋巴瘤诊治中心；2018年7月成为浙一医院血液病专科联盟单位；2019年8月成立多发性骨髓瘤MDT团队。目前下设淋巴瘤、多发性骨髓瘤、白血病亚专科，配置有无菌层流病房（2张床位）、血细胞分离机1台、层流罩8张、超净台1台。

科室与上海瑞金医院、北医三院、浙一医院、浙二医院、浙江省中医院、温医大附一医院等单位开展学术交流合作，参与多项临床研究。

现有医生10人，其中主任医师2人，副主任医师1人，主治医师3人，医师4人，其中博士1人，硕士7人。护理人员13人，其中主管护师4人，护师6人。

【医疗工作】 开展血液系统常见病、罕见病和疑难危重病患的诊治，并以免疫治疗、分子靶向治疗、骨髓移植为学科发展方向。2018年3月份开展首例白血病自体外周造血干细胞移植；2018年5月开展首例高危淋巴瘤患者自体外周造血干细胞移植；2018年6月份开展首例老年白血病微移植，2020年10月开展首例老年白血病脐血微移植。科室业务骨干曾参加亚太骨髓移植会议，并做壁报交流。同时科室曾派业务骨干至英国伦敦圣乔治医院访问学习。

表4-45　2010—2019年血液内科业务情况表

年份	门诊人次	出院人次
2010	4006	678
2011	4379	682
2012	5077	901
2013	6024	975
2014	8750	895

续表

年份	门诊人次	出院人次
2015	8363	1025
2016	9219	1058
2017	9176	1319
2018	9647	1657
2019	11304	2001

【科研工作】 立项国家级横向课题1项，台州市科技局课题3项，获浙江省医药卫生科技创新奖二等奖1项。发表学术论文41篇，其中SCI 5篇。

【教学工作】 现有兼职教授1人、副教授1人、讲师1人。承担国家级住院医师规范化培训工作。承担台州学院医学院临床教学及进修、见习带教工作。举办市级继续教育项目1项。

表4-46 血液内科干部任职表

主任	任期	副主任	任期	护士长	任期
				袁文平	2000.6—2001.6
		张凯竞	2000.8—2002.12	赵梅霖	2001.10—2001.12（副护士长）
				谢海萍	2002.1—2004.2（副护士长）
				杨美滋	2004.3—2004.5
				毛建芬	2005.1—2008.4（副护士长）
张凯竞	2003.1—2012.3		2010.7—2011.3（负责人）	赵桃月	2008.5—2011.3
				王菊玲	2011.4—2012.3
		陈赛	2011.4—2017.5	俞杨	2012.4—2013.3（护士长助理）
					2013.4—2015.3（助理主持工作）
				梁珍伟	2015.4—2017.3（副护士长）
			2017.6—（主持工作）		2017.6—

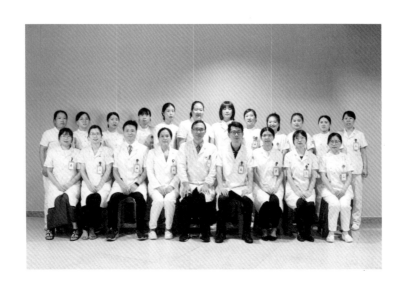

神经内科

【发展沿革】 2000年6月，成立神经内科，病房整合在大内科一病区（B三西）。2001年6月，病房搬迁至九病区（B七东）；2002年9月，病房搬迁至五病区（B五东）；2004年4月，病房搬迁至A六西，学科独立开放床位44张；2006年8月，增设神经内科半病区，位于A六东病区；2009年11月，神经内科发展为两个病区（A六西、A六东病区），开放床位88张。2012年成为浙江省第三批慢性病适宜技术推广基地，2014年成为台州市市级扶持发展学科，2016年成为台州市医学重点支持学科，2019年成为台州市医学重点培育学科，以及医院重中之重学科。2016年11月成为北京天坛医院卒中中心联盟成员单位，2018年10月成为中国帕金森联盟成员单位，同年成为老年痴呆诊治联盟二级医学中心，2019年8月加入浙江省卒中中心联盟单位，2019年10月加入北京天坛神经介入联盟成员单位，2019年11月通过国家高级卒中中心建设单位认证，2020年11月通过国家卫健委脑防委高级卒中中心正式单位认证。2019年12月成立台州学院神经病学研究所，学科现有颅脑超声经颅多普勒检查室、经颅磁刺激检查室、神经电生理实验室。现学科核定床位97张，2019年收治病人5000余人次，门诊病人78000余人次。

学科曾先后与上海瑞金医院、北京天坛医院、北大第一医院、上海华山医院、浙医二院等开展学科专科合作。

现有医生23人,其中博士2人,硕士11人;主任医师6人,副主任医师3人,主治医师6人,住院医师8人。护理人员39人,其中主任护师1人,主管护师14人。

【医疗工作】 学科常规开展神经内科疾病诊治、神经血管造影术、颅内外动脉支架植入术、颅内动脉瘤栓塞术、急性脑梗死静脉溶栓、动脉溶栓和机械取栓术。2002年开展肉毒素治疗面肌痉挛。2012年开展急性脑梗塞病人4.5小时内阿替普酶静脉溶栓治疗,2018年开展静脉溶栓桥接机械取栓治疗。2019年开展溶栓140例,取栓40例,支架植入术70例,动脉瘤手术40例。

表4-47 2010—2019年神经内科业务情况表

年份	门、急诊人次	出院人次
2010	35795	2369
2011	40436	2444
2012	43169	2750
2013	50833	3193
2014	57513	3582
2015	59095	4044
2016	61671	4248
2017	64525	4643
2018	68307	5026
2019	78054	5310

【科研工作】 厅市级立项课题7项,发表论文69篇,其中SCI论文3篇、核心期刊论文66篇,专利2项。

【教学工作】 现有兼职教授3人、副教授4人。承担台州学院医学院临床教学及其他医院(院校)的进修、实习带教工作,承担国家级和省级住院医师规范化培训工作,承办浙江省医学会神经病学分会神经病学年会暨台州市继续教育1次,举办台州市级继续教育10次。

表4-48　神经内科干部任职表

主任	任期	副主任	任期	护士长(A六西)	任期	护士长(A六东)	任期
		赵菊芳	2002.10—2003.12	吴亚萍	2002.1—2003.12(B五东)	翁媛英	2008.5—2009.3
赵菊芳	2004.1—2009.3			刘小春	2004.4—2008.4		
张丹红	2010.4—	毛玲群	2011.4—2013.3(主任助理) 2013.4—	翁媛英	2009.4—2015.3	凌爱香	2009.4—2011.3(副护士长)
						胡美金	2010.4—2011.3(助理) 2011.4—2013.3(助理主持工作)
		王云玲	2013.4—2016.3(主任助理)	陈蓓蓓	2015.4—2015.8(副护士长)	王彩娇	2013.4—2015.3(助理主持工作)
						翁媛英	2015.4—2018.5
		黄　睿	2016.4—2017.6(主任助理) 2017.6—	林　巧	2015.8—2017.5(助理主持工作) 2017.6—(副护士长)		
						李晓华	2018.5—

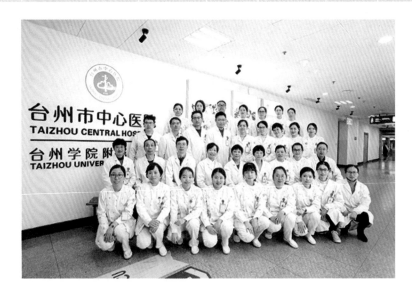

中医、中西医结合科

【**发展沿革**】 2000年6月成立中医科、中西医结合科，各为独立学科，2015年合并为中医、中西医结合科，床位20张。2000至2004年学科病区位于住院部B座十病区，2004年5月搬迁至住院部A座七楼西病区至今。2008年中西医结合脑血管病专科成为"台州市中医（中西医结合）重点学科"、2014年及2018年两次成为"台州市中医（中西医结合）重点（扶持）学科"，2019年成为医院特色学科。开设有中医妇科、中医肿瘤、中医内科等亚专科。

现有医生10人，其中主任医师4人，副主任医师2人，主治医师3人；硕士研究生4人；护理人员20人，其中主任护师1人，主管护师7人。

【**医疗工作**】

学科运用中西医结合治疗脑血管疾病（如脑动脉供血不足、卒中后治疗与康复、卒中后抑郁症等），针对脑血管病的病因为基础进行治疗。同时运用中西医结合特长治疗恶性肿瘤术后放化疗后的症状改善及病体康复，恶性肿瘤的姑息治疗，代谢综合征、脾胃病、肺病、失眠、虚证等各种慢性疾病，妇科疾病等。另外，在中医治未病、中医养生指导、中医穴位贴敷、穴位埋线、耳穴压豆、中药封包等中医外治方面也有良好的临床疗效。2016年开始与玉环二院、温岭第四人民医院及玉环清港卫生院、章安卫生院、葭沚卫生院建立专科合作。

表4-49 2010—2019年中医、中西医结合科业务情况表

年份	门诊人次			出院人次		
	中医	中西医结合	中医、中西医结合	中医	中西医结合	中医、中西医结合
2010	5080	34451	/	148	608	/
2011	5979	36033	/	154	575	/
2012	7325	39117	/	137	790	/
2013	9556	44071	/	175	850	/
2014	12565	47541	/	126	950	/

续表

年份	门诊人次			出院人次		
	中医	中西医结合	中医、中西医结合	中医	中西医结合	中医、中西医结合
2015	/	/	59064	/	/	1111
2016	/	/	53117	/	/	866
2017	/	/	55529	/	/	847
2018	/	/	53747	/	/	991
2019	/	/	53855	/	/	1044

【科研工作】 承担省级、市级课题8项。获浙江省中医药科技创新奖1项。发表医学论文60篇。

2018年聘请上海第十人民医院王昀教授为学科顾问，开展中医相关诊疗及研究工作。

【教学工作】 现有浙江中医药大学临床兼职教授1人。承担台州学院临床学院授课，浙江中医药大学、香港中文大学等中医专业实习、见习带教工作。举办省级继续教育项目2次，市级继续教育项目2次。

表4-50　中医、中西医结合科干部任职表

主任	任期	副主任	任期	护士长	任期
马群力	2000.6—2013.3（中医科）	朱 红	2000.6—2002.12（中西医结合科）	袁文平	2001.10—2001.12
				唐富琴	2002.01—2002.12（副护士长）
朱 红	2003.1—2016.3（中西医结合科）	王国芬	2015.4—2016.3（中西医结合科主任助理）	王菊玲	2003.1—2011.3
		卢 薇	2016.4—2017.5（中医、中西医结合科主任助理）	凌爱香	2011.4—
	2016.4—（中医、中西医结合科）		2017.6—（中医、中西医结合科）		

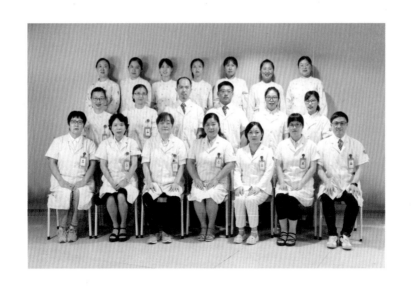

康复科

【发展沿革】 2005年6月成立康复医学科，病房位于A座二楼东病区，2010年6月在门诊三楼开设现代康复治疗室。

现有近500平方米的治疗场地，病床20张。设有康复评定室、综合康复治疗区、理疗室、作业治疗室、语言／吞咽治疗室、中医传统针灸、推拿室等。设备有上／下肢智能反馈训练系统、减重步态训练仪、失语症计算机测评治疗及神经康复评定仪、上／下肢持续被动训练器、四肢联动康复训练器、智能主被动训练仪、生物反馈治疗仪、吞咽功能障碍治疗仪、多功能肌肉刺激仪、空气波压力治疗仪、中药熏蒸仪、智能蜡疗仪、各种低中高频治疗仪、超短波治疗仪、超声波治疗仪、干扰电治疗仪、半导体激光治疗仪、电动颈腰椎牵引治疗仪、磁振热治疗仪、脑循环功能治疗仪、深层肌肉振动仪、医用振动排痰仪等，满足患者治疗需要。

科室是浙江省人民医院康复医学科的协作单位。2018年3月成为浙江省康复专科联盟成员单位，2018年9月成为浙中南云康复联盟成员单位。是医院卒中中心组成科室。

现有医师9人，其中正高职称1人、副高职称1人、中级职称3人；硕士学历6人。康复治疗师9人，其中主管技师3人。

【医疗工作】 目前已形成以神经康复、骨关节康复、颈肩腰腿痛、心肺康复、重症康复、儿童康复等亚专科康复为特色。运用康复评定、步态分析、运动疗法、作业疗法、关节松动术、有氧训练、平衡功能训练、小针刀、微针刀、普通针刺、电针、舌针、头皮针、穴位贴敷、脊柱小关节紊乱整脊术、推拿各种手法、吞咽功能障碍训练、言语训练等治疗项目，治疗范围基本涵盖全院有肢体、吞咽、言语等功能障碍的患者，

尤其在脑卒中患者开展的Bobath技术、Rood技术、Brunnstrom技术、本体神经肌肉促进技术、运动再学习技术、机器人辅助康复治疗、软组织贴扎技术等。与耳鼻喉科合作开展纤维内镜吞咽障碍评估，球囊扩张技术治疗吞咽障碍；与新生儿科合作开展早产儿的早期喂养训练，开展气管切开术后的康复治疗，慢阻肺、冠心病的康复评估与治疗，重症患者的治疗。中西医结合治疗颈肩腰腿痛，小儿推拿结合穴位贴敷治疗儿童免疫力低下、消化不良、斜颈等各类疾病。

表4-51　2010—2019年康复科业务情况表

年份	门诊人次	出院人次
2010	2409	223
2011	3066	219
2012	9646	128
2013	12110	191
2014	24523	210
2015	25621	241
2016	11984	274
2017	13285	287
2018	17234	310
2019	22318	331

【科研工作】 承担市级课题1项，发医学论文10篇。

【教学工作】 现有兼职教授1人，讲师2人，承担台州学院医学院康复治疗专业教学、实习、见习带教工作，共接收实习生、进修生20余人，举办市级继续教育项目1项。

表4-52 康复医学科干部任职表

主任	任期	副主任	任期	护士长	任期
杨伯泉	2005.6—2009.3			徐 彬	2005.6—2006.3 （副护士长）
				郑秀云	2006.8—2007.12 （副护士长）
				翁媛英	2008.1—2009.3
		陈世宏	2010.7—2015.3 （负责人） 2015.4—	王菊玲	2010.7—2011.3
				凌爱香	2011.4—

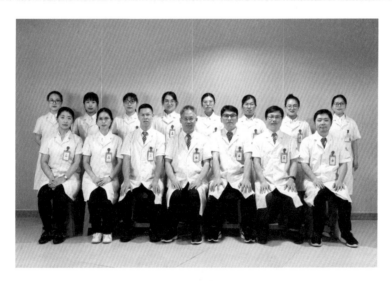

风湿免疫科

【发展沿革】 2009年3月，开设风湿免疫病门诊；2016年5月；设立风湿免疫科病房，2016年10月14日，新增"脊柱关节病特色门诊"。2017年11月风湿免疫科正式独立成科，专科床位从6张增加到了12张。

现共有医生5人，其中主任医师1人、博士1人。

【医疗工作】 自2009年风湿免疫科门诊成立以来，开展类风湿关节炎、系统性红斑狼疮、痛风、强直性脊柱炎、干燥综合征、骨关节炎等风湿常见疾病的诊治。2016年风湿免疫科病房成立后，所收治病种扩大至血管炎、肌炎／皮肌炎、风湿性多肌痛、系统性硬化症、自身免疫性肝病等一些风湿科的少见病种。近两年来诊治复发性软骨炎、IgG4综合征、成人STILL病、SAPHO综合征等罕见病及重症狼疮、重症肌炎等危重症风湿疾病。

2017年，加入"国家风湿病联盟单位"；2018年，加入"上海仁济医院风湿病联盟成员单位"；2019年，加入上海同济大学附属十院痛风中心，获评院级特色学科（高尿酸和痛风中心），并于温岭四院开展风湿系统疾病诊治专科合作。

【科研工作】 发表论文5篇，2019年台州市市级课题1项，台州学院院级课题1项。

【教学工作】 现有兼职教授1人、讲师2人，承担台州学院医学院临床教学工作及内科规培基地带教工作。

表4-53　风湿免疫科干部任职表

副主任	任期	护士长	任期
王国芬	2016.4—2017.5（主任助理）	凌爱香	2016.4—
	2017.6—		

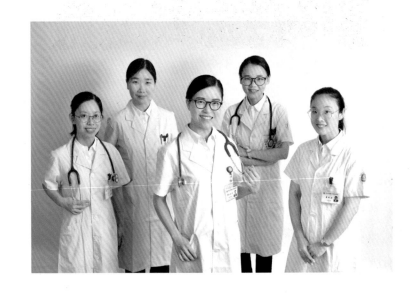

皮肤科

【发展沿革】 2000年6月，皮肤科成立，病房在A七西病区，床位数5张，2007年1月，皮肤科与整形外科实行共同管理。2016年10月，皮肤科独立，2018年10月，成立银屑病专病门诊。2019年4月，成为全球银屑病监测项目成员单位。2019年11月，成立台州学院皮肤性病研究所。2020年9月，成立痤疮示范基地。2020年11月，成立台州市陈晋广名医工作室。

科室是同济大学附属上海第十人民医院、上海市皮肤病医院的协作单位。并与台州学院医学院基础教研室陈光教授团队合作。科室是全球GAP检测点、药监局化妆品不良反应监测哨点、上海华山医院皮肤科医联体、浙江省毛发疾病诊治联盟成员。

学科配置有科医人M22第六代升级版超光子嫩肤治疗平台，路创丽调Q激光治疗仪，810nm半导体脱毛激光仪、科英CO_2点阵激光、科英CO_2激光、数码显微镜分析仪、NB-UVB全仓紫外线光疗仪、308紫外线光治疗仪、红蓝光、生发仪等诊疗设备。

现有医生8人，治疗师3名；其中主任医师3人，副主任医师1人，博士后1人，硕士4人。

【医疗工作】 皮肤科诊疗范围，包括皮肤病、性病、美容相关、皮肤外科等四块内容。近年来，开展面部红血丝、浅表皱纹、痘印、毛孔粗大、妊娠纹、生长纹、皮肤暗淡等进行嫩肤诊疗。开展各种色素性疾病，包括雀斑、黄褐斑、咖啡斑、日光性黑子、太田痣、获得性太田痣及文身、文眉等激光治疗。开展多毛症、汗毛重、小胡须或者有其他脱毛需求的人群的激光脱毛治疗。

表4-54 2010—2019年皮肤科业务情况表

年份	2010	2011	2012	2013	2014	2015	2016	2017	2018	2019
门诊人次	28467	32272	37170	40260	46964	49206	53463	64774	74594	92345

【科研工作】 主持厅市级课题4项，发表医学论文10篇，其中SCI 4篇。实用新型专利3项。

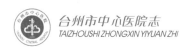

【教学工作】　现有硕士生导师1名，兼职教授1名，举办省级继续教育项目1项。

表4-55　皮肤科干部任职表

主任	任期	副主任	任期
		应雪明	2003.1—2004.12
应雪明	2005.1—2006.3	陶革方	2006.4—2016.11
		陈晋广	2016.11—

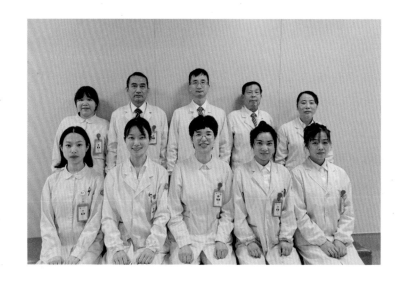

呼吸与危重症医学科

【发展沿革】　呼吸科成立于2000年6月，设床位10张，与中西医科、消化内科合用病区。2003年与心内科、胸外科合用病区，设床位15张。2004年与肾内科合用病区，设床位30张。2005年病区独立，设床位40张。2017年3月开设RICU，2018年8月通过国家PCCM认证，更名为呼吸与危重症医学科，2019年开设呼吸肿瘤日间化疗室，2019年联合多学科成立肺癌一体化诊疗中心。2019年12月被评为医院重点学科，开放病床59张，其中呼吸重症室9张。

与上海肺科医院肿瘤科、上海十院呼吸科紧密合作，设立上海十院王昌惠名医工作室（台州分室）。

科室现有医生12人，其中主任医师1人、副主任医师2人，护理人员37人。

【医疗工作】 开设呼吸内镜介入特色诊疗、慢性气道疾病诊治中心、肺癌诊疗中心、睡眠呼吸诊疗中心、呼吸系统感染疾病、呼吸危重专业、肺栓塞和肺血管疾病专业、肺间质疾病专业等。慢性气道疾病诊治：设有专门诊治慢性呼吸道疾病诊疗中心，全程一体化线上线下管理慢性气道疾病患者，并成功开展内镜下支气管热成形术、支气管镜下球囊封堵肺减容术等。肺癌诊疗中心：开展CT下肺部结节穿刺，支气管镜下检查，气道内肿瘤切除、EBUS超声支气管镜、TB-NA、TBLB、内科胸腔镜、肺部肿瘤射频消融术等多项技术，对肺部肿瘤综合全面治疗，依托肺癌一体化诊疗中心体系，开展多学科联合治疗。呼吸危重症诊治：开设RICU，成功抢救治疗呼吸危重症患者1000余例（呼吸衰竭、感染性休克、肺栓塞、重症肺部感染、大咯血等）。呼吸综合诊疗门诊：开展肺功能检查、脱敏治疗、建立呼吸慢病随访档案，2020年成为市卫健委"呼吸慢病防控"的牵头单位。呼吸介入中心：拥有Alair热成形术系统，奥林巴斯支气管镜、凸面超声支气管镜（EBUS）、多功能冷冻治疗仪、电凝和APC等介入诊疗设备。开展支气管哮喘热成形和肺气肿活瓣肺肺减容术、支气管肿瘤切除和气道支架植入、球囊扩张、冷冻治疗等。科室形成了肺结节早期诊断和治疗体系，2017年开展CT引导下经皮肺结节射频消融术。

表4-56 2010—2019年呼吸与危重症医学科业务情况表

年份	2010	2011	2012	2013	2014	2015	2016	2017	2018	2019
门诊人次	2409	3066	9646	12110	24523	25621	11984	13285	17234	22318
出院人次	223	219	128	191	210	241	274	287	310	331

【科研工作】 主持厅市级立项课题8项。发表论文36篇，其中SCI论文5篇，发明专利4项。

【教学工作】 现有兼职副教授1名，讲师1名。承担台州学院医学院临床教学工作，承担国家级、省级住院医师规范化培训工作。举办省级继续教育项目3项、市级3项。

表4-57 呼吸与危重症医学科干部任职表

主任	任期	副主任	任期	护士长	任期
				林 慧	2000.11—2001.12

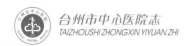
续表

主任	任期	副主任	任期	护士长	任期
		张耿华	2003.1—2006.3	康玉华	2003.1—2004.4 （副护士长）
				陶菊斐	2004.4—2006.3 （副护士长）
		陈晓	2006.8—2009.3	凌爱香	2006.4—2009.3 （副护士长）
陈晓	2009.4—2014.7			金艾黎	2009.4—2010.3
			2014.8—2016.3 （负责人）	曹笑霄	2010.4—2017.6 （副护士长）
		朱君飞	2016.4—2017.5		
			2017.6— （主持工作）		2017.6—2018.6
		杨希	2017.6—2020.4 （主任助理）	程灵娟	2018.5— （副护士长）
			2020.4—		

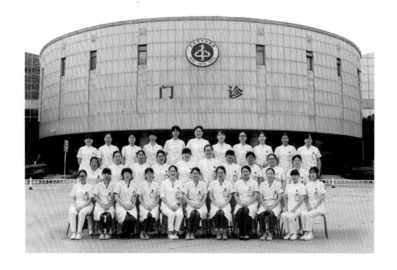

小儿内科

【发展沿革】　儿内科成立于2000年6月，当时与大内科组成联合病区，2004年搬迁至B五东，2016年1月30日搬至A八西，2003年核定床位14张，目前核定床位普儿33张，新生儿9张，现有普儿病房、新生儿病房、儿科门急诊、NI-CU病房。

先后开设呼吸、神经、儿保、消化、新生儿、遗传内分泌、儿童生长发育、遗传罕见病MDT等亚专科。2005年开设新生儿病房。2018年成为台州市危重儿（新生儿）救治中心（南片）。配备有新生儿辐射式抢救台、呼吸机、新生儿暖箱、中心心电监护仪、黄疸治疗仪、电动吸痰器、小儿胃镜等常用急救设备。

科室为国家儿童医学中心肾脏专科联盟单位、国家新生儿医联体省网骨干单位、浙江省儿童耳鼻咽喉诊疗联盟单位、上海—台州遗传专科联盟牵头单位、台州唯一一家被中国红十字基金会授牌的公益救助贫困矮小患儿医疗单位等。2016年聘请上海新华医院／上海儿科研究所余永国教授为学科顾问。

现有医生25人，其中主任医师2人，副主任医师4人，主治医师6人；护士24人，其中副主任护师1人，主管护师14人。

【医疗工作】　学科常规开展小儿内科的常见病、多发病的诊治。主要围绕儿童呼吸哮喘的规范诊治、脱敏治疗、儿童内分泌遗传代谢疾病的诊治、小儿消化胃镜的介入诊治、危重症新生儿抢救等进行学科建设，开展了包括串联质谱、基因检测、高频振荡通气、内镜技术、PICC、脐静脉置管等技术。

表4-58　2010—2019年小儿内科业务情况表

年份	2010	2011	2012	2013	2014	2015	2016	2017	2018	2019
门诊人次	93994	106218	113108	127783	146187	146360	158662	165166	177140	208445
出院人次	2310	2063	2238	2280	2646	2653	3136	2915	3241	3640

【科研工作】　立项课题17项，其中国家级课题1项，厅级、市级课题16项。发表医学论文74篇，其中SCI论文2篇。

【教学工作】　现有兼职教授1人、副教授4人、讲师5人。承担台州学院医学院临床教学工作。承担国家级、省级住院医师规培化培训儿科工作，举办省级继续教育项目1次，市级继续教育项目4次。

表4-59　小儿内科干部任职表

主任	任期	副主任	任期	护士长	任期
				刘小春	2001.10—2003.12
史锁洪（兼）	2004.1—2006.3			李雪梅	2004.4—2006.3（副护士长）
		叶　斌	2001.10—2015.3	徐　彬	2006.4—2008.4（副护士长）
姚泽忠	2009.4—2010.3				2008.5—2011.3
				陈　丽	2009.4—2011.3（护士长助理）
					2011.4—2012.3（助理 主持工作）
		张　蕾	2015.4—2017.5（小儿内科兼新生儿科 主持工作）		2012.4—2017.5（副护士长）
			2015.4—2016.3（小儿内科兼新生儿科）		
		吴　新	2016.5—2017.5（主任助理）		
叶　斌	2017.6—		2017.6—		2017.6—

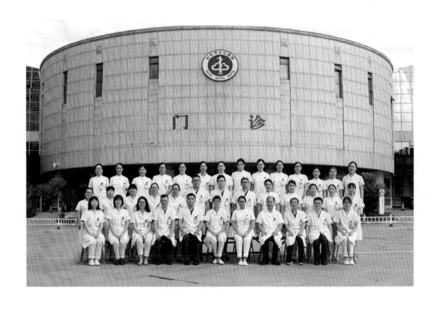

肾内科

【发展沿革】 2000年6月成立肾内科，床位综合在大内科病区。2002年1月与消化科成立二病区，搬至B座三楼东面。2003年核定床位20张。2004年1月与呼吸科搬至A座八楼东病区。2005年1月，独立肾内科病区，搬至A座八楼西，开放床位32张。2012年4月搬至B座八楼东，血透室设在A座九楼西，开放床位44张。

2001年与上海瑞金医院合作肾穿刺病理，2019年聘请上海第十人民医院彭艾、周大勇教授为学术顾问。2019年牵头联合了内分泌科、骨科、康复科、营养科、风湿免疫科、影像科等多个科室组成了高尿酸痛风诊治中心，同年成立了台州学院肾脏病研究所。

现有医生13人，其中主任医师1人，副主任医师2人，主治医师5人。护理人员19人。

【医疗工作】 2000年开展血透。2001年开展颈内静脉长期置管术、血液滤过透析、血液灌流术、肾穿刺活检术、腹膜透析置管术。2002年开展血浆置换术。2019年开展动静脉内瘘球囊扩张术以及人工血管动静脉内瘘成形术等三四类手术。在浙江省68种病种排名中，2019年IgA肾病的诊治排名浙江省第15位，台州市第1位；肾穿刺活检排名浙江省第17位，台州市第2位。设立临床路径8大类，近年来入径率达70%以上。

表4-60 2010—2019年肾内科业务情况表

年份	2010	2011	2012	2013	2014	2015	2016	2017	2018	2019
门诊人次	12374	13199	14251	15932	17540	16349	16573	17204	18657	30411
出院人次	780	788	797	935	952	868	902	1187	1289	1371
手术人次	27	43	45	63	51	33	39	53	82	92

【科研工作】 发表医学论文60篇。厅市级课题立项3项。实用新型专利1项。

【教学工作】 现有兼职教授1人、副教授1人、讲师1人。承担国家级、省级肾内科住院医师规培工作。举办市级继续教育项目3次。

表4-61　肾内科干部任职表

主任	任期	副主任	任期	护士长	任期
		金　琳	2000.6—2001.6	袁文萍	2000.6—2001.6
		余海峰	2002.1—2002.12	刘小春	2002.1—2003.12
余海峰	2003.1—			陶菊斐	2004.4—2004.12（副护士长）
				康玉华	2005.1—2009.3（副护士长）
				赵梅霖	2009.4—2011.3
				赵桃月	2011.4—2013.3
		李春胜	2017.6—（主任助理）	谢海萍	2013.4—

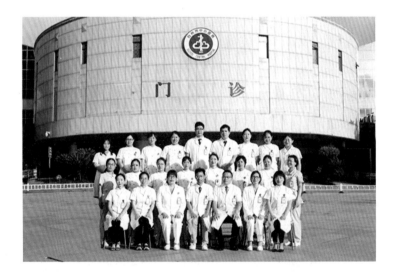

老年病科

【发展沿革】　2000年6月成立老年医学科。2001年6月成立台州市老年医学研究所。2001年8月"老年医学"成为院级重点学科。2003年9月设立老年专科门诊、老年病区，核定床位23张。2004年4月，老年医学科入选浙江省医学重点扶持学科"老年医学（中西医结合）"，实现了医院省级重点学科"零"的突破。2004年9月成立台州市老年医学重点实验室。2007年4月学科通过浙江省医学重点学科专家组考核评估并授牌。2012年增加核定床位至34张。2015年1月成立"台州市朱慧民名医工作室",学科设有老年心脑血管病、中医月经病、中医肿瘤康复、中医失眠、中医胃肠病、中医结节病等6个特色门诊,2020年学科入选台州市中医(中西医结合)重点学科"中西医结合老年医学"。

现有医护人员24人,其中医生7名,博士1人,硕士4人,主任医师2名,台州市名医工作室领衔人1名,台州市名中医1名,台州市拔尖人才1名。

【医疗工作】 开展老年心脑疾病、代谢综合征及呼吸系统疾病综合防治临床与基础研究,对老年高血压、冠心病、脑卒中、肺心病、慢阻肺等老年慢性病形成独特中西医结合诊治思路及诊疗特色,结合临床长期致力于探讨中医中药对心肌缺血损伤、老年痴呆、免疫相关功能影响研究,开发研制多种中医中药特色外治治疗方法和手段,以降低老年患者的并发症、复发率和再住院率,提高患者满意度、减少医疗开支、改善患者生活质量。建立老年人医疗服务—保健康复—临终关怀为一体的中西医结合医学模式。

科室定期派学科成员对海门社区和白云社区卫生服务中心进行技术指导,定期派高年资技术骨干下沉玉环、路桥等基层社区及养老院。

表4-62 2010—2019年老年医学科业务情况表

年份	2010	2011	2012	2013	2014	2015	2016	2017	2018	2019
出院人次	229	271	571	687	730	807	705	892	1192	1314
年门诊人次	10789	12118	14840	19142	21354	23822	28617	27574	25538	28784

【科研工作】 获国家发明专利2项;立项资助课题23项,其中省部级课题2项,厅市级21项(省科技计划项目2项、省卫生厅6项、省中管局课题3项、市科技计划项目10项),发表论文60篇,其中SCI论文2篇,获省医药卫生创新奖3项,市科技进步奖3项。

【教学工作】 现有硕士生导师1人、兼职教授2人、讲师1人。近五年培养硕士研究生毕业5名。承担台州学院医学院临床教学及其他医院(院校)人员进修、实习带教工作。

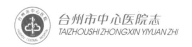
表4-63　老年医学科干部任职表

主任	任期	副主任	任期	护士长	任期
金国健	2000.6—2006.3（兼）	朱慧民	2003.1—2009.3	王菊玲	2005.1—2005.6
				徐 彬	2005.7—2006.3（副护士长）
				郑秀云	2006.4—2007.7（副护士长）
朱慧民	2009.4—			凌爱香	2007.8—2010.3（副护士长）
				赵桃月	2010.4—2011.3
				王菊玲	2011.4—2012.3
				李晓华	2012.6—2018.5
				林慧卿	2018.6—2019.11（副护士长）
				郑 丹	2019.12—

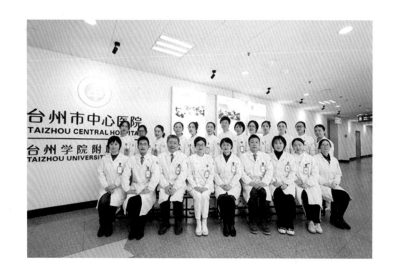

全科医学科

【发展沿革】　2013年成立全科医学科门诊，2015年12月设立病房，以"全科、风湿免疫科"整合在中西医结合病区。2017年11月完全独立，开放床位15张，2018年从A七西病房搬迁至综合病区，开放床位30张。科室配备有移动查房设备，以及除颤仪、心电监护、无创呼吸机、高频吸氧机等危重症所需设备。

2018年加入浙江大学医学院附属第一医院全科医学联盟单位，2019加入浙南全科医学联盟理事单位，并于椒江白云社区卫生服务中心、葭沚社区卫生服务中心开展联合教学，实行双向转诊。2020年牵头成立了椒江区医学会全科医学学组，带领及互相促进地区间全科医学的发展。

现有医生10人，其中主任医师1人，副主任医师2人，主治医师1人，住院3人，转岗3人。

【医疗工作】 全科医学科是为人群提供预防、医疗、保健、康复、健康教育和心理咨询等一体化、连续性的服务，加强了二、三级医疗单位与基层医疗单位或社区卫生服务体系之间的联系，为实现双向转诊提供了条件。开展心身疾病的诊治、多脏器疾病的诊治、未分化疾病的诊疗（如失眠待查、消瘦待查、水肿待查等），开展了内镜检查及EMR术。在全科的基础上发展亚专科。

表4-64 2013—2019年全科医学科业务情况表

年份	2013	2014	2015	2016	2017	2018	2019
门诊人次	5953	3641	3902	4562	11699	25992	29128
出院人次	/	/	/	246	407	650	1019

【科研工作】 发表论文13篇。市级立项课题1项。

【教学工作】 现有兼职副教授1人、讲师1人，带教老师4人。联合社区教学基地2个：白云社区卫生服务中心及葭沚社区卫生服务中心，现有带教老师13人。承担台州学院医学院临床教学工作及其他医院（校）人员的进修、实习、转岗带教工作。2011年成为浙江省全科医学临床规范化培训基地。2014年成为国家级住院医师规范化培训基地。承担住院医师规范化培训工作。2020年承办市继续教育项目1项。

表4-65 全科医学科干部任职表

科主任	任期	副主任	任期	护士长	任期
朱 红	2017.8—2018.5	王国芬	2016.1—2017.3（负责人）	凌爱香	2013.4—2018.6
			2017.6—2018.5		
		黄桔秀	2017.8—	曹笑霄	2018.6—2020.8
				章赛君	2020.8—

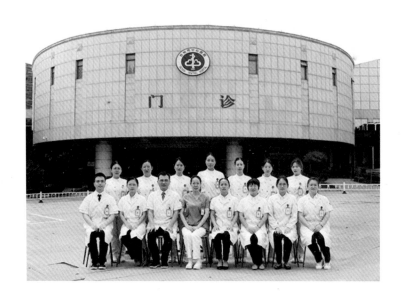

急诊医学科

【**发展沿革**】 急诊医学科成立于2000年6月，成立之初设立抢救室床位2张，留观室床位10张。2004年第一次对急诊进行改建，抢救室床位增加至8张，留观室床位增加至20张。2011年进行第二次改建，建立急诊重症监护病房、红区抢救室，急诊监护室床位设置为10张，抢救室床位增加至12张，建立了院前急救、院内急诊及EICU三位一体的完善的急救体系。2019年急诊大楼第三次改建，形成纵向3层，分层分区管理，一层为急门诊及抢救区，抢救区床位设置25张，二层为危重病人监护区，即急诊重症监护病房（EICU），设置床位19张，三层为急诊病区，设置床位37张，具备完整的"院前急救—院内抢救—重症监护—急诊病区"四位一体的现代急救医学服务体系。2011年成为省级急诊专业住院医师规范化培训基地，2014年成为国家级急诊专业住院医师规范化培训基地、台州市市级扶持发展学科。2015年成为浙江省急诊质控联盟理事单位。通过急诊患者分级分类分区管理，建立院前院内无缝衔接，实现院内急救力量前移至院前，通过多学科协作模式（MDT），整合建立符合本院特点的"一站式"救治流程，并建立创伤中心、卒中中心、胸痛中心、中毒救治中心、心肺脑复苏救治中心、危急重症儿童（新生儿）救治中心、危急重症孕产妇救治中心。科室配备有有创呼吸机、无创呼吸机、血液净化机、低温治疗仪、超声、洗胃机、心肺复苏机、支气管镜、多功能中心监护系统等设备。

急诊科设立院前急救、急诊抢救室、急诊手术室、急诊复苏室、急诊观察室、急诊内科、急诊外科、急诊儿科、急诊妇产科、急诊眼科、急诊耳鼻咽喉科等急诊单元及急诊病区（含创伤病房）和急诊重症监护病区（EICU）。

学科现有医生27人，其中主任医师2人、副主任医师2人。护理人员59人，其中副主任护师2人、主管护师19人。

【医疗工作】　开展危重症一体化抢救、持续有创血流动力学监测（PICCO技术）、ECMO（体外膜肺氧合）、床旁超声监测、床旁纤维支气管镜检查、血液净化治疗［连续性肾脏替代治疗（CRRT）、血液灌流、血浆置换等］、床旁血气分析监测、呼吸功能支持、亚低温治疗、中心静脉置管术、鼻腔肠管徒手留置术、肠内与肠外营养支持技术、经皮扩张气管切开术等先进抢救治疗技术。在呼吸心跳骤停、严重多发伤、各种原因休克、急性中毒、多器官功能障碍、重型颅脑外伤、危险性消化道出血、急性心脑血管疾病、高血压急症、各种恶性心律失常、昏迷、严重内环境紊乱等疑难急危重症方面积累丰富救治经验。

表4-66　2010—2019年急诊科业务情况表

年份	急诊人次	EICU收治人次	病区收治人次	抢救人次
2010	50701	0	0	1990
2011	58050	8	0	4757
2012	65287	63	50	8298
2013	73878	59	65	10782
2014	88003	91	72	11859
2015	86792	85	82	9592
2016	98359	126	110	9858
2017	107288	167	140	9958
2018	124661	195	185	9475
2019	144411	249	190	9495

【科研工作】　主持厅市级课题立项2项，浙江省教育厅抗疫专项课题6项，获国家新型实用专利1项，发表论文100篇，其中SCI论文3篇。

【教学工作】　现有兼职教授2名、讲师1名。承担台州学院医学院临床教学工作及其他医院（校）人员的进修、实习带教工作，承担国家级、省级急诊专业住院医师规范化培训工作，已培训学员50名。医院为AHA（美国心脏协会）ACLS高级生命支持培训中心，急诊科有培训导师3名，举办了ACLS、BLS培训25批次。

表4-67　急诊医学科干部任职表

主任	任期	副主任	任期	护士长	任期
		张茂华	2000.6—2003.01	王彩萍	2000.6—2001.6（兼）
		杨伯泉	2003.2—2003.12	李晓华	2000.11—2001.6（副护士长）
		林雪松	2003.11—2004.4	王菊玲	2001.10—2002.12（副护士长）
		吴立群	2004.5—2007.4	缪春勤	2003.2—2008.4（副护士长）
吴立群	2007.5—				2008.5—2011.3
					2011.4—2012.3（护士长助理）
		朱海勇	2016.4—2017.3（主任助理）	章赛军	2012.4—2017.3（副护士长）
			2017.6—2019.10		2017.6—
		金礼通	2019.3—	何燕燕	2017.6—2019.5（EICU副护士长）
					2019.8—（急诊科副护士长兼EICU护士长）
		周礼鹏	2020.4—（主任助理）		

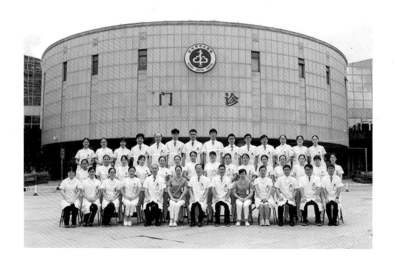

精神卫生科

【发展沿革】 2000年6月，开设精神卫生科门诊，在医院门诊二楼内科诊室持续至今。面向社会开展两期的心理咨询培训。2018年加入浙江省第一医院的精神卫生专科联盟，2019年加入台州二院的精神专科联盟。

现有医师2人、心理咨询师1人，其中主任医师（兼心理咨询师）1人，住院医师1人。

【医疗工作】 精神卫生科目前重在抑郁症、精神分裂症、焦虑障碍、睡眠障碍等的优化治疗研究，包括药物治疗、认知行为治疗、精神分析治疗及经颅磁刺激物理治疗；全院各科躯体疾病患者伴发的精神心理症状的药物和心理治疗，全面地治疗患者的躯体和精神、生理和心理两方面的病症与病痛，促进疾病的全面康复。

【科研工作】 省厅级课题立项5项，发表论文30篇，获专利4项，获省医药卫生科技二等奖1次，市自然科学论文奖4次。

【教学工作】 现有兼职教授1人，承担台州学院医学院临床教学和带教工作，负责神经内科、全科医学规培医师的培养和指导工作。

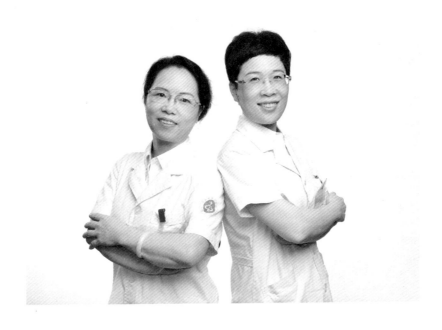

健康管理中心

【发展沿革】 2000年6月医院开展健康体检和干部保健工作。2002年4月，为了加强体检工作和管理，确保体检工作有序开展和体检质量，成立了体检中心（一级临床科室）。2014年将体检区域分为大众体检区和贵宾体检区。2016年更名为"健康管理中心"。

科室配备全新体检CT、高清晰DR机、高端超声诊断仪、无创动脉检测仪、人体成分分析仪等先进设备。

现有医护人员37人，其中主任医师2人，副主任医师4人，主管护师6人。

【医疗工作】 采用"互联网＋"健康管理模式，打造集检前个性化体检项目选项、微信平台预约管理，检中体检管理、全流程导检，检后健康评估分析、危急值闭环管理、干预追踪、保健计划、慢病管理等为一体的信息化服务平台。2018年11月建立肝结节MDT小组，2020年4月建立肺结节MDT小组。

表4-68　健康管理中心业务情况表

年份	2010	2011	2012	2013	2014	2015	2016	2017	2018	2019
服务人次	30128	31757	32757	34593	38433	41117	44143	49309	60116	76561

【科研工作】 发表医学论文25篇。

表4-69　健康管理中心干部任职表

主任	任期	副主任	任期	护士长	任期	副护士长	任期
毛卫华	2002.4—2002.12（兼）	王　超	2003.1—2004.12	袁文平	2003.1—2010.3		
王　超	2005.1—2016.3			林美娥	2010.4—2015.3（兼）	章月桃	2009.4—2011.3（护士长助理）
							2011.4—2015.3
						冯莉梨	2015.4—2017.3

续表

主任	任期	副主任	任期	护士长	任期	副护士长	任期
舒海荣	2017.6—2018.5（兼）	郑丹	2017.6—2018.5	冯莉梨	2017.6—2019.3		
于进	2018.5—					徐佳	2019.3—

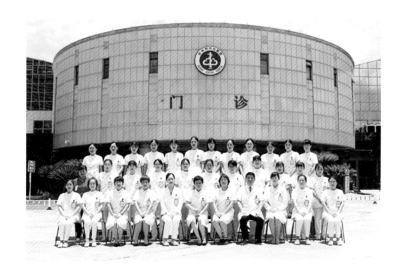

枫南社区服务站

【发展沿革】　枫南社区卫生服务站前身为台州医院枫南综合门诊部，于1997年7月由浙江省台州医院举办，坐落于椒江区枫南小区综合楼二楼，建筑面积512平方米，为台州市级机关干部职工提供基本医疗服务。2005年根据国务院关于发展城市社区卫生服务的指导意见，为实现人人享有初级卫生保健目标，优化城市社区卫生服务结构，方便群众就医，更名为椒江区海门街道社区卫生服务中心枫南社区卫生服务站，由台州医院陈海啸院长兼任法人代表，2009年起将本站划归台州市中心医院。枫南社区服务站是台州市政府为方便首个市级机关干部住宅区人员的医疗卫生需求，于1997年创办的。前期由台州医院承办，2009起，划归台州市中心医院承接。2019年末，本站有职工7人，其中主治医师1名、主治中医师1名、中医师1名、护理人员4名。

【职能职责】 主要承担健康教育、预防、保健、医疗、康复和计划生育技术服务等"六位一体"的公共卫生和基本医疗服务。具体负责枫南社区居民的卫生信息管理，健康教育，传染病防治，慢性病防治，精神卫生，妇女、儿童和老年保健，计划生育技术服务；协助处理社区的突发公共卫生事件。基本医疗服务主要包括：一般常见病、多发病的诊疗、护理和大医院诊断明确的慢性病治疗；社区家庭出诊、家庭护理等家庭医疗服务；转诊服务；残疾康复指导训练医疗服务；与上级医院实行双向转诊服务，上级医院专家定期到站坐诊。

表4-70　枫南社区服务站干部任职表

法人代表	任期	负责人
叶加洪	1997.7—2002.1	刘云香
陈海啸	2002.2—2006.3	费敏华
陈海啸	2006.4—2016.9	卢洪敏
胡　炜	2016.10—2018.8	卢洪敏
徐颖鹤	2018.9—	卢洪敏

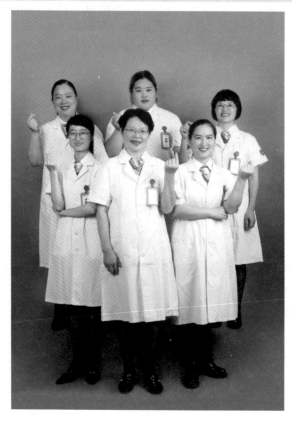

第五节　外科系统

泌尿外科

【发展沿革】　2000年6月，泌尿外科隶属于大外科，并开设碎石门诊。2001年10月，独立建科，床位12张。2008年1月，病房搬迁至住院部A二东病区（与烧伤科合并病区），现有床位32张。2016年11月，开设泌尿男科亚专科。配置有膀胱镜、输尿管硬镜、软镜、肾镜、前列腺电切镜、前列腺钬激光剜除镜、刀口变向激光操作镜、悍马以及大族钬激光、体外碎石机、尿动力检测仪、多功能男性疾病诊断治疗工作站。

学科与上海瑞金医院、上海十院、浙江大学附属第一医院、浙江省人民医院、浙江省邵逸夫医院等上级医院开展合作，与温岭四院、玉环二院开展科室学科合作，与贵州万山人民医院结对帮扶。

现有医师12人，其中主任医师5人、副主任医师2人。主治医师2人，住院医师3人；护理人员17人，其中副主任护师1人，主管护师9人；博士1人，硕士6人。

【医疗工作】　建科初期，主要开展前列腺增生电切等手术。2002年起即逐步开展了经腰腹腔镜下肾癌根治、肾输尿管全切、多囊肾去顶减压、肾上腺肿瘤切除、输尿管切开取石等泌尿外科微创手术。学科成功施行肾移植术，巨大肾癌根治、嗜铬细胞瘤切除，2002年开展了直肠膀胱联合根治性切除，膀胱全切原位回肠代膀胱，2005年开展腹腔镜前列腺癌根治术，腹腔镜下根治性膀胱切除术，腹腔镜下腔静脉癌栓取出术等手术。2018年开始开展经下腹途径腹腔镜下双侧腹股沟淋巴结清扫术。

表4-71　2010—2019年泌尿外科业务情况表

年份	门急诊人次	出院人次	手术人次	三四级手术人次
2010	26818	762	557	333

续表

年份	门急诊人次	出院人次	手术人次	三四级手术人次
2011	28011	789	620	355
2012	30539	991	791	444
2013	32590	1131	879	489
2014	34262	1107	871	474
2015	34160	1120	939	507
2016	36097	1354	1164	583
2017	37799	1423	1099	502
2018	41746	1633	1277	126
2019	46228	1665	1251	548

【科研工作】 省自然公益项目1项，市级课题10项。发表论文23篇，其中SCI论文2篇。

【教学工作】 现有教授2名，副教授5名，讲师2名，承担台州学院医学院临床教学工作，承担国家级、省级住院医师规范化培训工作，举办市级继续教育项目1项。

表4-72　泌尿外科干部任职表

主任	任期	副主任	任期	护士长	任期
刘世雄	2003.1— 2017.9— （兼大外科主任）	刘世雄	2001.10—2002.12	郑建萍	2009.4—2013.3 （兼大外科护士长）
		马良宏	2007.5—2008.4		
		李显文	2009.4—2010.3		
		张鑫圣	2013.4—2015.3 （主任助理）	刘水姣	2012.4—2016.03 （副护士长）
				康玉华	2016.4—2017.5
		张鑫圣	2017.6—	冯海亚	2017.8— （副护士长）
		李　欣	2018.9— （主持工作）		

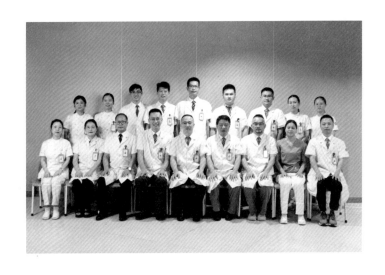

烧伤科

【发展沿革】 2000年6月，烧伤整形科隶属于大外科。2005年6月，烧伤整形科独立建科，与中医、皮肤、整形科合并病区，病房位于A座二楼东面，床位7张。2006年6月与瑞金医院烧伤科合作，床位增至10张，设有层流病房2个，隔离病床8张。2007年，A二东病区重组，学科与泌尿科合并病区。2019年8月，学科加入瑞金医院烧伤联合体。现有医生4人，其中主任医师1人，副主任医师1人，住院医师2人，床位13张，年收治患者300人次。

【医疗工作】 常规开展烧伤外科常见及疑难疾病的诊断和治疗，熟练掌握烧伤科急、重病人及成批病人的抢救技能，擅长特大面积烧伤救治，电烧伤、热压伤、化学烧伤、放射烧伤等创面的修复和功能重建。熟练掌握烧伤科三、四类手术，掌握各种烧伤异体皮移植术、切痂术、微粒皮植皮术、MEEK植皮术、多种带血管蒂皮瓣转移术，包括：各种植皮术、局部皮瓣转移术。开展常规烧伤疤痕修复、功能康复治疗；急性皮肤创伤，包括各种撕脱伤及缺损等。

表4-73 2010—2019年烧伤科业务情况表

年份	门诊人次	住院人次	手术人次
2010	1654	251	111
2011	1505	236	83
2012	2736	244	57

续表

年份	门诊人次	住院人次	手术人次
2013	2692	226	35
2014	2243	249	43
2015	2294	257	24
2016	1969	207	48
2017	2315	239	94
2018	3220	252	100
2019	3498	260	106

【科研工作】　主持市级课题3项，发表科研论文14篇。

【教学工作】　承担省级国家级住院医师规范化培训及实习生的教学工作，2019年带教实习生29名，规培生5人。

表4-74　烧伤科干部任职表

副主任	任期	护士长	任期
林雪松	2005.1—	徐　彬	2005.1—2006.3
		郑秀云	2006.8—2009.3
		郑建萍	2009.4—2012.4
		刘水姣	2012.4—2016.3（副护士长）
		康玉华	2016.4—2017.3
		冯海亚	2017.8—（副护士长）

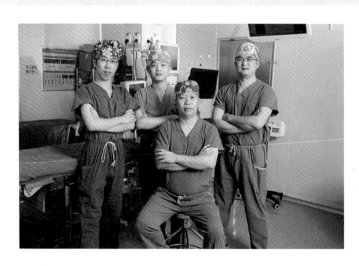

神经外科

【**发展沿革**】 2000年6月，神经外科成立，2002年学科获得台州市医学重点学科，2004年4月，设独立病区，床位44张。2006年学科再获台州市医学重点学科，2018年9月，与口腔科合并病区，调整床位38张。配置有muller、蔡司显微镜、脑内镜、脑室镜、神经外科动力系统等医疗设备。

现有医生8人，其中主任医师1人、副主任医师2人、主治医师3人，住院医师2人；护理人员23人，主管护师3人。博士1人，硕士及在读5人。

【**医疗工作**】 建科初期，学科收治病种以颅脑外伤与自发性脑出血为主，目前学科开展脑干出血和脑干海绵状血管瘤的显微手术治疗，内镜下经鼻蝶入路垂体腺瘤切除术，内镜下脑出血手术，颅内动脉瘤夹闭、栓塞术，颅内胶质瘤、脑膜瘤、听神经瘤切除术，烟雾病患者颅内外血管吻合术，面肌痉挛、三叉神经痛微血管减压术，颈动脉斑块剥脱术，脑血管疾病的血管内介入治疗。

2001年，学科与上海瑞金医院神经外科开展合作，同年，与华山医院神经外科开展合作。2015年，与温岭市第四人民医院、玉环第二人民医院神经外科开展专科合作。2018年，分别与上海十院神经外科、北京天坛医院神经外科开展合作。

表4-75 2010—2019年神经外科业务情况表

年份	门、急诊人次	住院人次	手术人次
2010	3561	690	216
2011	3802	636	209
2012	3468	664	248
2013	2741	778	259
2014	3612	793	201
2015	3688	740	207
2016	3443	713	213
2017	3261	696	172
2018	3163	702	273
2019	3593	786	290

【科研工作】 承担市级课题4项，主持省继续医学教育项目1项。发表论文40篇，其中SCI论文2篇。

【教学工作】 现有台州学院教授1名，承担台州学院医学院临床教学工作，承担国家级、省级住院医师规范化培训工作。

表4-76　神经外科干部任职表

主任	任期	副主任	任期	护士长	任期
薛跃华	2000.6—2016.3	徐正保	2004.1—2004.12（主任助理）	阮丽萍	2000.6—2001.12
				吴亚萍	2002.1—2004.12（副护士长）
			2005.1—2009.3		2005.1—2009.3
			2009.4—2019.5（主持工作）	项巧玲	2009.4—2010.3（护士长助理）
				杨美滋	2010.4—2015.3（副护士长）
					2015.4—2017.6（护士长助理主持工作）
		吴盼星	2017.7—（主任助理）	杨玲飞	2017.6—（副护士长）
		冯路	2017.6—（主任助理）		
		肖炳祥	2019.3—（主持工作）		

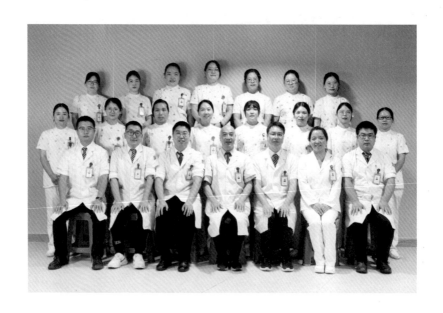

口腔科

【发展沿革】 2000年6月，口腔科成立，设在医院门诊三楼，口腔科病房设在外科综合病区；2011年11月，口腔部开诊，科室从门诊楼三楼搬迁至门诊一楼，科室诊区面积由300平方米扩展为1200平方米。2018年开始在枫南门诊部开展口腔诊疗服务。2019年学科成为医院特色学科。目前开设有口腔种植、口腔颌面外科、口腔正畸、儿童口腔等亚专科。现病房设在A三东病区，床位63张。

学科配置有进口腔CT、牙周激光治疗仪、超声骨刀、根管显微镜、数字化口腔扫描仪等医疗设备。

2016年聘请上海市第九人民医院口腔科潘晓岗博士为学科顾问；2018年与上海市第十人民医院口腔科合作，同年加入上海市第九人民医院集团口腔正畸专科联盟、浙江省口腔专科联盟；2019年加入上海市第九人民医院集团口腔全科联盟。

现有医生22名，其中主任医师3名、副主任医师2名，主治医师11名；护理人员16名，其中主管护师1名，护师4名；医技人员2名。

【医疗工作】 口腔科目前开展口腔种植、口腔颌面外科、口腔正畸、牙齿美白、口腔放射及儿童口腔等专科诊疗服务。开展了"上颌窦外提升术""微创修复技术""隐形矫治技术""即刻种植修复技术""微创拔牙技术""all-on-four种植技术""口腔颌面部骨折切开复位内固定""口腔颌面部恶性肿瘤序列治疗"等特色医疗项目。

表4-77 2010—2019年口腔科业务情况表

年份	门诊人次	住院人次	手术人次
2010	19177	267	188
2011	22617	299	208
2012	33107	427	359
2013	40549	448	377
2014	42682	417	349
2015	48555	399	319

续表

年份	门诊人次	住院人次	手术人次
2016	52266	448	377
2017	58145	454	395
2018	61442	477	417
2019	65929	569	529

【科研工作】 立项科研项目8项，其中省级1项，厅市级7项；获专利1项；发表论文41篇，其中SCI论文1篇，一级论文5篇。

【教学工作】 现有兼职副教授3人，承担国家级、省级住院医师规范化培训工作和台州学院医学院临床教学工作，组织市级继续教育培训班4次。

表4-78 口腔科干部任职表

主任	任期	副主任	任期	副护士长	
郑根建	2002.1—2010.6	管骥宏	2000.6—2001.6		
		林 松	2000.10—2002.12		
		郑根建	2001.10—2001.12 (病区副主任)		
		应于康	2010.7—2011.3 （负责人）		
			2011.4— （主持工作）	林 茜	2020.9—

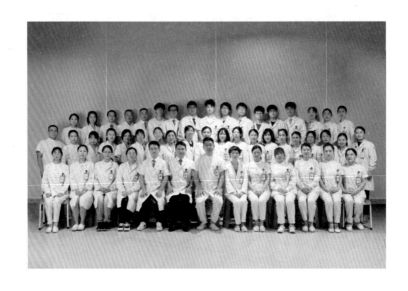

肿瘤外科

【发展沿革】 2000年6月，成立肿瘤外科。2004年3月，设独立病区，病房位于住院部A四东病区，床位48张。2013年，成立乳腺癌多学科团队（MDT：肿瘤外科、肿瘤内科、放疗科、病理科、超声科、放射科、核医学科、心理咨询等），2016年，学科成为台州市医学重点支柱学科，为台州市6大支柱学科之一；同年，成立医院肿瘤诊治中心。2017年，成立戴岳楚名医工作室。2019年，成立台州学院肿瘤研究所，成为台州市首批省市共建重点学科、台州市重点医学支撑学科、医院"重中之重"学科。下设乳腺肿瘤专科、甲状腺肿瘤专科、软组织肿瘤专科、晚期肿瘤专科。配置有3.0T核磁共振、后64排螺旋CT、直线加速器、ECT、乳腺钼靶、B超等大型高端设备，并配备有独立核医学病房。

2014年，与意大利安科纳联合大学医院乳腺外科开展国际交流合作。2016年，与复旦大学肿瘤医院邵志敏教授领衔的乳腺外科专家团队开展合作交流。2016年，与浙二医院甲状腺专科王平教授团队、中国科技大学附属第一医院王圣应教授进行合作。

现有医师12人，其中主任医师4人，副主任医师4人，主治医师2人，住院医师2人。护士14人，其中副主任护师1人，主管护师7人；博士1人，硕士8人。

【医疗工作】 肿瘤外科以乳腺肿瘤、甲状腺肿瘤及各种软组织肿瘤等专科疾病作为学科主攻方向，同时开展放疗、化疗、同位素治疗、介入治疗、肿瘤多基因检测等，是台州市肿瘤综合治疗手段齐全的学科。

甲状腺肿瘤诊治

常规开展甲状腺癌根治术、甲状旁腺保护技术、甲状腺癌术中喉返神经保护技术、完全腔镜下甲状腺癌手术、甲状腺微波消融微创治疗、甲状腺癌同位素治疗、复杂甲状腺癌扩大根治与综合治疗、甲状旁腺肿瘤及甲旁亢的外科治疗等技术。2014年，开展完全腔镜下甲状腺手术，并实现了胸乳入路、腋前入路、口腔前庭入路等多种入路全腔镜术式。

乳腺肿瘤诊治

以各种乳腺疾病微创治疗、乳腺癌综合治疗为特色，开展乳房良性肿瘤的微创治疗、乳腺癌早期诊断、保乳根治术、改良根治术、前哨淋巴结活检术、乳腺癌术后整形修复、乳腺癌的化学治疗、靶向治疗、内分泌治疗、术前新辅助治疗、康复治疗、心理治疗及全程管理。2013年，成立乳腺癌多学科团队（MDT），为患者提供最优化的诊疗服务。

软组织肿瘤诊治

针对疑难、复杂的软组织肿瘤开展广泛切除、皮瓣转移、缺损修复及综合治疗，手段齐全，疗效显著，已发展为学科一大特色。

表4-79　2010—2019年肿瘤外科业务情况表

年份	门诊人次	住院人次	手术人次	三四类手术人次
2010	15715	1845	838	455
2011	18090	1937	854	471
2012	22931	2555	1068	517
2013	29923	3394	1638	810
2014	35483	3680	1928	867
2015	37776	3718	2009	898
2016	42414	4030	2174	922
2017	46152	4600	2490	966
2018	49250	4685	2672	995
2019	55223	5456	3183	1062

【科研工作】　主持厅市级及以上课题13项，其中国家自然课题立项1项，省市级课题立项12项。发表论文49篇，其中SCI论文5篇，一级论文14篇。获省医药卫生科技进步二等奖1项，市科学技术进步二等奖1项、三等奖1项等荣誉。

【教学工作】　现有教授2人、副教授2人，承担国家级、省级住院医师规范化培训工作，承担台州学院医学院及其他医院（院校）的临床教学及进修、见习带教工作。举办国家级继续教育2项、省级1项、市级4项。

表4-80 肿瘤外科干部任职表

主任	任期	副主任	任期	护士长	任期
毛卫华	2000.8—2001.6 (兼病区主任)	戴岳楚	2000.6—2000.8	阮丽萍	2000.6—2000.11
			2000.8—2001.12 (病区副主任)	张淑英	2000.11—2002.12
			2000.8—2001.12		
戴岳楚	2002.1—2008.8	郑志保	2002.1—2008.8	谢海萍	2003.1—2004.12 (副护士长)
					2005.1—2009.3
徐云峰	2008.8—2012.9		2008.8—2012.9 (主持工作)	吴伟仙	2009.4—2019.3
戴岳楚	2012.9—		2012.9—	梁伟珍	2019.3— (副护士长)

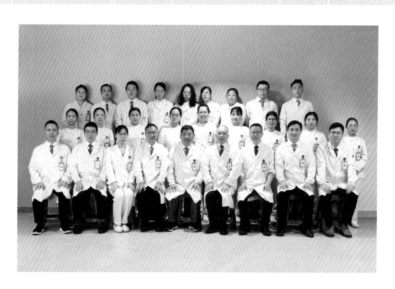

麻醉手术科

【发展沿革】 2000年6月医院设置麻醉科、手术室,位于住院部B座二楼。开设洁净手术间11间。2019年5月麻醉科、手术室合并为"麻醉手术科",设置手术间15间,开放使用13间,是浙江妇儿麻醉联盟成员单位,浙江省ERAS麻醉协作组成员。科室配备的设备有:进口麻醉机、多功能麻醉监护仪、人工心肺机、自体血回收机、彩色多普勒超声机、纤维支气管镜；ERBE氩气刀，PK刀；超声刀、ligasure能量平台、超声乳化机、进口显微镜、进口胸腹腔镜、关节镜、椎间盘镜、鼻窦镜；进口经皮肾镜、气压弹道碎石机、钬激光等。科室与温岭四院、玉环二院建立医联体专科合作，定期进行业务和管理指导。援助贵州万山人民医院麻醉科工作，2020年开始援助新疆生产建设兵团农一师阿拉尔市人民医院，为期3年。2020年麻醉学科被评为医院重点（支持）学科。

现有麻醉专业技术人员33人，其中正高职称4人，副高职称6人，中级职称10人，初级职称13人。护理人员54人，其中副高职称5人，中级职称21人。护理队伍由多个专科手术配合小组组成（妇产、胃肠、肝胆、颅脑、骨科、心胸、肿瘤、肛肠、耳鼻喉眼科、泌尿、小儿外科等）。

【医疗工作】 麻醉学包括：临床麻醉学、急救与复苏、危重病医学、疼痛诊治。主攻方向包括：老年患者麻醉、围术期脏器保护、疼痛治疗、围术期血液保护，常规开展的技术见下表。

表4-81　麻醉手术科技术项目部分列表

序号	临床技术名称	技术简要内容
1	舒适化医疗技术	1. 分娩镇痛、无痛人流。 2. 无痛胃肠镜、支气管镜检查。
2	围术期血液保护	1. 急性等容血液稀释。 2. 自体血回输技术。
3	可视化技术在麻醉中的应用	1. 超声引导神经阻滞。 2. 超声引导动静脉穿刺术。 3. 可视化技术在困难气道中的评估应用。
4	高龄患者手术麻醉	1. 完善的围术期评估工作，术中使用多种监测方法，维持血流动力学及内环境的稳态。 2. 个性化麻醉方式选择复合术后镇痛保障围术期安全与舒适。
5	围术期脏器保护技术	1. 围术期心肌保护技术。 2. 控制性低中心静脉压无血切肝技术。 3. 术中保护性肺通气策略。
6	疼痛治疗	1. 急性术后疼痛治疗。 2. 慢性疼痛治疗。

表4-82 2010—2019年麻醉手术科业务情况表

年份	手术麻醉总量(例)
2010	8805
2011	8902
2012	9897
2013	11130
2014	11958
2015	11995
2016	13219
2017	14015
2018	15886
2019	21134

【科研工作】 主持市级课题6项；发表论文85篇，其中SCI 2篇。

【教学工作】 现有兼职教授1人，副教授4人；承担台州学院医学院临床教学工作及其他医院（院校）人员进修、实习带教工作。承担国家级、省级住院医师规范化培训工作，已规培结业学员8人，现在培住院医师10人。2017年经中华医学会麻醉学分会审核批准，成为气道管理培训中心，开展气道管理培训活动。承办国家级、省级继续教育班项目3项。

表4-83 麻醉手术科主任任职表

主任	任期	副主任	任期
王金希	2000.6—2003.12		
徐金龙	2004.1—2006.3	胡东军	2004.1—2004.12（主任助理）
			2005.1—2006.3
毛卫华	2006.4—2008.4(兼)		
		林学正	2008.5—2012.3
林学正	2012.4—	王 琳	2012.3—2015.3（主任助理）
			2015.4—
		卢光涛	2017.10—（主任助理）

表4-84　麻醉手术科护士长任职表

护士长	任期	副护士长	任期
周群玉	2000.6—2009.3	杨　东	2004.7—2006.3
		杨素青	2005.1—2008.4
郑建萍	2012.4—2015.3	张敏丽	2010.4—2014.3（护士长助理）
杨美滋	2015.4—		

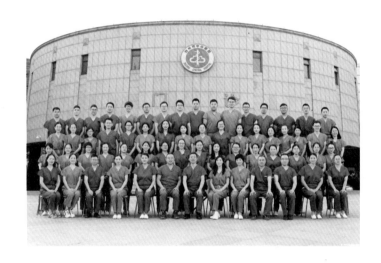

疼痛科

【发展沿革】　2000年6月医院设置麻醉科，下设疼痛门诊，位于住院部B2楼。2017年3月，开设疼痛病房，开放床位4张。2019年8月，成立疼痛科，位于住院部B六楼。科室配备有椎间孔镜、射频治疗仪、冲击波治疗仪、臭氧治疗仪、银质针等治疗仪器。

现有疼痛专业技术人员4人，其中正高职称2人，副高职称1人，中级职称1人。

【医疗工作】　疼痛科主诊方向为急、慢性疼痛及癌性疼痛治疗，目前运用椎间孔镜下颈腰椎间盘髓核摘除术、射频介入、冲击波、银质针、小针刀、神经阻滞等治疗方式，诊治肌肉及软组织疼痛治疗、骨关节疼痛、头痛、神经病理性疼痛、急（慢）性创伤性疼痛、术后疼痛、分娩痛、内脏痛。

表4-85　2010—2019年疼痛科业务情况表

年份	疼痛门诊总量(例)
2010	965
2011	2182
2012	2352
2013	2448
2014	2844
2015	2470
2016	3603
2017	4483
2018	4736
2019	6803

【科研工作】　主持市级课题2项，发表论文15篇，其中SCI 2篇。

【教学工作】　现有兼职教授1人、副教授2人；承担国家、省级住院医师规范化培训工作及台州学院医学临床教学工作。

表4-86　疼痛科干部任职表

主任	任期
林学正(兼)	2019.8—

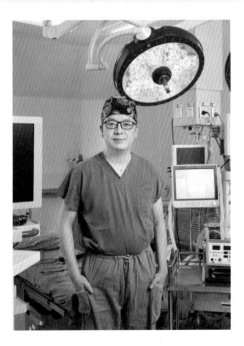

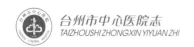
普外科一（肝胆血管脾胰外科）

【**发展沿革**】 2000年6月，大外科设普外科专业组，2002年9月，肝胆血管脾胰外科独立建科，2011年1月，设独立病区，搬迁至住院部B三西，床位43张。科室配有四代肿瘤微波治疗仪、超高清腹腔镜、胆道镜、DSA机器、术中B超等仪器设备。

2001年，学科（与普外二合并期间）成为医院重点学科；2005年，成为台州市重点扶持学科（与普外二合并期间）；2013年，成立莫经刚名医工作室；2014年12月，成立台州市普外科重点实验室；2016年，成为台州市医学重点支持学科；2019年，成为台州市医学重点培养学科、医院重中之重学科（培育学科），设立台州学院肝癌研究所。

现有医师12人，其中主任医师3人，副主任医师2人，主治医师1人；护理人员16人，其中副主任护师2人，主管护师3人；博士1人，硕士10人。

【**医疗工作**】 学科以收治肝胆胰外科、血管外科、疝外科等专科疾病为主攻方向。2001年起，学科开始收治肝脏外科、胆胰外科、血管外科、疝外科等专科病种，先后开设了腹腔镜微创技术、肝脏肿瘤等多种治疗手段。

学科开展腹腔镜微创诊疗技术，并应用广泛。2000年9月23日，开展医院第一例腹腔镜下胆囊切除术。2002年10月16日，完成医院首例肝移植手术。2007年11月，在医院率先开展腹腔镜腹股沟疝修补手术。2009年7月，开展经脐单孔腹腔镜手术。2010年4月15日，完成首例腹腔镜下肝切除术。2010年6月11日，完成首例腹腔镜下胰腺恶性肿瘤切除术。2018年9月12日，完成首例腹腔镜下胰十二指肠切除术。2019年，开展了经皮经肝胆道镜碎石取石技术（PTCS）。

2017年，3月24日，开展首例下肢动脉硬化闭塞球囊扩张支架置入。2018年1月9日，开展首例可回收下腔静脉滤器置入手术。2018年2月4日，开展了腹主动脉瘤腔内隔绝手术。2018年1月9日，开展了经动脉内膜剥脱术（CEA）。2019年6月8日，开展经颈静脉肝内门体分流术（TIPS）。

2002年，学科与浙一医院合作成功开展了医院第一例异体肝脏移植手术，同年，开展首例肝癌微波毁损治疗。2018 年起，学科在肝脏肿瘤方向进行靶向药的联合治疗，包括基因诊断、ELSA、普美显成像、胰腺肿瘤的 P53 基因靶向治疗等方向开展研究。

【医疗特色】

（一）加速康复外科

2015 年，科室开展加速康复外科（ERAS）优化措施。先后采取了超前镇痛、多模式镇痛等疼痛管理措施，缩短患者术前禁食时间，减少或降低手术病人的生理及心理的创伤应激，并逐步向术后无管化过渡。2018 年，成立台州市医学会外科学会加速康复外科学组。2019 年，成为浙江省医学会微创外科学分会颁发的加速康复外科示范分中心。

（二）肝结节综合治疗

针对良性肝结节及恶性肝结节（肝恶性肿瘤），学科使用包括超声造影、普美显 MRI 等先进手段进行诊治，并常规使用包括肝动脉介入（TACE）、肝肿瘤微波消融、肝肿瘤切除、荧光染色下的精准肝切除等多种方式进行治疗。2002 年，开展肝肿瘤微波毁损治疗。

（三）疝和腹壁外科

学科现已成功开展无张力疝修补手术数千例。包括各种类型的腹股沟疝、切口疝、造口旁疝、脐疝、白线疝及多次复发疝等。对部分腹股沟疝患者可采用局部麻醉行无张力疝修补术。学科还率先开展腹腔镜腹股沟疝日间手术。对于复杂的、巨大的腹壁疝，能熟练使用组织结构分离技术进行腹壁重建。

（四）肝胆胰疾病的腹腔镜手术治疗

学科一直致力于肝胆胰手术微创化，科室腹腔镜手术覆盖肝胆胰良恶性疾病，曾完成医院首例单孔腹腔镜手术，目前科室多名医生熟练掌握肝胆胰疾病的腹腔镜手术，能常规开展腹腔镜下肝癌根治术、胆管癌根治术、胰腺良恶性肿瘤切除、肝血管瘤切除、先天性胆总管囊肿切除、巨脾切除＋门奇断流、胆管结石再次手术等肝胆胰常规手术。特别是近年来我们将腹腔镜技术与加速康复（ERAS）理念相结合，促进了患者的快速康复。此外，对于不适合腹腔镜手术治疗的疑难肝胆胰疾病，科室也常规开展肝胆胰联合切除、腹膜后肿瘤切除、复杂肝内胆管结石、巨脾切除、胰管结石、胆道狭窄及复杂胆道再次手术等肝胆胰外

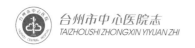

科复杂手术。

（五）胆道结石病与微创技术

台州是胆道结石病的高发地区，经过多年的传承与积累，学科在胆道结石的诊治方面有着极为丰富的经验。目前学科已完成数千例腹腔镜胆囊切除及腹腔镜胆道探查取石术，学科还率先开展并完成医院腹腔镜胆囊日间手术；同时，还常规开展腹腔镜下胆总管切开取石胆管一期缝合术；常规开展了复杂肝内胆管结石的解剖性肝切除治疗，提高了肝内结石的远期疗效，改善了肝内胆管结石难治性的局面。近年来，对于无法耐受手术的肝内胆管结石患者，学科能常规开展经皮经肝胆道镜取石术，为晚期或取石困难的肝内胆管结石患者带来了福音。

（六）血管外科

动脉：学科室已完成20多例胸、腹主动脉瘤和主动脉夹层腔内微创手术，针对肢体动脉缺血性疾病、复杂下肢动脉闭塞症、糖尿病足、颈动脉疾病（颅外段颈动脉狭窄）及各类肢体／内脏动脉瘤等疾病采取规范化及个体化的（腔内微创）治疗，使得各类复杂外周动脉疾病患者均得到了有效的救治。开展各种复杂／长段主髂动脉、股腘动脉及膝下动脉闭塞性病变的微创腔内常规球囊／药涂球囊扩张＋支架置入术；颈动脉狭窄动脉内膜剥脱术。

静脉：学科在大普外科时已经完成大隐静脉高位结扎＋点式剥脱术近2000例，同时从2019年起常规开展静脉曲张的日间手术，2016年11月开始引入泡沫硬化剂（聚多卡醇）及射频消融微创治疗下肢浅静脉曲张。对于急性期的深静脉血栓形成，学科常规开展DSA下腔静脉滤器安置、取出、置管溶栓，对存在左髂静脉受压综合征者，同时行球囊扩张及支架置入术，提高生活质量。目前学科已引入angiojet吸栓装置，可以进一步提高深静脉血栓急性期治疗的效果。对于肿瘤患者的上腔静脉阻塞综合征及各种血管畸形，采用支架置入或介入栓塞等方式积极进行治疗，达到了治疗预期的目标。

表4-87　2010—2019年普外科一业务情况表

年份	门急诊人次	住院人次	手术例次	微创例次
2010	8392	1218	748	/
2011	9155	1144	781	/
2012	12260	1361	967	/

续表

年份	门急诊人次	住院人次	手术例次	微创例次
2013	12588	1546	993	/
2014	12833	1575	1060	/
2015	13852	1523	1039	/
2016	15104	1731	1204	355
2017	15764	1699	1151	603
2018	16643	1876	1334	633
2019	21888	2245	1431	789

【科研工作】 每年常规开展国家级及省级继续教育项目，2020年举办国家级继续教育2项、省级1项、市级3项。近五年共获得省部级课题1项，厅级课题2项，市级课题4项，发表论文35篇，其中SCI 11篇，获浙江省医药卫生科技奖二等奖1项、台州市科技进步二等奖1项。

【教学工作】 现有教授2人，副教授2人，讲师1人，承担国家级省级住院医师规培化培训工作。承担台州学院医学院临床工作以及其他医院院校人员进修、实习带教工作。

表4-88 普外科一干部任职表

主任	任期	副主任	任期	护士长	任期
		莫经刚	2000.6—2001.12	阮丽萍	2000.6—2001.5
莫经刚	2002.1—2015.3		2008.5—2009.3	郑建萍	2001.6—2009.3
	2004.4—2015.3（大外科主任）	潘学峰	2009.4—2017.6（主持工作）	康玉华	2009.4—2011.3（副护士长）
					2011.4—2016.4
潘学峰	2017.7—2019.7（顾问）	金 冲	2015.4—2016.3（主任助理）	叶丽娜	2016.4.—2017.3（副护士长）
	2019.8—（名誉主任）		2017.6—（主持工作）		2017.4—

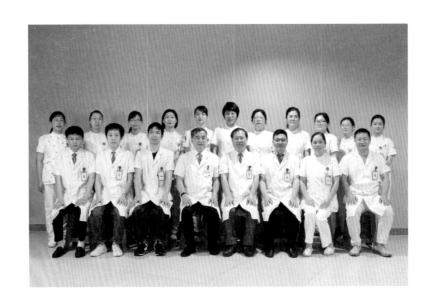

普外科二（胃肠肛肠外科）

【发展沿革】 2000年6月，胃肠肛肠外科隶属于大外科。2001年，成立普外科。2003年，普外科专科细化，肛肠外科独立建科。2013年，设独立病区，同年评为医院重点学科。2017年，更名为胃肠肛肠外科。2019年，医院开展专科专治，专门收治胃肠、肛肠及疝疾病。学科分胃肠、肛肠、疝外科三个医疗组，床位54张。

现有医护人员28人，其中主任医师3人，副主任医师3人，医师4人，护士18人，其中国际造口治疗师1人，主管护师7人。

2001年，学科（与普外一合并期间）成为医院重点学科；2005年，成为台州市重点扶持学科（与普外一合并期间）；2016年，成为台州市医学重点支持学科；2019年，成为医院重中之重学科。

【医疗工作】 2000年6月开诊以来，主要收治胃肠、肛肠、肝胆、腹壁疝及腹部创伤性疾病患者。2019年，医院开展专科专治，主要收治胃肠、肛肠及疝疾病，全面开展腹腔镜微创外科手术，并逐渐形成以胃肠道良恶性肿瘤规范、精准化综合治疗，胃肠道微创手术，常见肛肠疾病及腹壁疝个体化治疗为特色的学科。

表4-89 普外科二业务情况表

年份	门诊人次	出院人次	手术人次
2010	3273	801	1344
2011	5358	854	1656
2012	7560	950	1757
2013	11067	1255	1784
2014	14511	1855	1323
2015	16057	1927	1268
2016	18340	1707	1227
2017	20876	2022	1442
2018	22570	2106	1658
2019	25583	2288	1433
2020	22517	2146	1388

【医疗特色】

（一）基本医疗

胃肠专业组：在建院之初便引进了当时具有世界先进水平的日本胃癌分期法，从而提高了手术治疗效果，对不同病期胃癌术后疗效的评估也更趋合理。胃肠专业组开展全腹腔镜下全胃切除术、胃癌根治术，以胃肠道恶性肿瘤的规范化治疗、胃肠道间质瘤诊治、小肠疾病诊治、阑尾炎等胃肠道疾病的手术治疗为主要专业特色；同时开展纤维胃镜、结肠镜下胃肠息肉、肠梗阻及结直肠肛门功能性疾病诊治；以微创治疗为基础，进一步引入快速康复、精准医学、MDT等治疗理念，形成胃肠道疾病的规范、综合治疗。

肛肠专业组：常规开展各类型痔的手术：吻合器直肠黏膜环切术（PPH术）、选择性直肠黏膜环切术（TST术）、多普勒痔动脉结扎术以及各类型复杂肛瘘的手术治疗。开展腹腔镜下各种结直肠癌根治术及腹部无切口的结直肠癌根治术。在台州较早开展"超低位直肠癌保肛手术"，使得癌肿距离肛门3—5厘米的患者，在根治的前提下，达到保留肛门的目的。2015年成功开展吻合器经肛门直肠部分切除术（STARR）。

腹壁疝组：开展腹股沟疝微创手术、局麻下腹股沟疝手术，逐步实施腹股沟疝日间手术。

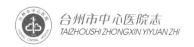

（二）特色医疗

全面开展腹腔镜胃肠手术微创治疗、腹股沟疝微创手术，开展纳米碳在结直肠肿瘤手术中的定位应用、芍倍注射液在混合痔手术中的应用等，成立结直肠肿瘤多学科诊疗团队。

（三）对外合作

2002年，与上海瑞金医院胃肠外科开展合作；2017年，与上海瑞金医院郑民华教授团队开展合作。与温岭市第四人民医院、玉环第二人民医院、贵州万山医院胃肠外科开展帮扶工作。2018年，与上海十院胃肠外科开展合作。

【科教研工作】 主持厅市级科研课题4项，主持浙江省医学会临床科研课题1项，发表科研论文40篇，其中SCI论文3篇，一、二级论文37篇。

【教学工作】 拥有台州学院兼职教授2人，副教授3人，担任胃肠肛肠外科住院医师规培工作，举办市级继续教育项目1项。

表4-90　普外科二主任任职表

主任	任期	副主任	任期
		莫经刚	2000.6—2000.8（普外科）
			2000.6—2001.12（病区）
莫经刚	2002.1—2015.3（病区及普外科）	卜建国	2000.8—2015.3（普外科）
卜建国	2005.1—2015.3（普外二）	蒋祖福	2003.1—2015.3（肛肠外科）
	2013.4—2015.3（普外科）		
	2011.4—2016.3（大外科）	梁显军	2013.9—2017.6（胃肠肛肠 主持工作）
	2016.4—（大外科名誉主任）		
梁显军	2017.6—2019.3（胃肠外科）	蒋祖福	2015.4—2019.3（胃肠肛肠）
			2019.3—（主持工作）

表4-91 普外科二护士长任职表

护士长	任期	副护士长	任期
阮丽萍	2000.6—2001.5		
郑建萍	2001.6—2004.3		
金艾黎	2004.4—2008.4		
包小青	2008.5—2010.3	叶丽娜	2009.4—2010.3（护士长助理）
			2012.4—2017.3（副护士长）
		王丽玲	2016.4—2017.3（护士长助理）
			2017.6—（副护士长）

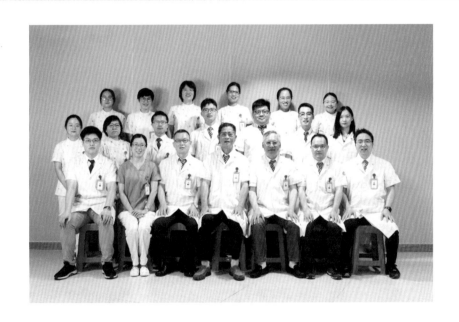

耳鼻喉科

【发展沿革】 2000年6月开诊时，耳鼻咽喉头颈外科专业组隶属于大外科病区。2002年学科独立建科，拥有床位12张。学科配置有耳鼻咽喉头颈外科综合诊疗台、日本pentax电子喉镜系统、STORZ内窥镜系统并配备各种不同型号的耳鼻内窥镜头、内窥镜清洗消毒设备、奥林巴斯耳鼻喉等离子射频系统、纯音听阈隔音室、电测听、声导抗、耳声发射、脑干听觉诱发定位检测仪器、眼震电图仪、鼻阻力仪、鼻部激光治疗仪、德国蔡司、目勒手术显微镜等一大批先进的诊疗设备。

学科现有8位医生，专业技师2位，其中主任医师2人，副主任医师3人，主治医师2人，住院医师1人。

【医疗工作】

耳科学方面：

1. 建院常规开展改良乳突根治术、鼓室成形术、听骨链重建术等中耳显微手术及外耳肿瘤切除及皮瓣转移手术等。

2. 2010年开展耳内镜鼓膜修补术，近年耳内镜手术广泛开展，耳内镜下鼓室成形术、听骨链重建术、改良乳突根治术、外耳道成形术及耳硬化症镫骨手术。

3. 耳内科发展迅速，内耳疾病综合治疗已成学科特色——2011年率先开展耳石手法复位治疗良性阵发性位置性眩晕、前庭功能检查及前庭康复训练指导；同时开展耳内镜下鼓室内注射药物治疗突发性耳聋、耳后神经封闭治疗耳鸣、新生儿听力筛查、儿童游戏测听及助听器验配等特色技术；2018年对顽固性梅尼埃病行阶梯形治疗——鼓室内注射庆大霉素化学性迷路切除；2020年率先开展内耳钆造影检查技术确诊梅尼埃病和半规管阻塞术根治梅尼埃病。

鼻科学方面：

建院常规开展鼻内窥镜鼻腔鼻窦手术治疗慢性鼻窦炎鼻息肉、鼻腔鼻窦良性肿瘤以及早期恶性鼻腔鼻窦肿瘤切除手术，近年来逐步开展内镜下鼻腔泪囊开放手术、脑脊液修补手术、垂体瘤切除手术等鼻—眼及鼻—颅底相关手术；同时开展了鼻窦球囊扩张、咽鼓管球囊扩张及过敏性鼻炎免疫治疗等特色技术项目。

咽喉及头颈肿瘤方面：

建院常规开展支撑喉镜下喉显微手术、扁桃体腺样体切除术、腭咽成形术、内镜下食管异物取出术及全喉切除术，慢性咽喉炎及咽喉返流疾病的规范化治疗；近年低温等离子在咽喉部手术中得到广泛应用；与上海瑞金医院、上海长征医院等医院合作，喉癌、下咽癌以及头颈恶性肿瘤手术，喉功能重建术及早期喉癌的微创手术——低温等离子喉部分切除等技术。

近些年科室先后开展了一批新医疗技术项目，如耳聋遗传性基因的筛查，喉癌下咽癌根治术、喉功能重建术、低温等离子喉肿物切除术、耳内镜下鼓室成形术、耳硬化症镫骨手术、半规管阻塞术、内耳钆造影技术等。

表4-92　耳鼻喉科业务情况表

年份	门诊人次	出院人次	手术人次
2010	35085	574	417
2011	39946	548	374
2012	45798	603	438
2013	49641	427	321
2014	52749	450	340
2015	53496	347	282
2016	54582	548	389
2017	62795	702	475
2018	72432	949	674
2019	83831	1099	833

此外，科室积极开展对外合作。2016年与中国人民解放军海军军医大学附属长征医院的重点学科耳鼻喉科合作，2018年与上海十院耳鼻喉科合作，2020年与上海瑞金医院、复旦大学附属眼耳鼻咽喉科医院合作，2015年开始与温岭市第四人民医院开展专科合作。

【科研工作】　承担市级课题2项，累计科研经费6万元，获国家发明专利3项，发表论文共52篇，其中SCI论文4篇。

【教学工作】　现有台州学院教授1人，副教授1人，讲师2人，承担耳鼻喉科实习生带教工作，参与举办市级继续教育项目2项。

表4-93　耳鼻喉科干部任职表

副主任	任期	护士长	任期	副护士长	任期
周霞初	2000.6—2007.4			吴亚萍	2001.1—2003.12
宋建新	2007.5—			许灵娇	2004.4—2008.4
				杨美滋	2008.4—2010.3（护士长助理　主持工作）

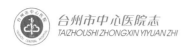

续表

副主任	任期	护士长	任期	副护士长	任期
				杨素青	2010.4—2013.3
		李晓华	2012.4—2018.5	林慧卿	2018.5—2019.11
		郑 丹	2019.11—		

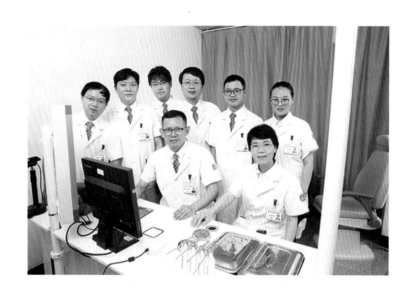

整形美容外科

【发展沿革】 整形美容外科成立于2000年6月，是台州市最早成立的整形美容学科之一，目前是台州市整形美容行业协会副会长单位。设有专科门诊、门诊治疗室、激光美容室等，配备有美国Cutera公司的XEO美容激光工作站（点阵激光、光子嫩肤、激光嫩肤、激光治疗疤痕及毛孔粗大等）；美国康奥公司原装进口MedliteC3色素激光治疗仪，美国Gentlelase LE激光脱毛仪，超脉冲二氧化碳激光仪，Zuls超声乳化吸脂仪及真空负压吸脂仪，疤痕微晶磨削机，CHR—ⅡD美容治疗仪等高档整形美容仪器设备。

现有医护人员6人，其中主任医师1人，副主任医师1人，主治医师2人，治疗护士2人。

【医疗工作】 学科常规开展各类美容整形手术、创面修复、精细五官美容、面部年轻化治疗、各类微创注射美容整形、先天畸形，开展体表良性和恶性肿瘤，各种疤痕的治疗，失败手术修复及并发症处理，以及太田痣、雀斑、老年斑、脱毛等激光美容项目。

学科开展的腋臭微创清除术，颜面部皮肤恶性肿瘤切除皮瓣转移，皮肤软组织扩张器植入皮瓣转移治疗面部巨大黑色素痣、肿瘤，瘢痕、瘢痕疙瘩综合治疗，无痕加法眼袋整形、眼周年轻化治疗等已成为学科优势治疗项目。

表4-94　2010—2019年整形外科业务情况表

年份	门诊人次	手术人次
2010	5781	722
2011	6699	780
2012	8308	905
2013	9319	1015
2014	10247	1169
2015	10472	1281
2016	11830	1335
2017	12241	1580
2018	12649	2055
2019	13798	2234

【科研教学工作】　学科承担省卫生健康科技项目及市级课题各1项，发表学术论文20余篇，其中SCI论文1篇，中华整形外科杂志2篇。拥有台州学院兼职教授1人。

表4-95　整形美容外科干部任职表

主任	任期	副主任	任期
		孙　沣	2004.1—2004.12
		陶革方	2006.8—2017.5
陶革方	2017.6—		

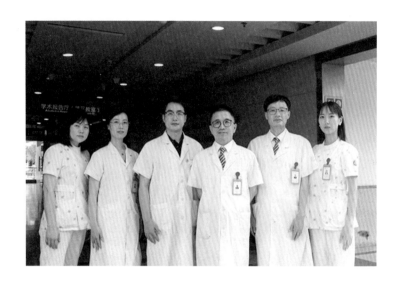

妇产科

【发展沿革】 妇产科成立于2000年6月，病房位于住院部B四病区，共有病床24张。设立妇科、产科、妇产科门诊部。2002年4月建立上海瑞金医院生殖医学部不孕不育诊治台州市中心医院分部。2003年设立生殖门诊。2004年妇科设独立病区，位于住院部B五西病区，病床37张。2004年产科设独立病区，位于住院部B四病区，病床47张。2005年评为国家级巾帼文明岗。2011年成为国家级住院医师规范化培训基地。2014年成为台州市市级扶持学科。2015年成为省级爱婴医院。2016年妇产科成立盆底治疗中心。2017年成立康乃馨高端产科。2017年产科成为台州市危重症孕产妇救治中心。2019年成为医院重点培育学科。目前妇产科包括妇科病区、产科病区、康乃馨高端产科病区、门诊部（妇科、产科、计划生育、高危妊娠、再生育门诊和特需门诊）等组成。现有妇科病床41张，产科病床83张；医生39人，其中主任医师7人，副主任医师8人；护士64人，其中主任护师2人，副主任护师3人，主管护师15人；博士1人，硕士13人。

2017年与浙江大学附属妇产科医院合作创建危重症孕产妇MDT团队，确保危重孕产妇的救治。2018—2019年与同济大学附属第十人民医院妇产科程忠平主任带领的医疗团队展开紧密合作。2020年与温州医科大学附属第一医院生殖中心黄学锋主任带领的医疗团队建立医学生殖联盟。与贵州万山区人民医院、贵州德江人民医院、新疆阿克苏地区第一人民医院、温岭第四人民医院等建立对口支援关系。

【医疗工作】

产科

产科自2000年建院以来，年分娩量逐渐增长，2019年分娩量4800人。目前产科开展导乐分娩、无痛分娩、拉玛泽分娩减痛法、非药物镇痛分娩、自由体位分娩、会阴无保护接生、新生儿抚触、新生儿沐浴。开展二级手术（产钳助产术、经阴道宫颈环扎术、子宫下段剖宫产术等）和三级手术（子宫切除术、会阴Ⅲ度、Ⅳ度裂伤缝合等）。开展新技术项目：臀位外倒转、剖宫产后阴道分娩（2019年剖宫产后阴道分娩成功率达84.62%）、凶险性前置胎盘双切口手术、子宫动脉结扎、球囊填塞、宫颈提拉式缝合、Blynch缝合等技术。产科2018年收治危重孕产妇1962例，急危重孕产妇391例，全院联合救治15例，ICU救治15例，救治羊水栓塞3例，危重孕产妇抢救成功率100%。2019年收治前置胎盘孕产妇例数全省排名第19名。2019年收治重度子痫孕产妇例数全省排名第38。2020年康乃馨高端产科收治孕产妇1000余例。

妇科

2000年妇科初步开展腹腔镜手术，2010年大规模开展各类腔镜微创手术，至目前妇科开展以微无创手术为理念，开展各类特色手术：经阴道植入网片全盆底重建术或经阴道非网片全盆底重建术、HIFU（高强度超声聚焦）治疗子宫肌瘤及子宫腺肌症、腹腔镜双侧子宫动脉阻断＋优势子宫肌瘤剔除术、腹腔镜双侧子宫动脉阻断＋双侧盆丛神经子宫支阻断＋子宫腺肌症病灶切除术、腹腔镜下子宫内膜癌分期手术、腹腔镜保留神经的宫颈癌根治术。2019年11月成立宫颈阴道病中心，2020年4月在三甲社区卫生服务中心成立分中心。2019年共完成宫颈癌筛查20023例，阴道镜检查1701例（其中三甲分中心60例），宫颈锥切术27例，宫颈LEEP手术132例（其中三甲分中心15例）。2019年共开展HIFU治疗子宫肌瘤、子宫腺肌症85例，打造海扶治疗成为科室的无创治疗品牌。2019年妇科总手术量4595例。

表4-96　妇产科业务情况表

年份	门诊人次	出院人次	手术人次	三四类手术人次
2010	82587	5258	2784	2674
2011	84946	5342	2677	1929
2012	86383	5866	2515	2311
2013	98766	6206	2869	2548
2014	105863	6741	3117	2750
2015	107559	6573	3053	2623
2016	117335	5803	3307	2914
2017	117195	7347	5886	1949
2018	125686	6971	5773	2056
2019	133990	6870	4595	1977

【科研工作】　发表期刊论文160余篇，其中SCI论文15篇。主持市级以上科研项目21项，获发明专利3项。

【教学工作】　现有教授3人，副教授3人。举办省级继教班2次，市级继教班4次，承担国家级、省级住院医师规范化培训妇产科基地工作，承担台州学院医学院妇产科学本科理论授课及技能授课。

表4-97　妇产科主任任职表

主任	任期	副主任	任期	主任助理	任期
赵玲萍	2000.6—2017.6	林志文	2005.1—2007.4（妇产科）	林志文	2004.1—2004.12（妇产科）
				金芙蓉	2012.4—2013.3（妇产科）
					2013.4—2015.3（产科）
				潘一红	2012.4—2013.3（妇产科）
					2013.4—2015.3（妇科）
				徐海鸥	2014.4—2014.6（妇产科）
				张　玲	2015.4—2016.3（产科）
				张李钱	2015.4—2016.3（妇科）

续表

主任	任期	副主任	任期	主任助理	任期
赵玲萍	2000.6—2017.6	张　玲	2016.4—2017.5（产科）		
		张李钱	2016.4—2017.5（妇科）		
	2017.6—2019.11（妇产科顾问）				
	2019.12—（妇产科名誉主任）				
张　玲	2017.6—（妇产科副主任兼产科主任）				
张李钱	2017.6—（妇科）				

表4-98　妇产科护士长任职表

护士长	任期	副护士长	任期	护士长助理	任期
张　琳	2000.6—2001.10（B四病区）	应　莉	2000.11—2003.12（B四病区主持工作）	王　燕	2009.4—2011.3（产科）
应　莉	2004.1—2011.3（产科）	赵　芸	2004.7—2011.3（妇科）		
			2011.4—2012.3（妇科）	梁伟珍	2011.4—2014.3（产科主持工作）
					2012.4—2014.3（产科）
		王　燕	2012.4—2017.2（产科）	周婉平	2012.4—2014.3（产科）
					2015.4—2017.5（妇科主持工作）
				张　征	2015.4—2016.5（产科）
		杨素清	2012.4—2013.3（妇科）		
杨素清	2013.4—2015.3（妇科）	周婉平	2017.6—（妇科）		
		张　征	2017.6—2020.1（产科）		
		梁伟珍	2017.6—2019.3（产科）		
		王　燕	2019.3—（产科）		

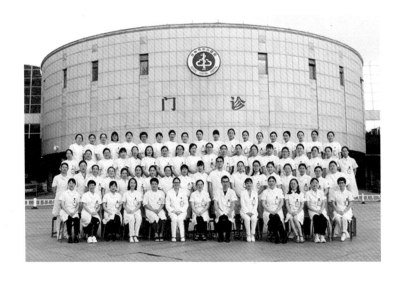

骨科

【发展沿革】 骨科成立于2000年6月,病房整合在大外科病区。2000年8月骨科建科,2000年11月在B四东开设二病区,开放床位26张。2001年10月骨科由B三东搬到B六西的六病区,开放床位30张。到2004年5月发展为骨科独立病区,床位46张,期间被评为医院的重点学科。2005年6月建立骨科一区(B六东)和骨科二区(B六西),床位92张,分为脊柱、关节、运动医学、创伤四个亚专科,开展脊柱、关节、运动医学、创伤、微创等骨科手术。2007年被评为台州市医学重点扶持学科。2010年5月,骨二病区调整为B六西病区,由骨科、胸外科组成。2015年6月,B六西又改为骨科二病区。2016年被评为台州市医学重点支撑学科,2019年被评为市医学重点培养学科及医院重中之重学科。目前开设骨科普通门诊、专家门诊、特需门诊,还有骨质疏松专科门诊、脊柱微创专科门诊、关节外科专科门诊、运动医学专科门诊、足踝外科专科门诊,与温岭市第四人民医院、玉环第二人民医院骨科开展合作。

现有医生22人,其中主任医师4人,副主医师4人,主治医师6人,住院医师8人;护理人员30人,其中主任护师、副主任护师各1人。

【医疗工作】 2000年6月至2004年骨科主要以四肢创伤骨折及手外伤诊疗为主,开展四肢骨折内固定、脊柱骨折内固定,骨盆骨折内固定,断指再植术及拇指再造术。2002年开展老年性骨质疏松性胸腰椎骨折的经皮椎体后凸成形术（PKP），同时在上海瑞金医院骨科杨庆铭教授团队指导下开展高龄复杂的髋关节、膝关节置换手术，颈椎前、后路手术。2004年下半年开始开展膝关节镜下半月板成形及缝合手术。2008年下半年开展脊柱后凸畸形经椎弓根椎体截骨矫形手术、肩关节镜手术、膝关节前后交叉韧带修复重建手术。2015年在浙大邵逸夫医院骨科范顺武教授团队指导下开展脊柱斜外侧腰椎椎体间融合术（OLIF）、中线固定腰椎融合手术（MIDLF）、椎间孔镜下颈椎间盘摘除手术、关节镜监护下关节内骨折微创治疗、小切口全髋关节置换手术。

骨科特色医疗有：OLIF（斜外侧椎体间融合术）治疗腰椎退行性不稳伴椎管狭窄症、椎间盘突出症、盘源性腰痛、终板炎、退行性腰椎侧凸等。颈椎前、后路减压内固定，上颈椎前后路手术，PKP／PVP手术，椎间孔镜下椎间盘摘除、神经根松解、椎体间融合术。3D模拟技术结合个性化导板在人工全髋关节置换手术中的应用，3D打印技术在复杂性骨关节骨折临床应用，经皮微创接骨术（MIPPO）。关节镜下肩袖修复、膝关节前后交叉韧带重建、关节内骨折镜下监护内固定术等。

表4-99　2010—2019年骨科业务情况表

年份	门诊人次	住院人次	手术人次	三四类手术人次	微创手术人次
2010	31821	1771	1137	629	/
2011	36421	1580	964	505	/
2012	41650	1778	1258	678	/
2013	43787	1774	1287	708	/
2014	48723	1983	1469	786	/
2015	49702	2168	1619	891	/
2016	50209	2258	1686	929	41
2017	55332	2559	1905	624	401
2018	58281	2959	2262	844	401
2019	68459	3642	2830	969	478

【科研工作】 承担立项课题21项，其中省级自然公益4项，厅市级17项，累计经费129.7万元，获国家发明专利13项，其中专利成果转化1项，获省科技进步三等奖1项，省医药卫生科技进步奖1项。发表论文107篇，其中SCI论文16篇。

【教学工作】 现有兼职教授2人、副教授6人、讲师6人，承担台州学院医学院临床教学工作及其他医院（校）人员进修、实习带教工作。承担国家级、省级外科住院医师规范化规培训工作，举办市级继续教育项目4项，省级继续教育项目2项。指导学生参加浙江省大学生医学竞赛获得一等奖1项，指导学生参加蚌埠医学院大学生临床技能竞赛获得一等奖1项。

表4-100　骨科干部任职表

主任	任期	副主任	任期	护士长	任期
		滕　晓	2000.8—2002.1	吴伟仙	2000.11—2009.5
滕　晓	2002.1—				
		肖德常	2005.6—2008.4	杨素清	2005.6—2007.4（副护士长）
				谢海萍	2009.5—2013.3
				刘水姣	2010.5—2012.3（助理　骨二）
		张招波	2012.5—2015.5（主任助理）	冯莉梨	2012.6—2015.11（骨二）
				金艾黎	2013.4—2014.4（B6西）
		周小小	2012.5—2015.5（主任助理）	胡美金	2012.4—2013.4（助理 主持工作）
			2015.6—2016.7		2013.4—2016.4（副护士长）
				杨素清	2015.6—（骨二）
		丁凌志	2015.5—2019.8（主任助理）	郑　丹	2016.5—2018.5
			2019.8—	徐卫芳	2018.6—

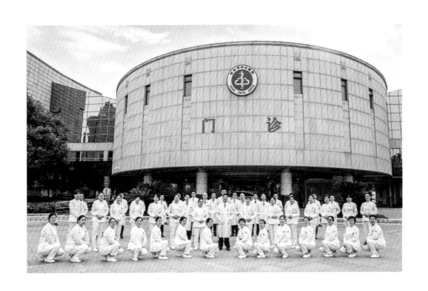

心胸外科

【**发展沿革**】 2000年6月，心胸外科成立。2004年3月胸外科搬迁至A座三楼东面（与五官科合并病区），床位20张。2007年3月，病房搬至B座六楼西面（与骨科二合并病区），床位20张。2018年1月，病房搬至B座七楼（与眼科、肛肠外科、疼痛科合并病区），床位20张。2019年5月，病房再次重组（与肛肠外科、呼吸科合并病区），床位增至24张。学科配有德国优思特拉—体外循环机、人工心肺机等医疗设备。

2017年5月，与上海市肺科医院医疗集团合作，2018年4月，与上海十院合作，开展心脏手术。2019年1月，与温岭四院、玉环二院胸外科组成医疗联合体专科。

现有医生7人，其中主任医师3人，住院医师4人；医学博士1人，硕士4人；护士17人，其中副主任护师1人，主管护师4人。

【**医疗工作**】 学科开展胸腔镜下肺癌及食管癌根治术，开展了VATS肺叶切除术、三维重建指导下VATS精准肺段切除术、VATS剑突下纵隔肿瘤切除等微创手术。

开展了联合袖状（肺动脉及支气管）切除治疗肺癌、主气管肿瘤的根治手术、颈胸腹三切口食管癌根治手术。2018年9月开展胸腔镜剑突下切口B3型胸腺瘤全胸腺切除并无名静脉心包重建手术。2019年开展单孔胸腔镜下肺叶／肺段切除术。

开展各类型的心脏手术，包括：2000年7月开展心脏微创手术，创造了台州心脏外科多项第一。心脏瓣膜置换、瓣膜成形手术、冠状动脉搭桥、室壁瘤切除、冠脉杂交手术、感染性心内膜炎外科治疗、复杂低体重先天性心脏病手术等常规心血管外科手术。截至2010年独立完成心脏手术180例。2018年4月重新开启心脏手术，至2019年底，成功开展心脏手术26例。2019年在3D导航下完成心肺联合手术。

表4-101　2010—2019年心胸外科业务情况表

年份	门诊人次	住院人次	手术人次
2010	3096	495	126
2011	4473	556	116
2012	4732	499	82
2013	4890	554	92
2014	4993	618	130
2015	4437	542	104
2016	4670	570	149
2017	6414	739	198
2018	8836	999	325
2019	13554	1037	321

【科研工作】　主持省级课题1项，市级课题7项，获台州市科技进步奖1项。获浙江省自然科学优秀论文三等奖1项。台州市科学优秀论文三等奖1项。浙江省325卫生高层次人才1人，台州市"211人才工程"第二层次1人。发表论文50余篇，其中SCI论文6篇，一、二级论文44篇。

【教学工作】　现有台州学院兼职教授2人，副教授1人，讲师1人，承担国家级、省级住院医师规范化培训基地，举办市级继续教育项目3项。

表4-102　心胸外科干部任职表

主任	任期	副主任	任期	护士长	任期
毛卫华	2000.6—2009.3（兼）	徐晓文	2000.6—2003.12	张淑英	2000.11—2002.12
			2008.5—2010.3		
	2012.4—2013.3（兼）	陈保富	2010.4—2012.3（兼）	许灵娇	2004.4—2007.4（副护士长）
					2007.5—2010.3
朱成楚	2009.4—2012.3（名誉主任）	马德华	2010.7—2011.3（主任助理）	刘水姣	2010.5—2012.3（护士长助理）
		章雪林	2013.9—2017.6（主任助理）	胡美金	2012.4—2013.3（护士长助理）
		章雪林	2017.6—2018.9（主持工作）	金艾黎	2013.4—2015.3（大内科护士长兼胸外骨科二病区护士长）
		王晓军	2018.9—（主持工作）	冯莉梨	2014.4—2015.3（护士长助理）
				杨素青	2015.4—2018.1
				冯月清	2018.1—（副护士长）

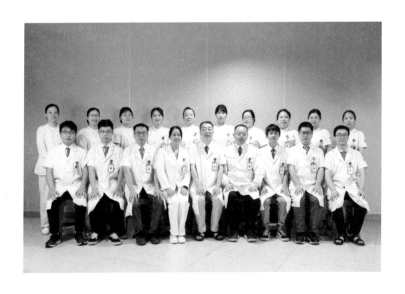

眼科

【发展沿革】 2000年6月，医院成立眼科门诊，同年年底，设眼科病房，床位5张。眼科病房一直与其他学科合并病区，2019年5月，眼科病房搬至住院部A九楼，床位10张。学科拥有光学相干断层成像、眼底荧光造影、超声生物显微镜、广角眼底激光成像、免散瞳激光扫描眼底照相、视觉电生理、光学生物测量仪、综合验光仪等眼科检查仪器。2018年，学科与温州医科大学附属眼视光医院开展合作。

现有医生12人，其中主任医师2人，副主任医师2人，主治医师3人，住院医师5人，其中博士1人，硕士4人；护理人员6人，其中副主任护师1人，主管护师3人。

【医疗工作】 建科初期，主要处理眼科常见疾病，以后逐渐扩大业务范围。2006年，逐步开展白内障超声乳化加人工晶体植入术，开展鼻泪道支架植入术以及角膜缘干细胞移植术等手术。2018年，开展后段玻璃体视网膜手术，白内障以微切口超声乳化为特色。同时开展糖尿病视网膜病变激光治疗、老年性黄斑病变等眼底疾病的治疗、微创无痕手术治疗泪道疾病、翼状胬肉、青光眼、眼外伤等常规治疗。尤其在开展白内障微切口超声乳化加人工晶体植入、23G／25G微切口玻璃体视网膜手术、泪道再通加成形重建加鼻泪道支架植入术、角膜缘干细胞移植术等方面形成特色。

表4-103　2010—2019年眼科业务情况表

年份	门诊人次	住院人次	手术人次	三四级手术人次
2010	18333	361	326	183
2011	20200	334	309	179
2012	22202	332	317	171
2013	23309	393	395	247
2014	24647	381	397	234
2015	25583	305	348	209
2016	27367	361	396	226
2017	30068	431	428	260
2018	44443	1022	991	32
2019	53940	1540	1224	176

【**科研工作**】 市级立项课题3项。获浙江省科技进步三等奖1项，台州市科技进步三等奖1项，医院科技进步奖三等奖1项，获医院新技术应用奖一等奖、二等奖各1项，三等奖2项。发表论文45篇，其中SCI论文3篇。

【**教学工作**】 现有兼职教授1人，副教授2人。承担台州学院医学院临床教学工作。

表4-104　眼科干部任职表

主任	任期	副主任	任期	护士长	任期
		李夏珍	2002.1—2002.12（负责人）		
			2003.1—2004.12		
		王时力	2005.1—2017.6		
王时力	2017.6—			阮啸啸	2017.6—2019.5（日间病房副护士长）
					2019.6—

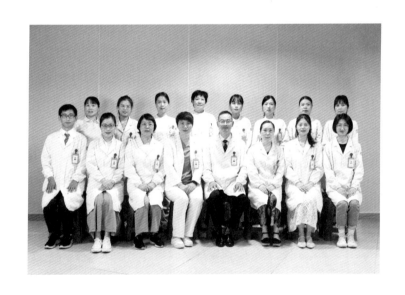

小儿外科

【**发展沿革**】 2000年6月，小儿外科隶属于大外科。2000年8月，独立建科，合并于B五西病区。2004年与普外二合并病区，病房搬迁至B八东病区，床位10张。现病房在B七东病区。

2016年，开设小儿生殖器畸形矫正特色门诊。

2019年11月，成为医院特色学科。

2019年12月，与浙江大学医学院附属儿童医院合作，聘请唐达星教授为学科顾问。

现有医师6人，其中主任医师2人。

【医疗工作】 2000年6月，学科主要收治小儿腹部外科及小儿泌尿外科等常见病种。

2004年起，小儿外科致力于儿童常见外科疾病以及疑难疾病的外科诊治，曾多次成功抢救消化道穿孔、腹腔内出血、腹内疝肠坏死等危急重儿童，其中1例消化道穿孔为低体重早产儿，仅1150克。目前以儿童普外、泌尿，新生儿外科的疑难危重疾病的诊治和微创治疗为主攻方向，现已开展5项重点技术。2006年开展小儿腹腔镜阑尾切除术并使其成为常规手术方式。2007年开展改良阴茎延长术矫正小儿隐匿阴茎，2015年改良应用Borselino术矫治小儿隐匿性阴茎，进一步优化手术方式，于2017年全国小儿外科年会上推广应用。2007年逐渐完善尿道板切开卷管尿道成形术＋阴茎下弯矫正术、离断式肾盂输尿管成形术等手术方式成为常规技术。2008年开展单孔腹腔镜小儿腹股沟疝疝囊高扎术，2016年开始逐步开展水分离双钩疝针辅助单孔腹腔镜小儿腹股沟疝手术。2017年完成小儿胆总管囊肿的腹腔镜微创手术治疗，其中1例年龄仅3个月的胆总管囊肿。2017年开展使用B超引导下小儿胆总管囊肿炎症梗阻合并凝血功能障碍者行PTCD穿刺引流，为后续手术创造条件。

表4-105　2010—2019年小儿外科业务情况表

年份	门急诊人次	住院人次	手术例次	微创例次
2010	2883	494	440	12
2011	3155	560	531	16
2012	3842	551	510	15
2013	4180	638	587	18
2014	4180	609	575	20
2015	5082	696	670	44
2016	6592	850	818	77

续表

年份	门急诊人次	住院人次	手术例次	微创例次
2017	7514	1004	969	53
2018	7951	1082	1052	257
2019	9237	1169	1139	267

【科研工作】 市级立项课题2项，发表医学论文20余篇。

【教学工作】 现有兼职教授1人、副教授1人，承担台州学院临床医学院临床带教工作，承担国家级、省级住院医师规范化培训工作。

表4-106　小儿外科干部任职表

主任	任期	副主任	任期	护士长	任期
				阮丽萍	2000.6—2000.11（五病区护士长）
				张淑英	2000.11—2002.12
				谢海萍	2003.1—2003.12（四病区副护士长）
					2004.1—2004.12（普外科儿外科介入科副护士长）
		项超美	2000.8—2016.3	金艾黎	2005.1—2006.3（普外二病区护士长）
					2006.4—2007.4（B七西病区护士长）
				包小青	2007.5—2009.3
					2009.4—2011.3（B八东病区护士长助理）
				叶丽娜	2011.4—2015.3（普外二病区副护士长）
					2015.4—2016.4（胃肠、小儿外科病区护士长）
项超美	2016.4—（名誉主任）	林永志	2015.4—2016.3（主任助理）　2016.4—	王丽玲	2016.4—2017.3（普外科、小儿外科病区护士长助理）　2017.3—（普外科、小儿外科病区副护士长）

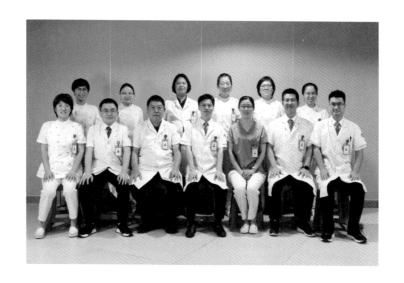

日间病房

【发展沿革】

2016年12月成立日间病房，作为一个独立二级临床科室，位于住院部A座九楼，床位18张，全院符合日间病种均可收治。医务处公布第一版日间手术／操作病种目录（21种），医疗管理由相应医疗组负责、护理团队有阮啸啸副护士长及其他护理人员共4人，协助医务处进行日间手术质量管理，实现当日入院、手术和出院。工作模式为周一至周五7:00—20:00。

2018年1月病房床位增加至20张，同时将部分日间化疗改成门诊化疗，一间病房改建成门诊化疗室。2019年9月门诊化疗转至门诊输液室，由输液室统一管理。

2019年3月工作模式改为24小时制。2019年5月眼科搬迁至日间病房，固定10张床位为眼科住院患者，全院日间手术在本病区均可完成。2019年8月日间病房增加眼科病区，更名为日间眼科病区，改为一级临床科室，继续由阮啸啸担任副护士长。

2020年6月医务处公布第四版日间手术／操作病种目录（206种）。现有护理人员9人，其中副主任护师2人，主管护师4人，护师1人，护士2人。

【科研工作】 共发表二级医学期刊论文4篇，获眼科世豪基金课题立项1项、实用新型专利1项。

表4-107 2016—2019年日间病房出院人次

年份	2016	2017	2018	2019
出院人次	172	2904	3325	3368

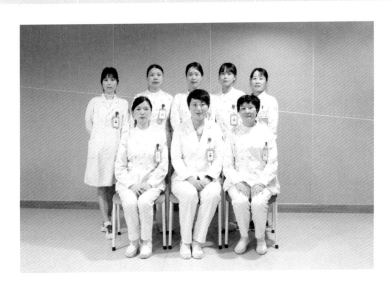

放射科

【发展沿革】 2000年6月成立影像中心,位于医技楼一楼,涵盖B超室、放射影像,其中放射影像包括普放室、CT室、MR室、骨密度室、钼靶室、造影室等,临时代管心电图室。2002年成立DSA介入导管室。2003年3月成为医院重点学科。2004年4月成立核医学室。2004年10月成立介入放疗科。2005年超声室独立成为超声科。2006年介入放疗科成为独立学科。2010年影像中心更名放射科,下设:普放室、骨密度室、胃肠造影室、钼靶室、CT室、MR室、介入导管室、ECT检查室。2010年12月核医学室更名核医学科,成为独立二级学科。2019年9月DSA介入导管室更名为介入中心,成为独立二级学科。2019年11月成为医院重点(培育)支持学科。

学科配置有乳腺钼靶机、SIEMENS Somaton plus 4 Volume Zoom CT、SIEMENS DSA 数字模拟机(ANGIOSTAR PLUS)、GE Brightspeed Elite 型 16 排 CT 机、SIEMENS 16 排 CT(SOMATOM Scope)、SIEMENS 数字化胃肠机(axiom iconos R200)、GE 数字 DSA(Innova-3100 IQ)、GE 64 排宝石能谱 CT(Discovery

CT750HD Freedom）、GE 骨密度仪（Lunar）、GE 数字化钼靶机（Senographe Essential）、PHILIPS DSA 机（PHILIPS P10）、SIEMENS 3.0T MR（SOMATOM skyra）等设备。

至 2020 年 6 月，科室现有专业技术人员 47 人，其中正高 3 人，副高 10 人，博士 1 人，硕士 3 人。

【医疗工作】 科室常规开展全身影像检查：多脏器的 CTA 检查及灌注成像检查，MRI 的化学位移成像、DWI、DTI、MRS、MRCP、MRM、MRTA、fMRI（BOLD）及 MRI 灌注成像，全身选择性血管造影诊断与治疗、各种恶性肿瘤动脉灌注化疗和栓塞术、各种出血性疾病和难以治疗性感染性疾病的治疗、腔内支架植入术、CT 引导下经皮穿刺活检术、经皮腰椎间盘切割术、椎体成形术、CT 引导下骶髂关节内固定术，输卵管再通术、碘 125 肿瘤植入内放疗等项目。

科室以"多模态乳腺 MRI 对新辅助化疗的诊断分析"等研究为主干方向开展分子影像学及功能影像学研究，同时与临床科室合作，开展血管壁功能成像分析，心脏疾病研究、前列腺 MRS、DWI 的诊断价值分析，痛风疾病 CT 能谱分析，肝脏特异性对比剂（普美显）在小肝癌诊断中的价值分析，开闭口位颞下颌关节 MRI 在颞下颌关节紊乱症的应用等涉及横向课题研究多个项目。

此外，科室参与医院的 MDT 活动，分别融入：肺小结节 MDT 团队、肝脏小结节联合门诊；积极融入医院 5 大中心的建设，完成医院"胸痛中心""卒中中心"认证；远程对接葭沚社区卫生服务中心、温岭四院线上影像阅片工作。

表 4-108　2010—2019 年放射科业务情况表

年份	检查人次
2010	124111
2011	131001
2012	180235
2013	185305
2014	189755
2015	201672
2016	214699
2017	242301

续表

年份	检查人次
2018	307100
2019	364246

【科研工作】 主持厅市级课题7项；发表医学期刊学术论文71篇，其中SCI 1篇（IF6.02），一级期刊论文7篇。获得发明专利1项、发明实用性专利8项。

【教学工作】 现有兼职教授2人、副教授3人。承担台州学院医学院临床教学及其他医院（院校）人员进修、实习带教工作。承担国家级、省级住院医师规范化培训工作。已接收住院医师规范化培训生22人。承办国家级继续教育培训班1项。

表4-109 放射科干部任职表

主任	任期	副主任	任期	副护士长	任期
陈再智	2000.6—2010.9	丁 萍	2005.1—2006.3 （影像中心主任助理）		
		胡明华	2010.4—2013.3		
			2013.4— （主持工作）		
		吴海鸽	2013.4—		
				金玲芝	2018.5—

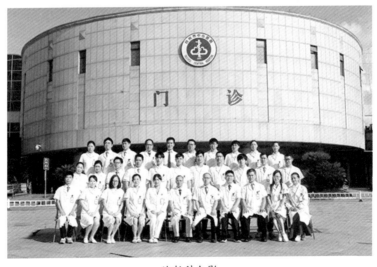

放射科合影

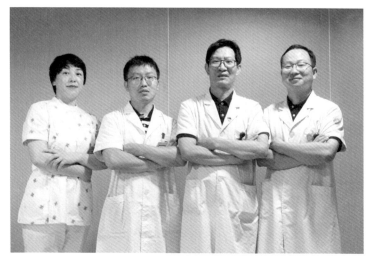

核医学科合影

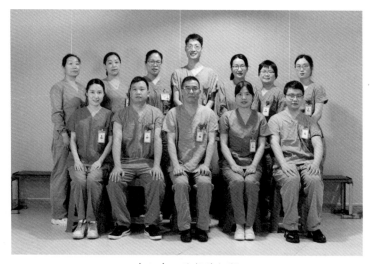

介入中心放射科合影

超声科

【发展沿革】 2000年6月医院成立超声科及心动图室，位于医技楼三楼。

2000年8月搬迁至一楼，与放射科合并成为影像中心。

2005年独立为超声科，成为独立核算一级科室。

科室现有专业技术人员29人，其中主任医师2人、副主任医师3人、主治医师4人、住院医师6人，规培医师12人，硕士研究生1人，护士1人。拥有彩色超声诊断仪17台，便携机4台。

【医疗工作】　目前已发展为集超声诊断与介入治疗为一体的综合性科室，科室配置有GE、Philips、HITACHI、Siemens、Mindray等国内外知名品牌，配有心脏、腹部、高频、腔内、三维、穿刺、直肠双平面、经食道、腹腔镜及神经外科等各型超声探头，适用于全身各脏器、部位超声检查及介入治疗，包括心脏超声、腹部超声、浅表器官超声、血管超声、肌肉骨骼系统超声及介入超声的诊断和治疗以及实质脏器声学造影等。

表4-110　2010—2019年超声业务情况表

年份	常规超声检查人次	介入超声例次
2010	135426	375
2011	132153	496
2012	182209	669
2013	207191	968
2014	238202	1203
2015	265526	1735
2016	290744	1936
2017	322118	2526
2018	366450	2859
2019	425805	3326

【科研工作】　主持厅市级课题4项，发表医学期刊论文30篇，其中一级期刊16篇；荣获省级优秀论文三奖3项，市级优秀论文二等奖1项、三等奖2项，区级新技术新项目奖1项，院级新技术新项目二等奖2项，三等奖1项。

【教学工作】　现有兼职教授1人，副教授1人；承担台州学院医学院临床教学及其他医院（院校）人员进修、实习带教工作。承担国家级、省级住院医师规范化培训工作，已接收规培医生20人。

表4-111　超声科干部任职表

主任	任职年份	副主任	任职年份
陈再智	2000.6—2005.1	丁　萍	2001.10—2004.12
丁　萍	2005.1—	周剑宇	2011.4—2013.3（主任助理） 2013.4—

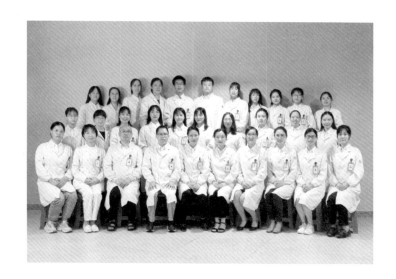

医学检验科

【发展沿革】 2000年6月成立检验科，建院至今已连续五届获台州市医学重点学科。2014年9月成为首批国家级、省级检验住院医师规范化培训基地。2016年2月成为首届浙江省临床检验中心示范实验室。2019年成立台州学院分子诊断研究所。2019年成为医院重中之重学科。2019年12月获第二届浙江省临床检验中心示范实验室。

下设常规实验室、临床免疫学实验室、临床生物化学实验室、临床微生物学实验室、分子诊断实验室、质谱实验室、细胞遗传学实验室等专业临床实验室。配备有PCR仪、流式细胞仪、生化免疫流水线、全自动血液细胞流水线、血凝流水线、化学发光流水线等仪器设备、飞行时间质谱仪、液相色谱——串联质谱仪等仪器设备。

科室多年来与上海瑞金医院检验科、温州医科大学检验生物学院、浙大医学院附属邵逸夫医院检验科等开展科教研合作单位，聘请邵逸夫医院副院长谢鑫友为学科顾问。同时与温岭四院、玉环二院等医联体单位建立学科合作。

学科现有专业技术人员50人，其中高级职称11人，中级职称14人；硕士生导师2人；博士3人、硕士12人。

【医疗工作】 2001年获得PCR实验室资格证，至今共开展70多项PCR相关检测项目；2002年开展流式细胞技术；2003年开展荧光免疫技术；2018年开展飞行时间质谱技术、液相色谱串联质谱技术。迄今，除常规检验项目外，科室已开展60余项高新检验项目，入选医院百项高新技术8项。

表4-112　2010—2019年医学检验科业务情况表

年份	检验人次（万）	检验标本件次（万）
2010	80.3	187.2
2011	82.6	192.6
2012	95.3	222.2
2013	108.5	253.0
2014	118.3	275.8
2015	130.1	303.4
2016	140.4	327.3
2017	151.5	353.3
2018	172.3	401.7
2019	200.9	468.4

【科研工作】　主持立项课题40项，其中国家自然科学基金项目1项、国家"973"子课题1项、省部级课题8项、厅市级课题近30项。获浙江省医药卫生科技奖二等奖2项、三等奖5项，台州市科技成果奖5项、台州学院优秀科研成果奖二等奖1项。获国家专利9项，其中2项转化。发表医学学术期刊论文300篇，其中SCI 20篇，中华系列期刊30篇。

【教学工作】　现有温州医科大学硕士生导师1人，北方学院硕士生导师2人，至今已培养硕士研究生6名。台州学院兼职教授1名，副教授9名，承担台州学院医学院临床教学及其他医院（院校）人员进修、实习带教工作。承担省级、国家级住院医师规范化培训工作，2003年开始每年举办省级医学继续教育项目，2017年开始每年举办国家级医学继续教育项目。

表4-113　检验科干部任职表

主任	任期	副主任	任期
李素珍	2000.6—2006.3	李招云	2000.6—2006.3
		樊锦秀	2003.1—2009.7
李招云	2006.8—	陈文举	2011.4—2016.3（主任助理）

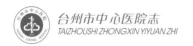

续表

主任	任期	副主任	任期
		陈文举	2016.4—
		张黎明	2018.5—

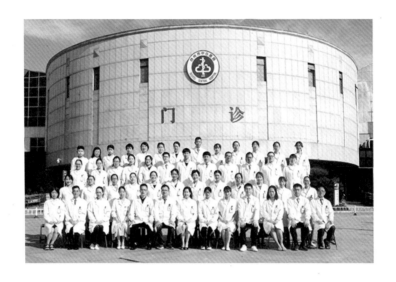

药剂科

【发展沿革】　2000年6月成立药剂科，下设门急诊西药房、中药房、病区药房、药库。2003年6月增设临床药学实验室，2004年9月增设静脉用药调配中心，2011年4月开展专科化临床药学服务，2018年4月增设药物临床试验机构办公室。

2009年5月为台州市医院药事质控中心挂靠单位，2011年至今连续三届荣获台州市医学重点学科。2014年1月成为国家临床药师培训基地，2017年8月成为中华医学会首批临床药师学员规范化培训中心，2019年4月成为中国医药教育协会全国合理用药示范基地，2019年9月成为国家卫生健康委员会紧缺人才（临床药师）培训基地，2020年5月成为浙江省医疗机构审方药师实践培训基地。

现有德国Rowa-Vmax自动化药房系统、高效液相色谱仪、溶出度仪、紫外分光光度计等仪器设备，临床合理用药系统和审方系统。

2015年1月聘任浙江大学陈忠教授为学科发展顾问，2019年7月与浙江大学医学院附属第一医院药学部建立学科协作关系。现与温岭市第四人民医院、临海市第二人民医院、玉环第二人民医院等建立学科合作。

现有药学专业技术人员74人，其中主任（中）药师3人，副主任（中）药师8人，博士1人，硕士14人。

【医疗工作】 除保障医院药品供应和促进合理用药外，2014年11月常规开展基于血药浓度监测结合药物基因组学的精准给药工作。2017年4月开始逐步实行全处方医嘱前置审核。2019年4月开设慢病药学门诊。

表4-114 2010–2019年药剂科业务情况表

年份	门诊处方调剂张数	住院医嘱调剂条数	集中配置输液袋数
2010	512396	1833214	710896
2011	553330	1744752	631227
2012	658096	1822586	741257
2013	730092	1859991	822866
2014	820753	1960781	868035
2015	824812	1932782	876531
2016	856333	2027390	935862
2017	917409	2138736	964345
2018	999939	2253822	889231
2019	1170770	2374001	973617

【科研工作】 主持课题23项，其中国家自然科学基金课题1项、省基础公益研究计划课题2项、厅市级课题17项。获浙江省医药卫生科技奖三等奖3项、台州市科学技术进步奖三等奖2项、浙江省科学技术成果1项。发表论文151篇，其中SCI论文8篇、Ⅰ级杂志论文32篇；获浙江省自然科学优秀论文奖三等奖1项、台州市自然科学学术奖与优秀论文一等奖2项、二等奖6项、三等奖17项。担任《中国临床药学杂志》《中国现代应用药学》等编委3人、《Natural product research》《Journal of Ethnopharmacology》等期刊审稿专家3人。

【教学工作】 现有硕士生导师1名、教授1名、副教授1名，现有临床药师规范化培训资质的培训师资6人，开展神经内科用药、抗肿瘤药物、抗感染药物、心血管内科用药、肾脏病用药、呼吸系统用药和全科专业等培训。2014年3

月至今已培养临床药师90名。承担台州学院医学院药理学课程教学及其他院校进修、见习带教工作。2011年开始每年主持举办国家级继续教育项目学习班1项。

表4-115　药剂科干部任职表

主任	任期	副主任	任期
		余翠琴	2000.6—2001.12
余翠琴	2002.1—2009.3	陈青华	2004.9—2009.3（主任助理）
		黄瑞平	2000.6—2016.3
陈赛贞	2009.4—	徐珊珊	2010.4—2014.3（主任助理）
		夏哲林	2016.4—2017.3（主任助理）
			2017.6—

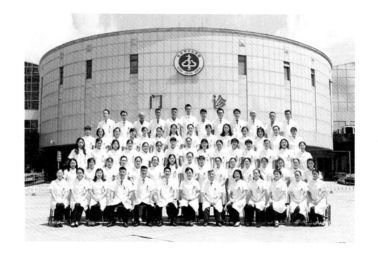

病理科

【**发展沿革**】　2000年6月成立病理科，下设诊断组、技术组。2003年增设免疫组化组，开展免疫组化业务。2009年设细胞学组，开展液基细胞学检测。2011年启用网络版朗嘉病理系统。2015年7月启用病理标本追溯系统，实现病理标本闭环管理。2017年开设分子病理组，开展分子病理学检测。现为集医、教、研一体化发展的临床病理中心。2019年3月成为浙江省病理专科联盟理事单位、台州市省市共建学科和重点支撑学科（参与），2019年11月成为医院重点学科。拥有台州市卢洪胜名医工作室、台州学院病理医学研究所、生物样本库等临床科研平台。

科室用房面积1050平方米，拥有 ABI 7500荧光定量 PCR、Olympus 荧光显微镜、Roche 全自动免疫组化仪、Dako 全自动染片机、Leica 十人共览显微镜、Leica 2500 光学显微镜、Leica 组织脱水机等设备。

2018年5月聘请上海同济大学附属上海第十人民医院蔚青主任为名誉主任，2020年1月聘请美国匹兹堡大学医学中心 Magee 医院赵澄泉教授为学科发展顾问，与美国匹兹堡大学医学中心、意大利安科纳联合大学医院、上海市第十人民医院、上海市肺科医院、浙江省肿瘤医院等建立广泛合作关系；与玉环第二人民医院、温岭市第四人民医院、贵州万山区人民医院等建立学科合作关系。

现有专业技术人员22人，其中博士研究生1人，硕士研究生6人，主任医师2人，副主任医（技）师6人。

【医疗工作】 病理科开展常规病理、术中冰冻、分子细胞学、免疫组化、特殊染色等项目，根据临床诊治需求，开设宫颈癌联合筛查（LCT／超薄液基细胞／DH检测）、荧光原位杂交、ARMS-PCR、胎儿尸体解剖等特色项目，形成了以肿瘤早期筛查和肿瘤精准诊断为特色的诊疗项目，为指导早期诊断、手术治疗、临床肿瘤的鉴别诊断、个体化精准治疗和靶向治疗提供了可靠依据。同时开设乳腺、甲状腺、肝癌、肺癌、淋巴瘤、宫颈癌等亚专科病理。

表4-116 2010—2019年病理科业务情况表

年份	常规工作量（例）	冰冻工作量（例）	液基细胞学工作量（例）
2010	13346	936	8567
2011	14021	974	10535
2012	15839	1211	9176
2013	17768	1699	10382
2014	18969	2059	14144
2015	19112	2196	14924
2016	20567	2564	15417
2017	21506	3137	15837
2018	25745	3323	18099
2019	32263	4200	19847

【科研工作】 主持省部级课题2项，厅市级课题15项；发表医学论文60篇，其中SCI 10篇，一级期刊22篇；编写著作3部；获浙江省医药卫生科技奖三等奖1项，台州市科学技术进步奖二等奖1项、三等奖1项，院级科技进步一等奖1项、三等奖3项，发明专利8项。

浙江省卫生创新人才1人，浙江省"151人才工程"1人，台州市本土高层次人才1人，台州市特殊支持人才1人，台州市"211人才工程"第二层次2人、第三层次2人。

【教学工作】 现有兼职副教授5名，承担台州学院医学院临床教学工作及其他医院（院校）人员的进修、实习带教工作；承担国家级、省级住院医师规范化培训工作，至今已招收规培生6名；承担国家级、省级继续教育项目3项。

表4-117 病理科干部任职表

主任	任期	副主任	任期
		徐锦屏	2002.1—2006.3
		王四玲	2006.4—2009.3（主持工作）
甘梅富	2008.10—2016.6（兼）	卢洪胜	2007.4—2010.3（主任助理）
			2010.4—2017.5（主持工作）
卢洪胜	2017.6—		

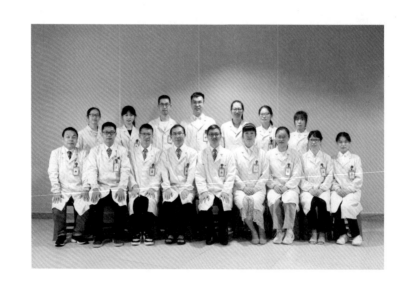

功能检查室（内镜中心）

【发展沿革】　功能检查室（内镜中心）成立于2000年6月，集内镜中心、B超、心电图（含动态心电图）、脑电图、肌电图、肺功能、动态血压为一体。成立之初分为功能检查科和内镜中心。B超于2000年8月搬迁一楼并入影像中心。2004年检查室、内镜中心合并，并称功能检查室（内镜中心）。2017年苏醒室改扩建，现有床位16张。

现配置有内镜主机5台，动态心电图机36台，动态血压机6台，动态脑电图机5台。

科室现有医生11名，其中高级职称4人，中级职称6人，初级职称1人；护理人员13人，其中中级职称6人，初级职称7人。

【医疗工作】　内镜中心主要开展消化内镜及支气管镜工作：消化内镜主要开展常规胃肠镜检查及无痛胃肠镜检查、早癌筛查、消化道异物取出术、息肉摘除术、套圈结扎术、食道支架置入术、球囊扩张术、肠梗阻导管、空肠营养管置入术、EMR、ESD、ERCP等技术项目，辅助消化系疾病的诊断。支气管镜室主要开展：常规支气管镜检查及无痛支气管镜检查、支气管镜下冷冻治疗及扩张治疗、EUBS检查及TBNA术、支气管镜下止血术及异物取出术、支气管镜下肿瘤切除术、辅助呼吸疾病的诊断。

心电图主要开展：常规心电图、动态心电图、动态血压，活动平板运动试验等。

脑电图、肺功能及肌电图室主要开展：脑电图、肺功能及肌电图检查，动态脑电图等检查。辅助心血管疾病，神经肌肉疾病的诊断。

表4-118　2010—2019年业务情况表

年份	内镜中心（例）	心电图室（例）	脑电图室（例）
2010	9644	53513	6806
2011	9875	55662	7216
2012	11217	64526	7784
2013	12195	65239	7665
2014	12535	71389	12886

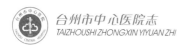

续表

年份	内镜中心（例）	心电图室（例）	脑电图室（例）
2015	13147	73495	11813
2016	13974	77018	13217
2017	15860	85163	12698
2018	20684	102156	9970
2019	28323	126461	11123

【科研工作】 主持市级课题1项、发表论文21篇，获得发明专利1项。

【教学工作】 2014年开始承担国家级住院医师规范化培训工作，迄今接受规培生26名。

表4-119 内镜中心干部任职表

主任	任期	副主任	任期	护士长	任期
		柳茂森	2000.6—2001.6（兼）		
		徐慧珍	2003.1—2003.12（功能诊断中心负责人）		
		朱临江	2004.1—2010.3		
朱临江	2010.4—			赵梅霖	2011.4—2014.4（兼）
				章月桃	2015.4—2017.3（副护士长）
				潘巧玲	2017.8—（副护士长）

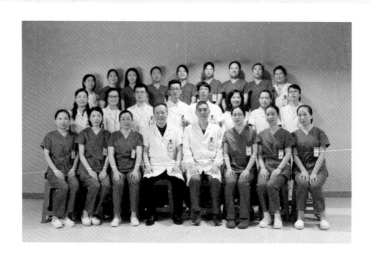

输血科

【**发展沿革**】 2000年6月医院成立输血科，隶属于检验科，位于急诊大楼急诊化验室内，面积36平方米，按三乙标准分出储血、发血、配血三个区。2010年8月从检验科分离，独立建科，执行24小时值班。2010年8月搬迁至B座住院部一楼，面积216平方米，严格分出清洁区、过渡区和污染区，并设立储血区、发血区、配血区、资料区、更衣区、实验区、值班室等。

科室现有仪器设备：全自动血型及配血分析仪1台、电热恒温水槽3台、数码恒温血小板振荡保存箱1台、冷链操作台1台、恒温循环解冻箱1台、生物安全柜1台、压力蒸汽灭菌器1台、离心机5台、Olympus显微镜1台等。为更好地研究临床输血治疗技术和血型相容性检测奠定了坚实的基础。

现有专业技术人员7名，其中高级职称2名，中级职称3名，初级职称2名。人才梯队较为合理。

【**医疗工作**】 科室开展的主要业务有：临床用血管理、临床供血（全血、血液成分和血液制品）、自体输血、输血相容性检测、新生儿溶血病检测、血型和疑难血型鉴定、不规则抗体筛查和鉴定试验等。其中对一些有特殊抗体的患者，有较完善的检测和输注模式，取得了较好的临床效果。通过制度的建立、不断的意识加强、创新技术的推进，近10年来在医院出院人次已经翻倍增长，手术量持续攀升情况下，用血量持续控制良好。自开展自体输血以来，全院自体输血率目前30%左右，外科系统达50%左右，手术自体输血率达75%。

参与临床大量输血及疑难输血病例讨论和会诊，充分保障临床输血安全。

表4-120 2010-2019年输血科业务情况表

年份	出院人次	用血量（RBC）(U)	全院自体输率(%)
2010	28344	4614	0.61
2011	28444	4913	9.17
2012	32687	4182	13.41
2013	35460	3461	19.11
2014	38125	3323	19.86
2015	38467	3490	18.04

续表

年份	出院人次	用血量(RBC)(U)	全院自体输率(%)
2016	41786	4158	16.94
2017	46163	4633	16.04
2018	51059	4360	20.04
2019	57818	4467	29.64

【科研工作】 承担市级课题项目3项、院级课题3项，发表医学论文20余篇，获得发明专利2项。

【教学工作】 现有台州学院兼职教授1名，副教授1名。2019年12月输血科成为浙江省市级医疗机构输血科（血库）从业人员岗位规范化培训基地，目前共拥有培训师资4人，2020年已有1名顺利通过输血医师规范化培训并顺利通过结业考核；其中2人2017起承担台州学院医学院《临床输血学技术》理论和实验授课，2017年开始科室承担台州学院医学院检验专业相关输血知识的课堂教学与实验等，每年完成大约20人次的实习带教工作。

表4-121　输血科干部任职表

主任	任期	副主任	任期
李素珍	2000.6—2006.3	李招云	2000.6—2002.12
李招云	2003.1—2010.7		
		李婉红	2010.7—2011.3（负责人）
			2011.4—2015.3
李婉红	2015.4—		

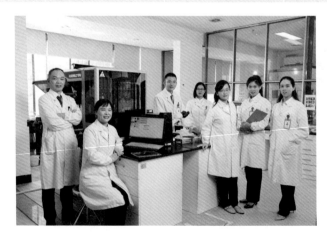

注射室

【发展沿革】　2000年6月，医院在急诊科下设注射室，位于门诊一楼。2004年6月独立成为一级科室。现有工作人员20人，其中护士长1人，护士16人，巡回护士2人，护理员1人。平均每天接受门急诊输液患者400余人次。

【医疗工作】　实行24小时工作制，为门急诊患者提供输液、皮下、肌肉、皮试、静推等治疗。2019年新增门诊化疗业务。

【科研工作】　获2016年度台州恩泽医疗集团新技术应用三等奖1项。

【教学工作】　承担全院新护士静脉输液穿刺技能的培训。

表4-122　注射室干部任职表

护士长	任期	副护士长	任期
		李晓华	2005.1—2010.3
李晓华	2010.4—2013.3		
		梁珍伟	2012.4—2015.3（助理主持工作）
		俞　杨	2015.4—2017.3
俞　杨	2017.6—		

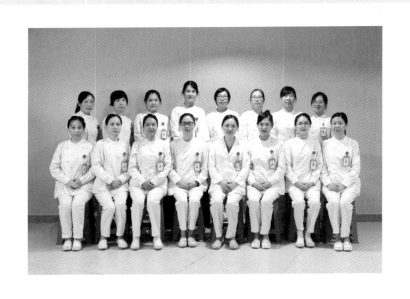

消毒供应中心

【发展沿革】 2000年6月医院成立供应室，2009年12月改名为消毒供应中心。2017年10月进行去污区、检查、包装及灭菌区、无菌物品存放区布局改造，配置有预真空压力蒸汽灭菌器3台、过氧化氢等离子低温灭菌器1台、环氧乙烷低温灭菌器1台、消毒清洗机4台、超声清洗机2台、干燥柜3台、医用封口机2台等仪器设备。

科室现有工作人员21人，其中主任护士1人、副主任护士1人、主管护士2人、护师3人、护士1人、助理工程师2人。

【医疗工作】 成立初期负责临床科室诊疗器械、器具和物品的清洗、消毒、包装、灭菌及一次性医疗物品的管理工作；2003年5月在全国范围内率先尝试将常规手术器械及临床科室的复用诊疗器械纳入消毒供应室回收、清洗、消毒、包装、灭菌及下送，2007年实现了手供一体化管理及全院集中式管理模式；2018年1月消毒供应中心信息系统正式上线，实现了数据化、信息化管理；2019年12月引进灭菌质量控制系统，通过灭菌质量控制系统，将物理、化学和生物监测的所有信息资源进行整合、集成和全面数字化，以构成统一的灭菌质量监测信息平台，助力CSSD管理、监督和科研工作的开展。

【科研工作】 主持横向课题1项，发表医学论文20篇，其中一级期刊论文10篇，二级期刊论文10篇。

【教学工作】 有临床实习带教老师6名，其中总带教1名；迄今已接待消毒供应中心护士长进修5人。

表4-123 消毒供应中心干部任职表

护士长	任期	副护士长	任期
刘小春	2000.6—2001.10		
阮丽萍	2002.1—2002.12		
刘水玉	2003.1—2003.12		
		刘水玉	2004.1—2007.4
周群玉	2007.5—	杨素青	2007.5—2010.3

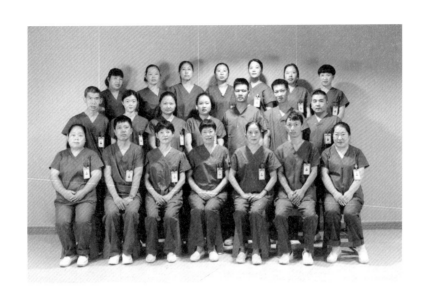

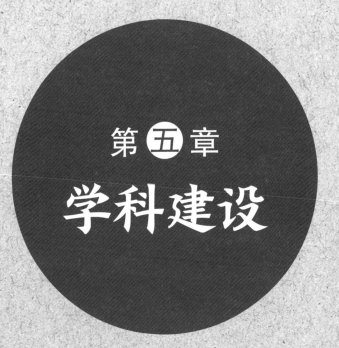

第五章

学科建设

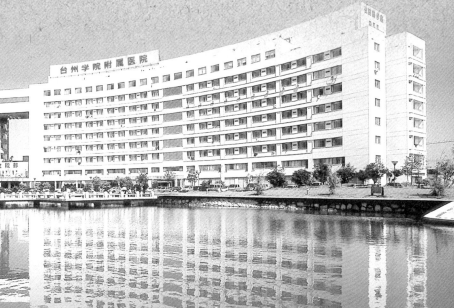

第一节　学科发展

2000年6月19日，医院开诊时，设四个病区，开放床位200张，其中一病区为内科综合病区包括心内科、呼吸内科、肾内科、消化内科、神经内科、内分泌科、血液内科等学科，三病区为妇产科病区，五病区为外科综合病区包括脑外科、普外科、骨科、胸外科、泌尿外科、肿瘤外科、小儿外科等学科，十病区为中医、中西医结合等综合病区。并开设内、外、妇、儿、急诊、中医等一、二级主干学科门诊及麻醉、影像、检验、药剂、病理、功能诊断等独立学科。同年8月开设四病区为胸外科、肿瘤外科病区，同年11月7日开设二病区为骨科、眼耳鼻喉科、口腔科病区，六病区为消化内科、内分泌科、血液内科病区，七病区为心内科、呼吸内科病区。随着各学科的发展，至2001年6月B座病房大楼除八病区（七楼西）外其他病区相继开放，在此期间病区所在楼层及学科组合调整频繁。同年底开放床位350张、设9个病区。2002年9月B座病房大楼所有病区全部开放，至2002年底开放床位400张、设10个病区。

2004年3月12日，医院二期病房大楼（A座）工程通过综合竣工验收并逐渐投入使用，病区和学科开展搬迁和重新组合调整。同年3月19日，心内、心外、呼吸、泌尿、肿瘤等科室搬迁至A座病房大楼。同年4月6日，神经外科和神经内科搬迁病房大楼A六东、A六西病区。

2004年6月，医院开放床位500张，医院根据临床一、二级学科的设置、床位、技术、业务量及医技科室开展的技术项目，向省卫生厅申报三乙医院评审，同年11月顺利通过三级乙等综合性医院评审。

2010年6月，医院开放床位800张。医院向省卫生厅申报三甲医院评审，2011年12月通过浙江省卫生厅组织的三级甲等综合性医院评审。

2020年6月，医院开放床位1000张，现有临床科室38个、医技科室11个、病区27个。

表5-1　2019年底各临床学科床位及业务情况汇总表

学科	床位数	门诊人次	出院人次	手术人次
肝胆血管胰脾外科	41	21890	2245	1431
胃肠肛肠外科	42	25582	2352	1433
小儿外科	8	9237	1169	1139
妇产科	110	148998	6870	5026
乳腺甲状腺外科	44	55228	5456	3183
神经外科	38	3594	786	290
骨科	79	68460	3642	2865
口腔科	6	65956	569	529
泌尿外科	29	46230	1665	1251
烧伤科	11	3498	260	106
心胸外科	24	13554	1037	321
耳鼻喉科	10	83837	1099	833
眼科	10	53946	1581	1224
整形美容外科	/	13798	27	16
疼痛科	4	6887	90	57
小儿内科	38	208446	3639	/
肾内科	36	30411	1371	79
呼吸与危重症医学科	45	57592	3714	/
血液内科	31	11304	2001	/
消化内科	29	62094	2177	52
神经内科	89	78054	5310	79
心内科	46	44376	3205	972
中医、中西医结合科	19	53860	1044	/
老年病科	28	28787	1314	/
内分泌科	10	37602	554	/
康复医学科	15	22319	331	/

续表

学科	床位数	门诊人次	出院人次	手术人次
皮肤科	/	92025	/	/
精神卫生科	/	20573	/	/
放疗科	45	9201	2069	/
急诊医学科	10	147913	439	/
感染科	/	16103	/	/
全科医学科	19	29131	1021	/
风湿免疫科	9	13063	609	/
ICU	25	/	172	/
合计	950	1677051	57818	20974

第二节 重点学科

2001年3月13日，医院制定《台州市中心医院重点学科建设实施方案》，开展第一轮医院重点学科评选工作。同年8月8日医院下发《关于确立医院重点学科、学科带头人、后备学科带头人的通知》（台中心医〔2001〕55号），确立老年医学、神经外科、检验医学科等13个学科为院级重点学科。2001年11月医院学术委员会制定《台州市中心医院重点学科管理制度》《台州市中心医院重点学科带头人管理制度》《台州市中心医院重点学科人才管理制度》，为医院重点学科建设工作奠定制度保障。

2002年神经外科、检验医学科成为台州市医学重点学科。

2003年2月13日，医院下发《关于加强院重点学科建设的通知》（台中心医〔2003〕22号）。同年3月12日，医院下发《关于加强医院重点学科建设的决定》（台中心医〔2003〕30号），开展第二轮医院重点学科评选工作。同年3月31日医院下发《关于公布院重点学科与学科带头人名单的通知》（台中心医〔2003〕35号），确定普外科、骨科、心血管内科等10个院级重点学科。

2004年老年医学（中西医结合）成为浙江省医学扶持重点学科。之后相关学科陆续获得省、市医学重点（扶持）学科。2019年肿瘤学成为省市共建医学重点学科。

2019年医院出台了《医院学科建设管理办法》，重新修订了《医院重点学科管理办法》和《重点学科经费管理办法》，开展第三轮重点学科评选工作，将院级重点学科分为重中之重学科、重点学科和特色学科三个层级。同年11月5日医院下发《关于公布医院重点学科名单的通知》（台中心医〔2019〕116号），确定肿瘤外科、检验医学骨科、普外科等24个学科为医院重点学科。

2020年6月底，医院有省市共建医学重点学科1个（肿瘤外科学）、市级重点学科8个（肿瘤学、检验医学、重症医学、临床药学、普通外科学、骨外科学、神经内科学、中西医结老年医学）；医院院级重中之重学科2个、重中之重培育学科3个，重点学科6个、重点支持学科2个，重点培育学科3个，特色学科8个。医院先后设有名医工作室10个。

表5-2　省级医学重点学科一览表

建设年份	级别	学科	学科名称	学科带头人
2004—2007	省级	浙江省医学扶持重点学科	老年医学（中西医结合）	金国健
2007—				朱慧民
2019—2021	省级	台州市省市共建医学重点学科	肿瘤学	戴岳楚

表5-3　省级适宜技术基地一览表

建设年份	级别	实验室/基地	负责人
2012—2017	省级	浙江省慢性病基层卫生适宜技术示范基地	张丹红
2019—	省级	浙江省卫生健康实用新技术和适宜技术培育推广中心	徐颖鹤

表5-4　市级医学重点学科一览表

建设年份	级别	学科	学科名称	学科带头人
2002—2012	市级	台州市医学重点学科	神经外科	薛跃华
2002—2012	市级	台州市医学重点学科	检验医学	李素珍
2007—2012	市级	台州市医学扶持重点学科	心血管内科	童　鸿
2007—2012	市级	台州市医学扶持重点学科	骨科	滕　晓
2008—2012	市级	台州市中医（中西医结合）重点学科	脑血管病	朱　红
2012—2016	市级	台州市医学扶持重点学科	普外科	莫经刚
2012—2016	市级	台州市医学扶持重点学科	检验医学	李招云

续表

建设年份	级别	学科	学科名称	学科带头人
2012—2016	市级	台州市医学扶持重点学科	临床药学	陈赛贞
2013—2018	市级	台州市中医（中西医结合）重点扶持学科	脑血管病	朱　红
2014—2016	市级	台州市市级扶持发展学科	肿瘤外科	戴岳楚
2014—2016	市级	台州市市级扶持发展学科	神经内科	张丹红
2014—2019	巾级	台州市市级扶持发展学科	急诊医学科	吴立群
2014—2019	市级	台州市市级扶持发展学科	心血管内科	林祖近
2014—2019	市级	台州市市级扶持发展学科	妇产科	张　玲
2016—2018	市级	台州市医学重点支柱学科	肿瘤学	戴岳楚
2016—2018	市级	台州市医学重点支撑学科	骨外科学	滕　晓
2016—2018	市级	台州市医学重点支撑学科	检验医学	李招云
2016—2018	市级	台州市医学重点支持学科	普外科	莫经刚
2016—2018	市级	台州市医学重点支持学科	临床药学	陈赛贞
2016—2018	市级	台州市医学重点支持学科	神经内科	张丹红
2019—2021	市级	台州市医学重点支撑学科	肿瘤学	戴岳楚
2019—2021	市级	台州市医学重点支撑学科	检验医学	李招云
2019—2021	市级	台州市医学重点支持学科	重症医学	徐颖鹤
2019—2021	市级	台州市医学重点支持学科	临床药学	陈赛贞
2019—2021	市级	台州市医学重点培养学科	骨外科学	滕　晓
2019—2021	市级	台州市医学重点培养学科	神经病学	张丹红
2019—2021	市级	台州市医学重点培养学科	普外科学	莫经刚
2020—2022	市级	台州市中医（中西医结合）重点学科	中西医结合老年医学	朱慧民

表5-5　院级重点学科一览表

建设年份	级别	学科	学科名称	学科带头人
2001—2003	院级	医院重点学科	老年医学	金国健
2001—2003	院级	医院重点学科	神经外科	薛跃华
2001—2003	院级	医院重点学科	检验医学	李素珍
2001—2003	院级	医院重点学科	普外科	莫经刚
2001—2003	院级	医院重点学科	妇产科	赵玲萍
2001—2003	院级	医院重点学科	影像医学	陈再智

续表

建设年份	级别	学科	学科名称	学科带头人
2001—2003	院级	医院重点学科	口腔医学	林 松
2001—2003	院级	医院重点学科	心内科	童 鸿
2001—2003	院级	医院重点学科	肾内科	余海峰
2001—2003	院级	医院重点学科	麻醉科	王金希
2001—2003	院级	医院重点学科	心脏外科	毛卫华
2001—2003	院级	医院重点学科	B超诊断	丁 萍
2001—2003	院级	医院重点学科	护理继续教育管理	张 琳
2003—2007	院级	医院重点学科	普外科	莫经刚
2003—2007	院级	医院重点学科	骨科	滕 晓
2003—2007	院级	医院重点学科	心血管内科	童 鸿
2003—2007	院级	医院重点学科	肿瘤科	戴岳楚
2003—2007	院级	医院重点学科	老年科	马群力
2003—2007	院级	医院重点学科	胸外科	毛卫华
2003—2007	院级	医院重点学科	妇产科	赵玲萍
2003—2007	院级	医院重点学科	医学影像	陈再智
2003—2007	院级	医院重点学科	肾内科	余海峰
2003—2007	院级	医院重点学科	泌尿外科	刘世雄
2019—2022	院级	医院重中之重学科	肿瘤外科	戴岳楚
2019—2022	院级	医院重中之重学科	检验医学	李招云
2019—2022	院级	医院重中之重培育学科	骨科	滕 晓
2019—2022	院级	医院重中之重培育学科	普外科	莫经刚
2019—2022	院级	医院重中之重培育学科	神经内科	张丹红
2019—2022	院级	医院重点学科	病理科	卢洪胜
2019—2022	院级	医院重点学科	临床药学	陈赛贞
2019—2022	院级	医院重点学科	重症医学科	徐颖鹤
2019—2022	院级	医院重点学科	泌尿外科	李 欣
2019—2022	院级	医院重点学科	呼吸与危重症医学科	朱君飞
2019—2022	院级	医院重点学科	心血管内科	林祖近
2019—2022	院级	医院重点支持学科	麻醉科	林学正
2019—2022	院级	医院重点支持学科	放射科	胡明华
2019—2022	院级	医院重点培育学科	放疗科	应申鹏

续表

建设年份	级别	学科	学科名称	学科带头人
2019—2022	院级	医院重点培育学科	小儿内科	叶 斌
2019—2022	院级	医院重点培育学科	妇产科	张 玲
2019—2022	院级	医院特色学科	超声医学科	丁 萍
2019—2022	院级	医院特色学科	口腔科	应于康
2019—2022	院级	医院特色学科	皮肤科	陈晋广
2019—2022	院级	医院特色学科	消化内科	滕晓生
2019—2022	院级	医院特色学科	痛风中心（肾内科/风湿免疫科）	余海峰
2019—2022	院级	医院特色学科	核医学科	钟吉俊
2019—2022	院级	医院特色学科	小儿外科	林永志
2019—2022	院级	医院特色学科	中西医结合科	朱 红

表5-6 市级名医工作室一览表

发文时间	文件编号	工作室名称	学术方向
2013.3.28	台人才领〔2013〕1号	台州市徐颖鹤名医工作室	重症医学
2013.11.29	台人才领〔2013〕11号	台州市莫经刚名医工作室	肝胆外科
2013.11.29	台人才领〔2013〕11号	台州市梁勇名医工作室	肿瘤学
2015.1.30	台人才领〔2015〕3号	台州市胡炜名医工作室	肿瘤学
2015.1.30	台人才领〔2015〕3号	台州市朱慧民名医工作室	老年医学
2018.4.28	台人才领〔2018〕11号	台州市戴岳楚名医工作室	肿瘤外科
2019.3.26	台人才领〔2019〕10号	台州市王昌惠名医工作室	呼吸内科
2020.3.23	台人才领〔2020〕9号	台州市卢洪胜名医工作室	病理科
2020.11.18	台人才领〔2020〕25号	台州市陈晋广名医工作室	皮肤科
2020.11.18	台人才领〔2020〕25号	台州市董亮名医工作室	重症医学

第三节 学科顾问

2001年6月19日，上海瑞金医院在本院设立瑞金医院内分泌研究所台州中心医院分所、老年医学研究所。同年7月1日，医院聘任上海瑞金医院罗敏、罗邦尧、宁光为本院内分泌研究所顾问，聘任瑞金医院赵咏桔为本院内分泌研究所所长（台中心医〔2001〕45号）。同时，聘任瑞金医院沈蓓蓓、夏翔为本院老年医学研究所顾问，聘任天津市老年病学研究所任树生为本院老年医学研究所常务副所长（台中心医〔2001〕46号）。

2002年4月19日，上海瑞金医院在本院设立上海瑞金医院微创外科临床医学中心台州分中心、上海瑞金医院生殖医学部不孕不育诊治台州分部。医院聘任瑞金医院郑民华为本院微创外科中心主任、冯云为本院不孕不育诊治中心主任。

2003年5月1日，聘请瑞金医院赵卫国、宋永建、刘定益等13名专家担任本院神经外科、神经内科、泌尿科等13个学科的兼职科主任（台中心医〔2003〕44号）。

2003年7月1日，聘请浙江省中医药研究院研究员孔繁智为医院科研高级顾问（台中心医〔2003〕82号）。

2012年为加强医院学术交流与合作，聘任国内外知名专家以学科顾问的身份参与医院临床、科研和学科建设，24位国内外知名专家担任本院的学科顾问，积极推进学科与国（境）外的科技合作交流，帮助学科引进技术项目，为医院培养或引进临床、科研等人才，提升学科的水平。

表5-7　2000—2020医院聘请学科顾问一览表

序号	姓名	单位	学科	合作时间
1	罗敏	上海瑞金医院	内分泌研究所	2001
2	罗邦尧	上海瑞金医院	内分泌研究所	2001
3	宁光	上海瑞金医院	内分泌研究所	2001
4	赵咏桔	上海瑞金医院	内分泌研究所	2001
5	沈蓓蓓	上海瑞金医院	老年医学研究所	2001
6	夏翔	上海瑞金医院	老年医学研究所	2001
7	任树生	天津市老年病学研究所	老年医学研究所	2001
8	郑民华	上海瑞金医院	微创外科中心	2002
9	冯云	上海瑞金医院	不孕不育分部	2002
10	赵卫国	上海瑞金医院	神经外科	2003
11	宋永建	上海瑞金医院	神经内科	2003
12	刘定益	上海瑞金医院	泌尿外科	2003
13	龚代贤	上海瑞金医院	小儿外科	2003

续表

序号	姓　名	单位	学科	合作时间
14	叶燕芬	上海瑞金医院	五官科	2003
15	冯建民	上海瑞金医院	骨科	2003
16	赵咏桔	上海瑞金医院	内分泌科	2003
17	吴立群	上海瑞金医院	心血管内科	2003
18	诸　琦	上海瑞金医院	消化内科	2003
19	李　敏	上海瑞金医院	呼吸内科	2003
20	史锁洪	上海瑞金医院	小儿内科	2003
21	潘自来	上海瑞金医院	放射科	2003
22	季育华	上海瑞金医院	检验科	2003
23	孔繁智	浙江省中医药研究院	老年医学	2003.7.7—2004.12.31
24	蔡秀军	邵逸夫医院	普外科	2012.1.1—2017.12.31
25	沈建康	上海瑞金医院	神经外科	2012.1.1—2017.12.31
26	黄一宁	北京大学第一医院	神经内科	2012.1.1—2014.12.31
27	厉有名	浙一医院	消化内科	2012.1.1—2014.12.31
28	沈志祥	上海瑞金医院	血液内科	2012.1.1—2017.12.31
29	张宝荣	浙二医院	神经内科	2015.1.1—2017.12.31
30	傅国胜	邵逸夫医院	心内科	2015.1.1—2017.12.31
31	陈　忠	浙江大学、浙江中医药大学	药剂科	2015.1.1—2017.12.31
32	张　茂	浙二医院	急诊科	2015.1.1—2017.12.31
33	吴志英	浙二医院	神经内科	2016.12.1—017.11.30
34	张晓龙	上海华山医院	神经内科	2016.12.1—017.11.30
35	万宏伟	上海质子重离子医院	护理部	2017.4.1—2020.3.31
36	杨丽黎	邵逸夫医院	护理部	2017.4.1—2020.3.31
37	范　江	上海肺科医院	心胸外科	2016.10.29—2018.10.31
38	谢鑫友	邵逸夫医院	检验医学科	2017.5.1—2019.4.31
39	余永国	上海交大附属新华医院	儿科	2016.11.1—2022.2.28
40	范顺武	邵逸夫医院	骨科	2017.6.1—2018.5.31
41	Carlo Mariotti	意大利安科纳大学	肿瘤外科	2019.3.1—2021.2.28
42	赵澄泉	美国匹兹堡医学中心	病理科	2019.7.1—2022.6.30
43	叶招明	浙二医院	骨科	2019.10.26—2021.10.25

续表

序号	姓 名	单 位	学科	合作时间
44	唐达星	浙江大学医学院附属儿童医院	小儿外科	2019.12.1—2022.11.31
45	卢晓阳	浙一医院	药剂科	2019.7.1—2022.6.30
46	邵志敏	复旦大学附属肿瘤医院	肿瘤外科	2019.11.1—2020.10.30

第四节　学科群建设

医院发挥多学科的综合优势，整合相关学科，进行学术间的相互渗透和技术上的互补增强。积极开展跨学科集成申报学科群。2019年，由肿瘤外科、病理科、放疗科等学科整合的肿瘤学成为台州市第一批省市共建学科。

一、影像中心

2001年3月15日，医院将普放、CT室、MRI室、DSA介入室、B超室等科室整合成影像中心（台中心医〔2001〕16号）。之后成立核医学室、介入室、放疗室。2005年B超室独立成为超声科，2006年介入放疗室独立成为放疗科，2010年12月正式成立核医学科，2019年9月DSA介入导管室独立成为介入中心。拥有完整的PACS和RIS系统，数字化建设完善，拥有一支年富力强、梯队结构合理的技术队伍。开展包括全身范围的多层CTA检查及灌注成像检查，CT能量成像，MRI的化学位移成像、DWI、DTI、MRS、MRCP、MRM、MRTA、fMRI（BOLD）及MRI灌注成像，各类肿瘤或肿瘤样病变CT导引下的穿刺病理活检术，血管及非血管介入治疗。专科特色有综合影像诊断、介入治疗（血管性与非血管性介入治疗）、穿刺活检。2018年研究方向为分子影像学及功能影像学研究，并开展早期脑梗塞的CT灌注成像研究，MRI的脑肿瘤及肿瘤样病变MRS研究，脑的FMRI（BOLD）、MRI灌注成像及能量成像研究。

二、脑病中心

2005 年 6 月 2 日，神经内科与神经外科整合成立脑病中心（台中心医〔2005〕41 号）。开展各种类型的颅脑手术，包括颅内动脉瘤夹闭术，经鼻蝶入路脑垂体瘤切除术，脑胶质瘤切除术，颅内脑膜瘤切除术，听神经瘤切除术，脊髓髓内外肿瘤切除术，软通道穿刺颅内血肿外引流术，动静脉畸形切除术，大脑中动脉—颞浅动脉搭桥术，面肌痉挛、三叉神经痛微血管减压术，脑干血肿清除术，术中导航监测下脑干肿瘤切除术等。DSA 介入下动脉瘤及血管畸形等脑血管疾病诊治，如颅内大动脉狭窄导致卒中或 TIA、颅内动脉瘤、颅内动静脉畸形、硬脑膜动静脉瘘（DAVF）、颅内及头颈部肿瘤栓塞等。

三、心肺中心

2005 年 6 月 2 日，心胸外科、心内科、呼吸内科整合成立心肺中心。

四、肿瘤诊治中心

2005 年 6 月 2 日，肿瘤外科、血液内科、放疗科整合成立肿瘤中心。

2019 年，由肿瘤外科、病理科、放疗科等学科整合的肿瘤学成为台州市第一批省市共建学科肿瘤学团队以肿瘤外科为核心，在科研、论文、临床研究、外科新技术等方面全部聚焦于三个主攻方向，凝聚本院的多学科团队，将各分支学科的主攻方向根据各自的特点攻关。

肿瘤外科团队：乳腺癌保乳手术，重建手术，前哨淋巴结活检技术仍然是手术发展的重点，联合复旦大学肿瘤医院继续开展第 2 期、第 3 期、第 4 期的"粉色希望"台州市乳腺癌疑难病例多学科会诊服务行动。甲状腺癌重点在甲状腺腔镜技术上进行突破，目前已经成熟开展经胸入路腔镜甲状腺手术，今年重点开展经腋窝入路和经口腔前庭入路的腔镜甲状腺手术，并且在难度和深度上拓展。

放疗科团队：继续发展乳腺癌术后适形调强放疗技术以及晚期局部复发乳腺

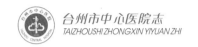

癌的放射性粒子植入技术。

核医学科团队：乳腺癌骨转移的锶99内放疗技术，骨ECT诊断，增加量的基础上开展临床科研。

超声介入团队：提高乳腺癌和甲状腺癌的穿刺技术，诊断技术，甲状腺良性肿瘤消融技术，低危的甲状腺微小癌消融技术。

病理科和精准医学中心：凝聚在甲状腺癌和乳腺癌以及软组织肿瘤的基础研究方向，联合临床团队申请高级别科研基金，发表高质量论文。

五、胸痛中心

2018年5月16日经院部研究决定成立胸痛中心，整合了心血管内科、急诊科、ICU、普外科、检验科、介入科等多学科的资源，并与院前急救人员、基层医院的通力协作，在分诊、就诊、检验、收费、发药等环节实行急性胸痛患者优先原则，在急性胸痛患者就诊时首份心电图、肌钙蛋白等辅助检查、ACS的抗血小板药物、STEMI患者治疗等环节实行先救治后收费的原则，把急性心梗的D-B时间缩短至68分钟（国家标准90分钟内）。2019年10月18日通过胸痛中心总部认证审核，成为中国胸痛中心（标准版）单位。

六、卒中中心

2018年6月12日，经院部研究决定成立卒中中心，整合了神经内科、脑神经外科、急诊科、血管外科、放射科、检验科、B超室等多学科力量，与基层医疗机构对接，建立联合区域救治网络。同时，医院不断优化流程、持续改进，实现了多学科协作无缝对接，开辟急性卒中救治绿色通道（优先救治、优先检查、先治疗后缴费），脑梗死的超早期溶栓、桥接介入动脉取栓治疗，脑血管介入治疗及康复，把医院卒中患者DNT时间中位数从60多分钟降至33分钟，最快时间达到14分钟，显著提升脑卒中的快速、精准、综合处置能力，为抢救大脑赢得先机。2019年11月17日，通过国家高级卒中中心建设单位认证。2020年11月13日通过国家高级卒中中心现场指导考核，成为国家高级卒中中心单位。

七、危急重症孕产妇救治中心

2015年6月19日，医院成立危急重症孕产妇救治中心，整合妇产科、重症医学科、急诊科、普外科、心内科、呼吸内科、手术室、麻醉科、输血科、放射科、检验科、病理科、B超科等多学科力量。2016年11月17日，根据台州市卫计委文件，医院被确认为台州市危急重症孕产妇救治中心（南片）。2018年6月12日，与浙江大学医学院附属妇产科医院合作创建危急重症孕产妇MDT团队。

八、危急重症儿童（新生儿）救治中心

2015年6月19日，医院成立危急重症儿童（新生儿）救治中心，整合儿科、重症医学科、急诊科、心内科、呼吸内科、手术室、麻醉科、普外科、放射科、检验科、B超科等多学科力量。2016年11月17日，根据台州市卫计委文件，医院被确认为台州市危急重症儿童（新生儿）救治中心（南片）。

九、创伤中心

2018年6月12日，医院成立创伤中心。2020年度创伤中心收治创伤患者7554人，较2019年3652人增加了107%。通过不断的讨论与调整，全面实现创伤患者先诊疗后付费，减少救治等待时间，创伤病人的平均救治时间缩短到2020年的90分钟以内，同时建立快速合理的床边辅助检查、床边DR、床边B超、床边血气、纤支镜检查、心电图等，缩短了创伤病人的外出检查时间。

十、急慢性创面修复中心

2018年6月12日，由烧伤科牵头，与骨科、内分泌科、皮肤科、整形外科、肝胆胰脾血管外科、康复科等整合，成立了急慢性创面修复中心。对由各种慢性疾病导致的创面问题，如糖尿病合并难愈创面、下肢溃疡、压疮（俗称褥

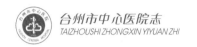

疮）、各类窦道创面、放射性溃疡、植入物排异性伤口不愈、各类外伤和手术后的难愈创面提供一个系统性治疗平台。

十一、肺癌一体化诊疗中心

2016年10月，呼吸内科与上海肺科医院肿瘤科开展合作，探索肺癌一体化诊治。2018年4月，呼吸内科与上海十院呼吸科紧密合作。2018年8月通过中国医师协会呼吸与危重症医学科认证。2019年5月，成立上海十院王昌惠台州市名医工作室（第一个市外专家工作室）。2019年8月，呼吸与危重症医学科联合胸外科、影像科、病理科、放疗科成立肺癌一体化诊疗中心。

十二、国家标准化代谢病管理中心（MMC）

2020年6月19日，医院的国家标准化代谢病管理中心（MMC）正式揭牌成立，以"一个中心、一站服务、一个标准"为理念，推行糖尿病管理标准化、一站式解决方案。现共管理患者614人，参与质控人数600余人，各项指标完成度达98%，在全国区域中心419家中排名176，经过半年的随访，糖化血红蛋白达标率达到55.1%，综合达标率达到18.18%。

十三、高尿酸痛风中心

2019年9月23日，由肾内科牵头，多学科协作创建高尿酸痛风中心，为台州百姓提供"一站式"规范、系统的诊治模式。该中心科学调研台州地区高尿酸血症、痛风发病情况；以精准降尿酸构建本中心学科优势。先后开展了24小时尿酸排泄率、随机尿液尿酸／肌酐的比值以及血、体液、组织液的尿酸测定为高尿酸患者分型诊治提供依据。能谱CT可进行关节、肾脏等部位的尿酸结晶分析，做到定位、定量、定浓度；制定规范化诊治高尿酸痛风样板；建立由肾内科、风湿免疫科、内分泌科、放射科、营养科、骨科组成多学科联合门诊，为疑难、重症痛风患者提供一站式服务；运用医院慢病管理平台，将高尿酸痛风患者纳入慢病管理体系建立高尿酸痛风患者的慢病管理体系，进行随访管理。高尿酸痛风中心团队专家到基层巡讲，规范优质的高尿酸痛风诊治技术。借力肾内科成立的台州学院肾脏病研究所，进行高尿酸痛风的基础研究。本中心目前已获台州市级课题2项，浙江省级横向课题1项，发明专利1项。

十四、皮肤诊疗中心（皮肤激光美容中心）

2020年6月19日，以皮肤科、整形外科、皮肤病理科为主要组成学科，开展疑难皮肤病、皮肤美容的临床诊疗和研究，重点在银屑病研究、难治性痤疮、毛发疾病诊治和皮肤外科，依托国家银屑病规范化诊治中心、中国痤疮临床诊疗示范基地，成为本地区皮肤病、皮肤美容的临床、教学、科研、培训的中心，建立台州市名医工作室，促进本地区皮肤科学的发展。

十五、宫颈阴道疾病诊治中心

2019年11月20日，依托妇科，整合病理科、检验科、B超科等科室，成立宫颈阴道病诊治中心，下辖分中心1家（椒江三甲街道卫生服务中心）。中心专家多次至基层举行讲座、义诊及坐诊，并完成其阴道镜及LEEP手术治疗，方便当地患者，举办省级继教班《宫颈阴道疾病在基层医院规范化诊治培训班》。

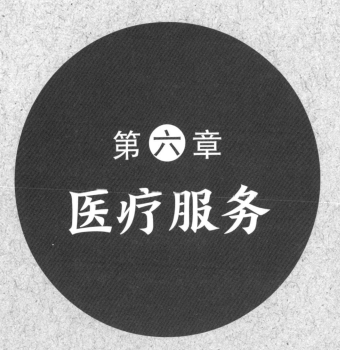

第六章
医疗服务

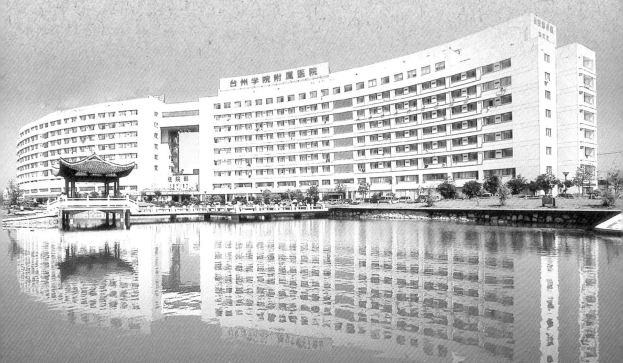

第一节　医疗管理

医院始终坚持以病人为中心，建立医疗质量与安全管理委员会，下辖各委员会，院领导亲自抓医疗安全质量，构建院科两级管理体系，加强医患沟通，防范医疗差错、事故，避免医患纠纷，不断提高医疗质量，保障医疗安全。根据医院整体目标、医疗质量与安全管理委员会工作计划、科室质量管理手册（共四版）要求，利用领导查房、日常职能巡查，落实十八项核心制度、技术准入、院感事件和不良事件上报、病历质量等项目环节监控，始终把医疗质量、医疗安全放在医院管理的核心。

一、依法执业管理

医院根据《医疗机构管理条例》及实施细则，及时校验医院变更名称、法定代表人、所有制形式、服务对象、服务方式、注册资金、诊疗科目、床位等《医疗机构执业许可证》内容；并依据许可证核准的执业范围开展诊疗活动。按照《执业医师法》《护士条例》，使用卫生技术人员。严格执行《输血法》，做好临床用血管理。严格执行《医疗器械监督管理条例》，配置使用大型医疗设备。实行手术技术准入和手术分级管理制度，制定医院手术目录，并在医疗权限管理系统同步更新手术项目，理顺医师手术申请、授权再到HIS系统内权限开放的流程监管；手术申请与手术授权关联，主刀医师只有获得授权的手术才可以提交申请，做到事前控制，从源头上杜绝了医生越级开展手术现象。医院鼓励开展新技术新

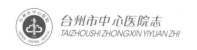
项目，严格实行新技术新项目准入管理，新技术新项目开展的前十例病例由医务处备案审批；每季度对新技术新项目进行追踪、评估，完成十例或实施一年后进行项目验收，实行事前、事中、事后的闭环管理。

二、"三基"培训考核

医院制定"三基三严"培训及考核管理制度，根据需求配置相应的设施、设备和经费。医院"三基三严"工作小组牵头，医务处、科研处、教学处、护理部多部门协同，对全院临床、医技、护理人员进行"三基"培训考核。护理人员由护理部，三年以内轮转住院医师由教学处，三年以上的住院、主治和高级职称医师由医务处、科研处协同进行培训和考核。心肺复苏技能培训覆盖全院医护人员以及行政后勤部门各个岗位的职工。医院成为AHA心血管急救培训中心（高级生命支持），为急救技能培训提供了良好的平台。

三、临床路径管理

2010年，医院成立临床路径管理委员会。1月，组织临床科室学习卫生部印发的112个临床路径病种，医院选择8个病种开展临床路径试点工作；3月，试运行电子版临床路径，并组织医务人员进行临床路径管理培训；5月，在全院逐步推广电子版临床路径。2012年，实施临床路径83条，累计入径例数达8391例次。2015年，全面推广使用临床路径管理系统V1.0版本。2019年12月，临床路径管理系统升级为V2.0版本。2020年，医务处将提升临床路径入径率作为部门重点工作，针对入径率低等问题进行PDCA持续改进，完善《临床路径工作奖惩办法》《临床路径科室管理员工作职责与考核细则》两个制度，通过科室共同努力，2020年入径例数达27976例，临床路径入径病例在出院人次中占比达53.92%。

四、日间手术管理

2016年12月，日间病房(住院部A座九楼西)对外服务，设床位18张。第一批日间手术病种22个，当年完成日间手术107例。2019年5月，按照浙江省DRG平台日间手术统计口径修订第3版日间手术目录，出台《日间手术管理奖惩办法》，推进日间手术开展，全年完成日间手术5065例，占住院总手术的24.15%。2020年6月，结合国家第二批日间手术（操作）试点病种及术式推荐目录，对医院日间手术目录进行第4次修订，日间术种、术式达216个，全年完成日间手术6458例，占住院总手术的比例为31.16%。

五、VTE防治管理

利用电子信息化手段，提升精细化管理，构建VTE防治管理体系，逐步完善VTE规范化预防、诊断和治疗，有效减少了致死性VTE的发生，提高整体VTE防治水平。根据国家肺栓塞和深静脉血栓形成防治能力建设项目，对VTE风险评估率、出血风险评估率和为中高危风险VTE患者提供相应的预防措施实施率等三个重点工作进行监管。对全院医师进行培训，对重点科室逐个进行宣讲，提升VTE的防治效果。

六、职业防护管理

医院贯彻执行《劳动法》《职业病防治法》等国家法律法规，建立与完善职业安全防护措施、应急预案、处理与改进制度，开展员工上岗前职业安全防护教育，为员工提供必要的防护物品，最大限度地降低职业暴露的风险，保障员工的安全。制定放射、核医学设备定期检测制度、环境保护、受检者防护及工作人员职业防护等相关制度。医院严格按照《医疗废物管理条例》有关要求，有健全的医疗废物、废液管理制度，医疗废物的分类、收集、运送、暂存、处置符合相关规范。建立环境安全管理制度，制订环境保护及人员职业安全防护规定。为加强

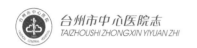

职业病诊断管理，确保职业病诊断工作质量，2018年10月医院正式成立职业病诊断办公室，为社会提供尘肺诊断服务。

七、药品耗材管理

医院根据《政府采购法》《招标投标法》《药品管理法》及政府采购相关规定，药品耗材统一在省药械采购平台采购。医院设有药事管理委员会、药物治疗学委员会和医疗设备管理委员会，负责医院"基本用药供应目录"的制定、调整和药物采购、调配、评估、监管，建立药品（耗材）采购、验收、入库、储存、出库、使用等各项管理制度和流程，实行可追溯的闭环管理。建立毒、麻、精、放等特殊药品实行专库（柜）、专人、专账、专册、专方等管理制度。制定肠道外营养药、激素类药物、肿瘤化学治疗药物等特定药物或特定疾病的药物的临床应用指南，规范临床用药。根据《处方管理办法》和《医疗机构处方审核规范》，建立药物使用评价体系，每月开展处方质量和合理用药点评。根据《抗菌药物临床应用管理办法》《抗菌药物临床应用指导原则》，设立抗菌药物管理领导小组，制定抗菌药物管理制度、抗菌药物目录，每月开展抗菌药物合理用药点评。每月对全院用药量前10位的药品进行监控，并对每个品规用药前10位的医生进行公示。建立药品质量监控体系和不良反应报告管理体系，及时有效控制药品质量和发现不良反应。医院建立《医用耗材采购管理制度》，明确科室对医用耗材的申请、审批，采购部门的招标、采购流程，为合理、有效使用耗材（尤其是特殊、高值耗材）奠定保障。

医院建立药品（耗材）管理信息系统与医院HIS系统互联互通，有效促进临床、医技、行政（后勤）科室之间的相互沟通，提升临床查询、监管和决策效率。

第二节 质量安全

一、质量与安全体系建设与监督管理

（一）健全质量与安全管理组织

创院初始，医院即着手建立质量与安全管理体系。2001年医院成立医疗质量管理委员会、护理质量管理委员会、病案质量管理委员会等8个质量管理委员会。医疗质量管理委员会成员由医院院长、各职能科室负责人、临床科室主任等组成，作为院级咨询、督查及决策层，定期召开会议研讨、分析、处理质量管理工作中的重要问题，对医疗质量典型案例进行评议，综合评价医疗质量，做出质量体系建设、质量管理战略、质量方针目标、质量管理方案等医疗管理决策。2017年4月，医院设立医院质量与安全管理委员会，院长为委员会主任，负责制定医院质量方针与目标，策划医院质量管理，确保质量与安全管理体系资源获得，进一步扩大了质量与安全管理委员会的职责范围，要求落实医疗质量的同时协助全员质量安全教育，对全院质量安全实行目标管理，下设15个质量分支二级委员会。同年成立以科主任为第一责任人的科室质量与安全管理小组，负责执行科室内的质量与安全的相关工作。此后3年不断根据医院面对的质量安全问题，落实院科两级的质量安全工作，同时根据各委员会的职责分工，质量分支委员会进行调整，逐步构建了完善的院科两级的管理架构。

其次，医院质控体系建立。2000年建院后医院以医务处、护理部作为医疗质控主体，重点关注医院正常运营数据。为进一步提高质控水平，确保医疗质量与安全，2004年由医务处毛卫华处长牵头组建院级质控专员、科室质控、职能部门质控组成的三级医疗质控网络组织。第一级质控，为自控和互控，科室每位医务人员切实做到质量从身边做起，自我约束，互相监督。第二级质控，由各科室主任、科护士长、医疗组组长组成的科室质控小组，每月有计划地组织本科室医疗、护理质量的自测自评工作。第三级质控，为医疗质量有关的职能部门，如信息科及时准确地统计各科室的基础质量、终末质量及环节质量指标的数据。

经过近20年的改进完善，医院各级组织定期开展监督检查工作，有效地进行自控和互控，实施环节和终末医疗质量全面监控，促进院领导、职能部门和业务科室之间管理上的互动，形成全员共参与、全院齐抓共管医疗质量的格局。

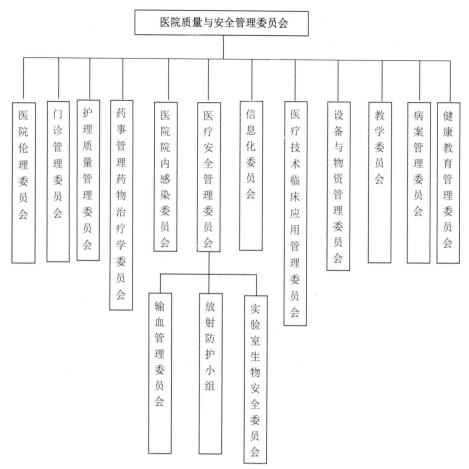

图6-1　医院质量与安全管理体系架构图

（二）建立健全规章制度和操作规范

2000年6月，医院制定《医院规章制度和岗位职责》《医院员工工作手册》；2003年4月，重新汇编《医院规章制度和岗位职责》。

2004年，医院为迎接"三级乙等医院"评审工作，以国家卫生法律法规如《执业医师法》《病历书写规范》《侵权责任法》《三级综合医院评审标准》为依据，结合实际情况，组织各部门制定和完善一系列医疗规章制度及各种工作流程，健全各级人员岗位职责。针对频发的医疗缺陷问题和质量管理工作的薄弱环节，陆续出台相应的管理制度，如《危急值管理制度》《死亡患者上报制度》《医患沟通制度》等管理制度，落实各级医务人员的责、权、利，建立预防措施监控和防范医疗质量管理中可能出现的危机问题，有效规避医疗风险。制定各专业操作标准手册，使操作常规化、标准化，根据卫生部制定的各专业《临床诊疗指南》《临床技术操作规范》《临床路径》，结合医院实际情况，制定适合自己专业特点的诊疗指南、操作规范及临床路径，规范各项诊疗工作，使诊疗操作标准化、同质化。制定各种检查标准、考核标准，甄选可考核可量化的服务质量指标，如诊断质量指标、治疗质量指标、工作量和工作效率指标、医学检验技术指标、病人效用指标、病历质量指标、质量成本控制指标、机器运作指标等，制定出一套医疗质量标准化评估方案，涵盖三级医疗管理（基础质量、环节质量及终末质量）的定量与定性指标及各项医疗服务流程的质量标准；在质控内容上强调对质量问题是否有整改措施、改进措施是否及时，突出对医疗质量的持续改进，形成质控的良性循环。2004年9月，编制了台州市中心医院规章制度和岗位职责《医疗分册》《护理分册》《医技分册》《行政后勤分册》。2005年，经过1年的分阶段分场次的制度修订工作，完成《台州市中心医院质量管理制度汇编》第一版；2010年，在第一版的基础修订了第二版；2017年，结合美国医疗机构评审国际联合委员会《医院评审标准》以及医疗、护理、后勤、信息、教学工作实际情况，对全院的制度重新全面修订，整理了400余项制度，再次修订《台州市中心医院质量管理制度》。2020年10月，重新编制了台州市中心医院（台州学院附属医院）管理制度和岗位职责《医疗分册》《护理分册》《医技分册》《行政后勤分册》《院感分侧》《药事分册》《应急预案分册》《指南分册》。

（三）加强质量文化建设和持续质量改进

2004年，重点抓在岗人员的业务学习，每年对全院职工进行基础理论、基本操作、基本技能、临床诊疗指南、医疗法律法规、医疗规章制度等的考评，医院有计划、有重点地进行形式多样的新知识、新技术培训，对专科人员突出"高、精、尖"专科技术培训，选派技术骨干到国内外进修，提高各专业技能水平。2009年开始加强医院质量管理人才的培养，医院组织来自医疗、护理、行政和后勤的13人参加了"6-西格玛质量管理"绿带学习班；2010年医院再次组织院级管理人员参加了"6-西格玛质量管理"黑带学习班，要求学员在学习期间掌握质量工具的应用，并完成了一系列质量安全改进项目。通过两期学习，质量持续改进的氛围渗透到医院工作的各个角落。

2012—2018年医院每年定期组织质量工具学习班，对各科室主任、护士长、主任助理以及热心医院质量管理人员进行"1＋3"、PDCA、QCC等工具培训，以理论与实践相结合的学习方式进行教学，进一步推进质量管理工具在科级管理人员中的普及，提升对质量管理工具的掌握与运用等进阶能力，促进医院质量文化的形成与渗透。

通过质量安全意识和医德医风教育，围绕"以病人为中心、以质量为核心"原则，充分调动全员参与质量管理的积极性、主动性和创造性，增强质量意识、责任意识及标准意识，使医疗质量管理贯穿到医疗全流程，每个医务人员自觉地规范医疗行为，改善服务态度，逐渐形成质量就是生命、质量就是效益的共识。

（四）精益医疗工作的开展

2011年起由质改科牵头在医院内网建立质量数据专栏，确定重点监测目标值，质量数据涵盖医疗、护理、院感、合理用药、不良事件等监测项目，医院质量安全数据定期更新公示，并在医院运营会上分析分享，使管理精细化、数据化，使全院员工知晓医院质量安全现状及重点工作目标并及时改进。初步形成了精益医疗工作的雏形。2014年3月，为更好地满足患者需求、节约成本、优化流程、持续改进，医院引进精益管理模式，组织学习精益医疗。引导员工学习精益工具、方法学的运用，学习用精益医疗实践驱动组织内部精益文化的适应、培育和构建，学会用精益的思维和眼光发现问题、解决问题。2014年6月，医院确定由患者、质量安全、财务、学习成长四个维度组成的驱动指标16项，建立了院级战略墙。以神经内科和放疗科作为试点科室。2015年2月，精益试点科室新增肾内科、胃肠外科、药剂科、后勤处等4个科室。其他科室也陆续建立科室战略墙，建立了科室驱动指标，科室有明确质量安全目标，通过可视化管理科室，每个人都知道自己的不足和努力方向，对学科的良好运营及内涵建设发挥了很大价值。

（五）加强缺陷管理，减少负性事件

2009年，医院引进恩泽集团的不良事件报告系统（AERS），面向员工和患者提出不良事件电话、纸质及网络上报，医院正式开始收集全院不良事件。为了更好地应对不良事件，医院于2011年成立不良事件管理小组，开展进行不良事件季度分析。2012年，制订不良事件积分管理制度，鼓励员工积极进行不良事件报告，对积极上报人员进行积分奖励。2013年，规范了强制漏报通报制度。为实现不良事件垂直管理，更好实现不良事件的直报和闭环管理，2017年底引进新的不良事件系统，进行试运行，并根据新系统出台中心医院的《不良事件报告制度》，制度要求将医院的不良事件分13大类进行上报，并规范不同级别事件上报、专家处理的时限要求，由质改处监控不良事件报告的及时性和准确性。同年出台了医院《不良事件根本原因分析制度》，对全院的警讯事件、SAC分级1～2级及系统性踪近事件进行RCA分析。2018年初新系统正式运行。至2020年，不良事件系统内上报1800件，RCA分析40件，不良事件报告及时性89%，报告准确率95%。

（六）加强质量安全过程管理、不断完善考核制度

主要职能部门加强全院医疗质量过程管理和事先预防管理，对易发生医疗纠纷、事故的重点科室进行严密监控，要求部门认真排查事故隐患，进行自查自纠，发现问题及时处理，从多方位督导医疗服务质量。2008年开始，实行临床、医技的月岗位质量奖方案，对临床和医技科室实施标准制定、系统评价与分类考核，其考核结果与科室、部门的质量奖金挂钩，引导临床医技科室在发展业务、提升技术水平同时，重视科室的质量管理，不断提升工作效率及医疗质量。

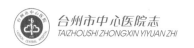
第三节 院感管理

一、管理体系

2000年7月，医院成立感染管理科，同年8月，成立感染管理委员会，制定《医院感染管理考核办法》等一系列规章制度。2013年4月，院感科成为一级科室。2016年8月，院感科改名为院感处。为进一步完善相关规章制度，科室编写《医院感染管理手册》，加强院感质控、手卫生依从率、多重耐药菌日常监测、医院感染漏报率等指标考核，做到基础、环节与终末质量的控制与管理，不断提高医院感染管理质量。2008年，医院启用感染监控管理系统，初步实现院感信息化管理。2015年，医院实行院感监管系统，该系统与医院HIS系统、病历系统、检验系统、手术麻醉系统、护士站等信息系统无缝连接，实现医院感染实时监测。

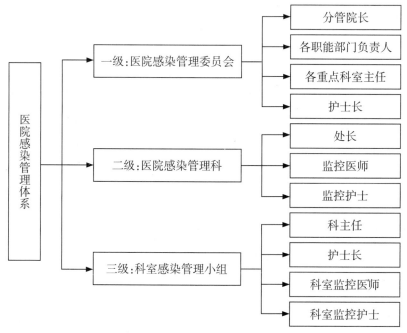

图6-2 医院感染管理体系

二、院感监测

（一）开展院感综合性监测

临床科室的医护人员及时发现医院感染病例，临床科室医师填写病历报卡，按规定的时限和途径上报院感处。院感处对上报的医院感染病例进行确认、核实，并对监测资料进行汇总、反馈，联合相关科室分析讨论，降低医院感染发病率。

（二）开展院感目标性监测

2009年，根据卫生部《医院感染监测规范》要求，医院针对高危人群、高发感染部位等开展医院感染及其危险因素监测，包括ICU三根导管的监测、新生儿三根导管及新生儿病房医院感染监测，并对开颅手术、乳腺癌手术、开腹结肠（直肠）手术、开腹胆囊切除术、髋关节置换术等5个手术部位进行感染监测。

（三）开展院感现患率调查

为准确掌握医院感染现状，研判趋势并进行干预和评价，2007年开始，医院每年开展一次医院感染现患率调查。

（四）开展环境卫生学及消毒灭菌效果监测

为严格执行无菌技术操作规范及消毒隔离制度，有效切断外源性感染的传播途径，最大限度地降低外源性病原微生物的传播引起的医院感染，医院每季度对手术室、口腔科、内镜室、消毒供应中心、新生儿室、血透室等临床科室重点部门进行医务人员手、空气、物体表面、消毒剂等常规监测，对不合格项目进行原因分析，并制定改进措施，直至监测结果合格为止。2019年开始采用ATP荧光检测仪加强科室环境表面清洁工作质量评价。

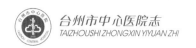

三、院感控制

为有效预防、及时控制和消除医院感染突发事件及其危害，医院成立感染暴发应急领导小组，制定医院感染暴发应急预案与院感暴发处置应急流程，指导和规范医院感染暴发事件的应急处理工作，每年开展两次以上院感暴发演练，日常对医院感染暴发事件进行监测、预警，最大限度地减少医院感染暴发事件造成的危害，保障医患身心健康与生命安全。

2003年SARS疫情暴发后，医院作为台州市"非典"定点收治医院之一，积极响应，迅速完成"非典"病房建设，加强医务人员对相关诊治流程、自身防护等院感知识和技能的培训，规范做好疑似病例收治等工作，为全市"非典"防治工作做出重要贡献，获得市委市政府的高度表扬。2020年1月新冠肺炎疫情流行后，医院立即制定各项防控工作方案，组织全院人员培训学习，针对各个部门特点开展新冠肺炎疫情防控应急演练，做好"两员两监督一巡查"工作，多部门联合深入医院各科室强化检查督导，确保疫情防控措施的有效落实。

第四节　JCI认证

JCI认证是美国医疗机构评审联合委员会国际部（Joint Commission International）专门为协助世界各国的医院融入国际质量评审和保险系统而设计的认证体系。其认证核心是医疗质量与医疗安全。这与医院"以患者为中心，以服务为核心"的服务理念不谋而合。2016年8月，医院成建制划归台州学院、组建台州学院附属医院，医院急需借助国际评审，提升服务质量和品质，使医院成为真正意义上的国际性医院。医院于2016年12月向JCI组织提交认证申请。在接收到JCI的申请同意书后，医院开始长达一年半的准备。

医院成立JCI办公室，并根据JCI检查标准，成立医疗、护理、管理、院感等专家组。组织相关人员分批前往已通过JCI第六版认证的浙医一院学习取经。

第六版JCI认证有368个标准、1300个测量要素，涵盖病人护理、病人评估、感染管理及控制、病人及其家属的权利和教育、设施管理与环境安全、医务人员的资格和教育、品质改进、医院决策及领导、信息管理等内容。在专业老师的指导下，逐条完善医院的各项制度、流程和应急预案。各临床、医技科室和行政后勤部门梳理本科质量指标，建立质量墙，持续数据收集和追踪，进行红黄绿卡管理和持续改进工作。

2017年7月7日，医院正式启动JCI评审工作，医务、护理、后勤保障等3个部门的JCI条义负责人先后做表态发言，医院领导为"距离JCI评审还有193天"倒数计时牌揭幕。JCI提倡在全院范围内形成促进医疗质量和患者安全持续改进的氛围，从申报JCI认证开始，医院就在全院范围内开展培训，使全体员工对JCI的理念、开展模式及认证必要性达成共识。

2017年12月18日，来自台北医学大学附属双和医院的专家一行9人来院进行为期5天的JCI模拟认证，以检验医院迎评准备情况，使全院工作人员进行一次"实战演习"。

2018年2月26日—3月2日，国际医疗卫生机构认证联合委员会组织专家组对医院进行JCI认证评审，因医院患者身份识别及手术标识项目未达标，未通过认证。同年7月23—24日接受JCI认证专家对未达标条目的复评，顺利通过JCI认证。

2018年8月17日，医院收到了美国国际医疗机构评审联合委员会（JCI）芝加哥总部寄来的证书，成为通过第六版JCI认证的学术型医学中心。

第五节 最多跑一次

医疗卫生服务事关民生福祉，直接体现群众生活获得感和幸福感。近五年来，医院大力推行"健康一卡通"项目，"最多跑一次"改革小组发挥专业特长，以信息化技术应用为基础，以创新服务举措、优化就医流程、提升服务品质为着力点，有效破解群众就医"三长一短"（挂号、候诊、收费队伍长，看病时

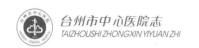

间短）问题，获得广大患者群众的好评。

一、"最多跑一次"提升就医体验

1. 信息化打造门诊"就医零等待"。2016年，医院实施"就医零等待"项目，通过三改（改硬件、该软件、改流程）和四升（预约病人免挂号排队、诊间预约或集中预约、非授信病人诊间自助支付、授信病人先诊疗后付费），有效提升就医体验。2016年10月，成为全国首家不通过第三方实现医保移动支付的医院。2017年7月1日，医院在全市率先试行"健康一卡通"，全面推行社会保障市民卡（或健康卡）代替医院原有就诊卡，实现"一卡就诊、脱卡支付、先诊疗后付费"。2018年，医院打通各类预约服务终端，患者可通过微信、App、刷脸就医等6种方式预约门诊，使用微信、支付宝、刷脸支付、电子健康医保卡等8种方式支付医疗费用。医院还创新性推出"先诊疗后付费"服务，市区医保病人在授信额度内可先诊疗，离院后3天内再付费，在全省率先实现"门诊就诊无支付"。目前，患者预约诊疗率达84.83%，预约患者按时就诊率达95.81%，门诊智慧结算率达86.3%，真正实现"看病少排队"和"付费更便捷"。

医院实行单项检查付费后自动预约，多项辅助检查在集中预约中心进行一站式集中预约，实现"检查少跑腿"。同时，全面实行检验检查结果电子化，推行"云影像""云胶片"应用，全面实现胶片不打印和区域医学影像数据共享。着力打造智慧药房，做到门诊取药"随到随取"。开设门诊综合服务中心，提供共享轮椅、物品寄存等便民惠民服务。完善志愿者培训及管理制度，为患者提供力所能及的帮助。

通过系列改进，真正实现"挂号预约多样化、就诊支付多元化、检查预约自动化、报告查询无纸化"。病人排队少了，由原来6次排队缩短到就诊、检查时的2次排队，收费窗口从2016年的14个减少至2个；就诊时间短了，病人平均在院时间由原来的179分钟下降至70分钟。

2. 一站式服务实现"住院更省心"。设立住院服务中心实行全院病床资源统一调配，为病友统一办理床位预约、入出院缴费、检查集中预约等便民服务。病区护士站推出"床边服务"，实现出入院手续一站式办理，床边结算比例达

85.96%，出院办理等待时间缩短至 2 小时，住院满意度达 98.89%。2019 年，本院在全市率先实现亲属用血、省内异地用血一站式减免；在市级医院中率先实现"出生一件事"办理。医院提供自助发票打印，在全国率先推广使用出院电子发票，在全市率先开展手机出院结算。积极开展日间手术和日间化疗，实现患者"随治随走"。开展多学科联合门诊，为患者提供最优化的诊疗服务。

3. 一体化流程促进"急救更快速"。医院成立胸痛中心、创伤中心、卒中中心、危急重症孕产妇救治中心、危急重症儿童（新生儿）抢救中心，与周边基层医院建立协作救治网络，通过 5G 技术建立院前院内网络信息共享平台，健全院前院内一体化、无缝隙衔接的急诊急救体系。

4. 互联网技术着力打造"智慧云医院"。医院开通与北医三院等知名医院的远程会诊，实现"足不出户看名医"。对医院复诊患者开展网上诊疗服务，提供常见病、慢性病复诊、健康咨询、康复指导、用药咨询等服务。

5. 开展职工"最多跑一次"服务行动。每年举办的职工子女"小天使"暑期托管班曾被全国总工会授予"2019 年度全国工会爱心托管班"称号。2019 年推行"所有固定资产配送到科""二维码点餐送餐"等 28 项服务，实现职工办事少跑、跑一次甚至不用跑，把更多时间留给病人，提升医院管理和服务水平。

6. 服务改善工作获各界肯定。近几年来，医院服务改善项目先后获全国首届优质服务大赛一等奖、全国医院擂台赛"发挥信息技术优势"第一名和全国示范案例、中国医院管理"十大价值案例"等，医院被国家卫健委授予"全国优质医疗服务示范医院"。省卫健委主要领导评价医院"最多跑一次"改革工作已位居全省医院前列。全国第三方机构满意度调查显示，医院门诊患者满意度为 95.75%，位居全市第一位。2020 年举办台州市继教项目《医疗服务"最多跑一次"实践》培训班，来自全市各地的 200 余名学员参加。医院相关经验做法被新华社、《健康报》、浙江卫视等媒体广为报道。

二、"最多跑一次"向公共场所延伸扩面试点

2019 年 8 月，本院被市跑改办确定为"最多跑一次"向公共场所延伸扩面试点单位，市跑改办、卫健委联合印发本院《以"最多跑一次"理念优化提升服务

实施方案》，从群众就医过程中期盼最迫切、愿望最强烈、意见最集中的问题入手，创新开展"停车更便捷""就诊更舒适""如厕更舒心""标识更清晰""便民措施更完善""志愿者服务更贴心""文化体验更丰富"等7大项21小项攻坚破难工作，着力打造全市示范性公共场所优质服务品牌。

三、"最多跑一次"助力新冠肺炎疫情防控

2020年新冠肺炎疫情防控期间，医院积极发挥互联网医院作用，远程为1000多名市民提供新冠肺炎咨询和诊疗服务，并试行医生居家开处方系统，在全市率先实现患者市内远程医保结算配药。同时，联合电台、电视台推出30期疫情防控科普节目，录制安全复工返工指导视频，点击量近7万，通过市工商联、台州交通广播和电视台等发放给社会各界，并组建专家团队深入台州电厂、三门核电站等20多家规模较大企业和各类学校开展现场指导，助力实现"两确保三争取"的防控目标，获得了社会各界的充分肯定。

第六节　医保管理

一、医保付费改革

2001年1月，医院医保实行按项目付费。

2013年2月—2017年12月，医院试行单病种定额结算，职工基本医疗保险对急性阑尾炎手术治疗、结节性甲状腺肿手术治疗、子宫肌瘤手术治疗三个病种按定额结算。2018年1月开展实行108个病种按单病种结算。

2015年1月—2018年12月，医院试行住院按纳入均费定额结算，椒江城乡居民基本医疗保险按纳入均费7500元定额结算。

2019年1月起，台州市试行住院按总额预付下DRGs支付结算，医院属于首

批五家三级医院试点单位。2020年1月起，台州市医疗机构全面推行这一政策。

2020年1月起，门诊实行按医院总额基金预算管理，适用于市级、椒江、黄岩的参保患者。

二、医保就医结算

2011年11月，启用市级医保一卡通系统，实现各县市区医保患者一卡通结算。

2012年9月，实现省内异地住院结算。

2016年10月，微信支付启用成为全国首家不通过第三方实现医保移动支付医院。

2017年7月，医院全面推行社会保障市民卡（或健康卡）代替医院原有就诊卡，全面实现"一卡就诊，脱卡支付，先诊疗后付费"。同年9月，实现跨省异地住院结算。

2019年6月，实现长三角门诊异地结算。（附记：2020年9月，实现医保电子凭证结算。2021年2月，门诊新增北京、天津、河北、安徽、重庆、四川、云南、西藏等跨省异地结算。）

三、医保DRGs支付管理

浙江省是全国首个住院结算按总额预付下DRGs的省份，2019年1月1日开始，台州成为继金华后的又一试点城市，本院成为台州市五家三级医院DRGS支付的试点单位之一，为推进医疗保险付费方式改革，实现参保人群得实惠、医院发展可持续、医保基金可控制的三方共赢，本院成立DRGs管理小组，构建从上而下的DRGs管理体系，围绕医院顶层设计的战略目标，通过一张网（组织架构建立）、二平衡（DRGs支付盈亏平衡、成本控制与学科发展平衡）、三平台（院科目标责任管理考核平台、沟通反馈服务平台、信息化建设平台）、四抓手（病案首页质量、临床路径率、日间手术占比、持续改进）的精细化运营管理模式。

2019年，医院医保DRGS支付以来的管理实践分别在台州市县域医共体医保

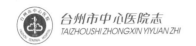

支付方式改革省级试点工作推进会及台州市医保支付改革推进会上做分享，也应邀分别参加中国医院协会、健康界、县级公立医院管理及兄弟医院等的线上线下分享，辐射省内外多个城市及市内多家医院，同时也吸引兄弟医院来院交流。

2020年，医院自主开发DRGS管理软件获计算机软件著作权，"新医改下DRGs-PPS医院战略实践与成效"案例获中国医院管理奖运营管理组银奖。

第七章

护理工作

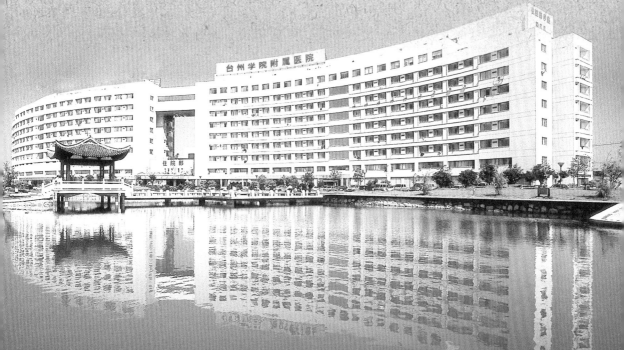

台州市中心医院护理工作自开诊以来，始终坚持"以病人为中心，以质量为核心"的理念。强化制度建设，保障临床护理质量与安全；深化优质护理，提升患者就医体验；注重人才培养，提升护理人员综合素质；优化内部管理，提升护理学科内涵品质；让护理工作贴近临床、贴近患者、贴近社会，为群众提供安全、专业、全程的优质护理服务。

第一节　制度建设

2000年，医院创建初期在上海瑞金医院护理专家的指导下，护理部建立了新病人入院制度、晨晚间护理工作制度、护理差错事故管理制度等各项护理工作规章制度，建立了护士长手册，统一了全院抢救车的配置，使各项工作有章可循。2002年，制定《护理文书书写标准手册》《护理技术操作规程》《护士必读》，汇编《台州市中心医院规章制度与岗位职责（护理分册）》。

2003年，根据《浙江省等级医院评审标准》，汇编《台州市中心医院护理管理制度与工作人员职责》，专项改进交接班制度和查对制度的落实。2004年，修订《台州市中心医院规章制度与岗位职责（护理分册）》，进一步明确了护理管理制度和各级护理人员职责。

2007年，根据中国医院协会（CHA）患者安全目标管理要求，建立无惩罚性的《意外事件报告制度》等，实施护理人员分级管理考评工作。2008年，制订护士绩效考核表和护理分级考核制度，制订护理部与各护理单元的目标考核标准。

2009年，修订《护理技术操作规程》和《护理文书书写指南》，编制了18本健康教育手册、50余种健康处方。根据卫生部颁布的《综合医院分级护理指导原则》，细化分级护理标准、服务内涵和服务项目，推行夜间巡视签名，落实《分级护理制度》。

2010年，根据《浙江省等级医院评审标准》，编制《护理规章制度和岗位职责》《护理工作流程》《护理工作应急预案》《护理技术操作并发症及处理》等5本书籍和26个具有专科特色的临床科室《护理管理规范》。2011年，根据卫生部颁发的《临床护理实践指南》，对护理工作制度、流程、护理常规和操作规程进行全面梳理，修订《护理操作规程》，改编《护士必读》，编制《台州市中心医院护理应急预案和流程》和200余种健康宣教资料册。

2012年，修订护理制度25条，护理常规308种。2013年开展岗位管理调研分析，编写《护理岗位说明书》，明确岗位准入要求和质量考核标准。

2015年，梳理并修订护理制度210项、护理常规1000余种、应急预案25项和工作流程108项，拍摄30个健康教育视频和11个结构化沟通案例情景剧视频，为护理工作提供指导和依据。

2017年，根据JCI标准全面修订护理制度，建立慢病管理制度、出院管理服务制度与流程等。

2019年，以"三甲"复评为契机，编制《护理操作规程》《护理操作并发症》《护理应急预案及流程》，修订护士岗位说明书。2020年编制《医院管理制度（护理分册）》《内、外、妇产、儿科护理常规》。

第二节　质量改进

2000年，成立护理质量考核小组，建立护理质控考核制度，每月一次对科室护理工作进行现场考核，建立护士长值班夜查房制度，为临床护理工作提供帮助和指导。2001年，开展护理质量先进科室流动红旗评比活动。

2003年，根据《浙江省等级医院评审标准》，成立护理质量管理委员会开展全面护理质控检查，进行持续性护理质量改进。2004年，制定各科室护理质量指标,如基础护理落实率、抢救物品完好率、护士基本理论、基本技能合格率等,明确护理管理目标责任制,建立护理质控月报制度和成绩排名公布制度。

2006年,在护理质量管理委员会下设临床护理、护理病历、消毒隔离、抢救管理、操作技能、病房管理等6个质控小组,明确职责,修订医院护理质量检查标准,每季度进行"地毯式"的护理质量大检查。建立护理风险报告和管理制度,强化护理风险防范意识。2007年开始,成立护理风险管理委员会,统筹规划风险管理活动。

2009年,在护理质量管理委员会下增设特殊科室护理质控小组,每季度对临床护理质量进行全面的检查和指导。启用不良事件网络报告系统,实现无纸化的快捷网络直报。2010年,成立护理质量管理委员会指导下的10个持续质量改进项目组,确定了28项质量指标,开展PDCA、品管圈、六西格玛等质量改进知识培训,形成人人参与、持续改进、螺旋上升的质量管理模式。

2011年,成立护理安全委员会,落实护理不良事件处理三级管理体系(护理部安全管理委员会、护理不良事件处理专家组、护理单元),每季度进行监控、分析、反馈和改进。

2012年,建立护理质量管理委员会和护理单元质量管理小组二级质量管理组织,成立给药安全改进小组、跌倒管理小组、非计划性拔管改进小组、流程改进小组等,形成全面质量控制和专项质量改进相结合的质量管理网络体系。完善护理单元目标管理方案,从平衡计分法4个维度制订护理单元目标。2013年,制订护理并发症上报规范。2014年,制订护理安全量化考核指标,重视安全事件管理。

2015年,开展护理质量与安全敏感性指标体系管理,进行通用性指标和专科性指标的监测。推广早期预警评分(MEWS),识别潜在危重患者。2016年,推进精益管理,启用真北墙,从服务、质量安全、财务和学习成长四个维度设置观察指标和驱动指标,每月收集数据,以红黄绿卡形式反馈。

2017年,根据JCI标准全面修订护理质量检查方案和标准,启动RRT团队和院内急救小组。开展VTE防治管理,推进ERAS建设。引入电子化护理管理系统,实现护理制度、护理质量、护理教育等资料和护士长事务管理的信息化和无纸化。

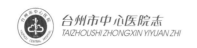

2019年，完善危重病人随访管理，开展跌倒防范、输血管理等多部门合作的质量改进活动。2020年，优化护理管理组织架构，护理质量与安全委员会下设护理人文委员会、护理质量监测与改进委员会、临床护理实践委员会、护理循证科研与信息委员会和护理教育委员会。新增中医护理、护理服务、加速康复护理、VTE防治管理4项护理质量评价标准。

第三节　优质服务

建院初期，以"笑脸相迎，主动问候，首问负责，出院相送"16字为服务方针，形成了服务至上的理念。开展整体护理模式，制订并落实标准护理计划和疾病宣教计划，开展"全程护理"服务，推进护理文化建设，提升服务内涵质量。

2005年，通过"以病人为中心，以提高医疗服务质量"为主题的医院管理年活动，深入开展全程护理服务，改进服务流程，改善服务行为。2006年，在全院倡导"四心"（爱心、诚心、细心、责任心）和"四情"（真情、同情、友情、热情）服务理念。《护理系统全程护理服务探讨》获2006年台州市科技进步三等奖。

2007年，以"建服务文化，创护理特色"为主题，全方位、多角度、多形式地开展服务文化建设，建立一支新型的护理服务队伍。按照能级原理，开始实施护理人员按职上岗，设置责任护士、执行护士、辅助护士及秘书等四个护理岗位，编写岗位职责、任职资格及准入制度。《能级原理在护士按职上岗中的应用研究》获2011年浙江省医药卫生科技二等奖。

2008年，开展星级护士评比活动，树立护理服务标杆。设计使用了电子版口服药执行单。2009年编制《沟通指导手册》，内容涵盖医患沟通、同事之间沟通、部门间沟通、上下级沟通等，为进一步提高员工沟通能力，规范员工服务行为提供指导，有效地缩短医疗服务的心理距离。

2010年，制定《台州市中心医院开展"优质护理服务示范工程"活动的实施方案》，启动肿瘤外科、心内科首批二个优质护理服务示范病区，开展 APN 排班，选拔"微笑天使"，强化基础护理落实，开展护理服务文化建设和护理服务创新评比活动，积极创建优质服务病区。

2011 年启动第二批 10 个优质护理服务病区，倡导"病友在我们的心中，优质护理服务在我们的行动中"的服务信念，编写《优质护理服务病房工作指南》，全院配备生活护理箱，优化出院办理流程，推行 APN 连续排班，开展"小组责任制＋个人管床制＋床边工作制＋床边记录制"的责任制整体护理。设计使用各项治疗的电子执行单，减少护士转抄医嘱的工作量，提高医嘱执行准确性。

2012 年，新增 13 个优质护理服务病区和门诊、手术室等 5 个优质护理服务单元，实现全院覆盖率 100% 的目标。成立优质护理推进专家组，制定服务标准，创新服务项目，设立入院接待处，强化护理服务规范，推行 AIDET（问候、介绍、过程、解释、致谢）、尊重患者外部沟通与 SBAR（现状、背景、评估、建议）标准内部沟通模式。2012 年，开发 135 种以病种为基础的表单式护理电子病历。

2013 年，推进护士岗位管理，按照首席护士、专科护士、全科护士、轮转护士四个层级制订岗位管理办法。强化优质护理内涵建设，全面启动护理电子病历，提高护士专科护理能力，深化推广 APN 排班，开展小组责任制整体护理。2014 年，配备移动护理车，开展移动护士站建设，推行责任护士床边订餐，强化服务创新和结构化护患沟通，提高患者感知服务。

2015 年，开设住院服务中心，逐步开展并完善住院预约、床位协调、入院办理、术前检查等工作，实现一站受理、综合办理。开展微笑服务、标准化沟通、早问晚安活动等，推进落实沟通和礼仪规范。2016 年，开展辅助检查集中预约、病人入院虚拟办理和护士站办理出入院工作，开设日间病房，病区药房引入口服药分包机，借助"317 护"App 推送健康教育知识至患者手机端。

2017 年，实现 PDA 全覆盖，全面启动移动护理系统，推进门诊、住院、辅助检查预约一站式服务。2018 年，借助云随访平台推送健康教育知识。2019 年，开展"三米阳光，崇仁暖心"优质护理服务活动，结合专科特点为患者提供暖心服务。2020 年修订护理服务理念，制订护理实践模型，各护理单元开展"一科一特色"优质护理服务，提升护理服务品质。

第四节 专科护理

重视专科护理建设和人才培养，自2003年以来，共建立14个专科和专业小组，开设5个护理专科门诊，培养37名专科护士，聘任3名专职专科护士。专科小组的建设和运行，有效解决护理难题，推动我院护理专业化、专科化向纵深发展。

2003年成立危重病人管理小组，负责全院危重病人的检查与指导。2004年成立糖尿病和高血压护理专科小组。2005年成立健康教育护理专科小组。2007年成立输液管理专科小组。2008年成立伤口管理专科小组。2012年成立心理护理专科小组。2013年成立中医护理专科小组。2014年成立疼痛管理小组。2018年成立安宁疗护专科小组。2019年成立VTE管理小组。同时，设有母婴护理专业、急诊急救护理专业、新生儿护理专业和手术室护理专业小组。

2009年开设PICC置管与维护门诊。2012年开设伤口造口、糖尿病护理门诊。2013年开设心理咨询门诊。2014年开设中医护理门诊。2019年开通"互联网＋护理服务"专科门诊。

2020年，编制《糖尿病专科实践指南》《中医护理实践指南》《静脉治疗安全实践指南》《造口护理管理实践指南》《压力性损伤护理实践指南》《疼痛护理实践指南》6项护理专科实践指南。

各专科小组实行组长负责制，定期组织各种形式学习，开展病友联谊会、健康科普宣传等活动。心理小组成立同事间支持团队，开展"秘密天使在行动""焦点解决短期心理咨询"和"巴林特小组"活动等。输液管理小组开展腔内心电图PICC尖端定位技术，利用B超进行疑难动静脉穿刺置管等。糖尿病小组开展全院低血糖发生率监测和病人集体健康教育等。新生儿护理专业小组新增早产儿袋鼠抱、新生儿皮肤风险评估等。疼痛小组开展急、慢性疼痛管理、PCA泵随访等工作。

第五节 人才培养

医院创建初期，1999 年，选送 25 位护士到浙江大学医学院附属邵逸夫医院进修培训。2000 年，学习瑞金医院护理教育模式，开展业务学习、整体护理知识和制度培训。选送 8 位护理骨干至上海瑞金医院进修重症护理及护理管理。成立基础护理操作考核组，对吸氧、心肺复苏等基本护理操作进行培训与考核。

2001 年开展新护士岗前培训，按计划落实在职护士培训。2002 年实施新护士定级考核，开办护士英语学习班。2003 年，建立教育培训制度，制订各类教学计划，包括业务学习、护理查房、新护士岗前培训、在职护士规范化培训计划等，组织开展护士长管理培训。2005 年，各科室设 1 名教学干事，负责临床教学工作。

2006 年，选送 26 名护士长到浙江大学医学院附属邵逸夫医院短期进修，举办院内护士长培训班及骨干护士培训班。在瑞金医院集团的帮助下，开办护士礼仪培训班，成立医院礼仪队。

2007 年，按照 1 年内护士、1—5 年护士、6 年以上护士、责任组长或带教老师四个层次，建立人手一册的护士分层次培训和考核本，制订并落实各层次护士的培训和考核计划。2008 年，重编 1 年内新护士培训手册，开办第一期的心理护理技能培训班。

2010 年，推行三年内护士导师制，由资深护士和新护士结对。2011 年，开展护理应急队伍建设和培训，建立应急小分队。2012 年，全面推行床边护理三级查房，晋升主管护师人员实施轮转 ICU、CCU、急诊科、脑外科 3 个月，提高护理人员对危重症患者的应急处理能力。

2013 年，推出 2 年内护士 600 针活动，对年轻护士实行 PBL 培训，培养年轻护士护理实践能力和解决临床问题能力。选派护士长助理及以上管理干部 100 人次参加恩泽集团组织的护理管理干部培训班。2014 年，开展护士规范化沟通培训，进一步规范护理服务。

2016年，按照国家卫计委《新入职护士培训大纲（试行）》要求，制订并落实2年内新护士规范化培训方案。开展护理教学需求评估，根据评估结果制定培训计划。创新教学方式，开展互联网＋教学，推行网络微信业务学习、移动查房等。2017年，举办第一届金秋十月技能赛，开展RRT团队和院内急救小组应急培训及演练。2018年建立346名带教老师档案，设定新带教老师申请资格，进行理论和授课能力的评估和考核。

2019年，建立和完善以岗位需求为导向的护理人才培养模式，开展院科两级教育需求评估，制定分层次培训计划，开展线上线下多种途径的培训；改进急救操作考试模式，结合临床案例，增设团队考核项目，提高团队抢救配合能力。2020年，设立37名首席教育护士岗位，负责科室教学工作；制定《教育护士管理办法》，开展教学能力提升的专项培训；开展教育评价，实现护理教育的闭环管理。

第六节　现场管理

开诊初期，按照上海瑞金医院模式建设病区，统一规范病区各室物品放置，病房物品配置和管理，创造良好病区环境。2004年，以等级医院创建为契机，进一步规范病房管理、病区被服管理、物资管理和器械管理等。

2010年，将5S（清洁、清扫、整理、整顿、素养）活动与病房规范化管理相结合，通过创建，使病房设置规范化，配制室、库房、药物等管理井然有序。

2014年，选定甲状腺乳腺外科和胸外骨科二病区为2个5S管理推进试点病房，规范病区药物、设施、设备、物资的管理，推行病区规范化建设。2015年，全院开展规范化病区和有温度的病房建设活动，开展5S论证管理。2016年将病区规范化管理和下班前5分钟相结合，促进病区管理更有序。

2017年，在5S管理的基础上，结合病区实际重新制定6S（清洁、清扫、整理、整顿、素养、安全）管理标准，成立6S现场管理推进小组，实现全院6S网格化管理。2018年，每月进行科室6S检查，开展全院评比，8个科室获得优秀样板科室称号，11月底参加台州恩泽医疗中心组织的国家级5S优秀案例评选，"双向定位法的手术仪器管理"获优秀创意奖，"利用双仓法进行一次性耗材管理"获得优秀案例奖。

第七节　延伸服务

出院随访工作：2006年普外科、肿瘤外科等7个科室率先开展出院病人电话回访和上门回访工作。2007年在全院开展出院病人回访，建立回访制度，启用病人出院回访卡。2011年，建立出院回访信息平台，为提高出院回访质量提供了保障。2017年构建三级立体随访体系，对所有患者进行关怀式随访，依托云随访服务平台，构建了124个专病专访表单，开展专病专访工作。

居家护理工作：2015年成立居家护理专业组，开展出院病人居家护理服务，服务内容包括管道护理、创口护理和健康教育等。

慢病管理工作：2018年成立互联网＋健康教育"九师"管理团队，开展高血压病、糖尿病患者的互联网＋慢病管理。2019年新增痛风患者纳入互联网＋慢病管理。

护理网＋护理：2018年母婴护理互联网专科门诊上线。2019年，医院互联网医院对接省平台，全面开通"互联网＋护理服务"（包括互联网护理专科门诊和互联网＋居家护理），通过多途径为患者提供护理服务。

延伸护理服务：开诊以来，护理人员积极参加各类义诊活动、健康科普宣传、对口支援、医联体单位帮扶等，积极投入汶川地震救护、抗击SARS和新冠肺炎等工作。自2008年以来，每年"5·12国际护士节"组织护士团队为福利院的老人送温暖，已经延续了12年。

交流平台建设：2006年创建护理天地网站，给全院护士提供沟通交流和展示风采的阵地，丰富护士业余生活和精神生活。2011年，从历年来护理天地网发表的文章中，精选85篇，汇编成《天使物语》。2020年成立智慧护理联盟，推进"医联体＋互联网＋护理"模式，推出"智慧护理联盟"微信公众号及"智慧

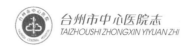
护理"抖音号，创建"共建、共商、共享、共同学习"的交流平台。

第八节　评价管理

2000年开始，开展患者满意度测评，存在的问题及时反馈改进。

2008年从表格设计、调查方法、科室重视程度以及护理工作质量等方面对满意度调查进行了分析和改进。

2011年，护理部下属增设服务中心，承担医院满意度与服务投诉管理。满意度涵盖外部顾客（门诊与住院患者）和内部顾客（员工）的满意度测评体系，改善医院服务，推进患者满意工程。服务投诉实行"首诉负责制"，建立接到一个投诉时，一个不漏地记录、一个不漏地处理、一个不漏地追踪与随访的"1＋3"服务投诉体系和管理模式。

2012年开始，开展患者就医体验活动，每月对各病区住院患者进行体验与满意度测评，根据患者需求，改进护理工作流程，改善患者就医体验。

2017年，优化满意度考评管理，量化满意度测评项，在原有满意度调查问卷指标基础上，增加推荐度指标，并设置忠诚度、总体满意度、出院病人电话回访满意度，从体验满意度、推荐度、忠诚度、总体满意度和电话回访满意度五个维度逐步构建科学合理满意度管理制度。

2017年9月，国家医管中心全面启动全国三级医院满意度调查，并把门诊患者、住院患者、员工满意度列为国家公立医院考核及等级医院评价体系中的一个重要指标。分别在同年与2019年9—12月开展为期三个月的满意度调查工作，取得较好的成绩。

第八章
科研创新

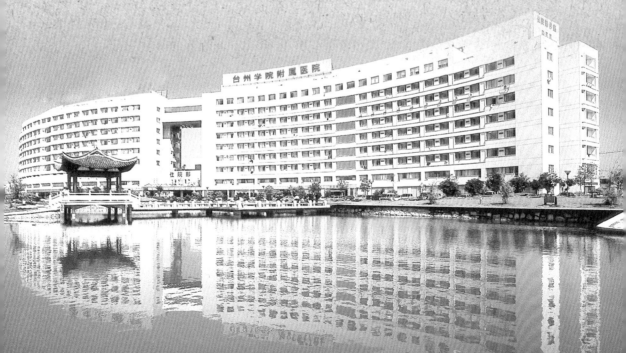

医院坚持临床、教学与科研并重，在医院领导的重视下，逐步建立起良好的科研学术氛围，随着科学技术的发展和医院工作的开展，科研能力提高，在专业发展和学科建设过程中，拥有自主知识产权的科研成果和论文著作逐渐增加，对外科研合作和学术交流不断加深，医院的科研管理能力同步提升，逐步建立科研管理工作制度，完善学术委员会和医学伦理委员会组织和职能，加强科研工作的规划和管理。

为切实提高医院的科研水平，医院通过引进高层次人才、加大科研能力的培训力度，举办科研专项培训班，加强与高等院校和科研院所的合作，着力培养科研骨干团队，建立台州市老年医学研究所、台州市普外科重点实验室、医院精准医学中心，设立台州学院直属研究所14个，为科研工作搭建研究平台。同时，逐步完善科研项目管理和科技成果转化的相关规章制度，确保科研工作协调、可持续发展。充分利用科研平台，提升临床研究能力，促进学科整体能力的提高。加强与各大医院与高校的学科开展合作，通过聘任国内外具有影响力的专家担任学科顾问、加入专科联盟和临床医学中心建设等方式，助力学科建设和科研工作。

截至2020年6月底，医院主持国家级自然基金4项，省部级科研项目30项、厅市级科研项目317项，科研成果获得省、市各级科技成果奖38项。在省级及以上医学期刊上发表学术论文3765篇，其中SCI论文103篇。获得授权专利74项。

第一节　科研管理

临床和科教是医院发展的两翼，医院在建院初期重视科研工作，先后出台

《科技项目管理办法》《科研成果管理办法》等一系列科研管理制度，促进医院科研工作有序开展。2002年医院获得浙江省科技厅重大课题《一类新药人工泪液临床前及临床Ⅰ、Ⅱ期研究》课题，实现医院省级重大课题"零"突破。

通过建设实验平台，聘请学科顾问、引进科研人才以及积极的激励机制，成立组织库和精准医学中心，为科研工作的持续发展打下了良好的基础，引进台州首台分选型流式细胞仪，搭建公共科研平台，与浙江大学医学院附属第一医院李君教授实验室团队合作，指导开展实验室人员培养、科研骨干培训等提升医院科研能力的工作。2012年，骨科的"巴戟天多糖对去卵巢骨质疏松大鼠骨代谢调控作用研究"项目获得浙江省科技进步三等奖。2019年10月医院通过国家药品监督管理局认证，获得国家药物临床试验机构（GCP）认定证书，骨科、眼科、呼吸、神经内科和肿瘤符合药物临床试验机构资格要求，呼吸内科、肿瘤内科和肾内科率先承担药物临床试验项目，项目合同经费为184.915万元，心内科、风湿免疫科、放疗科开展临床多中心研究项目，神经内科、临床药学等承担医学会、药学院等学术团体组织横向课题。同时科研管理制度和流程得到规范，医院根据国家、省、市的相关规定，完善修订医院的科研管理制度，下发《科研配套、报销及奖励管理办法》《科研成果转化管理办法》等，从人、财、物等方面保障科技人员开展科研工作，积极鼓励申报高层次科研项目，加大高等级科研成果的奖励，激励科研人员在科研创新与转化方面发挥积极性和能动性。

2018年4月医院加大对科研成果和优秀论文的奖励力度，新修订医院的科研奖励制度，对获得国家自然基金面上项目和青年项目的医务人员分别奖励30万元和15万元。经过20年的积累和发展，医院科研产出的数量和质量提升，2018年获得国家自然基金项目立项2项，实现了医院国家自然基金项目"零"突破。2019年再获国家自然基金项目2项，其中一项为面上项目。在科研成果转化方面，成功举办台州市首届卫生健康科技成果转化对接会，促进科技成果转化。

第二节 论文发表

医学论文是医务人员展示临床和科研成果的主要方式，截至2020年6月，医院在各级期刊上发表论文3765篇，其中SCI论文103篇，累计影响因子215.867分，一级论文471篇。

表8-1 2000—2020年医院发表论文汇总表

年份	SCI杂志	一级杂志	其他杂志	合计
2000	0	0	0	0
2001	0	2	25	27
2002	0	8	68	76
2003	0	10	80	90
2004	0	14	91	105
2005	0	18	148	166
2006	0	10	138	148
2007	0	20	196	216
2008	1	19	134	154
2009	4	19	147	170
2010	4	32	250	286
2011	2	43	268	313
2012	4	35	317	356
2013	6	44	254	304
2014	5	41	228	274
2015	9	30	161	200
2016	6	32	188	226
2017	9	28	100	137
2018	16	29	155	200
2019	34	34	189	256
2020.1—6	3	3	54	60
总数	103	471	3191	3765

备注：具体SCI论文一览表详见附表2。

第三节　课题立项

科研工作是医院持续发展的动力，是学科建设和人才培养的重要手段，临床基础研究为解决临床问题提供理论依据和研究基础，并促进学科的发展。医院鼓励开展科研工作，提供人、财、物等资源和科研激励政策，截至2020年6月底，医院主持国家级自然基金4项，省部级科研项目30项、厅市级科研项目317项，获得纵向经费1027.2万元。

表8-2　2000—2020年医院课题立项汇总表

年份	课题级别				总数	纵向经费（万元）
	国家级	省级	厅级	市级		
2000				3	3	2.5
2001				11	11	5.1
2002	1		1	8	10	347.7
2003			2	10	12	8.2
2004			3	14	17	12
2005			1	10	11	9
2006	1		4	9	14	27
2007			3	12	15	10.5
2008	1		2	8	11	20.5
2009			1	18	19	14.5
2010	1		1	17	19	23.5
2011			2	15	17	21
2012	2		3	12	17	29
2013				12	12	18.3
2014	1		1	16	18	41
2015	2		1	15	18	42.9
2016	3		2	14	19	42
2017	1		4	18	23	36.5

续表

年份	课题级别				总数	纵向经费（万元）
	国家级	省级	厅级	市级		
2018	2	5	5	15	27	98
2019	2	5	9	25	41	159
2020.1—6		7	10			59
总数	4	30	55	262	351	1027.2

表8-3 2000—2020年医院省级以上课题立项一览表

序号	年份	项目名称	课题来源	主持人
1	2002	一类新药人工泪液临床前期及临床Ⅰ、Ⅱ期研究	浙江省科技厅	金国健
2	2006	红豆杉多糖提取分离技术对心肌缺血损伤的干预		朱慧民
3	2008	KIR-HLAI组合多态性与原因不明习惯性流产发病机制的研究		李招云
4	2010	硼替佐米在TPA诱导的小鼠急性炎症(TAI)及胶原诱导的小鼠关节炎(CIA)中的抗炎作用及机制研究		周小小
5	2012	仿真人体的胃癌骨转移裸鼠移植瘤模型的临床应用研究		朱孟勇
6	2012	qRT-PCR检测乳腺癌患者血清microRNA试剂盒的研制和临床应用		陈巧佩
7	2013	长链非编码RNA基因CCAT2在肺癌中的分子机制及预后影响研究		章雪林
8	2015	基于EGFR通路放疗增敏在鼻咽癌治疗中的系统研究和临床应用		胡炜
9	2015	NPLC0393调节内质网相关蛋白减轻肝纤维化作用机制的研究	浙江省自然基金委员会	王奎锋
10	2016	慢性乙肝合并肝癌患者HBV基因整合对锌脂蛋白ZBTB20表达影响研究		何泽宝
11	2016	长链非编码RNA-MIR4697HG在卵巢癌中的作用及分子机制研究		张李钱

续表

序号	年份	项目名称	课题来源	主持人
12	2016	基于PD-1检查点阻断探讨免疫治疗与放疗协同在鼻咽癌治疗中的应用研究	浙江省科技厅	陈琪
13	2017	转录共因子YAP在脊髓损伤中星形胶质细胞激活和增殖中的作用及临床意义研究		李招云
14	2018	博莱霉素诱导肺毒性小鼠模型形成初期关键分子的研究		朱振华
15	2018	microRNA-200c靶向上皮间质转化调节因子ZEB2抑制乳腺癌转移的临床应用研究		陈寒君
16	2018	血清microRNA-1246在肿瘤患者中的临床应用及其检测试剂盒的研制		王攀
17	2018	基于互联网+医联体全程管理高血压糖尿病患者的效果评价研究		应莉
18	2018	蒿甲醚通过NFκB信号通路抑制破骨细胞分化成熟及对去卵巢小鼠骨质疏松模型的影响		滕晓
19	2018	clitocine通过靶向PKA信号通路调控肿瘤细胞化疗耐用的分子机制研究	国家自然基金委员会	孙建国
20	2018	基于功能代谢组学黄连解毒汤抗特应性皮炎原理研究		徐煜彬
21	2019	EGFL6在老年骨质疏松及骨质疏松性骨折的作用机制研究	浙江省科技厅	冯明宣
22	2019	HPSE与Mcl-1的相互作用及其对前列腺癌侵袭、转移影响的研究		李欣
23	2019	牛蒡苷元对脑缺血再灌注模型大鼠EPO/EPOR-JAK2-STAT5信号通路的影响		徐珊珊
24	2019	癫痫大鼠对电场纳米水凝胶响应性作用研究		徐红燕
25	2019	基于氧化石墨烯纳米技术对乳腺癌外泌体无标记检测及预后分析		王毅超
26	2019	外泌体运载miRNA-224-5p介导细胞间对话抑制乳腺癌自噬的分子机制及其临床检测价值	国家自然基金委员会	王毅超
27	2019	一种沙海蜇蜇伤小鼠新模型的构建以及基于多脏器组学联合分析的毒性机理与干预效应		肖良
28	2020	脓毒症精准诊疗高峰论坛	浙江省自然科学基金委员会	徐颖鹤
29	2020	DUSP1信号通路调控急性髓系白血病化疗敏感性的分子机制研究		林佩佩

续表

序号	年份	项目名称	课题来源	主持人
30	2020	Sufu 在 BMSCs 成骨成脂分化及骨稳态中的作用与机制研究		张招波
31	2020	microRNA-126 调控生物钟基因在长段骨缺损修复中的功能及作用机制研究		张 扬
32	2020	基于 lncRNA ABHD11-AS1 的甲状腺乳头状癌淋巴结转移机制研究及临床预测模型的建立	浙江省科技厅	陈 琪
33	2020	ARID1A/miR-503 对不同分型胰腺癌转移的调节并作为分子诊断标志物的研究		朱 杰
34	2020	采用 CRISPR/Cas9h 构建 LINC00704 敲除裸鼠甲状腺乳头状癌模型及其在肿瘤进展中的研究应用		卢洪胜

第四节　科研成果

科研成果的数量和质量是衡量一个医院科学研究产出的重要标志之一，是医务人员科研实验的劳动结晶。随着时代的发展，医学科研转向"以病人为中心"，在转化医学的理念下指导临床科研，科研成果又服务于患者。截至2020年6月，医院获得市级及以上科研成果奖38项。

表8-4　2000—2020年医院成果获奖汇总表

年份	成果来源				合计
	浙江省科技进步奖	浙江省医药卫生创新奖	浙江省中医药科技创新奖	台州市科技进步奖	
2001		1			1
2003		1		1	2
2004		1			1
2005		2		1	3
2006			1	3	4
2007		2	1	2	5
2008		1			1

续表

年份	成果来源				合计
	浙江省科技进步奖	浙江省医药卫生创新奖	浙江省中医药科技创新奖	台州市科技进步奖	
2009		1		2	3
2010		1		1	2
2011		2		2	4
2012	1	2		2	5
2013		1		1	2
2015		1		1	2
2017				2	2
2018		1			1
合计	1	17	2	18	38

表8-5　2000—2020年医院科研成果获奖一览表

序号	取得时间	奖项	成果名称	获奖等级	第一完成人
1	2001	浙江省医药卫生科技创新奖	浙江省台州市中心医院信息化建设	三等奖	金国健
2	2003	浙江省医药卫生科技创新奖	内皮素(ET)及降钙素基因相关肽(CGRP)在脊髓型颈椎病(CSM)中的作用	三等奖	裴宪武
3		台州市科技进步奖		二等奖	
4	2004	台州市科技进步奖	高血压心肌劳损与冠状动脉储备功能变化关系的研究	三等奖	童　鸿
5	2005	浙江省医药卫生科技创新奖		三等奖	
6	2005	台州市科技进步奖	金黄地鼠舌癌模型的建立及其肿瘤微循环基础研究	三等奖	郑根建
7	2005	浙江省医药卫生科技创新奖	职业性苯中毒致再生障碍性贫血临床研究	二等奖	张凯竞
8	2006	浙江省中医药科技创新奖	赤芍提取物对冠心病PT-CA术后血管重塑及相关基因表达的影响研究	二等奖	朱慧民
9	2006	台州市科技进步奖		二等奖	
10	2006	台州市科技进步奖	慢性肾衰患者血浆Hcy水平与心衰指数相关分析	三等奖	余海峰
11	2006	台州市科技进步奖	护理系统全程护理服务探讨	三等奖	王彩萍

续表

序号	取得时间	奖项	成果名称	获奖等级	第一完成人
12	2007	浙江省中医药科技创新奖	老年人中医证候分型与黏附分子表达的研究	三等奖	金国健
13	2007	浙江省医药卫生科技创新奖	荧光定量RT-PCR检测肿瘤患者外周血微转移及其临床应用研究	二等奖	李招云
14	2007	台州市科技进步奖		三等奖	
15	2007	浙江省医药卫生科技创新奖	人体位改变对血液成分影响的研究	三等奖	李素珍
16	2007	台州市科技进步奖		二等奖	
17	2008	浙江省医药卫生科技创新奖	平阳霉素白蛋白微球的研制及其治疗口腔颌面部血管畸形的基础研究	三等奖	郑根建
18	2009	台州市科技进步奖		三等奖	
19	2009	台州市科技进步奖	老年非酒精性脂肪肝ApoE基因多态性分析及成因相关性研究	三等奖	樊锦秀
20	2009	浙江省医药卫生科技创新奖		三等奖	
21	2010	浙江省医药卫生科技创新奖	前列腺素E1静滴+逆向体外反搏治疗末梢动脉闭塞的临床康复研究	二等奖	莫经刚
22	2010	台州市科技进步奖		二等奖	
23	2011	浙江省医药卫生科技奖	宫颈癌发生发展的分子机制及其基因标志物的临床应用研究（组织芯片监测宫颈癌HPV、P53表达及相关性研究）	三等奖	卢洪胜
24	2011	台州市科学技术进步奖		三等奖	
25	2011	浙江省医药卫生科技奖	能级原理在护士按职上岗中的应用研究	二等奖	张琳
26	2011	台州市科学技术进步奖	后颅窝手术的颅神经保护和并发症预防	二等奖	薛跃华
27	2012	浙江省科技进步奖	巴戟天多糖对去卵巢骨质疏松大鼠骨代谢调控作用研究	三等奖	朱孟勇
28	2012	浙江省医药卫生科技奖		二等奖	
29	2012	浙江省医药卫生科技奖	翼状胬肉手术前后泪液功能的变化	三等奖	王时力
30	2012	台州市科技进步奖		三等奖	
31	2012	台州市科技进步奖	宫颈癌相关基因检测的意义研究	三等奖	李招云

续表

序号	取得时间	奖项	成果名称	获奖等级	第一完成人
32	2013	浙江省医药卫生科技奖	天台乌药的指纹图谱研究	三等奖	余翠琴
33	2013	台州市科学技术进步奖	血清TGF-β1与肾脏病理损害程度相关研究	三等奖	余海峰
34	2015	浙江省医药卫生科技奖	血管紧张素Ⅱ受体拮抗剂与磺酰脲类降糖药相互作用实验研究	三等奖	陈赛贞
35	2015	台州市科学技术进步奖		三等奖	
36	2017	台州市科学技术进步奖	SKP2信号通路介导MMPs/TIMPs失衡促进肾细胞癌侵袭转移的机制研究	二等奖	卢洪胜
37	2017	台州市科学技术进步奖	非小细胞肺癌分子分型及其临床意义的研究	三等奖	章雪林
38	2018	浙江省医药卫生科技奖	非编码RNA和蛋白质组学在相关肿瘤的基础及临床应用研究	二等奖	李招云

第五节　成果转化

随着医学科学研究和技术研发的投入，医院实施创新驱动发展，以科技创新为引导，越来越多的医护人员将医学创新融入日常工作之中，通过赋能培训和政策引导，提升员工申报专利和软件著作权积极性。到2020年6月底，医院获得专利74项，知识产权保护意识逐渐增强，并在科研转化政策的引导下，实现专利成果转化3项，科研转化金额11.8万元。

表8-6　2000—2020年医院获得专利汇总表

序号	获得年份	类型				合计
		发明专利	实用新型专利	计算机软件著作权	外观设计专利	
1	2009		1			1

续表

序号	获得年份	类型				合计
		发明专利	实用新型专利	计算机软件著作权	外观设计专利	
2	2010	1	1			2
3	2011		3			3
4	2012	1	4			5
5	2013		3			3
6	2014		7			7
7	2015		7			7
8	2016	3	2	2		
9	2017		2	1		3
10	2018		9	2	1	12
11	2019		14	7		21
12	2020.1—6		3			3
	合计	5	56	12	1	74

表8-7　2000—2020年医院实用新型专利成果转化一览表

序号	成果名称	专利号	取得时间	受让方	转让金额(元)	发明人		
1	标本运输箱	ZL2018 20172692.1	2019.6	台州市博宝医疗器械有限公司	8万	朱苏	杰谦	李招云 周勇
2	生物标本运输箱	ZL2018 30063195.3	2019.6	台州市博宝医疗器械有限公司		朱苏	杰谦	李招云
3	一种用于骨科医疗上的手术取钉器	ZL2017 21500597.1	2018.12	浙江康飞思医疗科技有限公司	3.8万	丁凌志		

第六节　科研机构

科研院所建设是科研创新和临床、基础研究的主阵地。2001年6月成立台州市老年医学研究所，2004年9月成立台州市老年医学重点实验室，2014年11月成立组织库，同年12月成立台州市普外科重点实验室，2017年6月成立精准医学中心（中心实验室）。医院依托台州学院附属医院优势，加强院校合作，2019年12月台州学院在医院设立"台州学院重症医学研究所"等14个研究所，促进医院科研团队建设，推动医院人才培养、科学研究。

表8-8　医院设立的台州学院研究所一览表

序号	机构名称	英文名	负责人
1	台州学院重症医学研究所	Institute of Critical Care Medicine, Taizhou University	徐颖鹤
2	台州学院肝癌研究所	Institute of Liver Cancer, Taizhou University	莫经刚
3	台州学院卫生健康产品研发与转化研究所	Institute of Development and Transformation, Taizhou University	朱　杰
4	台州学院肿瘤放射治疗学研究所	Institution of Radiation Oncology, Taizhou University	应申鹏
5	台州学院分子诊断研究所	Institute of Molecular Diagnosis, Taizhou University	李招云
6	台州学院病理医学研究所	Institute of Pathology, Taizhou University	卢洪胜
7	台州学院皮肤性病研究所	Institute of Dermatology &Venereal Diseases	陈晋广
8	台州学院肾脏病研究所	Institute of Nephrology, Taizhou University	余海峰
9	台州学院骨关节疾病研究所	Institute of Osteoarthrosis, Taizhou University	滕　晓
10	台州学院消化道早癌研究所	Institute of Early Gastrointestinal Cancer, Taizhou University	滕晓生
11	台州学院眼科研究所	Institute of Ophthalmology, Taizhou University	王时力
12	台州学院医学信息技术研究所	Institute of Medical Information Technology, Taizhou University	李国军
13	台州学院临床诊断与生物信息研究所	Institute of Clinical Diagnostics and Bioinformatics, Taizhou University	陈　琪
14	台州学院神经病学研究所	Institute of Neurology, Taizhou University	王金华

第九章
医学教育

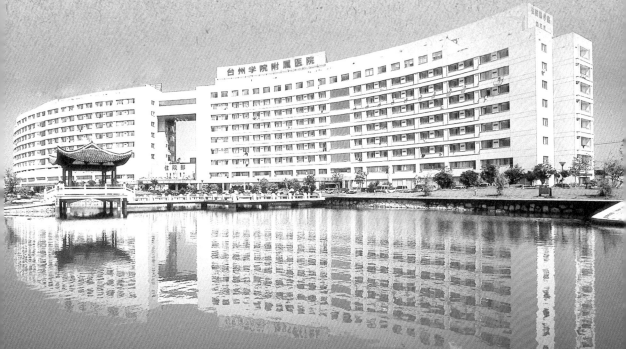

2001年7月，医院成立医学临床教学领导小组和医学临床教学教研室，开展医学临床教学工作。医务处负责住院医师轮转培训、实习教学管理及继续教育管理。2002年1月，成立科教处负责教学管理工作。2003年9月，成为浙江省高等医学院校教学医院。2011年10月，成为浙江省住院医师规范化培训基地。2014年1月，成为国家临床药师培训基地。2014年9月，成为国家住院医师规范化培训基地。2016年5月，成为台州学院直属附属医院；同年11月设立临床教学办公室，负责台州学院直属附属医院本科教学的教务工作。2017年实习生、研究生教学管理及住院医师规范化培训管理工作先后从科教处转到临床教学办公室。2019年7月，医院成为浙江省全科医师转岗培训临床实践基地。2019年12月，医院成为浙江省市级医疗机构输血科（血库）从业人员岗位规范化培训基地；同年8月临床教学办公室更名为教学处，负责医院医学教育工作。护理医学教育工作由医院护理部负责。

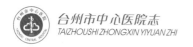
第一节　组织架构

一、医学教育组织架构

1. 2001年7月至2016年9月医学教育组织架构

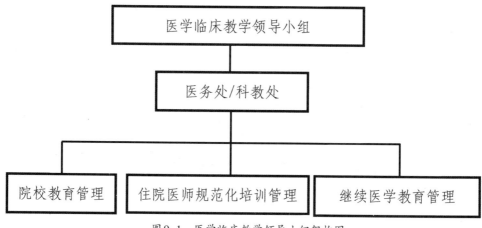

图9-1　医学临床教学领导小组架构图

2. 2016年10月至2019年1月医学教育组织架构

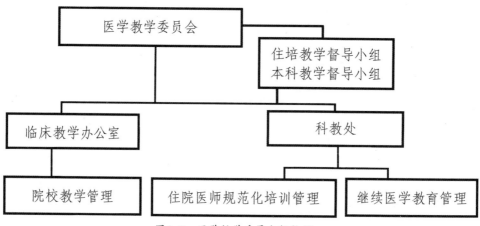

图9-2　医学教学委员会架构图一

3. 2019年2月开始医学教育组织架构

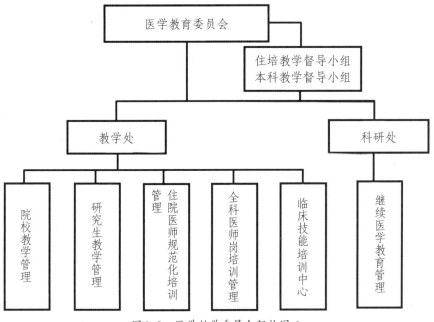

图9-3 医学教学委员会架构图二

二、本科教育组织架构

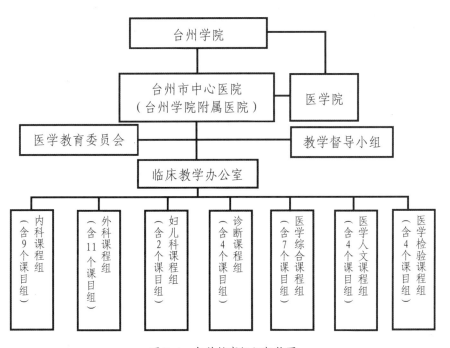

图9-4 本科教育组织架构图

三、住院医师规范化培训组织架构

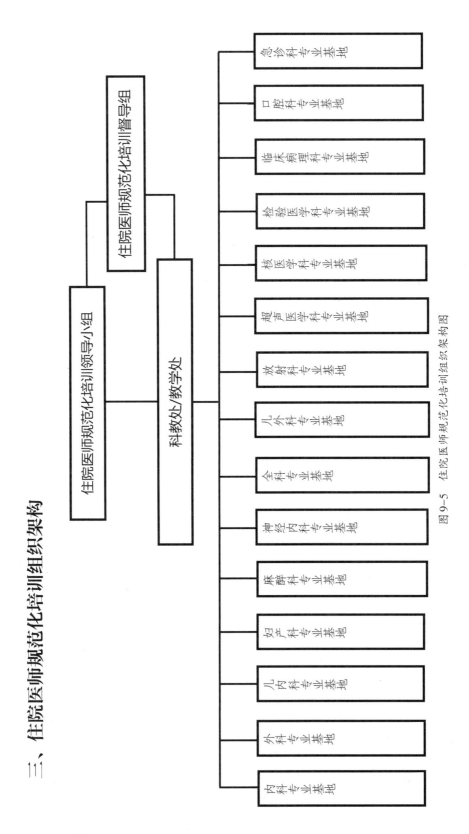

图9-5 住院医师规范化培训组织架构图

第二节 管理组织

一、院级管理组织

（一）医学教育管理组织

1. 医学临床教学领导小组

表9-1 医学临床教学领导小组成员

时间	组长	副组长	成员				
2001.7—2006.8	金国健	薛跃华　林福禧 邵炳荣　史锁洪	秦青通 张　琳 滕　晓 余翠琴	毛卫华 余海峰 赵玲萍	郑根建 童　鸿 叶　斌	王彩萍 莫经刚 陈再智	陈老六 戴岳楚 李素珍
2006.9—2008.9	朱顺法	顾　勇　薛跃华 高正仪	秦青通 余海峰 陈再智	毛卫华 莫经刚 李招云	郑根建 戴岳楚	张　琳 赵玲萍	童　鸿 叶　斌
2008.10—2011.9	薛跃华	/	郑根建 陈再智	童　鸿 张　琳	滕　晓 王　莉	赵玲萍	叶　斌
2011.9—2017.7	胡　炜	/	余海峰 张　琳	滕　晓 王　莉	赵玲萍 金艾黎	叶　斌	李招云

备注：下设办公室，主任毛卫华（兼）（2001.7—2003.4），郑根建（兼）（2003.5—2006.8）。

2. 医学教育委员会

表9-2　医学教育委员会成员

时间	主任	副主任	成员					
2017.8—2018.9	胡　炜	梁　勇 莫经刚 徐云峰 胡富宇	戴岳楚　余海峰　叶　斌　章华萍　李招云　蔡海鹏 舒海荣　应　莉　王　莉　张　琳					
			胡琼莹　戴岳楚　余海峰　叶　斌　章华萍　李招云 张　玲　潘　印　蔡海鹏　舒海荣　应　莉　张　扬 王　莉　张　琳　雷敏君　杨　灵　方幼平　李国军 张玉琴　梁显军　林祖近　卢洪胜　住培/实习生代 表各一名					
2018.10—	徐颖鹤		胡琼莹　陈　光　戴岳楚　余海峰　叶　斌　章华萍 吴立群　李招云　张　玲　潘　印　蔡海鹏　舒海荣 应　莉　张　扬　王　莉　张　琳　雷敏君　杨　灵 方幼平　李国军　张玉琴　梁显军　林祖近　卢洪胜 住培/实习生代表一名					
			戴岳楚　余海峰　叶　斌　吴立群　李招云　张　玲 潘　印　蔡海鹏　舒海荣　唐富琴　张　扬　王　莉 张　琳　雷敏君　杨　灵　方幼平　李国军　张玉琴 滕　晓　林祖近　卢洪胜　住培/实习生代表各一名					

备注：下设秘书，张琳（兼）（2017.8—2018.9），金艾黎（兼）（2018.10—　）。

（二）住院医师规范化培训领导小组

表9-3　住院医师规范化培训领导小组成员

时间	组长	副组长	成员					
2011.5—2014.3	顾　勇	胡　炜	王　莉　毛卫华　杨　灵　万新华　林顺康　卜建国 林祖近　叶　斌　赵玲萍　胡明华					
2014.4—2016.8	胡　炜	/	王　莉　舒海荣　杨　灵　雷敏君　林顺康　梁显军 林祖近　叶　斌　赵玲萍　胡明华　陈世宏　王跃芬					
2016.9—2019.3		莫经刚 徐云峰 胡富宇	王　莉　舒海荣　杨　灵　雷敏君　林顺康　梁显军 林祖近　叶　斌　赵玲萍　胡明华　于　进　张　玲 王　妍					
2019.4—	徐颖鹤		张　琳　舒海荣　林永志　杨　灵　雷敏君　方幼平 李国军　王　妍　戴岳楚　林祖近　张　玲　叶　斌 胡明华　毛卫华					

备注：下设办公室，主任王莉（兼）（2011.5—2019.3），张琳（兼）（2019.4—　）。

二、院级教育督导管理组织

（一）本科临床医学教学督导小组

表9-4　本科临床医学教学督导小组成员

时间	组长	副组长	成员				
2005.7—2006.8	朱顺法	史锁洪	王春友	郑文学	刘志勤	于　进	孔　伟
2006.9—2008.9	顾　勇	高正仪					
2008.10—2014.4		/	朱慧民	姚泽忠			
2017.7—2018.8	胡　炜	/	戴岳楚	滕　晓	余海峰	张　玲	叶　斌
			章华萍	应　莉	蔡海鹏	卢洪胜	陈晋广
			张　琳	陈秋月	徐玲珑	邬美翠	聂艳芳
2018.9—	徐颖鹤		张景生	江　浩	林永志	陶俊贞	张志刚
			黄桔秀	徐珊珊	朱　杰	金艾黎	

备注：下设秘书，张琳（兼）（2017.7—　）。

（二）住院医师规范化培训督导小组

表9-5　住院医师规范化培训督导小组成员

时间	组长	成　员					
2014.6—2017.8	胡　炜	舒海荣	于　进	王　莉	蔡海鹏	金　冲	王云玲
		潘　印	刘　琛				
2017.9—2019.3		王　莉	金　冲	蔡海鹏	潘　印	黄桔秀	陈秋月
		王国芬	汪国余	张　玲	王　琳	张志刚	周剑宇
		于　进					
2019.4—	徐颖鹤	林祖近	戴岳楚	张　玲	叶　斌	吴立群	张丹红
		林学正	丁　萍	胡明华	应于康	李招云	卢洪胜
		项超美	钟吉俊	王晓军	滕　晓	徐正保	朱君飞
		张　琳					

备注：下设秘书，刘琛（2017.9—2019.3），张波（2019.4—　）。

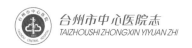

三、教研室（课程组）／住院医师规范化培训基地管理组织

（一）教研室（课程组）管理组织

1. 医学临床教研室主任、副主任及秘书

表9-6　医学临床教研室主任、副主任及秘书名单

时间	类别	主任	副主任	教学秘书
2001.7—2006.8	内科教研室	余海峰	童　鸿	陈　赛
	外科教研室	莫经刚	戴岳楚	黄　涛
	妇产科教研室	赵玲萍	/	金芙蓉　徐海鸥
	儿科教研室	叶　斌	/	冯海英
	医技教研室	李素珍	陈再智	樊锦秀
	护理教研室	张　琳	/	全日红
2006.9—2017.4	内科教研室	童　鸿	余海峰	陈　赛　蔡海鹏
	外科教研室	莫经刚	戴岳楚	黄　涛　潘　印
	妇产科教研室	赵玲萍	/	徐海鸥
	儿科教研室	叶　斌	/	张志刚
	医技教研室	陈再智	李招云	梁军兵
	护理教研室	唐富琴	/	雷　明

2. 本科教学课程组主任、副主任及秘书

表9-7　本科教学课程组主任、副主任及秘书名单

课程组	主任	任期	副主任	任期	秘书	任期
内科	余海峰	2017.5—	陈秋月	2017.5—2019.8	聂艳芳	2017.5—2018.5
					徐玲珑	2018.8—2019.8
			陈建霖	2019.8—	陈梦蝶	2019.8—
外科	戴岳楚	2017.5—2019.4	陈晋广	2017.5—	张景生	2017.5—2019.8
	滕　晓	2019.5—			蔡宁宇	2019.8—
妇产儿科	叶　斌	2017.5—	张　玲	2017.5—	张志刚	2017.5—

续表

课程组	主任	任期	副主任	任期	秘书	任期
医学综合	章华萍	2017.5—2019.4	黄桔秀	2017.5—2018.5	丁 刚	2017.5—2018.5
			徐珊珊	2018.8—2019.8	周礼鹏	2018.8—
	吴立群	2019.5—	陈世宏	2019.8—		
诊断学	蔡海鹏	2017.5—	邬美翠	2017.5—	泮慧俐	2017.5—
医学人文	张 琳	2017.5—	徐坽垅	2017.5	金艾黎	2017.5—
医学检验	李招云	2019.5—	陈文举	2019.5—	钟倩怡	2019.5—

（二）住院医师规范化培训基地管理组织

表9-8 住院医师规范化培训基地管理组织成员

类别	负责人	任期	教学主任	任期	秘书	任期
培训基地	顾 勇	2011.5—2014.4	包卫光	2014.11—2017.10	/	/
	胡 炜	2014.4—2018.9				
	徐颖鹤	2018.10—				
内科基地	林祖近	2011.7—	蔡海鹏	2016.9—	蔡海鹏	2011.7—2016.9
					聂艳芳	2016.9—2019.3
					邬美翠	2019.3—
					杨 希	2019.3—
外科基地	卜建国	2011.7—2016.3	金 冲	2016.9—2019.3	金 冲	2011.7—2016.9
	梁显军	2016.3—2019.3			阮利斌	2016.9—2019.3
	戴岳楚	2019.3—	滕 晓	2019.3—	张景生	2019.3—
					江 浩	2019.3—

续表

类别	负责人	任期	教学主任	任期	秘书	任期
妇产科基地	赵玲萍	2011.7—2017.10	张李钱	2016.7—2019.3	林慧敏	2011.7—2017.10
	张 玲	2017.10—	张 玲	2016.7—2019.3	王 英	2016.7—2019.3
			杜二球	2019.3—2020.3	程 娅	2017.10—2019.3
			林慧敏	2020.3—	陶俊贞	2019.3—
儿科基地	叶 斌	2011.7—	张志刚	2016.7—	张志刚	2011.7—2016.7
					周 燕	2016.7—2019.3
					杨 婷	2019.3—
急诊科基地	吴立群	2011.7—	黄桔秀	2016.7—2017.10	王永高	2011.7—2012.11
			朱海勇	2017.10—2019.3	黄桔秀	2012.11—2016.7
					金玉燕	2016.7—2017.10
			章娅妮	2019.3—	金礼通	2017.10—2019.3
					王 颖	2019.3—
全科基地	朱 红	2015.3—2019.3	黄桔秀	2017.10—2020.3	王国芬	2015.3—2017.10
	叶爱玲	2019.3—2020.3	王灵红	2020.3—	谢肖肖	2017.10—2019.3
	黄桔秀	2020.3—			王 溪	2019.3—
神经内科基地	张丹红	2011.7—	陈秋月	2016.7—	黄 睿	2011.7—2017.10
					林 霞	2017.10—2019.3
					金皎蕾	2019.3—
麻醉科基地	林学正	2011.7—	王 琳	2016.7—	王 琳	2011.7—2016.7
					罗 宇	2016.7—

续表

类别	负责人	任期	教学主任	任期	秘书	任期
超声科基地	丁 萍	2016.7—	周剑宇	2016.7—	史春娟	2016.7—2017.10
					金宏江	2017.10—2019.3
					陈珍珍	2019.3—
放射科基地	胡明华	2011.7—	吴海鸽	2017.10—	王 静	2011.7—2012.2
					刘红宇	2012.2—
临床病理科基地	甘梅富	2011.7—2016.7	卢洪胜	2016.7—2019.3	孙 刚	2011.7—2015.5
	卢洪胜	2016.7—	杨朝晖	2019.3—	杨朝晖	2015.5—2017.10
					魏科娜	2017.10—
					周璐青	2019.3—
检验医学科基地	李招云	2011.7—	陈文举	2016.7—	朱 杰	2011.7—2019.3
					钟倩怡	2019.3—
口腔全科基地	应于康	2011.7—	罗 军	2016.7—	罗 军	2011.7—2016.7
					刘 佳	2016.7—2017.3
					陶 丹	2017.3—2019.3
					朱海钱	2019.3—
儿外科基地	项超美	2011.7—	林永志	2016.7—	林永志	2011.7—2016.7
					郑茜茜	2016.7—
核医学科基地	钟吉俊	2016.7—	高钱纲	2016.7—2020.8	刘威平	2016.7—

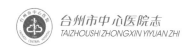
第三节　师资管理

一、师资培养

2016年11月为加快师资队伍的培养和建设，建立《医学教育师资培养及遴选规定》制度，每年对师资进行准入培训、院级培训、高级培训的层级递进式培养，采取理论培训、实践培训及自学相结合等方式，在注重临床教学基本理论、基本知识和基本技能培训的同时也注重教学研究与创新培训。

（一）准入培训

建立各级师资准入条件，对全院符合理论、见习实习及住院医师规范化培训师资条件的临床医护人员通过个人申请、职能部门审核，进行准入培训。取得准入培训合格后，列入各类师资队伍。2017年首批147名本科理论教学师资准入培训合格，为临床医学院本科理论教学提供保障；现有理论师资233名，见习实习师资374名，住院医师规范化培训师资224名。

（二）院级培训

院级培训指医院组织的各类师资每年进行教育理论、教学技能提高及新进展的培训。开展以形成性评价、PBL教学、CBL教学、临床思维带教、岗位胜任力导向等为主题的系列培训，全面提升师资教学能力。各级师资都应参加院级培训，住院医师规范化培训师资达100%。

（三）高级培训

遴选骨干师资以"送出去、请进来"的模式参加国内外高级别师资培训，如"PBL导师培训""临床医师教学发展""住院医师规范化培训高级师资模块化培训"等各级各类培训项目。2019年与温州医科大学合作承办"浙江省级住培师资暨高级师资第一模块培训班",医院住培高级师资达80%以上。

根据《教师系列专业技术职务试聘管理规定》,2017年以来被台州学院等高校聘为教授60名,副教授79名,讲师22名;其中正聘教授4名,副教授3名,讲师3名。已取得高等学校教师资格证书75名。(备注:各级教师聘任名单详见附表9。)

二、师资考核

(一)教学积分管理

2017年制定《本科教学工作积分管理办法》,将教师从事本科教学活动以积分的形式进行累计,内容包括教学数量、质量、管理、研究及获奖等项目,教学积分管理与员工年度考核、岗位聘任、卫生专业技术职务评聘、评优评先挂钩,并纳入科室部门业绩考核管理范畴。2019年修订《住院医师规范化培训师资管理规定》,将住培教学活动以积分的方式进行累计,为年度住培师资考核与聘任提供依据。2020年修订《医学教育教学工作绩效积分管理规定》,将住院医师规范化培训与本科教育教学积分合并计算;新增《临床药师培训教学工作绩效积分管理规定》。

(二)教学业绩考核

2018年根据台州学院《关于做好2017—2018学年教师教学工作业绩考核的通知》文件及指导性意见,制定附属医院《教师教学业绩考核办法(试行)》与《实施细则》,每学年对涉及本科教学的全体师资从教学工作量、教学质量、教学建设与改革等维度开展师资教学业绩考核,考核结果与教学职称评聘挂钩。

三、师资激励

2016年根据恩泽医疗中心(集团)制定《住院医师规范化培训优秀带教科

室、优秀带教老师、优秀住院医师评选管理办法》。2017年医院制定《住院医师规范化培训优秀带教科室、优秀带教老师、优秀住院医师评选管理办法》。2018年医院制定《本科教学优秀教师评选办法》，每学年进行优秀带教老师评选，在科室或专业基地推荐的基础上，结合师资考核结果、学员培训质量与评价、同行评议及教学管理部门评价四个维度考量，每学年评选出校级、院级各类优秀教师。

第四节　院校教育

办院伊始，医院依托上海瑞金医院集团教学优势，在2001年7月成立医学临床教学领导小组，下设临床教学办公室。同时，成立内科、外科、妇产科、儿科、医技及护理6个临床教学教研室，规范教学管理与教学程序，保障临床医学教学工作有效开展。2002年开始接收护理大、中专学生来院实习。2003年医院围绕浙江省医学高等院校教学医院建设要求，完善教学组织与教学条件，制定教学管理制度，规范开展临床实习教学活动，顺利通过了浙江省卫生厅教育厅教学医院的评估，为医院的临床实习教学与三级医院评审奠定良好基础。先后与蚌埠医学院、温州医科大学等13所院校签订教学医院合作协议，每年接收临床、药学、检验、护理等近十个专业学生来院实习与见习。2005年6月，通过上海第二医科大学及瑞金临床医学院教学评估，成为上海第二医科大学瑞金临床医学院台州分院；2006年6月，该校首批临床医学专业学生来本院实习。2018年11月，医院通过上海同济大学教学基地评估。2019年6月成为香港中文大学中医学院教学基地，该校2批19名中医硕士研究生来院见习。

表9-9　医院与医学院校开展教学合作情况表

序号	院校	合作类型	签署时间
1	蚌埠医学院	教学医院	2002.1
2	绍兴文理学院	教学医院	2002.3
3	上海第二医科大学瑞金临床学院	台州分校	2005.6

续表

序号	院校	合作类型	签署时间
4	杭州师范学院	教学医院	2006.11
5	浙江医学高等专科学校(杭州医学院)	实践教学基地(教学医院)	2006.7
6	温州医学院	教学实习医院	2007.6
7	金华职业技术学院	实践教学基地	2009.7
8	湖北荆州职业技术学院	实践教学基地	2012.11
9	宁波职业技术学院	实践教学基地	2016.5
10	浙江中医药大学	教学医院	2017.10
11	台州学院	附属医院	2017.6
12	同济大学	教学基地	2018.11
13	香港中文大学中医学院	教学基地	2019.6

2016年5月医院成建制划归台州学院，组建台州学院直属附属医院；同年11月设立临床教学办公室，负责本科临床教学管理工作，进行教学管理制度与规范建设、师资队伍建设及教学设施设备建设，筹办承接台州学院医学院临床医学专业本科理论教学工作。

2017年6月毕业实习教学管理工作由科教处转到临床教学办公室。2017年9月台州学院医学院临床医学专业"3＋2模式"（医学院3年基础医学教学后进入2年临床学科教学）的临床教学阶段在医院顺利开班，医院全面负责该阶段的教学任务，现已完成了4届共169名临床医学专业学生的教学任务。同时，医院也承担了检验医学、护理、康复治疗等专业的课程教学工作。2017年10月，医院成立台州学院临床医学院。在台州学院统一部署下，临床医学院按临床医学专业认证标准做好全面准备；同年11月，顺利通过教育部临床医学专业认证。2018年8月根据JCI学术型医学中心的要求完善教学管理，顺利通过认证。

一、制度建设

2017年，在遵守台州学院及医学院教学制度的前提下，建立教学基层组织，成立本科临床医学教学督导组，制定临床医学院教学管理相配套的制度、规范、流程和职责，编制《教学管理制度与职责》。根据JCI认证标准再次修订并增加受训学员临床医疗活动监督制度、医学生与住院医师参与质量监测与改进制度、医学生临床诊疗活动有关规定、医学教育项目运作评价制度等37条。

2018年，修订教学制度13条，制订《医学教学工作奖励办法》《教师教学工作业绩考核实施细则》《本科教学优秀教师评选办法》《理论授课交接班管理规定》等。

2019年，随着科室管理范畴的更新，修订并增加制度13条。制订研究生与实习人员有关待遇规定、兼职硕士研究生导师职务津贴发放规定、教学资金保障管理规定与试卷批改规范。

2020年，以三甲医院复评为契机，全面梳理教学管理制度，新编《院校教学管理制度》。

二、教学质量

分别对课堂教学与实习教学进行督导，建立观察指标，以红绿卡目视管理方法，通过每月监测，及时发现偏差并进行问题整改，保障教学质量持续提高。

（一）课堂教学质量

根据教学督导制度与实施细则，有计划督导大四本科课堂教学。从学生评教率、教学评价合格率、学生到课率、教学事故发生率、授课教师教学规范执行率监测课堂教学质量。2018年制定见习课程、技能教学、PBL教学的质量测评表，督导此类课程授课质量，3年来5项指标均达标。

（二）实习教学质量

2017年制定实习督导计划与实习教学质量评估标准，定人定区域每月进行科室教学工作检查，以导为主，采取现场及教学管理会议反馈问题，分析整改并持续追踪落实，形成闭环管理，科室教学质量逐渐提高。2018年修订《台州学院临床医学院临床医学专业毕业实习手册》，增加基本病种与技能完成项目登记，并将其完成率与24小时病历修改率纳入科室质量评价范围；同时，建立医学教育系统线上实习管理平台，将实习教学过程通过手机端或电脑端进行网上登记，形成规范的电子台账。职能部门实时监管科室教学活动，及时反馈与督促，形成线上线下协同监控的质量管理体系。2019—2020年全院实习教学质量合格率保持在90%以上。

积极组织实习生参加各级技能竞赛。2018年获浙江省第九届大学生医学技能竞赛一等奖、华东分赛区三等奖及腹腔镜单项奖。2019年获浙江省第十届大学生医学技能竞赛三等奖。2018、2019年指导蚌埠医学院临床医学专业实习生蝉联该校人学生技能竞赛一等奖。

三、医院历年毕业实习生接收量

表9-10　医院历年接收毕业实习生情况表

年份	本科		大专		中专		合计
	临床医技	护理	临床医技	护理	临床医技	护理	
2002	—	—	—	37	—	7	44
2003	—	—	—	57	—	—	57
2004	—	7	—	45	—	35	87
2005	35	—	42	—	7	—	84
2006	79	—	82	91	—	7	259
2007	43	—	29	—	—	7	79
2008	72	17	71	73	—	9	242
2009	80	20	61	61	—	—	222
2010	79	17	64	61	—	—	221
2011	50	13	54	42	—	—	159
2012	79	10	58	46	—	—	193
2013	71	78	34	46	—	16	245
2014	75	33	26	46	2	7	189
2015	72	41	28	53	—	13	207
2016	84	16	14	91	—	0	205
2017	98	31	35	88	—	19	271
2018	100	47	23	98	—	13	281
2019	140	34	18	87	—	33	312

续表

年份	本科		大专		中专		合计
	临床医技	护理	临床医技	护理	临床医技	护理	
2020	109	36	45	124	—	11	325
合计	1266	400	684	1146	23	163	3682
	1666		1830		186		

备注：台州学院临床医学院学生名单详见附表7。

第五节　研究生教育

2009年10月老年医学科朱慧民主任医师、医学检验科李招云主任技师获得温州医学院科学型硕士研究生导师资格。此后有14名临床及医技专业老师获得浙江大学、温州医科大学、河北北方学院、浙江中医药大学、杭州师范大学医学院等院校的硕士研究生导师资格，涉及外科学、骨外科学、肿瘤学、重症医学、皮肤病与性病学、临床检验诊断学、影像诊断学等专业，已培育10名硕士研究生顺利毕业。目前硕士研究生导师10名，在培硕士研究生8名。

表9-11　医院硕士生导师名录

姓名	学校	学科(专业)	聘任时间
朱慧民	温州医学院	科学型	2009.10
李招云	温州医学院	科学型	2009.10
胡　炜	温州医学院	临床型	2010.9
朱孟勇	浙江中医药大学	专业型—骨外科学	2011.4
周小小	温州医学院	科学型—外科学	2011.7
莫经刚	温州医学院	临床型—外科学	2011.7
徐颖鹤	浙江大学	专业型—重症医学	2016.7
李招云	河北北方学院	学术型—临床检验诊断学	2017.5
陈晋广	河北北方学院	学术型—皮肤病与性病学	2017.5
章雪林	河北北方学院	学术型—外科学	2017.5
陈　琪	河北北方学院	学术型—临床检验诊断学	2017.5

续表

姓名	学校	学科(专业)	聘任时间
张黎明	河北北方学院	学术型—临床检验诊断学	2019.7
王晓军	河北北方学院	学术型—外科学(胸外)	2019.7
梁 勇	温州医科大学	学术型与专业型—肿瘤学	2003.10
	河北北方学院	学术型与专业型—肿瘤学	2013.5
	杭州师范大学	学术型与专业型—肿瘤学	2014.10

表9-12 研究生招录人数与导师列表

招录年份	研究生	导师	招录年份	研究生	导师
2013	蔡远臻	朱慧民	2018	朱柳莲 赵伟君	梁 勇
	付 伦	李招云		朱楚梦	陈 琪
2014	冯一浮	莫经刚		安章露 金晓俊	胡 炜
2015	李露露	朱慧民		杨伟强	章雪林
	吕佳铭	胡 炜		陈晓英	李招云
2016	熊华才	胡 炜	2019	徐帅俊	梁 勇
	李益波	梁 勇	2020	金 彬	梁 勇
2017	麻怀露	梁 勇	2020	廖国燕	陈晋广

第六节　毕业后教育

　　根据国家与省医改政策的工作要求，医院开诊以来，积极贯彻落实住院医师规范化培训精神，对医院住院医师进行为期1年的规范化轮转培训。2011年11月，经过省卫生厅专家组评估，获批浙江省第一批住院医师规范化临床培训基地，共有内科、外科、妇产科等12个专业。2012年，招收院内外36名培训学员。经过三年的基地建设，2014年5月，接受省住院医师规范化培训基地复评，新申报的全科医学获得专家认可，13个专业基地全部通过。2014年8月，申报国家级住院医师规范化培训基地，同年11月获批，共有内科学、外科学、妇产科学等15个专业基地。

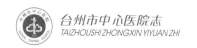
一、制度建设

2014年，医院遵循恩泽医疗中心（集团）统一制定的《住院医师规范化培训实施方案》《住院医师基地财务管理制度》《住院医师基地管理制度》《住院医师奖惩制度》等涵盖培训、考核、师资与学员管理等11项住院医师规范化培训相关制度，保障住院医师规范化培训有效开展。

2017年，为迎接JCI学术型医学中心认证及国家级住院医师规范化培训基地复评，医院梳理完善教学制度，制定和修订《临床实践能力培训实施办法》《住院医师规范化培训优秀老师、优秀科室、优秀住院医师评选办法》《住院医师规范化培训绩效考核管理办法》等4项制度。

2019年医院加强对住院医师规范化培训的投入与支持，增加专职管理人员，对照"2019版住院医师规范化培训基地评估指标"全面修订制度、规范与职责，制定《住院医师规范化培训学员薪酬及绩效考核管理办法》《住院医师规范化培训教学管理人员绩效考核管理规定》《科室带教活动绩效管理规定》等5项制度，契合当前住院医师规范化培训建设要求，保障培训质量。

二、学员招录

根据浙江省卫生健康委下发的招录指标，按住培专业基地报名人数在指标范围内进行招录。2019年开始实施招录前理论测试与面试，全面评估后择优招录。2020年在理论测试的基础上，专业基地参与面试共同招录学员。随着本院新聘员工渐以研究生学历为主，学员身份的比例逐渐发生改变，本院学员逐年减少，外单位及社会化学员逐年增多。

三、质量管理

（一）强化培训体系，保障培训质量。

医院成立院长负责制下的住院医师规范化培训领导小组与督导组织，定期研究相关问题，提供政策支持，解决影响培训质量的难题。

2019年开始每季召开协同基地联合会议，与台州市立医院、温岭市第一人民医院共同商讨培训管理过程中遇到的问题与困惑，互相交流经验，提高培训基地整体质量。

（二）规范培训过程，保障培训质量。

2019年以来探索分层递进培训，各专业基地根据专业培训的特点制定分层培训大纲设计轮转表，科室针对同专业不同年级、不同专业学员安排不同培训与考核。制定10个专业学员轮转考核手册及内、外科门诊教学日志，指导科室培训过程规范落实。入科教育作为培训的重要一环，对内容与要求进行了统一，制定培训任务清单并在学员入科时即告知，每位学员清单完成情况来检测病种与技能培训完成率，衡量受培训程度。规范入科岗位胜任力评估、日常考核、出科考核的内容及要求，规定日常考核包括病历书写、劳动纪律、形成性评价等8方面；出科考核与结业考核形式一致，注重病史采集、辅助检查结果判读及临床思维决策能力等临床实践能力培养。

（三）加强过程督导，保障培训质量。

2011年建立住院医师规范化培训督导小组，2019年开始每年制订督导计划，每月根据科室住培教学质量标准，督查台账与网报资料。质量成绩作为驱动指标，实行红绿卡目视管理，以查促改，检查结果通过现场反馈及各级会议反馈至科室、基地。对持续红黄牌科室协助分析整改，追踪整改效果，形成闭环管理。强化培训过程管理，对教学活动与出科考核不定期进行专项督导，促使教学活动规范落实。同时将教学质量纳入科室月质量绩效考核，全院住培教学质量得以明显提高，2020年末成绩达90%以上。

（四）实行目标管理，保障培训质量。

2020年实行专业基地年度综合目标考核，将基地内师资培养与学员年度业务水平测试、首次执业医师资格考试通过率及结业考核通过率作为考核主要内容，促使专业基地重视培训过程管理。年度综合目标考核亦作为评选优秀专业基地、优秀教学管理人员的依据之一，激励教学，提高培训质量。

（五）多措并举，提高结业考核通过率。

2019年开始将过程管理与考前强化训练相结合，提高学员考核成绩。注重轮转科室落实教学活动，严把入科教育及出科考核关。强化各类考前训练，在执业医师资格考试、结业考核、国家年度业务水平测试及市年度考核前制定详细的理论复习与技能辅导方案，提供丰富复习资源，多渠道开展模拟考核；考后分析，针对学员的薄弱项目进一步强化培训。临床实践能力考核进行摸底考核—指导训练—再考核—薄弱项再练习—再考核的形式，钉牢每位学员不掉队，保障顺利结业。连续2年学员结业考核首考通过率90%以上。

四、招录与结业学员数

获批省级住院医师规范化培训基地以来招录学员444名，已结业267名。

表9-13 住院医师规范化培训学员招录汇总表

序号	专业	2012	2013	2014	2015	2016	2017	2018	2019	2020	合计
1	内 科	11	15	16	19	4	20	13	16	15	128
2	外 科	3	9	11	8	3	16	9	8	4	73
3	妇产科	6	5	5	11	3	8	8	0	1	47
4	儿 科	1	3	1	5	0	3	5	3	1	22
5	急诊科	3	2	6	1	1	1	2	3	2	21
6	口腔科	2	2	3	1	4	4	4	4	6	31
7	全科医学科	0	0	0	1	2	0	6	2	8	19
8	神经内科	1	1	2	0	0	2	1	0	1	8

续表

序号	专业	2012	2013	2014	2015	2016	2017	2018	2019	2020	合计
9	麻醉科	3	2	2	0	0	5	2	4	3	21
10	病理科	1	0	1	1	0	2	1	1	0	7
11	检验科	0	1	2	1	0	0	1	2	0	7
12	儿外科	1	0	0	1	0	0	1	0	0	3
13	超声科	0	6	5	3	2	4	2	7	3	32
14	放射科	4	5	5	1	0	3	5	2	2	26
15	核医学科	0	0	0	0	0	0	0	0	0	0
	合计	36	51	59	53	19	68	60	52	46	444

备注：住院医师规范化培训444名学员名单详见附表8。

表9-14 住院医师规范化培训学员结业汇总表

序号	专业	2014	2015	2016	2017	2018	2019	2020	合计
1	内　科	4	13	10	16	14	7	13	77
2	外　科	2	4	10	7	6	5	12	46
3	妇产科	2	2	7	6	8	3	6	34
4	儿　科	1	1	3	1	3	0	3	12
5	急诊科	2	1	3	5	1	2	1	15
6	口腔科	1	2	4	0	1	4	5	17
7	全科医学科	0	0	0	0	1	1	0	2
8	神经内科	0	2	2	1	0	0	2	7
9	麻醉科	0	4	3	2	0	0	4	13
10	病理科	0	0	0	1	2	0	0	3
11	检验科	0	1	0	1	0	0	0	2
12	儿外科	0	1	0	0	1	0	0	2
13	超声科	0	4	0	4	1	2	4	15
14	放射科	0	1	12	5	1	0	3	22
15	核医学科	0	0	0	0	0	0	0	0
	合计	12	36	54	49	39	24	53	267

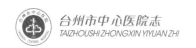

第七节　继续教育

20年来医院不仅在政策上支持继续医学教育工作，而且积极承办、举办各学科的继续医学教育活动。2003年开始承办继续医学教育项目，每年为基层医务人员搭建继续医学教育平台，提供学习新理论、新知识和新技能的机会。截至2020年6月底，医院举办继续医学教育项目151项，其中国家级项目30项，省级项目61项，市级项目60项。（备注：医院举办国家及省级继续医学教育项目汇总表详见附表10。）

第八节　护理教育

开院伊始，在上海瑞金医院护理部的指导下，重视护士培训与护理实习带教，2001年，成立护理教研室及护理教研组，全面制定护理教学管理制度与规范。2002年，接收首批44名护理及助产专业实习生，制定不同学历实习生的教学计划和目标，开展各项教学活动，每月两次全院性讲课、定期组织科室小讲课、教学查房、教学病例讨论、出科考核，每月开展教学质量监控，进行师生双向评价，严格落实管理制度。2003年，按照《浙江省教学医院检查评审标准》规范落实护理临床教学工作，配合医院通过了教学医院检查。

2005年，医院成为上海交通大学瑞金医院临床医学院台州分院。2006年，全面推进上海交通大学护理学院的教学规范在我院护理教学中实施，在护理教学师资的教学能力培养、带教方法等进行全面培训。规范小讲课与教学查房，开展检查性听课与培养性听课，规范各类教学活动的记录。

2007年，设立护理教育管理委员会，协同护理教研室负责教学管理，轮转科室实行总教学干事负责制，对实习生进行分层次目标管理（知识目标、技能目标与态度目标）及出科考核。建立实习教学档案、年度教学计划、教学目标、成绩考核、教师评价等教学管理要求。2007至2019年每年承担台州学院医学院护理专业临床课间见习教学任务。

2017年开始实行实习生教学线上管理，通过护理管理系统，对实习生档案、年度教学计划、教学目标、成绩考核、教师评价等进行全程追踪及监督。

2018年与台州学院合作，开始实行学院老师下临床、医院老师入课堂，培养"双师型"护理教师；创新教学方式，运用互联网＋，借用掌医课堂平台实施线上教学；开始推行实习班主任辅导制，由四名临床带教老师担任班主任；开展标兵寝室评比活动。

2019年深入探索院校合作育人模式，构建基于岗位胜任力的护生规范化培训方案；注重护生心理健康，开始建立护理部（心理咨询师）—护生班—护生小组、护生学员的三级网络管理，形成"网格化管理"的模式。6月设计护生下临床前的技能评价方案，18位医院优秀技能带教老师参与，顺利完成首批台州学院医学院180名护理专业学生的考核评价。

2020年，优化护理教育委员会职责与功能，协助台州学院护理专业认证，全面修订制度，推行护理临床实习形成性评价，为临床带教提供了新思路和新方法。

第九节　其他教育

一、临床药师培训

2014年1月，医院成为国家临床药师培训基地。2017年8月，成为中华医学会首批临床药师学员规范化培训中心，2019年9月，成为国家卫健委紧缺人才（临床药师）培训基地。现有培训师资6人，开展神经内科用药、抗肿瘤药物、抗感染药物、心血管内科用药、肾脏病用药、呼吸系统用药和全科用药方向培训。自2014年3月至今已面向全国二、三级医院累计招录90名学员，分别来自深圳市第二人民医院、江苏省南通市第一人民医院、云南省第三人民医院、浙江省温州市人民医院、温州市中心医院、舟山医院、舟山市妇女儿童医院、浙大医学院附属第四医院、杭州市第三人民医院、中科院大学宁波华美医院（宁波市第二医院）、慈溪市人民医院等单位。学员根据专科临床药师培训计划，在专科临床医生和临床药师老师的指导下，参与临床查房、开展药学查房和药学监护，学习专科常见病种的药物治疗原则和常用药物相关知识，参与医嘱审核和药物治疗方案的制定，开展药学信息咨询服务工作和用药宣教工作，进行每月的临床药师药学专题讲座和临床病例讨论、文献阅读报告及药历、病例分析、用药教育材料的书写等培训，目前已有78名顺利通过结业考核。（临床药师培训学员名单详见附表11。）

二、全科医师转岗培训

根据省卫健委2019年7月下发的《关于开展2019年度全科医师转岗培训的通知》文件精神，医院作为转岗培训临床综合能力培训基地，已接受2届台州市内21名医师为期11个月的临床综合能力转岗培训。依培训要求，制定转岗培训规范，安排轮转科室，落实岗前培训。轮转科室秘书熟悉并执行培训与考核，全面落实学员轮转、带教和考勤工作。考前对结业技能考核项目进行强化训练，首届9名学员顺利结业。

三、输血科从业人员岗位规范化培训

2019年12月，医院成为浙江省市级医疗机构输血科（血库）从业人员岗位规范化培训基地。制定《输血科从业人员岗位规范化培训管理制度》《输血科从业人员规范化培训考核管理办法》《输血科从业人员岗位规范化培训质量监督与改进制度》《输血科从业人员岗位规范化培训基地师资管理办法》《输血科从业人员规范化培训基地师资培训方案》，面向台州全市招收学员。

根据输血科（血库）从业人员岗位规范化培训计划，学员在专业带教老师的指导下，参与交叉配血、血型鉴定、抗体筛查、新生儿溶血等相关专业知识的学习及操作技能训练，参与相关法律法规专题讲座和疑难病例讨论及分析等。目前顺利结业1名学员。

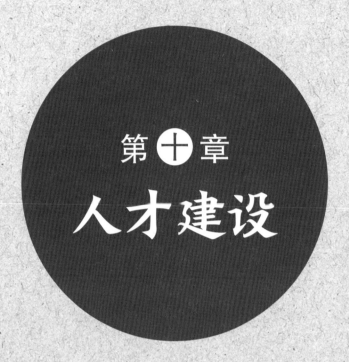

第十章

人才建设

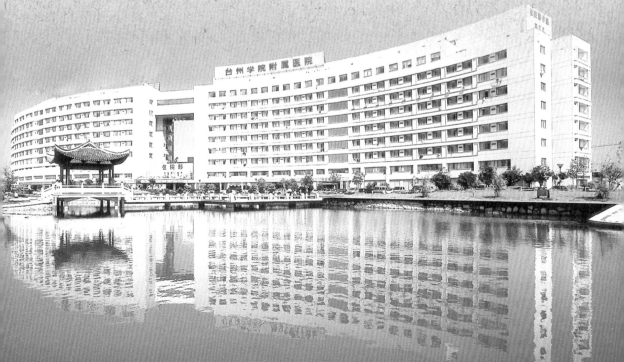

医院始终坚持"人才立院、人才兴院、人才强院"的战略，始终坚持"引人、育人、用人、留人"的举措，始终坚持"职称竞聘、薪酬激励、人文关爱"的方式，使医院人才队伍从无到有、从少到多、从弱到强，为医院的建设和可持续发展提供保障。2020年6月底，医院在岗职工1895人，其中卫技人员1511人，高级职称288人，博士25人，硕士230人，各类省市级人才130人次，台州市名医工作室10个。

第一节　人才引进

1999年6月30日，台州市中心医院筹建工程建设指挥部向台州市卫生局提交《关于上报台州市中心医院一九九九年度大中专学生进人计划的报告》（台中心医筹〔1999〕18号）。同年10月12日，台州市机构编制委员会下发《关于同意建立台州市中心医院并核给编制的批复》（台编〔1999〕72号）：核定中心医院为自收自支全民事业单位，暂核编制55名。1999年11月12日，医院在《健康报》及省、市电视台发布台州市中心医院招聘高层次医药卫技人才公告，面向全国招聘人才。

根据《批转市卫生局关于台州市中心医院组建方案的通知》（台政发〔2000〕38号）文件精神，台州市中心医院建院初期的业务技术人员，从台州医院调配一部分，从市内各县（市、区）医疗机构调配一部分，从全国各地公开招聘一部分，从应届医科院校毕业生中选聘一部分。根据台州市机构编制委员会台编〔2000〕22号文件精神，核定事业编制600名。经台州市人事局授权，医院实行高层次人才及大中专毕业生的自主招聘，医院人才招聘全面展开。2000年3月

18日，成立了第一个人才引进领导小组，实行"以人为本"的引人战略，从全国范围内招聘人才。2000年6月19日开诊时，医院在岗职工202人，其中高级职称39人。

随着医院的快速发展，2004年按可开放床位800张，经市机构编制委员会核定事业编制820名。到2007年，在岗职工达1021人，其中高级职称118人，硕博士41人，医院的实力也随着人才的集聚不断攀升。

2007年，医院与台州医院重组，成立台州恩泽医疗中心（集团），医院人事冻结，人员编制并入恩泽集团，2008至2016年，医院人才由集团统一组织招聘，按医院需求进行分配，招聘人员身份分为事业编制和非事业编制，其中非事业编制分为派遣（参编合同制）、合同制、合同制A、合同制B、合同制C、劳务人员。根据编制改革相关要求，从2015年开始，新入编职工统一划归为报备员额制。

2016年8月，医院成建制从台州恩泽医疗中心（集团）剥离，成为台州学院附属医院，市机构编制委员会核定事业编制1020名，其中事业编制820名，报备员额200名；2016年9月，事业编制调整为1200名，其中事业编制650名，报备员额550名；2020年4月，事业编制调整为1293名，其中事业编制650名，报备员额643名。

医院先后制定《台州市中心医院关于引进人才若干规定》（2003年）、《员工招聘制度》（2004年）、《大中专毕业生聘用管理办法（试行）》（2008年）、《职工招聘录用和离院工作管理办法》（2014年）、《医院高层次人才引进管理办法》（2016年）、《职工招聘管理办法》（2017年）、《医院新增岗位分级管理办法》（2018年）、《台州学院优秀毕业生留院制度》（2018年）等制度，探索建立基于学科成长性分析关键指标的人力资源配置模型，精准规划年度人才引进计划；制定可量化的人才引进评估体系，精准化引进人才；拓宽人才引进渠道，参加各类高层次人才洽谈会；抓住军队改制契机主动上门引才；发挥各类人脉资源，动员全院职工推荐人才；利用引进人才动员身边亲友；利用台州学院宣传途径不断扩大影响力；院部领导带队，分别赴西安、长春、兰州、合肥、苏州、泰州、无锡等地上门洽谈高层次人才。高层次人才洽谈工作日常化，主动联络，主动服务，近三年连续举办高层次人才（博士研究生）专场洽谈会，参加博士研究生30

人，近三年日常化洽谈高层次人才（博士研究生）180人；每年均组织参与普通卫技人员公开招聘和全市事业单位公开招聘，组织多场医院自主招聘考试，为医院快速发展提供人力保障。

表10-1 历年医院职工情况一览表

年份	职工总人数（人）
2000	444
2001	575
2002	659
2003	801
2004	958
2005	1006
2006	1039
2007	1021
2008	1068
2009	1168
2010	1255
2011	1307
2012	1403
2013	1516
2014	1572
2015	1617
2016	1604
2017	1687
2018	1851
2019	1902
2020.6	1895

表10-2 近五年参加校园招聘会情况表

年份	参会地点
2016	中国浙江·宁波高学历人才开放式洽谈会、第四届台州市高层次人才智力合作（西安）洽谈会、浙江大学、兰州大学、上海交通大学医学院、复旦大学、温州市高校毕业生就业招聘大会、山东大学、温州医科大学、绍兴文理学院、南京医科大学、湘雅医学院、华中科技大学同济医学院、武汉大学、浙江中医药大学

续表

年份	参会地点
2017	上海交通大学、复旦大学、苏州大学、浙江大学、南京医科大学、温州医科大学、山东大学、华中科技大学同济医学院、武汉大学医学院、南方医科大学
2018	台州国际人才合作洽谈大会、上海交通大学、复旦大学、浙江大学、山东大学、中南大学、华中科技大学、武汉大学医学院、苏州大学、南方医科大学、2018上海·台州周——高层次人才合作洽谈会、温州医科大学
2019	上海交通大学、复旦大学、华中科技大学、武汉大学、南京医科大学、温州医科大学、四州大学华西医学院、台州学院
2020.1—6	温州医科大学、复旦大学、浙江大学、台州国际人才洽谈会

表10-3　近五年医院自主招聘情况表

时间	招聘会名称	参会人数
2016.8.8	2016年规范化培训生招聘会	3
2016.8.26	2016年临床护士招聘会	6
2016.12.11	2017年第一轮招聘会(临床护理)	48
2016.12.17	2017年第一轮招聘会(硕士研究生)	75
2016.12.31	2017年第一轮招聘会(临床本科)	100
2017.1.7	2017年第二轮招聘会(综合)	184
2017.1.22	2017年财务研究生招聘会	2
2017.5.12	2017年第三轮招聘会(综合)	115
2017.5.18	2017年第三轮招聘会(硕士研究生)	64
2017.9.14	2017年输血科技师招聘会	3
2017.11.25	2017年温州医科大学招聘会(硕士研究生)	93
2017.11.25	2017年温州医科大学招聘会(临床本科)	32
2018.1.4	2018年第一轮招聘会(临床护理)	174
2018.1.5	2018年第一轮招聘会(临床本科)	83
2018.1.6	2018年第一轮招聘会(硕士研究生)	35
2018.4.12	2018年第二轮招聘会(硕士研究生)	33
2018.4.11	2018年第二轮招聘会(临床本科)	81
2018.5.23	2018年零星岗位招聘会	24
2018.9.7	2018年第三轮招聘会(综合)	45
2018.12.28	2019年第一轮招聘会(临床护理)	257

续表

时间	招聘会名称	参会人数
2018.12.29	2019年第一轮招聘会(硕士研究生)	161
2019.1.5	2019年温州医科大学招聘会	33
2019.5.17	2019年第二轮招聘会(综合)	42
2019.8.9	2019年第三轮招聘会(综合)	136
2019.12.20	2020年第一轮招聘会(综合)	124
2019.11.9	2019年台州学院专场招聘会	14
2019.11.23	2019年温州医科大学招聘会	33
2020.7.16	2020年第二轮招聘会(临床护理)	16
2020.7.17	2020年第二轮招聘会(硕士研究生)	12
2020.9.18	2020年第三轮招聘会(综合)	17
2020.11.28	2020年温州医科大学招聘会	62
2020.12.10	2021年第一轮招聘会(硕士研究生)	66
2020.12.16	2021年第一轮招聘会(临床护理)	49
2020.12.17	2021年第一轮招聘会(临床医技)	51

第二节　人才培养

为加强人才培养，医院相继制定《职工在职学历教育管理办法》《出国（境）管理办法》《青蓝工程培养管理办法》《医院优秀青年医师奖评及管理办法》《职工进修管理办法》《职工继续教育管理办法》等制度。

1999年12月，医院筹建期时选送医护人员至邵逸夫医院培训37人，为医院开业储备人才。20年来选送医务人员赴国内医院进修学习544人，选送医务人员赴国外院校进修学习24人次，其中意大利12人次、美国10人次、英国和澳大利亚各1人次。

医院鼓励职工在职攻读硕士、博士学位，20年来选送医务人员参加同等学力硕士学位／博士学位学习180人。

实施青蓝工程培养和优秀青年医师评选，推动医院人才快速成长，加强医院人才储备，培养一支适应医院发展的人才队伍。2010至2014年入选青蓝工程培养对象41人次，2018年、2019年共入选优秀青年医师12人，并定制个性化的培养计划，聘请院内及上级医院导师结对培养，提高临床业务和科研能力。

为适应医学科学的发展，促进医院医师队伍整体素质和学术水平的提高，加速推动医院的专科建设和发展，医院根据学科建设规划，按照专业对口、学用一致和满足临床工作需要的原则，有计划地选派政治素质高、业务素质好、确有培养前途的业务骨干到国内外一流医院进修。2000至2020年，医院共选送509名医疗骨干外出进修学习，其中医生306名、护理人员203名，具体名单详见附录表。（附表3、附表4）

同时，医院积极接收帮扶医院及基层各类医疗机构人员来院进修，2000至2020年共接收进修人员465名，其中医生343人、护理人员122名，具体名单详见附录表。（附表5、附表6）

表10-4　医院职工赴国内各大医院进修情况汇总表

年份	医生医技人员	护理人员	总计
1999	12	25	37
2000	3	8	11
2001	5	15	20
2002	14	26	40
2003	10	10	20
2004	19	6	25
2005	12	1	13
2006	12	1	13
2007	17	28	45
2008	14	8	22
2009	17	14	31
2010	19	8	27
2011	10	7	17
2012	18	6	24
2013	16	13	29
2014	13	10	23
2015	11	6	17

续表

年份	医生医技人员	护理人员	总计
2016	21	3	24
2017	16	7	23
2018	28	8	36
2019	27	15	42
2020.1—2020.6	5	0	5
合计	319	225	544

表10-5 医院职工出国（境）进修学习情况汇总表

年份	进修学习单位	姓名	进修时间(月)
2012	美国斯坦福大学医院	王时力	2
	意大利锡耶纳医院	梁建华	3
2013	美国新泽西州立大学癌症研究所、美国斯坦福大学医院	莫经刚	3
2014	意大利安科纳联合大学医院	潘 印 黄 睿 吴伟力 罗 军 卢洪胜 陈 琪 卢光涛	3
2015	意大利安科纳联合大学医院	江 浩 蔡海鹏 卢 薇	3
	澳大利亚西澳大学	王国芬	1
2016	意大利安科纳联合大学医院	钟吉俊	3
2017	美国匹兹堡大学医学中心	江 浩 丁凌志 卢洪胜	7
2018	美国匹兹堡大学医学中心	潘 印	7
	美国加州浸会大学	高丹萍 叶 茂 陶喜燕 吴肖萍 林 茜	24
2019	英国伦敦圣乔治大学医院	徐玲珑	3

表10-6 医院职工在职学历提升情况汇总表

年份	硕士学历提升(含研究生班)	博士学历提升
2000	薛跃华 秦青通 马群力 戴岳楚 赵玲萍 童 鸿 余海峰 张 琳 蒋祖福	
2001	丁 萍 夏宁晓 刘跃平 冯 萍 叶 斌 陶革方 颜 政 杨纯英 徐杭龙 刘世雄	
2002	吴立群	
2003	潘学峰	
2004	章雪林 王时力 王云玲 林亦海	

续表

年份	硕士学历提升（含研究生班）					博士学历提升
2005	金 冲 徐海鸥 吴伟力 何 斌 林 刚 王云玲 张 燕	金礼通 潘一红 罗 军 阮利斌 但秋红 胡 劫 梁军斌	吴 新 朱孟勇 卢光涛 谢江文 邬美翠 郑 丹 赖卫强	林永志 朱贤平 袁耀宇 林亦海 陈婉斐 阮晨曦	舒海荣 于 进 金慧英 陈军斌 章雪林 林仁志	
2006	秦青通					
2007	黄 睿	陈 琪	冯 路	陈寒君	陈 赛	
2008	黄桔秀 唐富琴	王 攀 许亚亚	丁凌志 杨余沙	陶俊贞 鲍灵发	陈建霖 孔 伟	
2009	马冠颖 曹朝梁	王 琳	朱宏波	汪国余	瞿向东	
2011	卢洪胜 陆 蓉	刘艳梅 刘威平	郭小卫 吴文龙	陶 丹 王晋宏	陈文举	
2012	王国芬 倪玲琴 董爱琴 徐珊珊					张黎明
2013	陈 云 程 娅	张亚琼 林慧敏	朱 杰 许航宇	高钱纲	罗 宇	
2014	高 琳 柯博熙	卢光涛 李 飞	袁耀宇 冯炜珍	金丽丽 胡富宇	蔡丽娜	
2015	徐佳佳 陆妮娜	吴盼星 王丽娟	王茹稼 陈 媛	应申鹏 谢吉蓉	沈宣江	胡 炜 徐玲珑
2016	汪 琳 詹嫩娜 周 燕 张 婷	王梨芳 李珍珍 郑蓓佳 何 仁	宗俊丽 童筱君 陈 雅 王赛赛	屈嬉嬉 李高炜 戴美红 吕青青	崔建玲 冯 艳 林 玲	
2017	王 瑶 杨华琴 丁 超 蔡世宏	王志敏 杨 婷 李小亚 丁 燕	谢英姿 黄春联 陆昱汛 朱君飞	林仁志 庞晓晓 郑茜茜 丁 刚	何 斌 沈 咪 尹璐璐	章雪林
2018	高丹萍	叶 茂	陶喜燕	吴肖萍	林 茜	黄 睿
2019	管紫涵 吕宇航 周 江 江 腾 王春艳	郑常君 严秀友 翁丹枫 林 珠 林诗雨	马 宁 林笑意 陈凌军 王燕青	王湖兵 徐亚妮 虞思聪 徐卫芳	管佳宁 杨薇薇 李晓瑶 冯莉梨	丁凌志
2020	杨 剑 吴林峰 陈 意	朱鹏飞 周莉媛 戴莹洁	蔡伟妮 周礼鹏 黄 珍	汪列智 於樱枝 李 婧	蒋娇阳 王艳娜	卢洪胜 泮宸帅

表10-7　恩泽医疗集团青蓝工程医院遴选培养人员名单

批次	第一层次	第二层次	第三层次	后备
第一轮 (2010)	胡　炜　朱慧民	余海峰　莫经刚 陶革方　李招云 张　琳	叶　斌　刘世雄 卜建国　张丹红 朱孟勇　潘学峰 林祖近　杨晓平 陈赛贞　缪春勤 郑建萍　刘志勤	王时力　滕晓生 金　冲　蔡海鹏 章雪林　周小小 张鑫圣　钟吉俊 潘一红　卢洪胜
第二轮 (2014)	胡　炜　李招云	朱慧民　张　琳 陈赛贞	卢洪胜　张鑫圣 陈寒君　章雪林	潘一红　罗　军 曹学全

表10-8　医院优秀青年医师遴选培养人员名单

批次	优秀青年医师奖	优秀青年医师提名奖
第一轮 (2018)	朱君飞　金　冲　李　瑾　朱贤平 吴　新　朱海勇	黄　睿　宋　伟　林立忠　冯　路
第二轮 (2019)	陈晋广　丁凌志　黄　睿　冯　路 应于康　林永志	杨　希　王　琳　张志刚　汪国余

第三节　人才使用

医院实施"人才兴院"战略，采取"请进来、送出去"的双轨制人才培养方式，截至2020年6月医院有博士25人、硕士230人，高级职称人员288人，各类人才130人次。主持国家级自然基金4项，省部级科研项目30项、厅市级科研项目317项，科研成果获得省、市各级科技成果奖38个。在省级及以上医学期刊发表学术论文3765篇，其中SCI论文103篇。获得授权专利74项。

表10-9　历年医院人员招聘情况表

年份	合计	学历情况						职称情况			
		博士	硕士	本科	专科	中专	其他	正高	副高	中级	初级
1999	57	0	0	18	9	28	2	0	1	4	52
2000	284	0	6	93	57	111	17	1	40	43	200
2001	97	1	4	35	12	45	0	3	7	17	70

续表

年份	合计	学历情况						职称情况			
		博士	硕士	本科	专科	中专	其他	正高	副高	中级	初级
2002	81	2	5	32	14	27	1	1	7	8	65
2003	129	2	11	34	48	33	1	0	7	13	109
2004	124	2	3	43	42	33	1	1	5	13	105
2005	55	0	2	14	37	1	1	1	0	6	48
2006	23	1	2	15	4	1	0	0	2	0	21
2007	2	0	0	2	0	0	0	0	1	0	1
2008	126	2	13	27	47	12	25	3	2	2	119
2009	103	0	4	21	58	2	18	2	2	1	98
2010	184	0	8	48	58	10	60	0	2	1	181
2011	167	0	19	51	58	7	32	2	3	4	158
2012	195	0	16	56	52	13	58	1	5	3	186
2013	160	0	16	70	50	5	19	1	1	3	155
2014	137	0	17	63	29	11	17	1	3	2	8
2015	108	0	7	31	34	13	23	0	1	2	105
2016	80	1	10	24	22	4	19	0	1	2	77
2017	243	4	41	108	58	9	23	0	1	5	237
2018	244	10	34	84	74	14	28	4	1	6	233
2019	117	3	23	38	21	9	23	0	3	1	113
2020.1—2020.6	89	2	15	38	18	1	15	1	1	1	86

表10-10 医院引进博士名单

年份	名单
2001	郑根建
2002	沈 冰 于雪梅
2003	孙 沣 朱慧民
2004	肖德常 高 唱
2006	马良宏
2008	李显文 周小小
2013	梁显军
2016	陈晋广

续表

年份	名单
2017	王金华　张黎明　王毅超　徐煜彬　孙建国　于复东　王宏飞
2018	高志荣　钱翠娟　徐玲珑　卢阳佳　詹雅萍　王晓军　赵福江　杜二球　肖炳祥 白建海　陈世豪　李　君
2019	赵善坤　董　亮　杨晓萍　肖　良　李华飞　谷红仓　秦　安
2020	何欣威　王　婷

表10-11　医院各类人才荣誉称号名单

荣誉称号	姓名
省"151人才工程"第二层次	莫经刚（2008）
省卫生创新人才培养对象	卢洪胜（2019）　董　亮（2020）
省"151人才工程"第三层次	徐颖鹤（2005）　朱慧民（2005）　陶革方（2005） 叶　斌（2005）　陈晋广（2007）　张鑫圣（2009） 张黎明（2009）　胡　炜（2009）　卢洪胜（2015）
省医坛新秀	卢洪胜（2013）　丁凌志（2015）　章雪林（2015） 陈　琪（2017）　朱　杰（2020）
市"500精英计划"B类	陈晋广（2016）　杨晓萍（2019）
市"500精英计划"C类	张黎明（2018）　陈世豪（2018）　于复东（2018）
市名医工作室领衔人	莫经刚（2013）　朱慧民（2014）　胡　炜（2014） 戴岳楚（2017）　梁　勇（2013）　徐颖鹤（2012） 王昌惠（2018）　卢洪胜（2019）　董　亮（2020） 陈晋广（2020）
市第三届拔尖人才	李素珍（1998）
市第四届拔尖人才	莫经刚（2002）　薛跃华（2002）
市第五届拔尖人才	莫经刚（2006）　刘世雄（2006）　朱慧民（2006）
市第六届拔尖人才	莫经刚（2010）　朱慧民（2010）
市第七届拔尖人才	朱慧民（2014）
市终身拔尖人才	莫经刚（2014）
市高层次人才特殊支持计划人选	卢洪胜（2019）
市社会事业领域高层次紧缺人才	张黎明（2017）　王金华（2017）　徐煜彬（2017） 肖炳祥（2018）　李　欣（2018）　王毅超（2018） 徐玲珑（2018）　白建海（2018）　王晓军（2018） 赵福江（2018）　詹雅萍（2018）　杜二球（2019） 赵善坤（2019）　董　亮（2020）
市教育卫生领域紧缺人才 （一般紧缺）	张瑞娟（2020）

续表

荣誉称号	姓名		
市"211人才工程"第一层次	陈晋广(2012)		
市"211人才工程"第二层次	徐颖鹤(2003) 胡富宇(2007) 陈晋广(2007) 章雪林(2014) 丁凌志(2016)	莫经刚(2003) 宋建新(2007) 张黎明(2007) 卢洪胜(2016) 张亚琼(2018)	刘世雄(2003) 叶 斌(2007) 胡 炜(2012) 陈 琪(2016) 曹学全(2018)
市"211人才工程"第三层次	陶革方(2003) 王时力(2003) 潘 印(2007) 张鑫圣(2007) 陈卫军(2007) 陈秋月(2007) 何 斌(2009) 杨朝晖(2009) 陈寒君(2009) 王云玲(2009) 陈文举(2012) 柯博熙(2012) 朱 杰(2012) 张亚琼(2014) 汪国余(2016) 吴 波(2018) 王毅超(2018)	朱慧民(2003) 张文刚(2003) 应于康(2007) 赵金晓(2007) 林立忠(2007) 金 冲(2009) 罗 军(2009) 曹学全(2009) 张春玲(2009) 潘一红(2009) 丁凌志(2012) 黄 睿(2012) 王 攀(2012) 陈建霖(2014) 倪玲琴(2016) 权明明(2018) 阮嫣赟(2018)	冯 萍(2003) 黄一鑫(2007) 梁建华(2007) 李春胜(2007) 林 霞(2007) 卢洪胜(2009) 王 慧(2009) 陈 琪(2009) 朱海勇(2009) 包卫光(2012) 朱海钱(2012) 杨 希(2012) 徐珊珊(2012) 吴琼海(2014) 王金华(2018) 徐红燕(2018) 张卓昵(2018)
台州市名医	金国健(2001) 毛卫华(2001) 赵玲萍(2001)	莫经刚(2001) 陈再智(2001) 汤伯泉(2001)	薛跃华(2001) 郑根建(2001)
台州市医学重点学科带头人	金国健(2001) 毛卫华(2001) 赵玲萍(2001)	莫经刚(2001) 陈再智(2001) 汤伯泉(2001)	薛跃华(2001) 郑根建(2001) 李素珍(2002)
第一届台州市名中医	朱 红(2008)	朱慧民(2008)	
第二届台州市名中医	朱 红(2014)	朱慧民(2014)	
市紧缺实用人才	王玲佳(2017)		

第四节 职称晋升

职称评聘工作作为医院管理的一个重要抓手，作为贯穿医院管理始终的管理平台和手段，医院根据省市相关规定，结合职称聘任相关要求，实施卫生专业技术初中级考试、聘任；卫生高级专业技术职称考试、评聘工作，其他系列专业技术职称评聘工作。

医院专业技术岗位以卫生专业技术岗位为主，会计、工程、经济等专业技术岗位为辅。

卫生专业技术人员初中职称，2000年根据国家、省、市关于职称晋升条件，医院初审推荐，市卫生主管部门评审，获取资格；2002年开始根据省市要求，卫生初中级专业技术职称实行以考代评和执业准入制度并轨考试制度，考试科目为：基础知识、相关专业知识、专业知识、专业实践能力，考试成绩两年为一周期。

卫生高级专业技术职称评审，2000年由医院择优推荐，市主管部门中评委推荐，浙江省卫生高级专业技术职务评审委员会评审，获取资格，实行评聘分开，医院根据需要聘任，兑现待遇；2012年开始采用考试＋评审结合的综合评价方式取代单一的评审方式，考试合格成绩两年内有效，作为准入条件；从2017年开始实行评聘结合。2018年起浙江省全面下放卫生高级职称评聘权限，三级医院实行单位自主评聘。医院成立评聘工作领导小组，制定卫生专业技术岗位评聘指标，组建专家库，按不低于省定标准，结合医院实际，制定医院《卫生高级专业技术职务评聘条件》，分临床、医技、护理系列建立定性定量考核评价体系，多部门联合资格审核，组建评聘委员会评审，实行评聘结合。

其他系列专业技术职称评聘根据各系列主管部门要求，结合医院聘任条件，实行择优推荐、评聘。

2010年根据台市委办〔2010〕58号等文件要求，深化事业单位人事制度改革，建立事业单位岗位设置管理，设置为管理岗位、专业技术岗位、工勤技能岗位，其中专业技术岗位分为13个等级，正高一至四级，副高五至七级，中级八至十级，初级十一至十三级。其中一级岗位是国家专设的特级岗位，由国家实行总量控制和管理；二级岗位由浙江省人事部门实行统一管理、评审；三级岗位由主管部门统一实行数量和条件控制、评审。岗位设置聘期三年，建立竞争择优、能上能下、鼓励优秀人才脱颖而出的用人机制，充分发挥岗位聘用工作的激励导向作用，调动专技人员积极性和创造性。

表10-12　1999—2020.6医院员工职称晋升情况表

年份	正高级	副高级	中级	初级
1999	1			
2000	1	5	5	33
2001	2	7	13	127
2002	4	4	12	9
2003	7	8	17	70
2004	6	9	26	107
2005	8	14	54	154
2006	9	18	30	149
2007	11	15	33	118
2008	6	17	26	82
2009	3	14	44	60
2010	2	23	44	56
2011	6	21	60	71
2012	12	34	73	48
2013	12	24	85	50
2014	12	25	44	64
2015	8	13	57	55
2016	5	15	93	68
2017	9	24	67	33
2018	11	5	65	64
2019	10	17	86	37
2020	6	11	84	38

表10-13　2020年6月岗位设置（职称）聘任情况表

类别	级别	人数
正高	专技二级	1
	专技三级	26
	专技四级	91
副高	专技五级	24
	专技六级	45
	专技七级	105

续表

类别	级别	人数
中级	专技八级	37
	专技九级	97
	专技十级	351
初级	专技十一级	221
	专技十二级	381
	专技十三级及其他	260

表10-14　医院卫生高级职称自主评聘情况表

年份	指标数	申报数	参评数	通过数	通过率
2018	19	24	19	16	84.21%
2019	28	40	38	27	71.05%
2020	17	31	29	17	58.62%

第五节　薪酬体系

医院事业编制、参编合同制职工工资按照差额拨款事业单位工资体系和标准执行，主要由基本工资、津贴、保留津贴、岗位考核、卫生津贴、自行车贴、误餐补贴、物价补贴、考勤补贴、水费补贴、三区补贴构成；2006年工资制度改革，工资标准和体系进行调整，工资体系调整为：岗位工资、薪级工资、基础性绩效、奖励性绩效；分别于2014年10月、2016年7月、2018年7月对工资标准进行调整。

医院合同制、合同制A身份职工享受月薪制，2018年1月调整参照事业编制工资体系。医院合同制B身份职工享受岗位工资体系。

社会保险缴纳情况：医院对事业编制职工从入院起开始缴纳养老保险，编外人员从2001年开始缴纳养老保险。从2001年12月开始缴纳医疗保险，事业编制职工享受公务员补贴；2005年7月开始缴纳生育保险；2010年11月编外职工开始缴纳失业保险，2011年1月开始"五险合一"（养老保险、医疗保险、工伤保

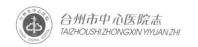

险、生育保险、失业保险），由单位和职工个人按国家规定比例共同缴纳保险费。2014年10月，机关事业单位工作人员养老保险制度改革，养老保险调整为基本养老保险＋职业年金，单位缴费比例由原缴费基数的22%调整为现缴费基数养老20%＋职业年金8%，个人缴费比例由原缴费基数的4%调整为现缴费基数养老8%＋职业年金4%；2019年1月，事业单位养老保险单位缴费比例调整为16%。

第六节　员工关爱

医院职工退休年龄按照国家规定：男职工满60周岁，女职工（专业技术岗位）55周岁，女职工（工勤岗位）50周岁。2016年2月高级职称女职工可选择55周岁或60周岁退休。退休待遇：退休工资按本人退休前工资级别、工作年限计划，由社保发放，生活补贴由医院发放；护士工作满30年的，退休工资按100%比例享受。2014年10月实行机关事业单位养老保险制度改革，由单一的退休费改为基本养老金＋职业年金的多层结构，退休工资根据事业单位养老保险新老办法核定就高享受，由市社会保险管理中心发放，护士工作满30年或从事儿科医疗工作满30年，享受一次性退休补贴，退休补贴由单位发放。

医院现有退休人员62人，其中退休返聘15人，退休人员的日常管理职责原隶属工青妇办公室，2019年10月转为人力资源处管理。

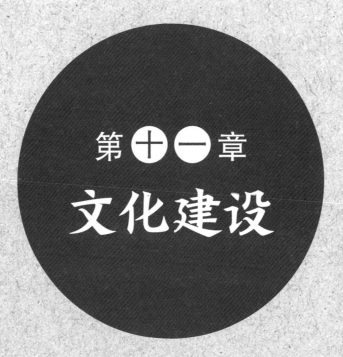

第十一章

文化建设

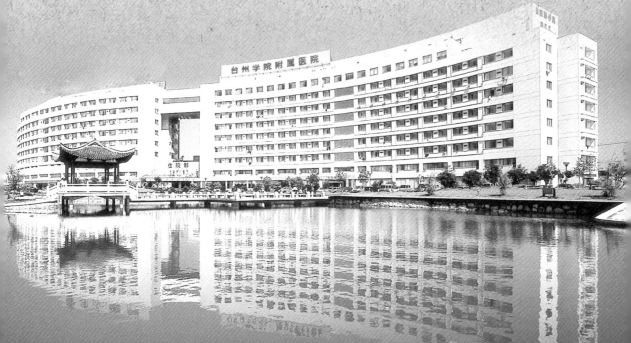

第一节 文化形象

一、院徽

医院院徽是医院精神及文化象征。开诊前，医院通过媒体向院内外广泛征集院徽设计方案，从中择优确定医院院徽，开诊时即开始使用。

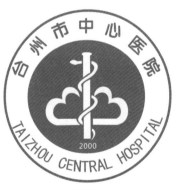

图 11-1 开诊时使用院徽

院徽设计说明：

组成：院徽主体由蛇杖和左右两个心形组成，画面以海蓝色为主色调，标准蓝为辅助色。

含义：

蛇杖和心形组合成"中心医院"字形。通过蛇杖（医院）紧紧相连的两颗心，表示中心医院与人民群众、医护人员与伤病员心心相连，心灵交融。画面简

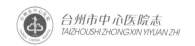
洁、稳定、向上，展示医院全体员工团结拼搏，医院蒸蒸日上。画面海蓝色主色调，象征滨海医院安宁、祥和与活力。图案四周套以中英文院名，寓意医院走出国门，面向世界。

开诊后一段时间，为避免院徽上的"2000"字样让大家产生医院是新建医院的感受，曾将"2000"字样取掉，并在院内部分场合使用。在较长一段时间内，医院同时使用有"2000"及无"2000"字样的院徽。

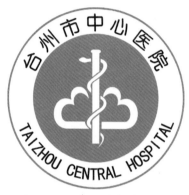

图11-2　无"2000"字样的院徽

2017年，经医院党政领导班子决定，明确含有"2000"字样的院徽作为医院唯一使用院徽。同时，为进一步强化院徽的唯一性和现代感，医院对院徽的元素进行了微调。字体调整为医院独有设计字体，对院徽的色值进行微调，现在院徽的色值为：C100、M40、Y0、K0（RGB色号#0075c2）。

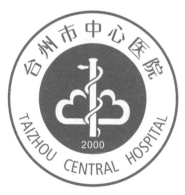

图11-3　现使用院徽

二、院旗

院旗，在建院时与院徽同步开始使用。当医院举办重大活动时，在医院门诊广场举行升院旗仪式。

组成：蓝色为基调，镶嵌医院院徽。

含义：蓝色象征大地，中心医院植根于人民群众之中，为广大人民服务。蓝色是环保色，隐示中心医院将为增强环保意识，提高生命质量而努力。蓝色呈现庄重、吉祥、充满活力，显示中心医院的精神风貌和发展前景。

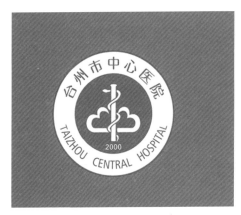

图11-4　现使用院旗

三、院训等核心文化元素

建院初期，经医院党政领导班子会议商议，确定医院精神等核心文化元素。

1. 建院初期文化

医院精神：艰苦创业、团结拼搏、严谨求实、争创一流。

医院宗旨：以人为本、优质服务。

医院目标：巩固、调整、改革、发展。

医院战略：树名医、建名科、创名院；人才立院、科技兴院、服务强院。

2. 恩泽医疗中心（集团）时期文化

医院与台州医院重组台州恩泽医疗中心（集团）以来，医院全面推行恩泽文

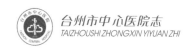
化，全面融入恩泽文化体系。同时保留中心医院原有核心文化。

院训：仁心仁术　济众博施。

使命：让台州人民更健康。

愿景：成为中国医疗卓越运营的典范。

十大行为准则：以病人为中心，视质量为生命，科技兴院，视改革为医院发展的机遇，永远保持坚定的诚信、追求卓越，痛恨形式主义，以无边界的方式工作，强大的团队建设是我们成功的保证，与同行、社会、自然和谐共处，为职工提供优美的工作环境，富有竞争力的福利报酬和更大的个人发展空间

工作策略：坚持"一个中心"（以病人为中心），把握"二个基本点"（让病人满意、让职工满意），抓住"三大要素"（服务、技术、人才），实施服务宾馆化、技术专业化、行动军事化、管理精益化的"四化"医院发展战略。

十大人才基因（DNA）

诚信（Integrity）	行为和表现要与说话一致的诚信
远见（Vision）	人生有远见
激情（Energizes）	工作有激情
活力（Energy）	具有应对变化的个人活力
团队（Team）	能和周围人一起愉快工作
无边界（Boundaryless）	工作没有分内分外
热情（Passion）	以极大热情满足病人的需求
锋芒（Edge）	面对困境勇于作出果断决心
变革（Change）	主动改变求变求新
执行（Execute）	始终如一执行目标的能力

诚信价值观：一百年来，恩泽员工创造了一份无价的资产，这就是恩泽的信誉。它是几代恩泽人长期努力而建立的，并在我们的每一项行动中得以巩固和加强。诚信是我们成功的基石，是恩泽事业充满活力、胜人一筹的基本保证，是我们永远不变的价值观。

3. 附属医院时期文化

医院成建制从恩泽医疗中心（集团）剥离，成为台州学院附属医院后，医院逐步重建医院文化体系。经过2年时间的酝酿和准备，先后经过全院科室／职工

征集、职工代表讨论、专家论证、院党政领导班子研究等环节，2018年2月医院五届四次职工代表大会上审议通过新院训、愿景、使命、价值观、战略目标，为医院奋斗及未来发展指明了方向。

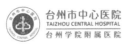

台州市中心医院
TAIZHOU CENTRAL HOSPITAL
台州学院附属医院

崇仁维新 精术济民

院训 Motto | **崇仁维新，精术济民。**
The spirit to care and innovate, the skills to heal and serve.

愿景 Vision | **建成医教研一流、百姓信赖的医院。**
To be the first class of treatment, education and research,
to be the hospital trusted by people.

使命 Mission | **一切为了人民健康！**
For people's health！

价值观 Values | **以人为本，患者至上，开放包容，精益求精。**
People oriented, patient first, open and inclusive, continuing innovation and improvement.

战略目标 Strategic Goals | **立足台州，博采众长，面向世界，建百姓首选名院。**
To root in Taizhou, learn from others' best, open to the world,
become a famous and the first choice hospital for people.

图 11-5 医院核心文化

院训、愿景、使命、价值观和战略目标释义

院训释义 崇仁维新，是本院立足以人为本，基于人道主义的高度，着眼救死扶伤，增进人民健康。为此必须致力创新，在科研上创新，在医疗上创新，在服务上创新等等，唯新是务，唯新是求，让本院的"医道"修炼不断提升，达到新的境界。

崇仁：推崇仁义。自古以来，圣贤都将治病救人，扶危济困看作施行仁义，检验医者品德高下之事。"仁"代表恻隐之心，代表仁慈关爱，把"崇仁"放在院训的首位，彰显了本院崇尚"救死扶伤、恻隐仁慈"医道追求的高点。

维新：出自《诗·大雅·文王》中的"周虽旧邦，其命维新"。诗意指周虽然是一个原有的诸侯国，但在周文王的领导下正在开启新的征程。维新本是改变旧法推行新政之意。在此包含两层意思：一指为医者应当追求从医的道德修为，为道日新之意。一指追求当代意识、先进观念和创新精神，业务上勤奋进取，学以致用，开拓创新。

"崇仁"是根本，"维新"是志向，根本牢固，志存高远。

精术济民，是本院要求医者业务上精益求精，追踪学界前沿进展，竭力站到前列，在医术、学术和技术诸方面不断精进，如此才能更好地治疗病患，解除疾苦，为患者为社会服务，产生最大可能的社会效益。"济民"是本院行医的出发点，又是本院行医的终极目标。

精术：就是要求医者精于医术，养成科学严谨的职业精神。

济民：救助百姓。语出《尚书·武成》："惟尔有神，尚克相予以济兆民，无作神羞。"毛传："神庶几助我渡民危害，无为神羞辱。"意为因你有高超的功力，神也会帮助解救民众的危难，不要成为神的羞辱。

"精术"是条件，"济民"是结果，条件优秀，结果圆满。

愿景释义　突出医院本院肩负作为高校教学医院，走医教研一体化发展道路，兼顾培养医学人才与服务民众的双重使命，彰显特色。同时关注对患者的施医效果与治疗印象，将本院行医之"道"蕴含于其中，于平常里见深意，通俗中寓精神。

使命释义　健康是幸福之基。"一切为了人民健康"是社会主义医疗卫生事业的根本宗旨，也是本院不忘初心，牢记使命，坚持不懈，持续努力的体现。

价值观释义　体现办院中坚持的以患者和职工为本，服务患者，以及开放包容，兼收并蓄，精益求精，与院训的主旨相融通而呈一以贯之。

战略目标释义　本院自2016年成为台州学院附属医院期间，提出了"新平台、新起点、新跨越，创一流、创名院、创未来"的"三新三创"口号，实现打造台州百姓首选名院的目标，整合了本院发展战略目标，正是本院"志存高远"的具体表现。

第二节　特色文化

一、创新文化

从建院到发展壮大，创新自始至终伴随着医院发展的全过程，创新工作成为医院建设的基因和必不可少的元素。医院 2000 年开诊，医院建立就是创新工作的成果。医院筹建之初，老一辈创业者在政府缺少资金，仅有政策支持的情况下，创新性地通过国有控股的股份制模式建立医院。在当时中心医院是国内规模最大、档次最高的股份制医院，受到全国以及行业内的广泛关注。开诊仅 4 年就成功成为三级乙等综合性医院，11 年就通过三级甲等综合性医院评审，创下了令人自豪的"台州速度"。医院的成功建立和运营，为国内医疗体制改革工作进行了一次卓有成效的有益探索。

医院建立之初，人才匮乏，基础薄弱。医院开拓性地寻求外部合作，成功加入闻名全国的顶级医院——上海瑞金医院集团，成为瑞金集团成员。上海瑞金医院予以高度重视，派出大批专家在医院管理、技术方面进行了强有力的支持，迅速打响了医院在台州乃至全省、全国的知名度，使得医院度过了新建医院前期发展的各种难关。

2016 年 10 月，市中心医院建制从恩泽集团剥离，成为台州学院附属医院。在国家提出患者服务改善工作，浙江省全面启动"最多跑一次"工作之前，医院就全面启动服务改善工程。医院围绕服务患者为中心，在工作中不断创新，充分运用信息化手段，从门诊、辅助检查、出入院服务等各个环节，开创性地改善患者服务。在推进医院服务改善的工作中，医院不断创新，获得了多个全国第一。2016 年，医院成为国内首家实现不通过第三方进行医保线上支付医院。2018年，医院发出国内首张住院电子票据医院。

2018 年 3 月 26 日，医院与同济大学附属第十人民医院（下称上海十院）达

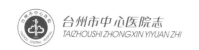
成合作，成为上海十院医疗集团成员单位。期间，上海十院派出管理团队和大批专家对医院发展进行有力支持。

医院在管理上不断创新，学习吸收融会国内国际各种医院管理运行模式。2018年7月24日，医院成功通过国际医院服务与管理（JCI）认证，成为台州首家通过JCI认证的医疗机构。

二、服务文化

从建院开始，医院把为患者提供优质服务工作作为医院建院宗旨之一，并把它作为重要工作来推进。在员工守则、服务承诺、职业道德、文明用语等方面进行了明确，从日常接诊、医患沟通、员工行为规范、职业道德、医德医风等各方面进行了规范。同时，医院成立礼仪队，并以礼仪队为基础开展全院性的礼仪培训。建院初期，医院优质服务成为医院靓丽名片，受到了广大患者，以及政府、主管部门和社会群众的一致好评。

2016年，为改善患者"看病难"及就医"三短一长"等问题，医院集中全院力量成立工作组，持续推进患者服务改善工作。医院通过信息化手段，不断优化就诊流程，改善服务质量，把来院患者平均就诊时间从原先的170分钟，减少到70分钟。2016年，医院成为国内首家实现不通过第三方进行医保线上支付的医院，大大提高患者线上支付的效率。2017年，医院在航空、银行、电信等巨头行业参与的全国全行业服务改善项目大赛中，以医院服务改善项目获得大赛第一名，在国家层面组织的全国医院满意度调查上，医院满意度高达97%。

医院在全国较早推出了医学辅助检查集中预约服务。医生给患者开出的单项检查项目，系统会自动预约，预约时间发送到患者手机上。如果有多项检查项目，任何一个检查窗口都可以把全部检查项目进行科学安排，并统一发送到患者手机上，免去了患者各个检查窗口到处跑的焦急和无奈。其中，关键就在于患者住院票据的问题。以往为了住院票据，患者出院免不了要往住院收费处跑一趟。2018年，医院与财政等各相关部门协同，推出了住院电子票据服务，在2018年发出了全国首家住院电子票据，打通了困扰全院医疗机构住院服务的"最后一公里"。

三、员工文化

【员工守则】

1. 态度上：对待病人满腔热忱，平等公正，耐心细致，文明礼貌，有问必答，有求必应。

2. 工作上：认真负责，积极主动，不推诿、不敷衍病人。

3. 技术上：刻苦钻研，一丝不苟，精益求精，竭尽全力为病人解除疾苦。

4. 言行上：佩戴胸牌，着装整洁，仪表端庄，举止文明，谈吐文雅，庄重可信。

5. 作风上：廉洁行医，克己奉公，不接受病人或病人家属的"红包"、礼品和吃请。

6. 协作上：团结协作，互学相长，扬长避短，共同进步。

【员工医德规范】

1. 救死扶伤，实行社会主义的人道主义。时刻为病人着想，千方百计为病人解除病痛。

2. 尊重病人的人格与权利，对待病人不分民族、性别、职业、地位、财产状况，都一视同仁。

3. 文明礼貌服务，举止端庄，语言文明，态度和蔼，同情、关心和体贴病人。

4. 廉洁奉公，自觉遵纪守法，不以医谋私。

5. 为病人保守秘密，实行保护性医疗，不泄露病人隐私与秘密。

6. 互学互尊，团结协作，正确处理同行同事间的关系。

7. 严谨求实，奋发进取，钻研医术，精益求精，不断更新知识，不断提高技术水平。

【员工服务承诺】

1. 爱心、精心、细心、尽心、让您放心

2. 优质、高效、低廉、便捷、使您满意

3. 微笑相迎、主动问候、首问负责、出院相送

【员工职业道德】

1. 拒绝接受患者及其亲友馈赠的"红包"、物品。对患者馈赠的钱物当时难以拒绝的，于24小时内上交本单位指定部门。

2. 拒绝接受医疗设备、医疗器械、一次性卫材、药品、试剂等生产、销售企业或代理推销人员以各种名义、形式给予的回扣、提成和其他不正当利益。发现企业或推销人员有上述行为的立即通报有关部门。

3. 介绍病人到其他单位检查、治疗、购买药品，或介绍他人购买医疗设备、医疗器械等，拒绝收取回扣或提成。

4. 开药、仪器检查、化验检查及其他医学检查等，拒绝收取开单提成。

5. 根据患者病情，规范开药、合理检查，不开大处方，不做不必要的检查。

6. 礼貌接诊，文明待人，热情服务，态度和蔼，不推诿、训斥、刁难病人。

7. 执行医务公开、价格和收费公示制度，尊重患者的选择权、知情权和监督权。

8. 执行患者住院"一日清单制"，不分解收费，不超标准收费，不自立项目收费。

【员工文明用语】

"您好""请坐""对不起""谢谢""再见""小心""不要紧张"等。

【院长温馨提醒】

亲爱的员工：急病人所急，想病人所想，时刻想着，假如患者是你的亲友，你做到了吗？

三、制度文化

医院高度重视医院制度建设，通过制度来保障医院正常有序运转，并在制度建设和完善的工作中逐步形成"有章可循，有章必循"，具有本院特色的制度文化。建院后，医院根据各类管理需求建章立制，建立较为完整的医院制度体系。2004年，医院根据三乙医院要求，梳理整合院内各类管理规章制度，汇编印制临床、护理、医技、行政后勤四大系列制度。2008年，与台州医院重组恩泽医疗中心（集团）后，医院引入恩泽管理制度，进一步完善医院制度体系。2016

年，医院成为台州学院附属医院，引入高校附属医院管理模式及各项制度。2018年，医院按照国际医院管理规范，对医院制度进行梳理和规范，并确立定期更新医院制度，进一步提升医院制度建设的科学合理和规范程度。2020年，根据三甲复评要求，医院集中汇编印制医院管理制度。

第三节　文化载体

一、宣传工作

医院建院初期，是当时国内最大的国有股份制医院。医院组建和管理模式是当时医疗体制改革的一次全新探索，在医院的努力下，医院受到了全国范围的、卫生行业内外的高度关注，包括健康报在内的国内多家媒体前来采访报道，医院也拥有相当的知名度和美誉度。

医院开诊初期，医院与上海瑞金医院合作，成为上海瑞金医院集团成员。瑞金医院定期下派专家坐诊、手术，并参与医院管理。"在家门口看上海专家"成为宣传重点。

医院开诊时拥有国内一流的仪器设备，以及舒适优美的就诊环境，同时医院注重服务改善，受到患者及社会各界的广泛好评。这些内容也是医院开诊初期宣传的重要内容。通过持续的努力，医院迅速开打局面，树立了良好的医院整体形象。

2008年，医院加入恩泽集团后，医院宣传主要围绕和配合恩泽宣传中心工作开展，主要内容为文化融入、健康科普、先进技术、先进人物等。

2016年，成建制从恩泽剥离后，医院文化宣传工作进入新阶段。

2017年，医院成立宣传文化科后，医院宣传工作按照"外拓影响力，内聚凝聚力"工作方针，从服务患者、宣传医院的角度出发，积极推行医院宣传工作。

医院逐步加强与各媒体的合作关系。2017年开始，医院先后与台州晚报、台州交通广播、台州日报、台州广电集团、无限台州等媒体合作，推出健康科普、先进技术推广、形象宣传等栏目。2017年，与台州交通广播合作推出了全市第一个集音频、文字、视频各种多种形式于一体的健康科普电台节目——《健康伴你行》。节目每天中午以直播形式与听众见面，每期节目时长30分钟，每年播放节目260期以上。栏目推出以来，受到广大听众的热烈欢迎，收听率长年位居台州广播节目前列。

宣传形式上进行开拓创新。2019年，医院在全市各大医疗机构内率先启动大规模地面宣传推广活动。整合妇产科、儿内科、健康管理中心、口腔科等科室，筛选生育、儿童生长发育、口腔健康、健康管理、女性美容等民众高度关注话题，整合媒体等外部资源支持，到市内万达广场、银泰城、意得百货等综合体开展地面宣传推广活动。为提升宣传效果，扩大影响，医院在线下活动同时开展线上视频或图文直播。该形式的活动受到民众高度关注，在服务群众的同时，有效提升医院影响力、学科团队美誉度和专家知名度。

2019年，医院与台州晚报合作推出了医院专属栏目《医生有话说》。同年，医院首次与非政府官方媒体平台台州19楼合作，协助医院推进宣传推广工作。同年，医院与台州广电集团合作，加入《健康直播间》栏目宣传。每年3月、6月、9月、11月共计4个月时间内，每个工作日17:30—18:00直播。2019年10月19日，医院与台州广电集团《直播台州》栏目合作，进行医院建院以来首个面向公众的手术现场直播。手术由医院心内科主任林祖近主刀，心内科副主任蔡海鹏讲解，直播活动受到了公众高度关注，收视人数超7万，受到各方广泛好评。

宣传平台

院报　医院院报，创刊于2001年，全名为"中心医院报"。2001年10月，院报首期刊出，为四开四版，铜版纸印刷。

院报一版主要内容为医院要闻，二版为医院各类综合新闻，三版为学科展示及员工风采，四版为医院人文和健康科普。根据情况，刊发瑞金医院、汶川地震支援等专刊。

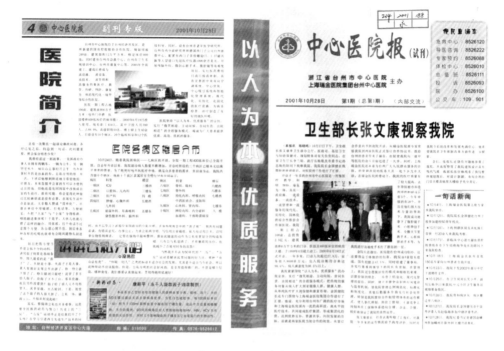

图11-6 医院首期院报

创刊以来，院报以每月1期，每年10期左右的频率发行。院报每期发行量约400份，主要用于寄送政府、主管部门、兄弟医院赠阅，院内分发及赠阅广大病友。

院报发行以来，成为医院开诊初期院内最重要的宣传平台，是医院信息传递的重要载体。

随着院报内容逐步丰富，原有版面空间已不足，2007年，院报版面扩大，纸张改为普通新闻纸。

2007年1月与台州医院重组，组建台州恩泽医疗中心（集团），恩泽医疗中心发行集团报。2008年12月8日，医院刊发了当年第9期，总第69期院报，随后院报停刊。

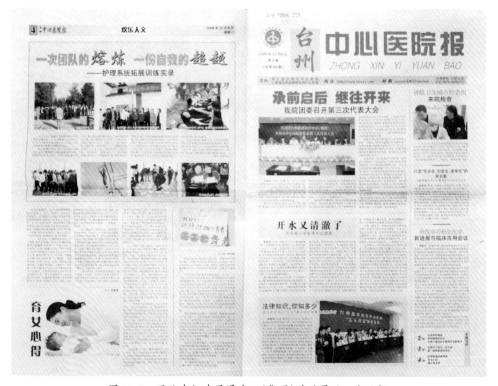

图11-7　医院在组建恩泽中心(集团)前的最后一期院报

官方网站　2005年3月，医院官方网站开通。网站是医院发展时期最重要的宣传平台和对外形象展示窗口，同时也是医院重要的服务平台。借助网站平台，网站开设医院介绍、新闻动态、健康科普、学科专家介绍等栏目。主要用于患者和院外查询医院、学科、专家相关信息，接受就医咨询、受理投诉。

2005年，医院网站进行小幅升级，对网站首页等进行美化。同年，网站新闻发布转入正常化。

2009年，根据浙江省卫生厅关于三级医院官方网站建设要求，结合恩泽集团要求，对网站进行改版，由恩泽集团提供技术支持。网站模式调整为医院介绍、患者服务、新闻宣传、科普知识传播等四大内容，成为医院重要对外窗口之一。同时，增加网站挂号功能，网站成为患者挂号就医的重要平台。

2016年10月，医院成立台州学院附属医院，医院按照原有网站版块重开医院官网。医院紧急搭建医院官网，确保医院官网延续。2017年，网站添加发布公告通知及新闻的手机即时分享功能，使之成为医院消息传播的重要平台之一。

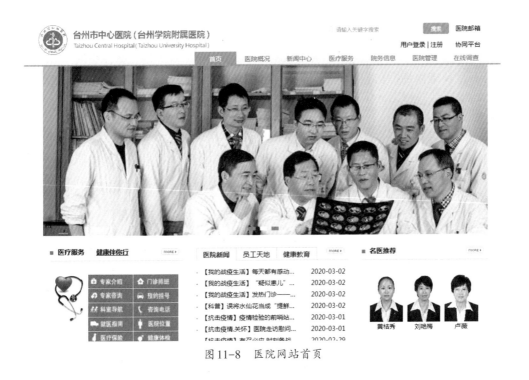

图11-8 医院网站首页

官方微信公众号 2016年6月，医院官方微信公众号（服务号）开始常规推送医院官方消息、公告及新闻。常规情况下每周推送1次，每次4条，特殊情况推送消息数量根据情况调整。官微消息推送成为医院发布面向广大患者、公众的重要平台。发布消息主要为服务患者的各类通知、公告，健康科普、先进技术推广、形象宣传。截至2020年3月份，官微粉丝量达28.3万。医院建立微信矩阵，纳入各临床学科、护理公众号10个。

官方抖音号 2019年5月，医院官方抖音号开始常规不定期推送短视频作品。主要用于推送各类健康科普知识相关内容，同时推送人文形象短视频。

院内电子宣传推广系统 除医院院报、网站、官微之外，医院还设有电子大屏幕、广告机、物料宣传栏等宣传载体，用于公示、通知以及各类宣传品投放。**门诊大厅电子大屏幕**。医院建院时，在门诊大厅安装门诊电子大屏幕，主要用于投放门诊安排、医院重要通知公告、欢迎标语及宣传海报。**电子宣传推广系统**。2016年，医院购置5台立式广告机，分别放置在急诊科、手术室、体检中心（健康管理中心）、超声科、枫南门诊，用于投放医院重要通知、宣传海报、视频等各类宣传品。2018年，医院对各诊区原有电视机进行升级，用于投放诊区专家宣传海报。2008—2019年期间，市公安局、疾控中心、药监局等部门先后在医院投放6台广告机，主要用于宣传相关内容。由于内容播放不符合要求、摆放空间不足及维修滞后等问题，2019年开始医院逐步予以清退。2020年，医院购置一批59台电子宣传机，整合医院原有各类电子屏，建成院内电子宣传推广系统。主要用于投放医院重要通知公告，以及宣传和推广海报及视频。**宣传栏**：医院在食堂西侧设有医院宣传栏。主要用于医院重大主题宣传，内容包括医院中心工作、党建、医德医风、形象宣传、先进集体及人物展示、后勤保障以及各类主题宣传展示。每个病区楼层均设有宣传栏，主要用于病区进行健康宣教，内容由公共卫生科提供，定期更换。医院住院部一楼、二楼北侧走廊设有宣传栏，主要用于健康宣教海报投放。

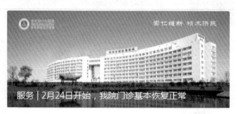

图11-9　官方微信公众号首页

二、崇仁大讲堂

2019年初，医院设立了综合性分享论坛——崇仁大讲堂。崇仁大讲堂是以医院院训"崇仁维新 精术济民"中的"崇仁"为名，以"领略大家风采，学习智慧心得"为宗旨，邀请国内相关领域知名专家、教授、学者担任讲者，以患者服务、医院管理、医学技术、医学人文、学术科研等医疗行业焦点为主题，分享和探寻全新的医院发展、患者服务的理念与道路，倾力打造属于中心医院广大医务人员的思想盛宴。大讲堂的讲座不定期举行，地点设在医院的学术报告厅。

2019年3月20日，医院首期崇仁大讲堂开讲。北医三院党委书记金昌晓教授做题为《加强党建，促进医院和谐发展》的报告。

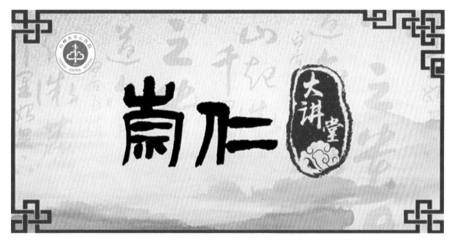

图11-10 崇仁大讲堂

三、标识系统

标识系统是医院文化的重要载体。建院初期，医院建立以标识导视系统为主要内容的形象识别系统。定制医院胸牌、职工识别卡（考勤卡、就餐卡等）、信纸、信封、工作簿册等医院专用物品。期间经过定期及不定期的微调。2008年，组建恩泽医疗中心（集团）后，医院识别系统转而使用恩泽系统。2016

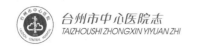
年，成为台州学院附属医院后，医院根据医院核心文化内容及医院内部空间调整
同时对医院形象识别系统进行调整，并于2017年更新实施医院标识导视系统
（一期），2020年实施（二期）。

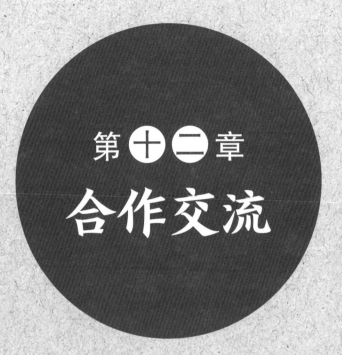

第十二章
合作交流

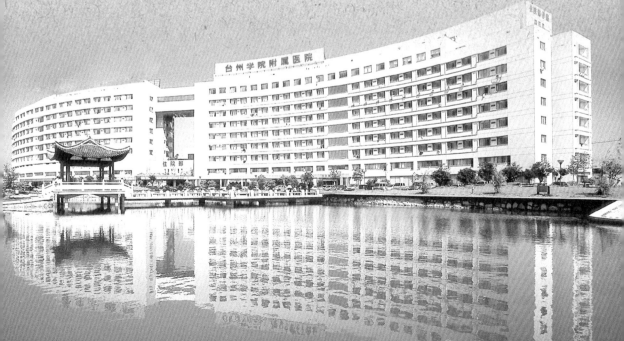

第一节 与上级医院合作

一、医院间合作

1. 上海瑞金医院

2000年4月25日，上海第二医科大学附属瑞金医院院长李宏为，副院长沈翔慧、赵忠涛应邀率考察团来台州考察台州市及台州市中心医院。经考察与商谈，上海瑞金医院与本院签订了合作意向书。2000年6月19日，台州市中心医院开诊暨上海瑞金医院集团台州中心医院（筹）挂牌；瑞金医院副院长俞卓伟、沈翔慧等参加开诊挂牌仪式。2000年12月29日，医院与上海瑞金医院（上海瑞金医院集团）签订正式合作协议，上海第二医科大学副校长陈志兴，瑞金医院院长李宏为、党委书记严肃等参加签约仪式。2001年3月24日，经上海瑞金医院集团一届二次理事会审议，台州市中心医院正式成为瑞金医院集团成员单位，挂靠上海瑞金医院集团台州中心医院牌子，上海瑞金医院（上海瑞金医院集团）院长（董事长）李宏为及集团理事参加挂牌仪式。瑞金医院在本院设立办公室，派驻办公室主任、兼任瑞金医院集团台州中心医院副院长。

2000年6月19日，瑞金医院派出医院管理和医疗专家团队25人入驻中心医院，参与医院的管理和医疗护理工作。

2001年3月24日，在医院召开上海瑞金医院集团一届二次理事会，医院院长金国健当选为上海瑞金医院集团理事会理事。

2001年6月19日，在医院举行"医院发展高级研讨会"，上海第二医科大学党委书记赵佩琪，上海瑞金医院院长李宏为、党委书记严肃等参加研讨会并作专题发言。

同日，上海瑞金医院在本院设立瑞金医院内分泌研究所台州中心医院分所，医院聘任上海瑞金医院罗敏、罗邦尧、宁光为顾问，聘任瑞金医院内分泌研究所赵咏桔为所长。同时与瑞金医院合作成立台州市老年医学研究所，聘任瑞金医院沈蓓蓓、夏翔为老年医学研究所顾问。

2001年10月17日，卫生部张文康部长率卫生部相关部门领导来台州市中心医院调研股份制医院建设，瑞金医院院长李宏为来院迎接，在医院多功能厅作了"集团化建设实践与发展"的专题发言并陪同视察医院。

2001年10月18日，瑞金医院专家库150名专家向台州市中心医院全面开放专家门诊预约诊疗。

2002年4月19日，上海瑞金医院在本院设立上海瑞金医院微创外科临床医学中心台州分中心、上海瑞金医院生殖医学部不孕不育诊治台州分部。

2002年7月18日，医院二期病房大楼工程开工，上海第二医科大学校长范关荣、副校长钱关祥，瑞金医院书记严肃、副院长俞卓伟、赵忠涛、院长助理黄波等参加开工典礼。

2003年6月18日，医院举行"体制创新与接轨上海"研讨会；举行《上海瑞金医院、台州市中心医院合作建设远程会诊网络系统协议书》签订暨远程会诊启动仪式；举行聘任瑞金医院赵卫国、宋永建等13名专家担任本院神经外科、神经内科等13个学科的兼职科主任聘任仪式。上海第二医科大学校长沈晓明、副校长庄孟虎、朱正纲，瑞金医院院长李宏为、副院长俞卓伟、沈翔慧及瑞金医院集团成员单位领导与相关专家参加相关活动。

2004年8月3日，医院与上海第二医科大学联合举办的"临床医学研究生班"在本院开班，医院32名学员参加研究生班学习。

2005年6月11日，医院接受上海第二医科大学瑞金临床医学院教学医院考核评估。同年6月19日，上海第二医科大学瑞金临床医学院台州分院揭牌。

2006年4月26日，医院接受上海交大临床医学院临床教学医院评估。同年5月10日，医院首次接受上海交大医学院本科医学生临床教学实习。

2006年11月25日，在瑞金医院召开瑞金医院集团二届一次理事会，医院院长朱顺法当选为瑞金集团理事会理事。聘任秦青通为集团理事会副秘书长。

2009年2月10日，瑞金医院副院长黄波率瑞金医院集团办、烧伤科、眼科、骨科、泌尿外科等部门负责人一行15人来院调研两院深化合作事宜。

同日，瑞金医院集团派驻医院办公室主任、瑞金医院集团台州中心医院副院长来院工作。

2017年6月，医院胃肠外科与上海瑞金医院郑民华教授团队开展合作，建立上海瑞金医院郑民华微创胃肠外科团队台州工作室。

2019年12月11日、2020年5月15日，医院院长徐颖鹤带领有关人员赴上海瑞金医院就深化两院合作与瑞金医院院长宁光、副院长邱力萍及有关人员进行了商讨。

2020年6月19日，上海瑞金医院院长宁光、副院长邱力萍及相关学科专家来院参加台州市中心医院与上海交通大学医学院附属瑞金医院合作20周年纪念活动暨新合作项目"国家标准化代谢病管理中心（MMC）台州分中心"揭牌，瑞金医院烧伤科、血液科专科医疗联合体授牌仪式；同时，参加台州市中心医院建院20周年院庆座谈会。

表12-1　瑞金医院集团派驻台州市中心医院副院长名单

姓名	任职时间	上海瑞金医院派驻职务	上海瑞金集团台州中心医院聘任职务
杜玲珍	2000.6.19—2000.12.30	办公室主任	副院长
孙胜伟	2000.12.30—2001.4.4	办公室主任	副院长
朱 铭	2001.4.4—2001.7.1	办公室主任	副院长
邵炳荣	2001.7.1—2002.2.17	办公室主任	副院长
张旦琪	2002.2.17—2002.8.29	办公室主任	副院长
王 健	2002.8.29—2003.3.4	办公室主任	副院长
史锁洪	2003.3.4—2006.4.13	办公室主任	副院长
高正仪	2006.4.13—2007.7.3	办公室主任	副院长
蔡 雁	2006.4.13—2006.6.25	办公室主任助理	
郑梅芳	2007.6.22—2009.2.26	办公室主任	副院长
陈 晨	2007.7.26—2007.10.22	办公室副主任	
张梅珍	2009.2.10—2017.1.5	办公室主任	副院长

*瑞金医院派驻台州市中心医院专家名单详见附表16。

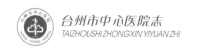
2. 上海市第十人民医院

2018年3月26日，本院与上海市第十人民医院（同济大学附属第十人民医院）签订合作协议，成为上海十院医疗集团协作医院。在此期间，上海十院向医院派驻临床和管理团队，滕宏飞担任执行院长，张戟担任医务处执行处长，张扬担任科研处执行处长，焦岳龙担任院办副主任，把上海高品质医疗服务植入医院，让台州百姓在本地享受到高品质医疗服务。秦环龙院长定期来院开展学术讲座和管理指导。通过两院合作，形成一批有特色的合作学科：

（1）皮肤科：在史玉玲教授团队的帮助下，针对台州市在皮肤疾病诊治方面的需求进行了科学分析和规划。在常规皮肤病治疗基础上，开展了毛发相关疾病治疗、皮肤医美等服务项目，提升了学科影响力。2020年6月19日，医院新成立的皮肤诊疗中心正式开始运行；6月20日，上海市皮肤病医院和台州中心医院签订合作协议，进一步深入推进两院的合作，为广大病友提供更为优质的皮肤疾病治疗及美容诊疗服务。

（2）呼吸内科：以上海十院呼吸科王昌惠教授为核心的团队建立了"台州王昌惠名医工作室"，借助名医工作室为平台开展医疗技术、科研和学术交流等方面的合作。王昌惠教授定期来院指导，开展了"全麻下经支气管镜肿瘤切除＋主支气管支架植入术"等新技术，尤其是射频消融术、EBUS-TBNA、支架植入术等高新技术的开展及实施，促进了学科建设与发展。

（3）心脏外科：上海十院臧旺福教授团队与中心医院心胸外科合作以来，通过在中心医院打造臧旺福教授工作站，开展定期坐诊及预约心脏大血管手术。此外，在臧主任团队帮助和带领下，医院建立了心脏大血管动脉夹层诊治的MDT团队。

（4）其他学科：五官科、胃肠外科、中医科、消化科形成专家来院坐诊的合作形式；肾脏科、病理科等的合作以授课、学习班等形式予以落实，加强各种学术交流和专科联盟建设，推进加深合作，提高中心医院在台州的影响力。

3. 上海市肺科医院

2017年5月11日，医院与上海市肺科医院(同济大学附属肺科医院)签订合作协议，成为上海市肺科医院医疗集团协作医院，合作主要于胸外科、呼吸内科两个科室展开。

4. 北京大学第三医院

2018年，医院选派4批22名中层干部，前往北京大学第三医院（以下简称北医三院）开展业务交流和学习。2019年3月20日，北医三院党委书记金昌晓应邀来院作《加强党建促进医院和谐发展》专题讲座，并参加医院承办的台州市医院管理年会。业务上日常开展远程会诊，为患者提供就医方便。

5. 北京阜外医院

2019年4月12日，医院与北京阜外医院（中国医学科学院阜外医院）签订了合作协议，在医院挂牌成立了"中国医学科学院阜外医院台州市中心医院心血管技术培训中心"。开展心血管学术及科研指导、进修培训、远程会诊、手术指导、疑难患者转诊等形式，提高医院心血管防治能力。医院派出心血管内科及重症医学科有关人员赴该院进修学习。

6. 温州医科大学附属眼视光医院

2018年1月16日，医院与温州医科大学附属眼视光医院签订合作协议，成立温州医科大学附属眼视光医院台州国际眼科医院（台州眼视光医院）。开展眼科临床、科研、教学、人才培养等工作。温州眼视光医院定期安排专家来院指导、参与医院门诊、手术等临床工作，帮助医院引进并开展玻璃体切割术、角膜移植术等临床新技术，推进眼科学科发展。

7. 香港中文大学

2017年8月4日，香港中文大学中医学研究生11人来院进行为期一周的交流学习。2019年4月4日，香港中文大学中医学院院长梁挺雄一行4人来院参观交流，双方就有关中药、中医治疗手段、医学生培养等方面进行了深入的探讨。2019年6月14日，香港中文大学中医学院院长梁挺雄、教学部主任姜元安教授再度来院与医院举行合作签约仪式。2019年8月3日，香港中文大学中医学院的7名学生在陈锦良博士的带领下来医院进行为期8天的暑期见习。至目前，香港中文大学医学院学生来医院的暑期实践活动已顺利开展两期，已有18名学生来院开展见习活动。

8. 台湾台北医学大学

在台湾台北医学大学管理团队协助下，医院于2018年7月24日顺利通过JCI认证，成为台州首家通过该认证的医院。

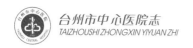

二、科室间合作

1. 上海肿瘤医院乳腺外科

2016年12月，上海肿瘤医院（复旦大学肿瘤医院）邵志敏教授乳腺癌治疗团队与医院肿瘤治疗团队开展合作。邵志敏团队每两周派出一名高级职称人员来医院工作一天，负责特需门诊、点名手术、学术讲座及三级查房工作，通过示范查房、手术示教、疑难病例讨论等方式，提升医院甲乳外科临床及科研水平。双方连续合作4年，并开展国际沪浙乳腺癌精准诊治高峰论坛。

2. 上海交通大学附属新华医院儿科

2017年，儿科开始与上海新华医院（上海交通大学附属新华医院）合作，开设小儿生长发育门诊。2019年12月1日，上海新华医院临床遗传中心及台州市中心医院儿内科共同倡议，建立台州市各级医院共同参与的"上海新华医院临床遗传中心遗传性疾病专科联盟"暨"台州地区遗传性疾病专科联盟"。余永国主任每月定期来院进行现场指导和交流，促进儿科学科建设和发展。

3. 上海市第六人民医院B超科

2019年6月6日，医院与上海六院（上海交通大学附属第六人民医院）签订合作协议，同时获"科技部数字诊疗重点专项"授牌，医院正式成为"创建超声系统评价与培训示范点"。上海六院为医院疑难杂症等多层次患者提供远程会诊及专家会诊服务。

4. 上海市第九人民医院口腔科

2016年11月，与上海市第九人民医院（上海交通大学附属第九人民医院）口腔科开展合作。12月，上海专家正式来口腔科指导临床工作。2018年11月，医院加入上海市第九人民医院集团口腔正畸专科联盟；2019年5月，加入上海九院口腔全科联盟。

5. 上海市第九人民医院骨科

2019年1月24日，上海市第九人民医院（上海交通大学附属第九人民医院）骨科专家、中国工程院院士戴尅戎院士工作站落户台州市中心医院。2019年12月，医院与上海市第九人民医院骨科联盟合作签订协议，并完成专家的派驻合作。

6. 上海长征医院耳鼻咽喉科

2016年10月22日，上海长征医院（海军军医大学第二附属医院）专家团队每周委派一名高级职称人员来医院工作，每月第2、4周负责特需门诊、学术讲座及三级查房工作，第1、3周负责点名手术；通过示范查房、手术示教、疑难病例讨论等方式，提升医院耳鼻喉科临床及科研水平。

7. 上海市五官科医院耳鼻咽喉科

2019年7月开始，上海市五官科医院鼻科、耳科与医院开展专科合作，定期派出专家来院开展新技术新项目指导。

8. 北京天坛医院神经外科

2019年4月16日，医院与北京天坛医院（首都医科大学附属北京天坛医院）神经外科专家团队签订合作协议。天坛医院每周委派一名专家来医院进行临床工作，协助新技术新项目的开展，指导科研工作。

9. 浙江省肿瘤医院病理科

2017年10月，医院病理科与浙江省肿瘤医院病理科签订了合作协议，主要在疑难病理会诊、学科建设、人才培养、科研和学术活动方面开展合作。

10. 浙二医院骨科

2019年10月26日，浙二医院叶招明主任被聘为医院骨科学科顾问，为医院的骨科学科建设和发展出谋划策，每年至少3次现场指导手术。

第二节　对外交流协作

为吸引国外友好人士参与和支持医院学科建设，加快学科发展，医院通过聘请学科顾问、开展学科合作交流等形式，邀请国外有一定影响力的专家、学科团队来院指导、帮助学科建设。2000年以来，已有38位国外知名专家担任医院的学科顾问，他们通过来院现场指导和交流，积极推进学科与国外的科技合作交流，帮助学科引进技术项目，为医院培养科技、管理等方面人才。

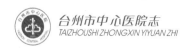
1. 美国匹兹堡大学

2017年1月，医院与美国匹兹堡大学医学院开展合作，并接待了匹兹堡医学中心外科主任比利教授来访。2018—2019年医院派出骨科、病理科、普外科、肿瘤外科4名人员到匹兹堡医学中心进修。2019年7月，医院与美国匹兹堡大学医学中心赵澄泉教授开展合作，聘任赵教授为肿瘤学外籍学科顾问，并邀其来院开展学术交流。

2. 美国加州浸会大学

2018年5月29日，美国加州浸会大学护理学院院长Karen Bradley（凯伦·布拉德利）女士和护理学院副教授Rebecca Meyer（丽贝卡·梅尔）女士来院参观。2019年8月8日，医院派出5名护理人员参加加州浸会大学（CBU）和台州学院的合作项目——中美护理学硕士联合培养项目。

3. 意大利安科纳联合大学医院

2014—2016年，医院派出甲乳外科、神经内科、口腔科、病理科、精准医学中心、麻醉手术室、普外科一、心血管内科、中医中西医结合科、核医学科等科室11人赴意大利安科纳联合大学医院进修。

第三节　医联体建设

一、双下沉、两提升

（一）合作单位

2014年2月1日、4月24日，医院分别与玉环第二人民医院（以下简称玉环二院）、温岭市第四人民医院（以下简称温岭四院）签订了医疗合作协议，开始了"双下沉、两提升"合作工作。2016年10月27日，医院与玉环清港镇卫生院签订了合作协议，开始了医联体工作。2018年1月28日，医院与玉环人民政府合作办医签约，玉环第二人民医院成为医院玉环分院。

（二）挂职院长

医院在医联体医院派出挂职副院长全面参与医联体医院的管理，负责医联体合作工作的协调、落实与推进。

科室	姓名	挂职单位	挂职时间
医务处	舒海荣	温岭市第四人民医院	2015.10.9—2018.7.9
甲乳外科	潘 印	玉环第二人民医院	2015.10.15—2018.6.29
放疗科	应申鹏	椒江区葭沚街道卫生服务中心	2018.5.10—
神经外科	冯 路	温岭市第四人民医院	2018.7.9—2019.11.14
胃肠外科	何 斌	玉环第二人民医院	2018.6.29—2019.11.7
胃肠外科	梁建华	温岭市第四人民医院	2019.11.14—
儿 科	李 星	玉环第二人民医院	2019.11.7—

（三）考核结果

2017年，医院作为城市医院下沉玉环二院、温岭四院考核结果均为良好。

2018年，医院作为城市医院下沉玉环二院考核结果优秀、温岭四院考核结果良好。

2019年，医院作为城市医院下沉玉环二院、温岭四院考核结果均为优秀。

（四）技术提升

医院派驻了各科室高年资主治以上医师常驻各家医联体医院，参与科室晨会、病区查房、会诊手术等，并且每周固定专家门诊。并且重点托管温岭四院5个科室，玉环二院4个科室。下沉人员通过开展临床教学、示范查房、疑难病例和死亡病例讨论、临床带教等多种形式指导；协助建立健全和落实各项规章制度、技术规范；加强常见病、多发病的培训，并参与危重病人的抢救会诊工作。2018年2月2日、2019年1月10日分别召开两次医联体工作研讨会，医联体单位均参加。医院每年邀请医联体单位参加医院的"医师节""美食节"及春节晚会活动。

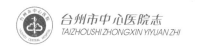
1. 温岭四院

医院帮助温岭四院开展了腹腔镜TEP手术、乳腺旋切（麦默通）手术，开展了首例"腔镜下穿通支超声刀离断＋B超引导局麻下小隐静脉高位结扎＋点式剥脱术"、超声引导下经皮肝穿刺胆囊造瘘引流术（PTGD）、颈椎手术、开颅血肿清除术。帮助温岭四院成功立项台州市级课题一项、温岭市级课题三项。协助温岭四院开办继续教育项目《沿海基层医院的急诊建设现状暨急救规范化诊疗》《基层县级医院泌尿科使用技术新进展》。帮扶温岭四院开展了急性心肌梗死溶栓和恶性心律失常同步电复律，开展经鼻内镜下等离子腺样体切除术、纤维电子喉镜检查、纯音听阈检测等新技术、新项目。

2. 玉环二院

帮助玉环二院开展了腹腔镜下直肠癌根治手术、腹腔镜下全盆底重建术、CT定位下脑干穿刺术、肾穿刺活检以及甲状腺肿块射频消融治疗等新技术，为一例无张力疝修补术后复发患者成功施行TAPP手术。帮助玉环二院申报玉环课题3项并获得立项。联合玉环二院开办继续教育项目《台州市外科青年医师学术沙龙》《微创外科在基层医院的应用培训》。帮助玉环二院开设了康复科门诊、血液内科、儿童生长发育门诊。

二、区域医联体

2017年12月6日，医院与葭沚街道社区卫生服务中心签订合作协议，挂靠台州市中心医院葭沚分院。2019年9月12日，医院分别与章安、白云街道社区卫生服务中心签订合作协议，并举行医院医联体章安、白云分院挂牌仪式。2019年9月21日，医院与前所街道社区卫生服务中心签订合作协议，并举行医院医联体沿海门诊分部挂牌仪式。2020年5月1日，椒江区三甲街道社区卫生服务中心成为医院医联体专科联盟单位；2020年9月1日，椒江区葭沚街道东山卫生院成为医院医联体专科联盟单位。

表12-2 椒江区街道社区卫生服务中心合作情况一览表

社 区	合作时间	挂牌名称	合作科室
葭 沚	2017.12—	医联体分院	中 医 中西医科 妇产科 康复医学科 骨 科 疼痛科 全科医学科
章 安	2019.9—	医联体分院	中 医 中西医科 疼痛科 皮肤科 妇产科 烧伤科 康复医学科 急诊医学科
白 云	2019.9—	医联体分院	老年病科 妇产科 全科医学科 疼痛科
前 所	2019.9—	医联体门诊分部	消化内科 小儿外科 儿内科 康复医学科
海 门	2019.9—	专科联盟	老年病科
三 甲	2020.5—	专科联盟	妇产科
东 山	2020.9—	专科联盟	超声科 中医 中西医科

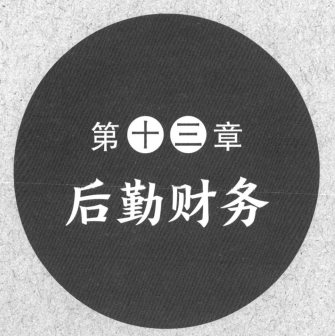

第十三章

后勤财务

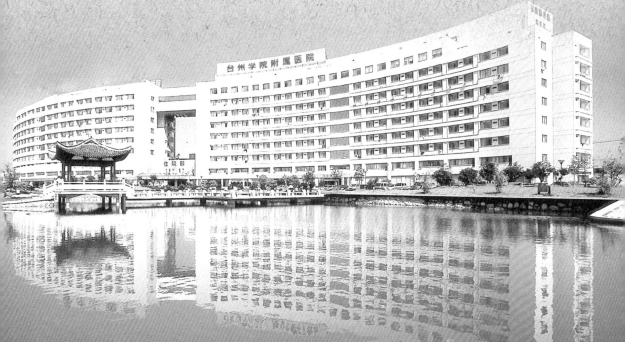

第一节　工程建设

一、台州市中心医院一期工程

工程项目简介：

选址：椒江东海大道南，葭沚泾以东。

占地面积：80亩。

建筑面积：共计为56959平方米，其中门诊、医技楼为33149平方米；病房楼为23810平方米。

容积率：2.03。

绿化率：43.29%，总绿地面积为30869平方米。

项目批准单位：浙江省计划与经济委员会1998年12月9日《关于台州市中心医院一期工程项目的批复》（浙计经投〔1998〕1757号），并列入省级重点工程项目（浙重建〔1998〕62号）。1999年4月23日省计经委《关于台州市中心医院一期工程初步设计的批复》（省计经委发〔1999〕34号）。

建筑设计单位：浙江省建筑设计研究院。

批复：〔1999〕34号《关于台州市中心医院一期工程初步设计的批复》。

地质勘察单位：浙江省工程勘察院，1999年2月11日开始钻探。

施工监理单位：台州市建设监理公司。

桩基施工单位：第一标段（门诊楼、医技楼）温岭市第五建筑工程公司；第二标段（病房楼）温岭市第二建筑队工程公司。1999年5月6日桩基工程正式开工。

建筑施工单位：宏润集团股份有限公司第一标段（门诊楼、医技楼），1999年6月4日签订土建施工合同。浙江省第三建筑工程公司第二标段（病房楼），1999年6月7日签订土建施工合同。

设备安装单位：第一标段（门诊楼、医技楼）浙江省诸暨市工业设备安装公司；第二标段（病房楼）浙江省工业设备安装公司。

装修装饰单位：浙江中天装饰工程公司，2000年1月11日开始施工。

工程开工日期：1999年4月2日，奠基仪式；1999年6月28日，门诊楼试桩开工；1999年7月5日，病房楼开工；1999年9月28日，医技楼开工。

工程验收日期：1999年12月23日，一期工程医院门诊楼通过中间结构验收；1999年12月29日，一期工程医技楼通过中间结构验收；2000年1月31日，一期工程病房楼通过中间结构验收；2000年6月17日，台州市中心医院一期工程通过综合竣工验收。

房产权证下发日期：2000年7月25日，台州市人民政府下发台州市中心医院房屋所有权证。

二、台州市中心医院二期工程

工程项目简介：

选址：台州经济开发区东海大道南侧，中心大道东侧。

建筑面积：台州市中心医院二期工程A座病房楼25562.8平方米。

容积率：2.03。

绿化率：43.29%，总绿地面积为30869平方米。

项目批准单位：浙江省计划与经济委员会，1999年9月7日浙计经投〔1999〕1108号，并列为2002年度省重点建设项目B类和市2002年百项重点工程。

获得荣誉：2005年度浙江省建设工程钱江杯奖（优质工程）（浙建协〔2005〕44号、浙工质协〔2005〕22号、2005年8月16日）；2005年中国建筑工程鲁班奖（国家优质工程）（中国建筑业协会建协〔2006〕2号、2006年1月4日）。

建筑设计单位：浙江省建筑设计研究院。

地质勘察单位：浙江省工程勘察院。

施工监理单位：上海建通工程建设有限公司。

桩基施工单位：浙江环宇建设股份有限公司。

建筑施工单位：方远建设股份有限公司。

设备安装单位：浙江省诸暨工业设备安装公司。

装修装饰单位：方远建设股份有限公司。

工程开工日期：2002年7月18日奠基仪式；2002年7月18日，二期工程试桩开工；2003年1月14日，土建工程开工。

工程验收日期：2003年6月19日，医院二期工程通过中间结构验收；2004年3月12日，医院二期工程通过综合竣工验收。

房产权证下发日期：2005年4月6日，台州市人民政府下医院二期工程产权证。

三、台州市中心医院感染病房工程

工程项目简介：

选址：台州经济开发区东海大道南侧，中心大道东侧。

建筑面积：感染病房1500平方米。

项目批准单位：台州市计划发展委员会，2004年7月16日，台计投资〔2004〕240号。

建筑设计单位：浙江省建筑设计研究院。

地质勘察单位：浙江省工程勘察院。

施工监理单位：上海建通工程建设有限公司。

桩基施工单位：方远建设股份有限公司。

建筑施工单位：方远建设股份有限公司。

设备安装单位：方远建设股份有限公司。

装修装饰单位：方远建设股份有限公司。

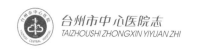

工程开工日期：2004年4月19日，土建施工。

工程验收日期：2004年8月11日，医院感染病房通过竣工验收。

房产权证下发日期：2005年12月22日，台州市人民政府下发台州市中心医院感染病房产权证。

四、台州市中心医院食堂工程

工程项目简介：

选址：椒江东海大道南，葭沚泾以东。

建筑面积：共计为3983平方米。

项目批准单位：台州市计划与经济委员会，2000年12月13日台计经建〔2000〕643号。

建筑设计单位：浙江省建筑设计研究院。

地质勘察单位：浙江省工程勘察院，1999年2月11日开始钻探。

施工监理单位：台州市建设监理公司。

建筑施工单位：浙江省第三建筑工程公司，2000年3月20日签订施工合同。

工程开工日期：2001年2月15日开工；2001年3月6日开始浇捣基础砼；2001年5月19日主体全部封顶；2001年12月28日竣工投入使用。

五、台州市中心医院直线加速器机房工程

工程项目简介：

选址：台州经济开发区东海大道南侧，中心大道东侧。

建筑面积：直线加速器机房404.88平方米。

项目批准单位：台州市计划发展委员会，2004年3月10日台计投资〔2004〕88号。

建筑设计单位：浙江省建筑设计研究院。

地质勘察单位：浙江省工程勘察院。

施工监理单位：上海建通工程建设有限公司。

桩基施工单位：方远建设股份有限公司。

建筑施工单位：方远建设股份有限公司。

设备安装单位：方远建设股份有限公司。

装修装饰单位：方远建设股份有限公司。

工程开工日期：2004年2月1日，土建开工。

工程验收日期：2004年8月11日，医院直线加速器机房通过竣工验收。

房产权证下发日期：2005年12月22日，台州市人民政府下发台州市中心医院直线加速器机房产权证。

六、台州市中心医院殿后陶新村员工宿舍工程

工程项目简介：

选址：台州市殿后陶新村25幢楼。

建筑面积：殿后陶员工宿舍2190.78平方米。

工程项目建设单位：2005年，医院委托村居建设施工队伍自行建设。

工程开工日期：2005年4月2日，土建开工；2015年7月15日，装饰施工；2015年8月20日，新员工报到进住。

房产权证下发日期：2009年，殿后陶村25号楼原户主办理了房屋土地使用证；2010年，医院办理了产权过户手续；2010年6月22日，台州市人民政府下发台州市中心医院殿后陶员工宿舍房产权证；2010年11月26日，办理土地证。

七、康平中心怡苑小区职工宿舍工程

工程项目简介：

选址：台州经济开发区东海大道南侧。

占地：49亩。

总建筑面积：总计59234.29平方米，其中住宅面积50817.92平方米，自行车库2385.42平方米，停车库5521.50平方米，附属用房509.45平方米。宿舍共17幢384套。

项目批准单位：台州市计划与经济委员会，1999年11月台计建〔1999〕282号文件批准建设。

建筑设计单位：浙江省建筑设计研究院。

地质勘察单位：浙江省工程勘察院。

施工监理单位：浙江南正工程监理有限公司。

桩基施工单位：1—11号楼，台州华强建筑安装有限公司；12—17号楼，标力建设集团有限公司。

建筑施工单位：1—8号楼，浙江环宇建设集团有限公司；9—11号楼，临海市第一建筑工程公司；12号、13号、15号楼，浙江方远建筑工程有限公司；14号、16号、17号楼，温岭市第二建筑工程有限公司。

室外工程：浙江国强建筑安装工程有限公司。

工程开工日期：2000年3月20日，桩基工程开工；2000年5月1日，上部土建开工；2001年8月6日，11号楼土建开工；2001年10月5日，8号楼土建开工。

工程验收日期：2001年4月27日，康平中心怡苑小区（一期）通过竣工验收；2002年3月27日，11号楼通过竣工验收；2002年8月25日，二期8号楼通过竣工验收。

房产权证下发日期：2002年8月13日台州市人民政府下发康平中心怡苑小区产权证。

八、丰泽名苑小区职工宿舍工程

工程项目简介：

选址：白云山南路东侧、白云学校南侧。

占地：41.5亩。

总建筑面积：计69419.42平方米，其中地上总建筑面积55402.58平方米，商业建筑面积1854.2平方米，住宅面积53548.38平方米，地下总建筑面积14016.84平方米。共有住房358套。

项目批准单位：台州市计划发展委员会，2009年4月29日台发改投资〔2009〕79号发文。

建筑设计单位：台州市城乡规划设计研究院。

施工监理单位：台州恒信工程监理有限公司。

桩基施工单位：宏业建设集团有限公司。

建筑施工单位：宏业建设集团有限公司。

设备安装单位：宏业建设集团有限公司。

装修装饰单位：宏业建设集团有限公司。

工程开工日期：2009年9月9日，工程动工。

工程验收日期：2011年6月23日，丰泽名苑小区通过竣工验收。

交房入住时间：2012年2月26日，医院丰泽名苑小区开始交房入住。

九、台州市中心医院新食堂工程

工程项目简介：

选址：台州经济开发区东海大道南侧。

建筑面积：计6510万平方米，其中地上建筑面积4910平方米，地下建筑面积1600平方米。

项目批准单位：台州市发展与改革委员会，2019年10月11日台发改社会〔2019〕195号文件。

建筑设计单位：浙江联建工程设计有限公司。

地质勘察单位：核工业金华勘测设计院有限公司。

施工监理单位：浙江鑫龙工程管理有限公司。

桩基施工单位：方远建设集团股份有限公司。

建筑施工单位：方远建设集团股份有限公司。

设备安装单位：方远建设集团股份有限公司。

装修装饰单位：方远建设集团股份有限公司。

工程开工日期：2021年1月11日，取得施工许可证；2021年1月18日，举行工程奠基仪式。

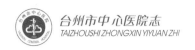
十、台州市中心医院学生公寓楼工程

工程项目简介：

选址：台州市经济开发区二十号路南侧，纵二路东侧，殿后陶新村北侧。

占地面积：4.09亩。

建筑面积：计11615平方米，其中地上建筑面积10049平方米，地下建筑面积1566平方米。

项目批准单位：台州市发展和改革委员会，2019年5月17日台发改社会〔2019〕81号。

建筑设计单位：华汇工程设计集团股份有限公司。

地质勘察单位：浙江省工程物探勘察设计院有限公司。

施工监理单位：浙江鑫龙工程管理有限公司。

桩基施工单位：天翔建设集团有限公司。

建筑施工单位：天翔建设集团有限公司。

设备安装单位：天翔建设集团有限公司。

装修装饰单位：天翔建设集团有限公司。

工程开工日期：2020年6月28日取得建设用地交地确认书；2020年10月30日取得施工许可证；2020年11月8日，举行公寓楼奠基；2021年1月16日，土建开工。

十一、台州市中心医院急诊大楼扩建工程

工程项目简介：

选址：椒江东海大道南，葭沚径以东筹建台州市中心医院内。

建筑面积：扩建面积8886平方米，其中急诊楼和医技楼西扩建面积5263平方米，改建2464平方米，医技楼东扩建1129平方米，地下室30平方米。

项目批准单位：台州市发展和改革委员会，2018年5月3日台发改社会〔2018〕77号文件。

建筑设计单位：浙江省建筑设计研究院。

地质勘察单位：浙江省工程勘察院。

施工监理单位：宁波创安工程管理有限公司。

桩基施工单位：方远建设集团股份有限公司。

建筑施工单位：方远建设集团股份有限公司。

设备安装单位：方远建设集团股份有限公司。

项目装饰单位：方远建设集团股份有限公司。

工程开工日期：2019年6月18日，医院急诊大楼扩建工程土建施工。

工程竣工日期：2020年9月15日，医院急诊大楼扩建工程通过竣工验收。

十二、台州市中心医院临床教学楼工程

工程项目简介：

占地面积：14.8亩。

规划建筑面积：计60191平方米，其中地上建筑面积48395平方米，地下建筑面积11796平方米（设地下二层）。

项目批准单位：台州市发展与改革委员会，2020年9月29日台发改社会〔2020〕213号文件。

第二节　财务管理

一、医院财务概况

（一）发展沿革

1999年1月，正式设立医院工程建设指挥部财务处，负责医院工程建设的财

务管理与会计核算工作，开设银行账户，开展财务管理与会计核算等工作。

2000年6月，医院正式开诊，设立一级职能部门——财务处。全面负责医院的财务管理及会计核算、绩效奖金核算与分配、成本核算、医疗服务价格与门诊住院收费管理等工作。

2008年7月，根据市委、市政府有关精神，与台州医院重组成立台州恩泽医疗中心（集团），并于2011年7月对医院财务管理体制进行了调整，财务集中管理。设立台州恩泽医疗中心（集团）台州市中心医院财务代理处，作为台州恩泽医疗中心（集团）的财务派出机构，除物资核算、物价管理和现金出纳等4人留在医院，其余财务人员全部集中到台州恩泽医疗中心（集团）财务部统一管理。

2016年7月，台州市中心医院成建制从台州恩泽医疗中心（集团）划入台州学院，成为台州学院附属医院，医院重新组建财务处，负责医院的财务管理及会计核算、绩效奖金核算与分配、成本核算、医疗服务价格与门诊住院收费管理等工作。主要职责包括会计核算、成本核算、医疗服务价格管理、预算管理、工资绩效奖金核算、医保结算、科室运营分析与管理等，截至2020年6月，财务处共有17人，其中：高级职称1人、中级职称9人；硕士3人、本科12人。

（二）以股份合作制形式，创新筹集医院建设资金

创建初期，医院工程建设指挥部领导，在市委、市政府的领导下，积极探索创新医院筹资新模式，充分发挥台州民营经济相对发达的优势，吸收社会资本，成立股份合作制医院来解决资本金筹措问题。由台州市基础设施建设投资有限公司代表市政府出资3800万元，占47.5%，相对控股；其他七家股东出资4200万元。随着医院股本金逐步到位，于2000年5月8日在市政府会议室召开首次股东大会，宣告台州市中心医院正式成立，并按事业法人单位进行登记。

除股本金外，医院的建设资金主要来自银行贷款，1999年4月，从农业银行台州市海门支行贷入第一笔款项为1800万元。

截至2005年上半年，基本建设资金投入达4.6亿元，其中：基本建设工程投入2.8亿元，医疗设备投入1.6亿元，其他投入0.2亿元。除股本金到位0.76亿元外，其他建设资金从银行贷款，其中：农业银行1.58亿，建设银行0.61亿元，中国银行0.30亿元，兴业银行0.3亿，浦发银行0.3亿元。上述银行，对医院建设的

资金给予大力支持，尤其是农业银行贷款额度较大。

2007年，医院在管理体制上有所调整，市政府在台州医院、台州市中心医院两院重组的基础上，成立台州恩泽医疗中心（集团）。除台州市基础设施建设投资有限公司3800万元股本金外，其他股本金经股东们充分协商后一致同意转让，统一由台州市基础设施建设投资有限公司出面收购，并按银行五年期贷款利率支付股息，收购股本金3800万元。完成收购后，转让给台州恩泽医疗中心（集团）。从此，医院成为具有公益性的集团化管理的全民所有制医院。医院所有贷款由台州恩泽医疗中心（集团）先垫资提前归还给银行。这样每年节省2000多万元的利息支付，减轻了医院运行成本。两院重组后医院资金困难问题得到缓解，医院资金运作也逐步进入良性循环，并在2015年底将台州恩泽医疗中心（集团）垫资款全部予以还清。

2016年下半年，医院管理体制又进行了一次重大变革，医院成建制从台州恩泽医疗中心（集团）划出，成为台州学院附属医院，具有独立法人的事业单位。近几年，医院在市委、市政府的大力支持下，公立医院改革有力推动下，不断加大人才引进力度，提升医院核心竞争力，医院品牌、口碑在台州老百姓中的地位明显提升，医院业务蓬勃发展，医疗收入从2016年7.0亿元，到2019年10.6亿元，三年时间增长50%。至此，医院资金运作基本稳定，为医院可持续发展奠定了坚实的基础。

二、医院历年收支情况

2000年6月19日开诊以来，在市委、市政府的正确领导下，医院不断克服资金与人才不足。在上海瑞金医院、上海第十人民医院的大力支持下，医院职工不断改革、创新，出台人才引进优惠政策，吸引高层次人才来院工作，让医疗技术水平显著提升，医疗质量不断攀升，医疗收入高速增长，年平均增长速度达到22.8%，2019年医院医药收入达到10.53亿元，创历史新高。

表13-1　历年收支情况统计表

单位：万元

年度	收入					支出					
	合计	医疗收入	补助收入	其他收入	科教收入	合计	医疗成本	管理费用	其他支出	补助支出	科教支出
2000	2,140	2,045	90	5		3,158	3,158				
2001	7,324	7,196	53	75		7,936	7,928		8		
2002	10,283	10,121	75	86		10,448	10,387		61		
2003	13,188	13,063	88	38		13,312	13,234		78		
2004	18,007	17,344	433	230		19,083	18,507		575		
2005	23,729	23,465	111	152		25,461	25,376		85		
2006	26,338	25,801	394	143		27,252	26,596		656		
2007	28,615	28,262	224	129		30,446	30,254		192		
2008	29,363	29,004	106	253		28,521	28,477		44		
2009	34,999	34,535	305	159		33,745	33,434		311		
2010	36,170	35,404	624	142		35,941	35,261		680		
2011	38,977	38,223	621	133		38,715	38,030		685		
2012	48,179	47,197	640	955	27	46,918	40,751	4,519	1,003	570	76
2013	54,833	53,208	625	973	27	53,156	46,250	5,059	1,200	555	93
2014	63,737	62,559	1,597	1,057	121	62,506	54,857	5,073	988	1,527	61
2015	67,356	66,207	2,443	1,127	22	65,533	57,567	5,079	984	1,731	174
2016	82,277	81,195	11,162	1,017	65	70,093	62,711	5,308	1,108	943	23
2017	86,801	79,115	1,201	7,645	41	87,669	70,874	6,387	5,389	4,985	35
2018	94,275	91,656	3,309	2,397	223	94,414	79,066	8,854	947	5,484	64
2019	109,676	105,307	3,022	774	573	108,043	94,300	9,419	419	3,749	157
2020	107,729	100,514	6,150	1,131	-66	104,892	91,016	9,420	260	4,050	145

注：医疗收入包含药品收入，由于会计科目变更，有些项目为合并数。

表 13-2 基本建设投入情况

日 期	项目内容	权属面积(平方米)	金额(万元)
2000.03.06	土地使用权	53,328.00	2,000.00
2000.06.17	病房楼 B	27,562.29	
2000.06.17	门诊楼	22,866.84	
2000.06.17	医技楼	7,463.25	
2004.08.11	感染病房	1,500.00	19,859.49
2004.08.11	直线加速器机房	404.88	
2005.12.08	殿后陶宿舍楼	1,475.20	
2005.06.19	病房楼 A	25,562.28	9,012.81
合 计		143,149.73	30,872.3

三、固定资产投入情况

开诊以来，随着医疗诊断技术不断发展，医院对医疗设备投入高度重视。在有限的资金下，不断加大对医疗设备的投入，加速提升医疗技术诊断水平，提高医疗质量，为台州百姓健康事业做出贡献。在固定资产特别是专用医疗设备方面的投入增长迅速，从 2007 年年末的 1.4 亿元，到 2020 年末达到 3.2 亿元。医院已拥有 3.0T 及 1.5T 超导磁共振、直线加速器、64 排能谱 CT、16 排螺旋 CT、数字减影血管造影机（DSA）、数字 X 线摄影系统（DR）、西门子数字胃肠机、GE 数字乳腺钼靶机、GE 骨密度检测仪、影像存储与数字化管理系统（RIS / PACS）等各类国内外一流医学设备仪器。

表 13-3 固定资产分阶段年末总量统计表

单位:万元

	2007 年	2016 年	2020 年
房屋及构筑物	30,942.55	30,872.30	28,849.83
专用设备	14,059.86	22,837.92	32,456.22
通用设备	976.16	1,309.30	5,170.45
其 他	1,269.11	1,470.64	1,660.58
合 计	47,247.67	56,490.17	68,137.07

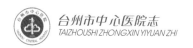

四、财务管理工作

（一）会计核算工作

1999年，医院开始筹建，设立财务处以来，一直就高度重视财务信息化建设，一开始就使用用友U8财务核算软件，执行《医院会计制度》和《医院财务制度》。2008年，并入台州恩泽医疗（中心）集团后，从7月开始改用用友NC核算软件。2016年6月，从台州恩泽医疗中心（集团）成建制划出，成为台州学院附属医院。2017年，开始改用云康财务管理软件至今。

2019年开始执行《政府会计制度》，会计核算除传统的电算化核算以外，已经实现凭证自动生成、凭证前端化、银企互联和平行记账等功能，与报销流程、预算管理系统和物流系统等实现了基本互通对接，为提高医院会计核算质量，提供技术保障。

（二）预算管理工作

2000年建院初期，为加强医院财务管理，制定了《经费预算管理制度》，2008年对制度进行修订，更名为《预算管理制度》，2018年及2020年分别对预算管理制度进行修订和完善。

医院预算编制坚持"以收定支，收支平衡，统筹兼顾，保证重点"的总体原则。实行"二上二下"的预算编制工作程序，收入预算编制充分考虑医院现有的资源，以及医保、医疗服务价格政策变化情况；支出预算编制坚持医院过"紧日子"，从严从紧编制部门预算支出，严格控制不必的成本支出，尽可能节约医疗成本开支。

医院实施以预算管理为核心，"业财融合，财务一体化"的信息化建设，提升财务管控能力。优化预算编制系统，实现预算编制表单化，操作简单明了；在财务管理系统中的费用报销或费用支付申请页面加入预算控制，实现预算控制从事后控制向事前、事中控制转变；对采购业务从预算编制到付款，以预算编号为连接的一体化流程及系统改造，可以实时监控、查询采购预算执行情况，实现医院运营管理中"物流、资金流、业务流"的统一,预算管理得到全过程的信息化控制。

(三)医院绩效核算与分配管理

医院绩效薪酬管理,是医院管理重要组成部分,科学合理绩效核算与分配方案,是充分调动医护人员积极性,加速医院发展的重要手段。财务部门积极探索医院绩效核算与分配方法,科学、合理、公平、公正,不断完善绩效核算与分配方案,为促进医院业务稳步健康的可持续发展,作出了应有的贡献。

第一阶段(开院至2006年6月前):医院奖金方案以工作量结合科室收支结余为主核算方法。奖金与科室业务收入相关,人员职称系数在奖金分配中所占比重较高,对医院初创时期激励创收效果较明显,以及对人员主动提高医疗技术起到较大推动作用。

第二阶段(2006年7月—2011年):引进北京保诚医院管理公司的医院绩效核算与分配管理。绩效核算办法与评价模式主要基于工作量核算方案,取消药品、材料提奖,实行医护分开核算。引入科室或病区"可控成本"概念,有效控制成本,在提高医院经济效益方面取得可喜成绩。

第三阶段(2012年—2016年):医院绩效核算与分配纳入台州恩泽医疗中心(集团)统一管理,医护合并核算与分配。增加工作量阶梯核算法;增设管理干部名义奖金,引导管理干部注重科室管理;增设了季度质量奖及半年度效益奖评价与考核,为提升医院综合管理水平发挥了应有的作用。

第四阶段(2017年至今):吸收原北京保诚医院管理公司与台州恩泽医疗中心(集团)的绩效核算与分配方案中优点,在此基础上逐步持续改进,不断完善医院绩效核算与分配。重新实行医护分开核算,增加劳务增加值的核算考核指标,结合CMI值调整出院人次奖金计提标准,以及提高手术操作治疗类奖励的标准。为医院"腾空间、调结构、提效益"目标起到了积极作用。制定了《台州市中心医院(台州学院附属医院)薪酬分配与绩效考核管理制度》。建立了医院以"安全、质量、服务、目标、成本"为核心,依据"数量、质量、效率"立体考核为目标,形成了以基本工资、基础性绩效工资、奖励性绩效工资三部分组成的医院薪酬制度。其中,奖励性绩效占个人可支配收入70%左右。坚持以岗定薪,岗动薪动，不同系列的岗位应该有不同的绩效激励及考核方案。着力体现医务人员技术劳务价值、品牌附加价值；强化成本控制，努力做到收支平衡、略有结余。以"腾空间、调结构、提效益"为目标，逐步推进DRGs疾病分组在绩效管理中的应用。

（四）成本核算与管理

为了加强成本核算，节约医疗成本，提高医院的经济效益。在建院初期，就逐步展开科室成本核算实务工作，成立成本核算管理小组，财务处配备专职成本核算人员，管理医院科室成本核算，指导科室开展成本核算工作。引入了联众科技的科室成本与绩效核算信息化软件，开启了科室全成本核算系统化的进程。期间不断完善成本核算管理制度、细化成本分摊参数。

2019年，按照财务管理信息化的要求，上线了东华公司新成本核算系统，实现了收入、部分成本及分摊参数的自动提取，并且与财务管理系统、固定资产系统、物流管理系统数据实现了互联互通。2020年11月，以三甲复评为契机，上线了项目、病种成本系统，具体功能和参数有待完善。

设立科室运营分析岗位，按时完成医院日常运营数据的统计，以便让院领导及临床科室主任快速了解医院及科室的运营情况。同时促进临床与行政管理间的沟通反馈，使得临床管理人员建立财务分析理念。

（五）医疗服务价格管理

逐步建立健全医药价格管理机制，制定了医院医疗服务价格管理制度、医疗服务明码标价公示细则、医疗服务价格管理自查实施细则、医疗费用复核细则、特需医疗服务管理办法等制度。

根据浙江省物价文件，2015年6月12日开始，特需服务项目实行医院自主定价，为满足医疗服务多层次需求，特别是高端人群对医疗服务的特别需求，同时充分挖掘优质医疗资源，更好体现医疗劳务价值，适应新形势下医疗服务供给的改革。医院对特需服务项目进行全面梳理、调研，召开特需医疗服务可行性讨论会，将特需医疗服务项目作为持续推进项目。特需服务管理经过数年的发展，取得了较大的成效。医院制定了特需医疗服务管理办法，形成一整套特需医疗服务项目的申报、报备、项目公示、患者知情同意书的签订流程。

特需服务收入从2014年的1299.50万元，到2019年快速上升到5605.28万元。

2019年完成了物流系统耗材与HIS系统耗材对接工作，大大提高了工作效率，降低了医用耗材的价格管理风险。价格维护实行双人复核制度，提高了价格维护的准确性。

（六）门诊、住院收费管理

医院开诊以来，收费窗口一直根据服务对象的需求和岗位工作内容确定制度和职责规范，建立门诊收费管理细则，细化管理环节，保持服务流程标准化、程序化。强化服务意识，并从服务仪态、服务质量、劳动纪律、业务能力、现场环境等方面对收费人员的量和质进行记录，成为绩效考核评价依据。同时，不断加强收费窗口信息化建设，把HIS系统与移动互联网应用结合，线上和线下资源整合，为流程改造搭建操作平台，提供运行环境。实现了全程自助和刷脸付费；利用诊间结算分流就诊病人，达到"病人流"的削峰填谷的效果；利用预存款模式，实现病人就诊"一卡通"；利用移动互联网平台实现线上非现金充值和医保无卡支付；利用电子发票实现无纸化票据；利用退费"线上跑"，实现患者退费"最多跑一次"；利用床边结算系统，实现病区或病床边完成入院办理、出院结算。

夯实"最多跑一次"改革的重点工作，通过持续不断创新窗口服务，优化病人就医付费环境和流程，实现多渠道线上付费以后，门诊和住院的智能付费率分别提高到82.3%、86%，门诊患者就医平均等待时间的179分钟下降到79分钟，门诊、住院人工收费窗口整合后从原来的23个减少到现在的7个，人均付费次数由原来平均7.5次下降到2.0次，门诊患者满意度上升到95.35%。

（七）财务制度建设

为使医院财务管理与会计核算工作有章可循、有法可依，除了认真执行上级有关财务法规外，还建立了一套完整的财务管理制度体系。先后制定了，《财务管理制度》《医药价格管理制度》《预算管理制度》《成本管理制度》等医院政策类制度，还有医院程序类、部门标准类等30余项制度。极大发挥了财务管理、监督功能，规范医院财务行为，提高资金使用效益。

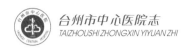

第三节 创建活动

一、国家节能示范单位

2017年，成立医院节能工作领导小组，分管院长为组长。下设三个部门，节能工作办公室、数据统计组、实施监督组。实行院部、科室、班组三级管理模式，制定《节能降耗工作实施方案》《成本管理制度》《医院节能管理制度》《主要能源消耗定额管理制度》《设备物资采购管理制度》《能源资源消耗统计管理办法》。2018年底，我院委托杭州万泰认证有限公司进行了能源审计，并依据审计报告提出的技改要求，初步完成项目实施。医院通过大屏幕、电子屏幕、展板、院内网、张贴小标语等各种形式、多渠道宣传节能知识。并在《健康报》《台州日报》有相应的节能报道刊载。2020年，荣获国家节约型公共机构示范单位。

二、平安单位

台州市中心医院保卫科成立于2000年4月，由成立初期的8名队员逐渐发展壮大到目前的46人。医院建院初期为了维护医院正常工作秩序，保障医护人员和患者的生命财产安全，特向台州市公安局申请成立台州市中心医院保卫科。台州市公安局于2000年8月30日发文批复《关于成立台州市中心医院保卫科的请示》，同意我院成立保卫科并在业务上接受台州市公安局经文保支队直接领导。2019年8月29日，保卫科成为独立二级职能科室，隶属分管院长直接领导。医院先后获2004年台州市市级治安安全单位、2008年浙江省治安安全示范单位、2010年开发区十佳治安安全单位、2013年开发区流动人口管理十佳单位、2018年浙江省省级平安单位、2018年台州市创建枫桥式安全单位、2019年浙江省省级平安单位暨省级智慧安防单位。

第四节　保障体系

一、设备管理

2000年6月医院开业时成立设备科，职责是医疗设备管理，制定《设备管理制度》，对医院设备包括针对采购、验收、维修这几方面进行规范和管理。2002年，设备科并入后勤服务中心，成为下设的二级科室，同时增加总务设备管理。2004年，根据"三乙"医院评审标准，医院设备科修订《设备验收制度》《设备维修制度》等制度。2011年，医院"三甲"评审期间，设备科对医院设备管理制度进行了进一步细化，着重医院设备预防性维护管理从而制定了《设备的预防性维护制度》。2017年，JCI评审期间依据相关要求，设备科重新对所有制度进行了梳理，并重新制定了包括《医疗器械风险评估管理制度》《医疗器械操作培训和考核制度》《医疗设备管理制度》《医疗器械临床使用安全管理和检测制度》等18个制度，有效提升医院设备管理从申请、验收、使用、维修、报废的系统化规范化的管理。2019年，设备科为独立二级科室。

二、水电管理

医院供电系统采用10kV两路进线，经变压器降压为400V低压到各用电单位，变压器总容量4000kVA（病房变1000kVA、门诊变1000kVA、空调变1600kVA、设备专用变400kVA，其中病房变、门诊变互为联络），共有高压配电柜18台，低压配电柜27台。对手术室、急诊科、ICU、消防电梯等重点保障科室及设备配备160kW发电机一台。2004年医院二期病房竣工，新增11台低压柜，分别从病房变、门诊变低压端引出。2004年抗击"云娜"台风工作。因全市市电全部失电，双回路都供电停电的情况下，连夜买了一台200kW发电机确保供电。2019年10月实施增容工程改造，新增一台2000kVA变压器，高压柜2台，低压柜11台，实现急诊加改建、食堂等新增建筑和设备的供电。由于医院对供电可靠性的要求，2004年新增一台220kW发电机一台，专供放射科，2019年报废更新为600kW发电机，实现应急情况全院正常诊疗工作的用电需求。急诊、ICU、手术室、检验科、NICU配备UPS，共有装机容量375kVA。

医院生活用水系统采用市政供水管到B座地下室300立方米水池，再经恒压变频供水系统到各楼层用水点，室外用水直接利用市政供水压力供水。用水重点保障科室（血透室、手术室、消毒供应室、口腔科）采用双回路供水。消防用水由2000立方米室外蓄水池和B座地下室300立方水池共同保障。

三、污水管理

医院一期有400张床位，二期新加400张床位，一期每天排放污水量约400m³／d，于2000年投入运行，二期新加320m³／d，于2004年4月开始进水试运行，2005年2月污水处理设施运行处于平稳状态，一、二期污水站由杭州博华环境技术工程有限公司设计和施工，目前污水处理设施处理能力720m³／d。2017年污水处理站设备使用年限到期，为了使污水处理站稳定运行，减少设备故障和安全生产，对污水处理站设备、管道、阀门等进行更换。2017年4月8日经过招标确定由台州京宇建设有限公司对其基础设施进行改造，地面增设机房和值班室。2018年5月医院根据院部指示招标采购SYDC-1000g的次氯酸钠发生器，该系统采用电解稀盐水制取次氯酸钠溶液。2020年新冠疫情，环保部门及疾控中心对重点医院医疗污水排放提出消毒高标准要求，在粪大肠杆菌达标的基础上，每日总余氯检测需达到6.5mg／L以上。

四、暖通管理

2000年建院时，共有三台燃油溴化锂冷热两用、一台约克螺杆机中央空调机组，实现全院室内温度调节。由于我院实行冬夏两季中央空调供应，为解决中央空调停机时，手术室等需全年需要调节温度的科室空调需求，对手术室净化系统进行改造，安装分体式空调，实现每年能耗减少支出10万多元。随着柴油价格的攀升，2006年新增一台约克离心机，实行夏季制冷空调油改电改造，每年减少70多万元的能耗支出。2012年完成油改气工作，将锅炉、制热中央空调的燃料由柴油改为天然气。2019年，新增一台开利离心机组，实现制冷空调的一用一备。

五、气体管理

2000年医院用氧由两台珠海丽珠制氧机制氧，通过氧气管路对全院供氧，专门设立制氧室，负责全院氧气的管理。2008年启用两个10立方米液氧储罐，经气化后对全院供氧，同时停用制氧机，人员、职责归并到锅炉房，2017年进行氧气汇流排改造，配置20个40L氧气钢瓶，保障全院用氧。

2010年建立压缩空气机房，配备3台空气压缩机对ICU、手术室、急诊科呼吸机等设备供气。随着儿科NICU、呼吸科RICU的成立，呼吸机用气全部接入中央供气系统。2019年，口腔科用气也接入供气系统。2017年新增一台真空泵，为吸引系统提供更高保障。

六、特种设备管理

2000年医院开业初期有电梯21台，其中病床梯17台、扶梯4台。2010年手术室新增加一台货梯，2019年，药剂科增加货梯2台，2020年急诊增加病床梯一台。现有电梯25台（病床梯18台、扶梯4台、货梯3台），锅炉3台，压力容器4台（液氧储罐2台、蒸汽灭菌器3台）

七、采购管理

2003年2月，设立物资采购供应中心，独立科室职能包含物资采购（医疗设备、医用耗材、总务物资）、物资供应（仓库、中心供应室）。2005年1月，物资采购供应中心更名为采购中心，剥离中心供应职能。2006年4月，采购中心更名为招投标中心，隶属后勤保障处管辖，成为其二级科室。2009年1月，招投标中心重新更名为采购中心，招标、采购、仓库三大职能，并逐渐归并到台州恩泽医疗中心集团采购供应部统一管理。2016年9月，医院从恩泽集团脱离，采购中心相应不再归集团采购供应部直接管辖；2019年8月，采购中心成为独立二级科室。

八、保洁管理

随着医院后勤服务社会化改革的开始，从2000年6月医院开业开始，医院保洁外包。由台州市绿意物业管理服务有限公司承包。一直到2013年9月，通过招标，保洁转为梁氏物业有限公司负责，合同期为3年。到2016年11月，通过招标，医院保洁服务转为浙江省开元物业管理股份有限公司负责，本期开始包括运送服务，合同期3年。2019年8月招标，仍由浙江省开元物业管理股份有限公司中标服务至今。

洗涤管理：2000年6月医院开业时，医院洗涤由医院后勤服务中心经营，之后2001年由后勤服务中心下设的服务部负责管理。随着医院后勤服务社会化改革推进，医院洗涤服务开始对外承包。2004年5月，通过招标医院洗涤服务由台州玖久洗涤有限公司中标运行。2008年4月临海括苍洗涤有限公司中标运行，2013年6月路桥清远洗涤有限公司中标，2015年5月再次由台州玖久洗涤有限公司中标运行。2019年11月，由台州宝亿健公司中标运行至今，推行探索布草洗涤一体化服务模式，包死洗涤与耗损费用。

九、停车管理

2000年医院开诊初期设计停车位350个供职工和病人免费停放。2016年针对医院业务快速发展现有停车位已无法满足停放需求，在市委市政府重视下由台州市城投集团出资在医院东面空地建设800余个停车位的大型公共停车场，采用收费形式，同年7月25日投入使用，2018年3月台州城投集团和医院对医院1035个停车位进行重新整合实行统一管理。

第五节 和合公司

一、发展沿革

台州市中心医院成建制从台州恩泽医疗中心（集团）剥离后，台州医院综合服务公司于2016年底停止运营台州市中心医院业务。为确保医院的正常运转不被影响，保证平稳过渡。也为了有效利用后勤人力资源，为病友提供更好的服务。台州市中心医院出资成立台州和合后勤管理服务有限公司。

2016年12月，公司申报并取得了相应的资质及许可证照；公司为有限责任公司（内资法人独资），由医院注入100万元作为启动资金（其中20万元为注册资金，80万元为借款），组建了全新的管理团队，医院副院长胡富宇兼任公司董事长，纪检监察室主任吴亚萍兼任公司监事，后勤保障处副处长钱力兼任公司总经理，财务处处长杨灵兼任财务负责人。同时医院派驻财务人员2名驻公司开展工作。此外公司招聘办公室人员1名，各门店销售从业人员13名。公司初始办公地点位于医院住院楼一楼采购中心办公室内。

2017年1月1日，公司全面开展运营。

2018年7月6日，根据上级关于进一步规范领导干部兼职的要求，经研究决定：免去胡富宇公司董事长、吴亚萍公司监事、钱力公司总经理（兼）和杨灵财务负责人（兼）职务。任命虞健斌为执行董事兼经理，何金凤为监事。

二、经营状况

公司经营范围：物业管理，清洁服务，人才中介服务，代驾服务，病人陪护服务，餐饮企业管理服务，洗浴服务，理发服务，营养健康咨询服务，食品、饮料、纺织、服装及家庭用品、第一、二、三类医疗器械、五金产品、化工产品、

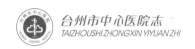

文化用品销售。

初期公司开展超市、综合服务部（医疗器械销售为主）、陪护等服务。后申领了第三类医疗器械零售许可证，劳务派遣许可证与人力资源服务许可证等证照，获批省药械采购配送资格，开展月嫂与高端产科服务，开发掌上商城，引进自助微波炉与一鸣真鲜奶吧，运营的第一年，公司实现销售总额2316万元（不含税）；营业利润421万元；缴税105万元，实现税后实际利润316万元。

2017年12月23日，经前期的筹备、设计、装修，公司办公场所从医院搬迁至中心医院南面育德路369号，总面积1333.5平方米。

此后，公司经营范围新增：餐饮服务，家政服务，工艺品、药品、水产品、肉类、水果、鲜花销售，洗车服务，婚姻介绍服务，普通货物仓储服务。公司相继取得第三类医疗器械批发许可证并开展批发业务，获得药品经营许可证，开展仓储配送服务和骨科支具服务，引进自助售货机、共享充电宝、共享轮椅、共享座椅等业务，拓展地下超市与水吧业务。

2017—2019年营业收入总额7817.47万元，利润总额1377.64万元，净利润1033.23万元。上缴利润315.94万元，公司到2019年末分配利润613.41万元。2019年末公司资产总额1154.08万元。有效提高了后勤服务效率、质量，降低了医院后勤成本支出，为广大人民群众提供更广泛、合理、舒心的服务。

三、东海大酒店

医院开业后，食堂曾设在现体检中心及A9楼；随着业务发展，2002年，在医院东北面建立了台州东海大酒店，医院投资，独立法人，法人代表为副院长林福禧。东海大酒店设立客房45间，餐饮包厢16个，开业初期委托给椒江大酒店经营管理。兼顾职工食堂和营养食堂管理。2003年5月椒江大酒店撤回，医院自行管理经营，负责人韩刚。后来医院实行后勤社会化改革，2006年食堂外包给张发海。2009年医院收回改为自主运作，由后勤保障处负责统一管理。2010年医院台州东海大酒店停止对外营业，酒店原有客房开始作为医院员工宿舍使用并由后勤保障处管理沿用至今，2019年注销东海大酒店营业执照。2017年7月，医院食堂外包给康诺公司至今。

第十四章
智慧医院

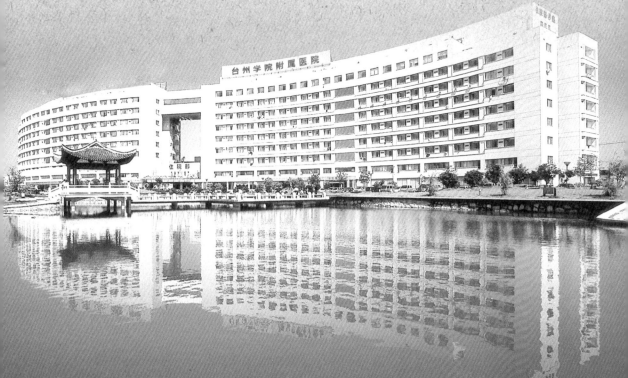

医院十分重视信息化建设工作，2000年3月，医院成立医院信息管理系统项目实施领导小组，负责医院信息管理系统工程的招标、采购和建设工作。2008年6月，医院信息化建设由台州恩泽医疗中心（集团）集中统一管理、建设和维护。2016年10月，医院信息化建设回归医院自主管理和维护。2017年8月，成立信息化委员会，全面指导医院信息化建设。经过20年的建设和发展，医院信息建设由建院初期的三大系统逐步建成了涵盖医疗、护理、医技、行政、后勤全业务的130余套信息系统，通过电子病历应用水平国家4级、互联互通成熟度国家四级甲等、智慧医院国家2级评审。

第一节 信息化建设

一、HIS系统

2000年3月与浙江联众科技有限公司合作建设医院HIS系统，启用门诊医生站、住院护士站、药房和收费系统，实现门诊处方和住院医嘱电子化；2003年4月完成"台州市小汤山"医院信息化建设，实现可视电话与视频会议系统等；2006年启用病区日报系统，实现护理业务工作量实时统计；2007年1月启用IC储值卡管理系统，支持诊疗业务免现金交易；2009年10月9日与杭州创业软件公司合作完成医院HIS信息系统升级，2010年4月20日启用门诊排队叫号系统，6月21日启用住院医生站信息系统，实现医护医嘱分列执行。2011年4月启用急诊分诊登记系统，9月启用住院草药医嘱电子开单，12月启用医技系统，实现治

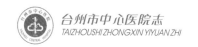

疗计费电子化。2014年2月启用门诊自助服务系统，实现挂号缴费自助化；5月和6月分别完成住院医生站和住院护士站系统升级恩泽集团版。2017年3月启动诊间结算，7月1日启用"台州市一卡通"系统，以社会保障市民卡（或健康卡）代替医院原有就诊卡，实现"一卡就诊、脱卡支付、先诊疗后付费"。9月精麻处方电子化启用。

二、检验系统（LIS）

2000年3月启用联众检验系统，实现仪器结果自动化传输和检验报告电子化。2003年6月由杭州正恒软件公司对检验系统进行升级，实现检验标本采集、流转条码化管理。2009年升级为创业LIS系统，2013年8月升级为上海杏和LIS系统，实现标本闭环管理。

三、检查系统

影像系统（PACS）：2003年与杭州莱达公司合作建成影像（PACS）系统，2015年与GE公司合作建设医院PACS系统，2016年10月启用莱达PACS系统。

超声系统：2003年与杭州莱达公司合作建成超声系统，2016年10月超声系统升级。

内镜系统：2015年5月启用莱达内镜系统。

病理系统：2011年启用网络版朗嘉病理系统，2015年7月启用病理标本追溯系统，实现病理标本闭环管理。

心电系统：2011年启用心电系统，2013年心电系统升级与HIS联网，2016年6月启用网络版嘉禾心电（脑电、肌电、肺功能）系统，实现功能检查报告电子化。

四、医技治疗系统

皮试系统：2000年7月启用皮试系统，2009年10月皮试系统升级。

医技系统：2005年8月启用医技系统，2012年11月医技系统升级，全院医技诊疗电子计费。

输液系统：2010年11月启用门诊无线输液系统，实现输液全流程电子化管理。2017年6月门诊输液系统升级，实现输液全流程闭环管理。

血（腹）透管理系统：2008年启用血透管理系统，2019年11月血透系统升级。

手术麻醉管理系统：2001年9月启用手术管理系统，2009年9月手术管理系统升级，2012年启用麻醉重症系统，实现监护和麻醉记录电子化。2017年8月启用消毒供应追溯系统，实现医疗器械洗消闭环管理。2020年启用移动麻醉术前访视系统。

五、电子病历系统

2011年10月全面启用住院电子病历系统，实现病历书写和质控电子化。2012年12月对接卫生部医院质量监控系统，实现病案首页数据实时上传。2013年启用护理电子排班系统，2015年5月启用门诊电子病历系统，9月启用护理病历系统，2017年7月完成移动护理系统建设，使用PDA对患者进行床边护理。

六、体检系统

2005年8月启用浙江联众新版健康体检管理系统。2015年12月启用杭州凡锦体检管理系统。2018年3月启用福州天瑞公司体检系统。

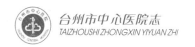

第二节　"互联网＋"建设

一、农医保系统

2007年6月启用椒江农保和路桥农保接口系统，实现两地病友联网实时报销结算。2008年推出慢病直报系统和医保病人费用审核功能，对全院慢病患者和医保病人费用的掌控及审核。2008年9月启用温岭农保接口系统，实现温岭城镇居民医疗保险实时结算。2009年5月启用台州新农合平台接口。2010年4月启用临海医保接口系统，实现临海医保患者在院就诊后实时结算报销。2011年7月启用台州医保单病种核算系统，11月启用市级医保一卡通系统，实现台州全市医保患者一卡结算。2012年9月完成省医保一卡通异地结算接口对接。2016年10月实现医保微信移动支付。2017年完成全国新农合接口对接。2019年完成长三角医保对接，医保工伤接口对接。2020年9月完成医保电子凭证对接，全面支持医保移动支付。

二、互联网＋系统

2003年启用瑞金医院远程会诊平台实现两院远程会诊，4月完成"台州小汤山"医院可视电话与视频会议系统建设，2009年依托网站建设线上预约挂号系统；2016年10月建成医院微信公众号及掌医平台，实现手机端预约挂号和医保移动结算。2017年4月完成影像云系统建设，患者随时随地查阅个人检查报告及影像；5月启用云随访和慢病管理系统，实现个性定制化的随访和慢病患者管理。6月启动互联网医院与远程会诊平台，患者足不出户享受诊疗。2018年6月无胶片医院启动，停用传统胶片；6月19日启用出院电子票据；10月全院启用结算扫码支付。

第三节 信息安全

一、基础建设

医院现有机房为国家 B 类机房标准，机房面积70平方米，配有专用 UPS。2004年 HIS 服务器架构升级，采用 HP PC 服务器＋EMC 存储双机热备架构；2009年7月首台精密空调开机启用，为核心机房提供恒温恒湿环境，HIS 服务器架构升级，采用 IBM 小型机＋EMC 存储双机热备架构；2012年6月有线网络千兆升级改造，同时实现核心交换设备冗余；2013年7月机房电路改为双 UPS 供电，降低因停电带来的安全风险。2015年10月全院无线网络启用，相继实现移动护理、移动查房等功能；2017年4月机房改造，实现强弱电机柜顶部分离预走线；2017年8月有线网络升级改造，实现核心网络虚拟化；2017年12月 HIS 服务器升级，采用 IBM 小型机＋HDS 存储组成异地双活架构。与电信公司合作启动医院专有云机房建设；2019年实现双精密空调制冷，边界网络架构改造，增设边界防火墙和汇聚交换机，提升边界网络安全，影像存储升级，2020年业务主干网全面提升到万兆带宽。

二、安全保障

2003年8月启用 McaFee 杀毒软件、Juniper 防火墙；2009年升级趋势防病毒软件；2012年2月启用计算机入网准入系统和桌面管理系统，对内网设备准入进行控制；2014年启用上网行为系统，实现上网行为过滤与管控；2015年9月启用 VPN 系统，为远程安全运维、办公提供安全专属通道；2019年升级准入系统、外网防火墙，增设入侵防御系统、数据库审计系统、日志审计系统，实现内网有线设备和无线终端的可视化准入管控，外网入口的智能防御，内网数据库与机房

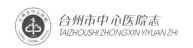

设备的日志审计；2019年启用360天擎安全管理系统，为电脑终端病毒防护提供安全支撑。

第四节　智慧管理

一、办公管理

2002年建立医院综合档案管理系统（单机版）实现综合档案信息化管理。2003年3月建成医院网站，2006年9月完成网站改版升级。2010年启用协同知识管理平台，实现行政办公电子化，同年启用电子邮件系统和网络版综合档案管理系统。2011年网站升级恩泽集团版，2017年协同管理平台升级，建成综合管理平台实现人力、制度管理电子化，医院网站升级。2020年建成院内多媒体一体化宣教平台。

二、财务管理

1999年上线用友财务管理系统，实现会计核算、财务管理信息化；2004年上线成本核算管理系统，实行院、科二级成本核算，实现医院、科室成本核算信息化；2007年3月启用预算管理系统；5月启用综合目标管理系统，实现院科两级综合管理；2011年5月启用奖金发放系统。2017年10月实施人财物一体化系统财务系统建设，2019年员工差旅报销和生育报销电子化，2020年启用成本核算管理系统、全面预算管理系统。

三、医疗与质量管理

2006年启用危重病人直报管理系统，2007年启用慢病、传染病直报系统，

2008年启用院感网络直报系统，2010年7月启用临床路径系统，实现诊疗活动路径化。9月启用预约挂号系统，患者就诊预约化。11月13日启用合理用药系统，用药安全审核电子化；2012年全面病历质控系统和会诊管理系统，启用集团呼叫中心，实现病人随访。2013年质量决策分析平台，检查单电子化，2015年启用单病种质量监测系统，6月与杭州逸耀公司合作升级合理用药系统，医技检查集中预约。2016年10月启用医技检查预约系统和住院预约服务中心系统。2017年4月启动医技检查集中预约平台2017年12月启动医院版DRGs系统建设，2019年实施刷脸就医，完成国家电子健康卡对接，启用审方系统，完成自动发药机上线，12月实现耗材医嘱扫码核销。2020年自主开发医保版DRGs控费系统。

四、护理管理

2009年启用护理不良事件上报系统，2017年启用护理管理系统，不良事件管理系统升级，2018年全面实现移动护理。2020年实施智慧病房建设，通过无线物联网、有线局域网等基础网络，实现患者血压、血氧、体温等生命体征数据自动采集，智能输液管理、医护床旁交互管理（患者报告查询、病历调阅、账单查询、检查预约提醒、宣教、数字电视等）、指测血糖无线管理、护理白板等功能。

五、后勤管理

2000年启用安保系统重点岗位实现全程监控。2001年启用固定资产和设备管理系统；2010年8月启用住院膳食系统，实现住院点餐电子化，2014年膳食系统升级，实现住院患者移动点餐。2015年安保系统全面升级为高清数字化系统，覆盖全院全天候管理。2017年10月启用物流管理系统，固定资产管理系统等系统启用。2018年启用医疗废弃物管理系统，实现医疗废弃物收、转、消全程管理。2019年启用警医通系统，实现警医联动。2020年安保系统升级，实现人脸识别动态监控。

六、科研与教学管理

2016年9月启用科研项目管理系统，实现科研项目申报、评审、执行闭环管理。2018年2月启用住院医师在线规培系统和在线继续教育系统，2019年5月启用医学教学系统，实现院内教学线上线下一体化管理。

七、图书管理

2001年启用单机版中外文文献检索系统，2004年启用丹诚图书管理系统，2005年启用网络版镜像文献检索系统，2019年图书管理系统升级，实现在线预约、续借、催还管理。

八、信息与管理

2018年启用集成平台，标准化各系统间互联互通，同年2月建设决策分析系统。2019年建设数据中心和统一门户系统，启用患者360视图，2020年启用临床决策（CDSS）系统，建设红外体温监测系统，建设陪护探视病人管理系统。

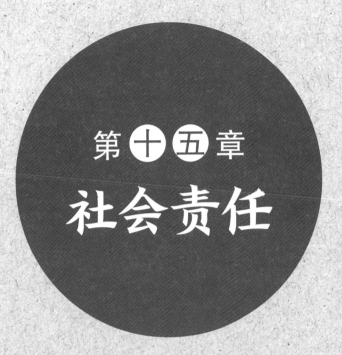

第十五章
社会责任

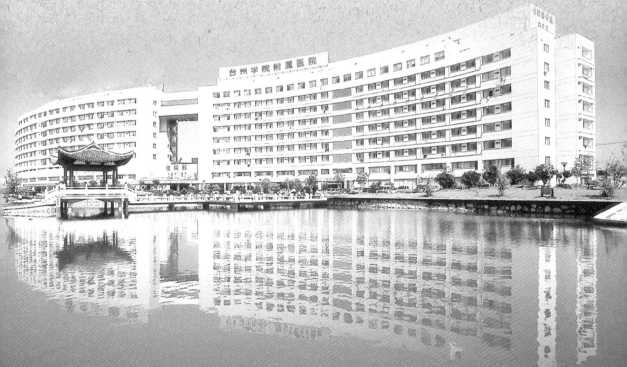

第一节　医疗援建

一、援非工作

医院自2005年开始援助非洲马里医疗队工作，现已派出5批5位专家。

表15-1　医院援助非洲马里人员名单

序号	姓名	性别	科室	援助时间
1	黄道进	男	后勤保障处	2005.7—2007.7
2	朱振华	男	儿　科	2011.7.24—2013.8.8
3	徐海鸥	男	妇　科	2011.7.24—2013.8.8
4	王乐见	男	医学检验科	2017.7.21—2019.1.28
5	周　勇	男	医学检验科	2019.1.12—2020.9.27

二、援疆工作

2005年8月，医院选派胸外科副主任医师毛建林援疆，担任新疆和田地区民丰县人民医院外科主任、业务副院长。毛建林在援疆期间开展胸外科手术治疗，积极参与当地医院危急重患者抢救工作；同时结对帮扶生活困难维吾尔族老人1名、维吾尔族少年1名。毛建林被当地政府评为优秀援疆工作者。

2008年8月，医院选派内分泌科主治医师金慧英援疆，担任新疆和田地区人民医院内二科副主任。金慧英在援疆期间积极参与临床医疗工作，将胰岛素泵、动态血糖监测等专业技术传授给当地医生。2008年、2009年，金慧英被评为优秀援疆干部。

2014年7月，医院选派耳鼻咽喉科副主任医师舒海荣随台州市卫生系统专家团参与为期一周的"智力援疆"项目。舒海荣在阿拉尔医院开展专家门诊和义诊，指导阿克苏地区第一人民医院耳鼻咽喉科开展鼻内镜手术，并辅导该院耳鼻喉科同仁撰写SCI论文1篇。

2016年4月，医院选派妇产科副主任医师瞿向东援疆，担任阿克苏地区第一人民医院妇一科科室副主任。瞿向东在援疆期间以主刀或助手身份参加科室宫腔镜、腹腔镜手术超100例，积极参与疑难危重症患者抢救，指导科室获得阿克苏地区"科技兴阿"项目一项。

2017年8月，医院选派党委副书记莫经刚、妇产科张李钱、护理部刘小春赴新疆阿拉尔开展智力服务交流活动。莫经刚副书记为新疆农一师阿拉尔医院医务人员作《肝癌的诊治聚焦和微创治疗》《智慧医疗服务建设及服务改善实践》两场学术报告。张李钱主任协助阿拉尔医院成功抢救一名剖宫产疤痕妊娠大出血的患者，挽救了产妇的生命。

2020年，医院选派麻醉科主治医师陆蓉援疆。陆蓉担任一师阿拉尔医院手术麻醉科副主任，开展无痛支气管镜等新技术新项目。2020年，陆蓉获得浙江省三学三比三服务"创新争先先进个人"。

截至2020年6月，医院共接收来院学习培训的阿拉尔卫生业务骨干47名。

表15-2　医院支援新疆阿克苏地区帮扶人员名单

序号	姓名	性别	科室	援助时间
1	毛建林	男	心胸外科	2005.8—2007.2
2	金慧英	女	内分泌科	2008.8.18—2010.2.21
3	郑彤彤	女	妇产科	2013.6.18—29
4	郑昌竹	男	皮肤科	2013.6.18—29
5	舒海荣	男	医务处、耳鼻咽喉科	2014.7.13—19
6	瞿向东	男	妇产科	2016.4.20—2017.1.6
7	莫经刚	男	院部、肝胆血管胰脾外科	2017.8.14—21
8	张李钱	男	妇产科	2017.8.14—21

续表

序号	姓名	性别	科室	援助时间
9	刘小春	女	护理部	2017.8.14—21
10	朱 红	女	中西医结合科	2017.11.15—17
11	刘礼芬	女	中西医结合科	2018.11.13—20
12	王志敏	男	中医科	2018.11.13—20
13	卢 薇	女	中西医结合科	2019.11.11—17
14	陆 蓉	女	麻醉科	2020.4—

三、援贵工作

（一）援助德江县人民医院

2009年12月9日，浙江省卫生厅与贵州省卫生厅签订对口支援帮扶协议。医院与德江县人民医院结为对口支援和协作关系，定期选派专家组到德江县人民医院开展临床教学和技术培训。2009—2012年期间共选派35名医务人员前往德江县人民医院，帮扶德江县人民医院完成"二级甲等"医院评审，帮助该院普外科开展了腹腔镜胃十二指肠溃疡穿孔修补术、全腹腔镜阑尾切除术，帮助该院心血管内科明确诊断首例急性肺动脉血栓栓塞症和左房粘液瘤患者，帮助该院骨科开展了人工关节置换术。

表15-3 医院支援贵州德江县人民医院帮扶人员名单

序号	姓名	性别	科室	职务职称	援助时间
1	毛卫华	男	医务处	主任医师	2010.3.4—17
2	毛玲群	女	神经内科	副主任医师	2010.3.4—6.4
3	张招波	男	骨科	副主任医师	2010.3.4—6.5
4	杨玉敏	女	ICU	副主任医师	2010.6.16—7.6
5	刘跃平	男	消化内科	主治医师	2010.6.16—8.29
6	邬美翠	女	心血管内科	主治医师	2010.10.11—2011.1.21
7	金 冲	男	普外科	主治医师	2010.10.11—2011.1.21
8	金芙蓉	女	妇产科	副主任医师	2010.12.22—2011.1.21

续表

序号	姓名	性别	科室	职务职称	援助时间
9	郑建萍	女	A二东病区	副主任护师	2011.3.22—5.12
10	林肖南	女	口腔科	主治医师	2011.3.22—6.27
11	周小萍	女	院感科	副主任护师	2011.3.22—5.12
12	林 红	女	院感科	副主任护师	2011.5.9—6.27
13	赵梅霖	女	肾内科	副主任护师	2011.5.9—6.27
14	金礼通	男	急诊科	主治医师	2011.7.4—9.26
15	杨素清	女	手术室	副主任护师	2011.7.4—8.23 2011.9.19—26
16	谭 恺	男	放射科	副主任医师	2011.7.24—11.24
17	徐云峰	男	肿瘤外科	副院长、主任医师	2011.7.24—29
18	毛卫华	男	心胸外科	医务处长、主任医师	2011.7.24—8.1
19	顾 勇	男	院部	院长	2011.7.24—8.1
20	张 琳	女	护理部	护理部主任、主任护师	2011.7.24—8.1
21	王 莉	女	科教处	科教处副处长、高级经济师	2011.7.24—8.1
22	陈赛贞	女	药剂科	药剂科主任、主任药师	2011.7.24—8.1
23	赵玲萍	女	妇产科	妇产科主任、主任医师	2011.7.24—8.1
24	陈娟娟	女	护理	护师	2011.9.12—11.10
25	鲍雪丹	女	护理	主管护师	2012.2.16—5.18
26	罗 军	男	口腔科	主治医师	2012.2.16—5.18
27	李叔国	男	重症医学科	副主任医师	2012.6.5—8.31
28	王菊玲	女	护理	副主任护师	2012.6.5—8.31
29	陈 巧	女	护理	护师	2012.9.3—10.21
30	陈婉斐	女	心血管内科	主治医师	2012.9.3—10.21
31	潘一红	女	妇产科	副主任医师	2012.10.18—12.3
32	潘田君	男	ICU	副主任医师	2012.10.18—12.3
33	康玉华	女	普外一	副主任护师	2012.10.18—12.3
34	薛跃华	男	院部	党委书记、主任医师	2012.11.28—12.3
35	秦青通	男	院部	党委副书记、纪委书记、主任医师	2012.11.28—12.3

（二）援助万山区人民医院

2012年12月4日，浙江省与贵州省铜仁市万山区人民医院签订《浙、黔医院对口支援协议书》。医院开始对万山区人民医院的对口帮扶工作。2016年5月19日，医院继续与万山区人民医院签订《浙江省三级医院对口帮扶贵州省贫困县县级医院责任书》。2012—2020年期间，医院选派医务人员61人次前往万山区人民医院帮扶，帮助开展腹腔镜胆囊切除术、硕通镜肾结石碎石取石术、椎旁阻滞技术、肺结节靶扫描、冠脉CTA、颅内血肿清除术等新技术新项目，成立创伤中心、胸痛中心、卒中中心，组建脑病中心、心身医学中心，开设疼痛门诊、生长发育罕见病门诊，开展肠内营养支持治疗。管理团队帮扶万山区人民医院开展"二级甲等"医院创建工作。医院赠送万山区人民医院远程会诊设备，建立两院间跨省远程会诊系统。医院接收来院进修培训的万山区人民医院业务骨干15名。2020年12月，医院顺利通过国家对援贵工作的考核验收。

表15-4　医院支援贵州省铜仁市万山区人民医院帮扶人员名单

序号	姓名	科室	职务职称	援助时间
1	胡　炜	院部	副院长、主任医师	2012.12.2—7
2	叶平胜	医务处	处长、副主任中医师	2012.12.2—7
3	卜建国	普外科	主任医师	2013.7.6—13
4	杨晓平	普外科	副主任医师	2013.7.6—13
5	张玉琴	院感科	副主任护师	2013.7.6—13
6	金艾黎	护理部	副主任护师	2013.7.6—13
7	叶　斌	儿科	主任医师	2013.8.23—9.9
8	洪金丽	儿科	主管护师	2013.8.29—9.9
9	莫经刚	院部	党委书记、主任医师	2014.9.22—26
10	舒海荣	医务处	副主任医师	2014.9.22—26
11	徐忠飞	放射科	副主任医师	2014.9.22—11.8
12	何　斌	胃肠外科	主治医师	2014.10.8—11.8
13	周剑宇	超声科	副主任医师	2015.5.4—24
14	吴玉林	放射科	副主任医师	2015.5.4—6.4
15	秦青通	院部	党委副书记、主任医师	2015.9.9—13

续表

序号	姓名	科室	职务职称	援助时间
16	李国军	信息中心	信息中心主任、高级工程师	2015.9.9—13
17	张玉琴	院感科	副主任护师	2015.9.9—13
18	李星	儿科	副主任医师	2015.10.18—11.1
19	章华萍	ICU	主任医师	2015.11.23—27
20	谢吉蓉	妇产科	主治医师	2015.11.23—27
21	徐祖良	放射科	副主任医师	2016.12.11—2017.1.8
22	阮利斌	普外科	副主任医师	2016.12.11—17
23	吴立群	急诊医学科	主任医师	2016.12.13—17
24	朱宏波	重症医学科	主治医师	2016.12.13—17
25	叶斌	儿科	主任医师	2017.5.14—20
26	丁刚	重症医学科	副主任医师	2017.5.14—20
27	卢洪胜	病理科	副主任医师	2017.9.24—28
28	范广民	病理科	副主任技师	2017.9.24—28
29	朱海勇	急诊医学科	副主任医师	2017.9.24—28
30	张志刚	儿科	副主任医师	2017.9.24—28
31	吕倩灵	妇产科	副主任医师	2017.9.24—28
32	蔡世宏	麻醉科	副主任医师	2018.3.11—4.4
33	胡富宇	院部	副院长、副主任医师	2018.9.13—16
34	应莉	护理部	护理部主任、主任护师	2018.9.13—16
35	冯成	病案统计室	主治医师	2018.9.13—16
36	刘世雄	泌尿外科	主任医师	2018.9.13—10.12
37	王四玲	病理科	副主任医师	2018.9.13—10.12
38	章祖招	泌尿外科	副主任医师	2019.4.23—6.23
39	徐颖鹤	院部	院长、主任医师	2019.7.28—29
40	舒海荣	医务处	处长、副主任医师	2019.7.28—30
41	唐富琴	护理部	护理部主任、副主任护师	2019.7.28—30
42	蒋祖福	胃肠外科	主任医师	2019.7.28—31
43	吴立群	急诊医学科	主任医师	2019.7.28—31
44	章辉	病理科	副主任医师	2019.7.28—31
45	张叶青	神经内科	主治医师	2019.7.28—31
46	王慧	泌尿外科	副主任医师	2019.8.4—10.4

续表

序号	姓名	科室	职务职称	援助时间
47	邱 琪	重症医学科	医师	2019.9.27—12.27
48	李 娜	重症医学科	护师	2019.9.27—12.27
49	张鑫圣	泌尿外科	副主任医师	2019.10.22—12.22
50	胡平法	院部	党委书记	2020.5.16—18
51	章月桃	事业发展处	副处长、副主任护师	2020.5.16—18
52	李春胜	医务处	副主任医师	2020.5.16—11.15
53	王金华	神经内科	主治医师	2020.5.16—11.15
54	方丹枫	儿科	主治医师	2020.5.16—11.15
55	丁 超	神经外科	主治医师	2020.5.16—11.15
56	周莉莉	护理	主管护师	2020.5.16—11.15
57	章 辉	医务处	副主任技师	2020.11.16—2021.5.16
58	童婷婷	护理部	主管护师	2020.11.16—2021.5.16
59	严秀友	神经外科	主治医师	2020.11.16—2021.5.16
60	许航宇	耳鼻咽喉科	副主任医师	2020.11.16—2021.5.16
61	蔡荷飞	儿科	主治医师	2020.11.16—2021.5.16

第二节　公卫事件应急处理

一、抗击SARS（非典型肺炎）

2003年春，非典型肺炎疫情突然出现，全院上下众志成城、同舟共济、依靠科学、共抗"非典"，实现了全院"非典"防治零病人死亡、零院内感染、零员工退缩，一周内建成台州防治"非典"隔离点——"台州小汤山"，顺利完成抗击"非典"工作。

医院高度重视"非典"防治工作，成立了"非典"防治领导小组，党政主要领导任正、副组长，下设九个专业组（专家组、治疗组、护理组、应急组、预防组、保障组、培训组、宣教组、流行病学组），各专业组由分管领导任组长。紧紧围绕"一点"（"非典"防治定点医院）、"五线"（诊断治疗、消毒隔离、人员培训、科普宣教、疫情报告）、"五早"（早预防、早诊断、早治疗、早隔离、早报告）、"八到位"（思想到位、组织到位、制度到位、培训到位、人员到位、场地到位、物资到位、设备到位），努力实现"三不发生"（不发生二代病人、不发生死亡病例、不发生医务人员感染）目标，开展"非典"防治工作。

医院成立"非典"防治办公室，实行24小时值班，建立医院领导小组和专家组每天一次例会制度。召开抗击"非典"动员大会，全院94位党员和400多位员工挺身而出，自愿报名参加防治"非典"梯队，他们向党组织和院部递交了参加抗击"非典"申请书，从院领导到普通员工，都毫不犹豫地签下了自己的名字。举办了六轮全员培训，三次业务培训。从院领导到普通管理干部，从主任医师到护理员，均参加了"非典"防治知识培训，达到人人过关。对进入发热门诊、隔离病区工作的医务人员实行严格的岗前培训，使其掌握"非典"的诊断标准、工作流程、消毒隔离措施和防护要求。并进行了两次应急实战演练，不断调整各项措施，使实战应急能力进一步完善提高。建立了专科门诊，实行一条龙服务，医院率先开展对发热门诊发热病人实施分诊制，先后三次更改完善发热门诊。改造急诊科，成立了十一病区，收治发热留观和可疑患者，建筑面积1000多平方米。

医院仅用七天时间新建了"台州小汤山"——"非典"收治点，占地15亩，建筑面积2500平方米，设医疗用房16间；病员用房34间，分确诊病区和疑似病区，可收治确诊病人20人、疑似病人20人；生活用房40间，配备食堂、餐厅、活动室、学习室等；可同时容纳医护人员70人食宿。工程特点包括：区位独立（位于医院东南角）、功能完善、自成体系；达到六个严格分开：清洁区、半污染区和污染区分开，医疗区和生活区分开，病员通道和医务人员通道分开，病员入口与出院出口分开，污物通道和洁净通道分开，疑似病人和确诊病人分开。病区安装七大系统：供氧系统、监护系统、通话系统、电视系统、温度调控系统、背景音乐系统、可视电话系统，为抗击"非典"提供了基础保障。

2003年5月，第一批5名医师（于进、唐猛、张耿华、杨纯英、陈晓）及护理人员组成SARS诊疗小组，进驻"台州小汤山"开展收治SARS留观病人，先后有23名医护人员进入隔离病房工作，为病人提供精心护理。2003年9月，发热门诊三批共有医务人员58人次参加"非典"防控工作。

医院"非典"防治工作受各级党委政府和社会的充分肯定，医院荣获省抗击"非典"先进基层党组织、先进基层团委。

二、抗击"云娜"台风

2004年8月12日，超强台风"云娜"登陆台州，医院全面落实上级政府、部门有关抗台工作指示和要求，及时召开全院医疗、护理、后勤等各相关系统紧急会议，对全院防台抗台工作进行全面部署。医院成立防台抗台和医疗救治领导小组，由院长担任组长，全面负责抗台防台的统一布置、指挥和协调。领导小组下设行政、医疗、后勤保障、信息四个小组，由各分管院领导担任组长，各相关部门中层和骨干为成员，其中医疗小组又下设三个应急分队。医院启动防台抗台应急预案，人员、药物、物资、预留应急床位全部准备到位。同时，对住院病人情况进行排查，对危重病人情况进行重点关注。后勤、信息人员全部出动，对建筑工程、工棚、门窗、下水管道、配电供应、应急灯、伙食供应、物资仓库、室外树木加固、车辆安全、信息安全等进行安全排查。在整个城区受台风影响全面停电情况下，医院立即启动停电应急预案，自行发电供电；在电梯停电不能运行状态下，医务人员手抬担架将伤员从一楼抬至病房各楼层进行救治。当日，医院接诊伤员206人，收治住院68人，其中危重病人18人，开展手术12台。

20年来，医院还成功应对"凤凰""鸿灿""利奇马"等多次特大台风，并在抗击台风中履行了应急医疗救治任务。

三、汶川地震救援

2008年5月12日，四川汶川地区发生8.0级地震，医院先后派出医护人员4批11人赴四川汶川地震灾区参加一线医疗救治工作。同年5月28日，医院接收汶川灾区伤病员10名。经精心治疗与护理，他们于同年7月19日全部康复出院。医院开展爱心捐款活动，760名职工捐款120896.7元；170名党员缴纳特殊党费56934元。医院荣获市抗震救灾先进集体，外科一党支部获市委支援抗震救灾先进基层党组织，李叔国获全省卫生系统抗震救灾先进个人。

表15-5　2008—2010年医院援川帮扶人员名单

序号	科室	姓　名	性别	职务	援川时间
1	ICU	李叔国	男	副主任医师	2008.5.14—29
2	心胸外科	毛建林	男	副主任医师	2008.5.14—26
3	神经外科	林亦海	男	主治医师	2008.5.14—26
4	普外科	黄　涛	男	副主任医师	2008.8.10—9.27
5	心血管内科	但秋红	女	主治医师	2008.8.10—9.27
6	护理	黄菊芳	女	护师	2008.8.10—9.27
7	儿科	冯　伟	男	医师	2008.6.26—8.12
8	护理部	詹敏娟	女	主管护师	2008.6.26—8.12
9	车队	陈　广	男	驾驶员	2008.6.15—7.5
10	感染科	许善战	男	副主任医师	2009.3.24—6.26
11	中西医结合科	万卫昌	男	主治医师	2010.3.24—6.26

四、抗击新型冠状病毒肺炎

2020年新冠肺炎疫情暴发后，医院党委把打赢疫情防控阻击战作为当前最重要的政治任务来抓，院领导及中层干部坚守岗位，靠前指挥，周密部署，全力推进。疫情响应后，医院迅速成立由主要领导挂帅的防控领导小组，加强组织领导，并建立医疗专家组、疫情报告管理组、院感控制组、护理专业组、后勤保障组、物资供应组、信息组和督查组等8个工作组，及时制定《新型冠状病毒感染的肺炎防控应急预案》，建立健全工作机制，压实防控责任，切实从管理、协调、救治、防护、保障、督查、宣传等方面为疫情防控筑牢管理防线，以高度的政治自觉和"严细实快"的工作作风，全力抓好疫情防控工作，坚决打赢这场硬仗。

（一）援鄂抗疫

2020年1月25日，接上级命令医院立即组织选派杨希、许婷婷、林莎莎、潘田君、吴旭佳、王魏、夏晓雅等7人参加第一批浙江省援助湖北武汉医疗队伍。2月9日，医院选派冯月清、周礼鹏、黄峰、楚烨等4人参加第二批浙江省援鄂医疗队。2月19日，医院选派何燕燕、朱宏波、吕宇航、鲍雪丹、陈娟娟、徐凯亮、杨海芳、姚倩梦等8人参加第三批浙江省支援湖北省荆门市医疗队，他们在荆门市第一人民医院新冠重症病房"战疫"39天。三批队伍圆满完成任务，并全部平安归来。援鄂医疗队及本院团队荣获全国卫健系统新冠肺炎疫情防控工作先进集体、浙江省新冠肺炎疫情防控工作表现突出先进集体、台州市新冠肺炎疫情防控专项模范集体、台州市集体记功奖励等集体荣誉10次；医院职工荣获全国抗击新冠肺炎疫情"三八红旗手"、省抗击新冠疫情先进个人等个人荣誉90人次；抗疫英雄兄弟单位邀请前往事迹宣讲和交流。

（二）医院抗疫

2020年1月起，针对新冠肺炎疫情，医院科学应对，投入发热门诊医生40人次，发热门诊固定医生团队5人，发热隔离病房固定医生团队5人；73名护理人员参与了发热门诊和隔离病房工作，300余名护理人员参与医院各出入口管理、核酸检测和疫苗接种等防疫工作。床位除原有发热门诊二楼10张床位保留开放外；预留B座三楼32张备用床位（3月中旬随着疫情好转后解除）。门诊及病房发热病人均安排会诊医生二线排班，应对重症及突发情况。发热门诊药房、检验科均安排值班。院内建立危重病人救治应急小组2组待命。医院组织各级各类人员展开针对性培训，目前全院性培训16次，参与现场培训人员1969人次，在线学习3007人次，对重点部门医务人员进行重点培训3次52人次，对专家组成员培训6次40人次，全院所有人员培训到位。医院拍摄了安全复工返工指导视频，网络点击量近7万。

在医院督查组带领下，医务处、质改处、护理部、院感处对全院范围共督查34次，被检人员覆盖患者、陪护、医护人员、保洁、外来工作人员等，对存在问题及时落实督办整改。

2020年1月20日，医院院长徐颖鹤带队走访了医院医联体葭沚分院、章安分院和白云分院，检查了解发热门诊硬件设置和人员在岗情况，对其防控工作进行了指导。医院组织专家团队深入台州电厂、三门核电站等近30家企业开展现

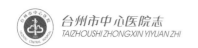

场指导，为企业复工复产助力。

为切实做好新冠肺炎疫情防控工作，在疫情防控常态化情况下全面推进医院医疗救治工作，实现疫情防控和复工复医工作"两手抓、两手硬"。

1.门、急诊管理：（1）推行预约挂号、预约检查、分时段就诊。医院预约短信中提醒提前10—20分钟入院，在候诊区等待时，患者保持1米以上安全距离间隔就座。（2）抓医院入口"三核"：健康码、戴口罩、测体温。（3）抓好导医"四核"：测体温，查验健康码、预约挂号信息、流行病学史。（4）门急诊医生的病人告知。对需要收治入院的病人进行宣教，重点告知：住院期间不得离开医院、最多一名陪护、不探视。（5）收治新住院病人：采取人工和自主核酸开单，并进行检测流程改进。到核酸采集点采集咽拭子标本，并抽血做抗体检测，病人凭抗体检测结果（阴性）办理住院手续，对核酸检测批次及出报告时间作出规定与安排，根据工作动态相应调整。虚拟住院病人，检测结果阴性后7天内办理入院；结果阳性的，转至台州市公共卫生中心。虚拟住院病人由住院服务中心负责通知。（6）对于急诊患者且不能排除新冠病毒感染的，可按照疑似患者做好防护，先行抢救治疗；需入院患者，做抗体检测及核酸检测，抗体检测结果阴性后转入普遍病房。

2.住院病区管理：住院病区分为普遍病房、发热隔离病房。（1）实行24小时封闭管理。普遍病房住院患者原则上不安排陪护，情况特殊确需要陪护的可安排1名固定陪护人员，发热隔离病房不设陪护。对进入A、B座住院部的所有人员进行证件查核。（2）人员管理。严格管理"医、患、陪"三类人员。戴口罩方可入内，医务人员口罩由医院提供，病人、陪护人员口罩自备（住院部一楼和合后勤综合服务部有医用口罩出售）。禁止快递、外卖人员进入医院。所有在医院工作人员包括医生、护士、行政、后勤、外包人员等都要进行核酸和抗体检测。所有在医院住院患者进行核酸和抗体检测，住院期间不得离开医院，不串门、不扎堆，一般不接受探视，确需探视的，对探视者进行核酸检测合格后方可进入病区探视。进入医院的所有陪护人员及家属陪护先进行新冠病毒核酸检测和IgM抗体检测，阴性者方可从事陪护工作。所有陪护人员陪护期间不串门、不扎堆、不聚餐。（3）环境与物品管理。加强公共区域的消毒，重点是开水间、电梯、走廊扶手。加强病区通风，每天上、下午各一次以上半小时以上的开窗通风。医疗废物和生活垃圾要按规定及时处理。（4）辅助检查。安排错时检查，对发热或发热呼吸道症状患者与普通患者之间错时进行检查。要合理规划往返路线（发热患者走发热病人专用通道、普通患者走消毒后或日常通道），检查前后要清理现场无关人员。

2020年5月2日，医院全面完成所有员工新冠核酸和抗体检测，结果全阴性。

第三节　服务社会

一、医疗义诊

2000年6月，医院开诊后即成立了农民健康工程服务队，开展下乡义诊活动，后改为健康工程服务队，开展进入企事业单位、学校、街道、社区、村居进行健康义诊服务。医院先后开展"挺直脊梁、重见光明、爱撒大陈"慈善救助、"向阳花"儿童医疗救助、关爱百岁老人、关爱抗战老兵健康、椒江福利院关爱老人等公益活动。2000—2020年开展各类义诊活动1270余次，参加医务人员13300余人，诊治137100余人次，测血压50618人次，测血糖15903人次，查心电图4400人次，超声检查3071人次，发放宣传资料118366份。义诊活动深受广大市民欢迎，取得了良好的社会效果。

二、志愿者服务

医院重视志愿者服务队伍的建设，弘扬"无私奉献、友爱互助、共同进步"的志愿者精神。参与志愿者服务的人员不断增加，开展志愿者服务内容不断扩大，2019年有服务人员1200多人，助力"最多跑一次""跑小青"志愿活动，共志愿服务1600多人次，服务总时长8000余小时。2020年新冠疫情暴发，

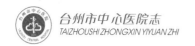
医院防疫工作任务繁重，但全年依旧有1000余人次参与志愿服务，服务总时长7000余小时。

三、卫生保障

医院从建院起就承担重大会议、重要活动、重大公共卫生事件、重大突发性事件医疗保障工作，离退休人员及干部的医疗保健工作。2016年开始承担台州马拉松医疗保障共4次，共派出台州马拉松医疗保障92人，医疗志愿者94人，救治"台马"身体不适跑者1757人。

第十六章
高知简介

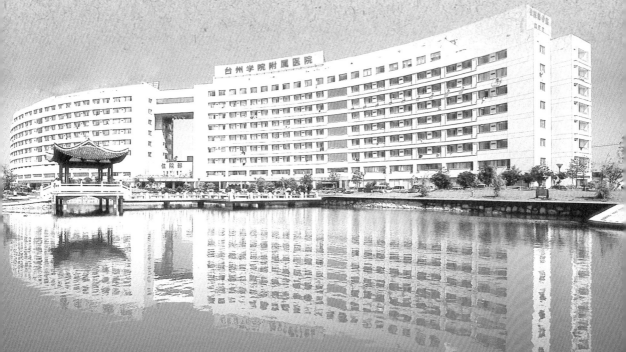

（按职称晋升、来院时间排序）

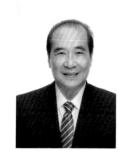

金国健（1945— ），男，浙江黄岩人，中共党员。本科学历，硕士学位，主任中医师，国家卫计委现代医院建设理念研究室客座教授。曾任医院筹建领导小组成员兼筹建指挥部常务副指挥、董事局副主席、院长、党委副书记（主持），上海瑞金医院集团理事、省政协委员、市党代表、市人大代表、市政府决策咨询委员，兼任中华医院管理学会理事、全国民营医院管理分会常委、省中医药学会理事、市中医药学会副会长、省老科协常委、市老科协会长、市科协常委、市老年医学研究所所长，《中国医院》《中国医疗》等10多家杂志编委。发表论文60余篇，20多篇获奖；主持国家和省级课题3项、厅市级课题6项，2项获奖；主审、参编专著3部。被评为全国卫生系统先进工作者、全国十大杰出医院院长、全国百姓放心示范医院优秀管理者、省劳动模范、省优秀医院院长、台州市名医、市重点学科带头人、省重点扶持学科带头人等。1998年11月来院，2007年4月退休。

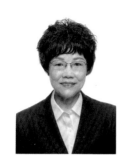

翁珊兰（1951— ），女，浙江仙居人，中共党员。本科学历，主任医师，妇产科专业。曾任仙居县妇幼保健院院长兼副书记、椒江区民营妇产专科医院院长，市医疗事故鉴定委员会、市高级卫技人员技术评定委员会委员、市预防医学会常务理事，现任市营养学会常务理事。曾获省卫生系统先进工作者、市万例计划生育手术无事故奖、本院最高专家门诊人次奖等。发表论文20余篇，获县科技进步二等奖1项，主编《妇幼老年人健康饮食》。2000年5月来院，2016年8月退休。

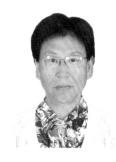

陈永媛（1952—　），女，黑龙江泰来人，民盟盟员。本科学历，主任医师，老年医学专业。曾任齐齐哈尔医学院附属二院内科教研室主任、医务科科长、医保科科长，曾兼任齐齐哈尔市医学会老年病专委会副主委、齐齐哈尔市心理学会副主任，齐齐哈尔心理卫生协会心身医学专委会副主委。发表论文20余篇，其中国家级2篇，省级刊物7篇，国家和省级学术研讨会14篇，获市科协科技进步奖2项。2002年9月来院，2007年11月退休。

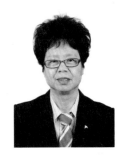

王彩萍（1952—　），女，浙江嵊州人，中共党员。本科学历，主任护师，护理学专业。曾任护理部主任。兼任省急救学会副组长、市护理学会副理事长、市医疗事故鉴定护理组副组长等。发表论文15篇。2000年5月来院，2007年11月退休。

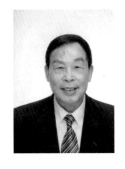

郑昌竹（1951—　），男，浙江温岭人，中共党员。本科学历，主任医师，皮肤科专业.曾任台州市立医院医教科副科长。发表论文11篇，主持省级课题2项，获专利1项，市区级自然科学论文奖2篇。被评为医院优秀共产党员。2001年6月来院，2012年4月退休。

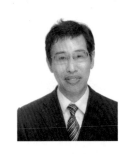

余海峰（1963—　），男，浙江路桥人，中共党员。本科学历，学士学位，主任医师，教授，肾脏内科专业。曾任肾内科副主任、二病区主任，现任肾内科主任，兼任华东地区肾脏病委员会委员、省肾脏病分会委员、省肾脏病透析移植分会常委、省医师协会肾脏内科分会常委、市医学会肾脏病分会主委。主持市厅级课题5项，发表论文40多篇，其中中华级5篇，获市级科技进步奖2项，省市级自然科学论文奖5篇。多次评为市直机关优秀共产党员。2000年6月来院。

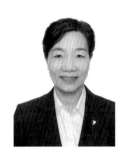

张丹红（1962—　　），女，浙江温岭人。本科学历，学士学位，主任医师，教授。现任神经内科主任，兼任省医学会神经病学分会委员、省医学会神经科学分会委员、省神经科医师协会神经内科分会委员、市医学会神经病学分会主委、市医学会神经病学青年学组主委，香港中文大学附属威尔斯亲王医院访问学者。主持省自然基金、市厅级课题8项，发表SCI和一级论文30多篇。2009年11月来院。

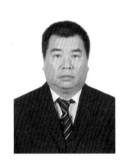

陈再智（1950—　　），男，浙江临海人，农工民主党党员。本科学历，主任医师，放射诊断学专业。曾任影像中心科主任，兼任省医学会放射学分会委员、市医学会放射学组组长、放射质控中心主任。发表论文数十篇。2000年2月来院，2011年9月退休。

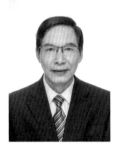

秦青通（1960—　　），男，浙江临海人，中共党员。本科学历，硕士学位，主任医师、教授，心血管内科与医院管理专业。曾任临海市桃渚中心卫生院院长、临海市中医院院长兼书记、临海市一医院院长兼书记、临海市卫生局党委委员、台州市中心医院院办主任、党办主任、党委副书记、纪委书记、工会主席、市首届人大代表，现任医院事业发展处顾问，曾兼任省心血管病康复专委会常委、市医学会理事。主持市厅级课题5项、发表论文20篇。曾获临海市专业技术拔尖人才、台州市青年标兵、台州市组织工作先进个人。2000年3月来院。

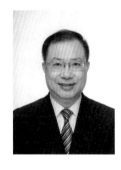

莫经刚（1963—　　），浙江温岭人，中共党员。本科学历，学士学位，主任医师，教授，硕导，普外科专业。曾任普外科主任、副院长、党委书记，现任党委副书记，兼任省医师协会外科医师分会副会长、省医学会微创外科分会常委、市医学会外科分会主委等，市党代表、椒江区人大代表；省151人才，市重点学科带头人，台州市名医，市终身拔尖人才。《中国实用外科杂志》特邀编委，市普外科重点实验室、市级名医工作室领衔人。主持省市科研项目8项，发表论文38篇，其中SCI 8篇，获市厅级科技进步奖2次。获发明专利3项，实用新型专利5项。2000年3月来院。

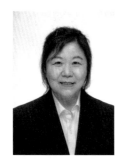

朱红（1961—　），女，浙江温岭人，中共党员。本科学历，学士学位，主任医师，教授，台州市首届、第二届名中医，中西医结合内科专业。现任中医、中西医结合科主任，兼任省中医药学会内科分会理事、省康复医学会老年病专委会委员、省抗癌协会姑息医学委员会委员、省中医药学会科普分会委员、省医学会科普分会委员、市中医药学会副秘书长、市中医药学会中医内科学组副组长。主持市级课题2项，发表论文10余篇。被评为全国卫计系统先进工作者、台州市优秀共产党员、台州市直机关好党员、台州市道德模范。2000年6月来院，2021年2月退休。

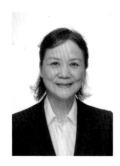

张凯亮（1955—　），女，浙江黄岩人，九三学社社员。本科学历，学士学位，主任医师，血液内科专业。曾任血液内科主任，兼任省中西医结合学会血液病分会委员、市医学会血液病学组副主委。主持市级课题2项，获省医药卫生科技进步二等奖1项，发表论文10余篇，其中SCI及中华系列4篇。2000年6月来院，2010年5月退休。

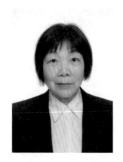

李素珍（1948—　），女，浙江临海人，中共党员。中专学历，主任技师，教授，检验医学专业。曾任台州医院和台州市检验中心主任。主持省、市级科研项目4项，获省科技进步三等奖1项。获市政府二等奖1项；发表论文20余篇，其中获市政府优秀论文一等奖1篇，省科协优秀论文二等奖，有2篇论著摘要被美国化学文摘收录，获省优秀论文三等奖2篇。主编《实用临床检验诊断手册》。被评为市级科技贡献金像奖、浙江省优秀科技工作者。2000年6月来院，2007年4月退休。

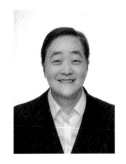

马群力(1956—)，女，浙江杭州人，中共党员。本科学历，学士学位，主任中医师，中医内科专业。曾任人力资源处处长、综合病区主任、中医科主任，现任中国民族医药协会血液病分会理事，曾兼任中华中医药学会血液病分会首届委员、省中医药学会理事、市老年病研究所副所长。获省教委科技进步三等奖1次、市自然科学论文三等奖1次、主持市级课题1项，主办省级中医继续教育学习班1次。发表论文13篇。被评为市卫生系统优秀带教老师、院优秀共产党员。2000年3月来院，2016年7月退休，返聘至今。

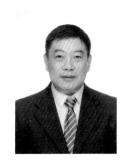

项超美(1958—)，男，浙江临海人，中共党员。本科学历，学士学位，主任医师，教授，小儿外科专业。曾任小儿外科副主任（主持），现任小儿外科名誉主任。曾兼任中华小儿外科浙江省分会委员、中华抗癌协会浙江省小儿抗癌分会委员。发表论文10篇，其中中华系列3篇，获省自然科学论文二等奖2篇。2000年3月来院。

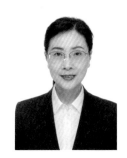

丁萍(1963—)，女，辽宁沈阳人。本科学历，学士学位，主任医师，教授，超声医学专业。现任超声科主任；兼任中国超声医学工程学会超声心动图专委会委员，省超声医学工程学会理事、心脏超声专委会常委，省医学会超声医学分会委员，省医师学会超声医学分会委员，市医学会超声分会副主委，市超声质控中心副主任。市政协三届和五届委员、四届常委，市少数民族联谊会副会长。主持市级课题2项，发表论文10余篇，获市科技进步奖1次、市新技术引进奖1次，省、市优秀论文奖各4次。被评为省民族团结进步模范个人。2000年6月来院。

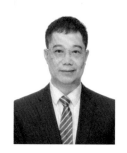

滕晓（1962— ），男，浙江仙居人，中共党员。本科学历，学士学位，主任医师，教授，骨外科学专业。现任骨科主任，兼任市医学会骨科分会副主委、市医学会骨质疏松和骨矿盐疾病分会副主委、省医师协会骨科医师分会委员、中国老年与老年医学学会骨与关节分会专委会浙江省分会常委、省脊柱外科分会委员等。主持及参与省级课题5项、市厅级课题7项，发表论文23篇，其中SCI 6篇。被评为市首届劳动模范、市重点支撑学科带头人。2000年6月来院。

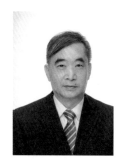

潘学峰（1963— ），男，湖北沙洋人，民进会员。本科学历，硕士学位，主任医师，教授，普通外科专业。曾任微创中心、肝胆血管胰脾外科负责人，现任肝胆血管胰脾外科名誉主任，兼任市医学会肝胆外科专委会副主委。发表论文18篇，获市自然科学论文奖1次。2000年7月来院。

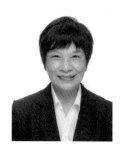

赵菊芳（1953— ）女，浙江黄岩人。本科学历，主任医师，神经内科专业。曾任神经内科主任，曾兼任市医学会神经内科专委会副主委。发表论文8篇。被评为市第二届劳动模范。2002年9月来院，2008年10月退休。

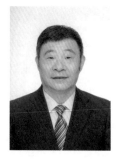

徐云峰（1962— ），男，浙江温岭人，民进会员。本科学历，学士学位，主任医师，教授，肿瘤外科学专业。曾任台州医院肿瘤外科副主任、医务处处长，现任副院长。兼任市医学会肿瘤学分会副主委、省医学会肿瘤学分会常委、省抗癌协会乳腺专委会委员、省抗癌协会肿瘤生物治疗专委会委员、省免疫学会委员。市第二届医学重点学科带头人，发表论文10篇，其中SCI 2篇。2008年8月来院。

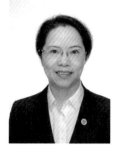

张琳(1961—)，女，浙江黄岩人。本科学历，主任护师，教授，心理咨询师，护理学专业。曾任护理部主任、工会副主席、妇委会主任，现任教学处处长。兼任中华护理学会内科专家组成员、省第十、十一届护理学会理事及内科专委会常委、市护理学会副理事长，《护理与康复杂志》编委，《临床基本技能实训教程》副主编。主持市厅级课题5项，发表论文25篇，获专利4项，获省医药卫生科技进步二等奖1次、市自然科学论文奖4次。被评为省"三八红旗手"、省"巾帼建功"标兵。1999年8月来院。

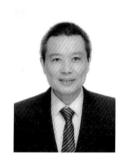

毛卫华(1962—)，男，浙江舟山人，中共党员。本科学历，学士学位，主任医师，心胸外科专业。曾任医务处处长兼胸外科主任，现任院感处名誉处长，曾兼任省医学会胸外科学会委员、省抗癌协会食管癌专委会委员。主持市级课题2项，发表论文10余篇。获市医学重点学科带头人、市胸外科学科名医荣誉称号。2000年1月来院。

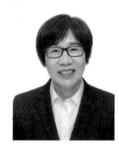

赵玲萍(1959—)，女，浙江黄岩人，中共党员。在职硕士研究生学历，学士学位，主任医师，教授，妇产科专业。曾任妇产科主任，现任妇产科名誉主任。曾兼任省医学会妇产科分会第六、七、八届委员、市医学会第四、五、六届理事、妇产科学组组长、市孕产妇抢救小组副组长、市计划生育后遗症及病残儿鉴定组专家、省市医疗事故鉴定专家库成员、《台州医学杂志》编委。主持市级课题3项，发表论文20余篇。被评为市首届医学重点学科带头人、市卫生专业妇产科学科名医、市巾帼建功标兵、市直机关优秀共产党员。2000年3月来院，2020年7月退休。

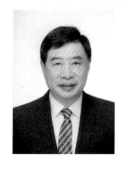

刘世雄(1963—)，男，湖北崇阳人，中共党员。本科学历，学士学位，主任医师，教授，泌尿外科专业。现任泌尿外科主任兼大外科主任、泌尿烧伤外科党支部书记。兼任中国性学会泌尿外科分会常委、中国临床肿瘤学会前列腺癌专委会委员、省泌尿外科学会委员、省抗癌协会委员、省康复医学会泌尿男科分会委员、市医学会泌尿外科分会副主委、市医疗事故鉴定专家库成员。主持市级课题3项，发表论文20多篇，获市自然科学论文奖1次。被评为市第五届拔尖人才、市211人才、先进工作者、优秀共产党员，获市级首届科技贡献金像奖。2000年6月来院。

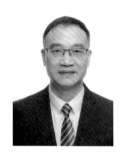

郑志保（1965— ），男，浙江三门人，九三学社社员。本科学历，硕士学位，主任医师，教授，肿瘤外科学专业。现任肿瘤外科副主任。兼任中国医药教育协会浙江省分会乳腺疾病专委会常委、省医师协会乳腺肿瘤专委会委员、省抗癌联盟乳腺癌专委会委员、市医学会肿瘤外科学分会副主委。发表论文15篇，获市科技成果奖1次。2000年6月来院。

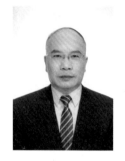

戴岳楚（1961— ），男，浙江黄岩人，中共党员。本科学历，学士学位，主任医师，教授，台州市重点学科带头人，台州市名医，肿瘤外科学专业。曾任台州医院副院长，现任肿瘤外科主任、肿瘤中心主任。兼任中国医药教育协会乳腺癌专委会浙江省分会常委、省甲状腺癌专委会常委、省医师协会甲状癌专委会常委、省乳腺癌专委会委员、市医学会肿瘤学分会主委、省肿瘤免疫专委会副主委。主持省级课题1项、市厅级课题4项，发表论文10篇，其中SCI 3篇。多次被评为市优秀共产党员、先进个人、优秀管理工作者。2000年3月来院。

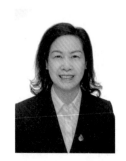

李招云（1962— ），女，浙江黄岩人，中共党员。本科学历，学士学位，主任技师，硕导，教授，医学检验专业。曾任台州市第一人民医院（原黄岩第一人民医院）检验科副主任、医院检验科副主任，现任检验科主任。兼任中国检验检疫学会卫生检验与检疫专委会委员、浙江省副主委，省医学会检验学会委员，省医师协会检验医师分会常委等，中华检验医学网审稿专家、《浙江检验医学》编委，主持省部级课题3项、国家973子课题1项、市厅级课题7项。获省市科技成果奖4项。发表论文30余篇，其中SCI 10篇，获专利2项。被评为市优秀科技工作者。1999年11月来院。

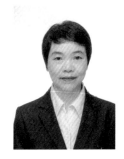

周霞初（1963— ），女，浙江黄岩人，九三学社社员。本科学历，学士学位，主任医师，耳鼻喉科专业。发表论文10篇。2000年3月来院。

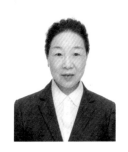

樊锦秀（1954— ），女，山东郯城人，中共党员。本科学历，主任技师，检验医学和分子生物专业。曾任检验中心副主任兼老年医学重点实验室主任、恩泽妇产医院生殖实验室主任、台州安民医院检验科主任、温岭东方医院检验科主任，现任台州新城职业健康体检中心检验科主任。曾任市医学会检验学组委员、省检验中青年学术委员、省课题评审专家、市后备学科带头人、市医疗纠纷处理专家。主持省厅级课题3项、市级6项，参与课题15项，发表论文30多篇，《肝胆生化与临床》副主编，获省、市科技局优秀论文6项，省医药卫生科技进步奖4次。被评为市级先进工作者、优秀共产党员、优秀带教老师、院优秀管理者和优秀员工等称号。2000年6月来院，2009年7月退休。

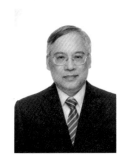

蒋祖福（1965— ），男，浙江玉环人，九三学社社员。本科学历，学士学位，主任医师，教授，普外科专业。曾任肛肠外科副主任、现任胃肠肛肠外科主任。兼任省医师协会肛肠外科分会常委、省中西医结合肛肠病专委会常委、省医学会肛肠外科分会委员、市医学会肛肠外科分会副主委、市医学会外科学分会常委等。主持发表论文10余篇，被评为医院"双下沉"优秀工作者。2000年5月来院。

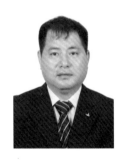

张茂华（1965— ），男，浙江黄岩人，研究生学历，硕士学位，主任医师，台州市高层次人才"英才服务卡"持有人，中西医结合专业（临床技能与实验研究方向）。曾任急诊科副主任、市急诊医学组副组长、中西医结合内科首席医师，兼任省脑心同治专业委员会会员。主持省卫生厅课题1项，发表论文22篇。获省中医药科学技术创新奖三等奖1项，获市首届自然科学学术奖1项，被评为温州医学院优秀带教老师、院级先进个人。2000年6月来院，2020年6月离院。

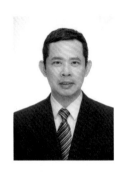

宋建新（1967— ），男，湖北咸宁人。硕士研究生学历，硕士学位，主任医师，教授。现任耳鼻咽喉科副主任，兼任市医学会耳鼻喉科学组副组长、省康复医学会听力与言语康复专委会常委。市后备重点学科带头人，市211人才第二层次培养对象。参编著作1部，发表论文20余篇。2001年1月来院。

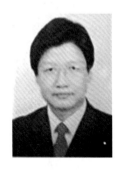

万学发（1963— ），男，湖北武汉人。本科学历，学士学位，主任医师。曾任肝病科、感染科、肝病研究室、医务部主任，兼任中华医学会湖北省中西肝病学会委员、《中西医结合肝病杂志》编委。发表论文30余篇，其中中华系列8篇。获省市科研成果二、三等奖2项。2003年5月来院。

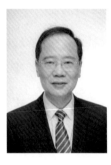

吴立群（1962— ），男，浙江仙居人。本科学历，硕士学位，主任医师，教授，内科专业。曾任仙居县中医院院长，现任急诊医学科主任，兼任省医学会急诊分会委员、省院前急救分会委员、市医学会急诊分会副主委、院前急救分会副主委，第二轮台州市医学重点学科后备学科带头人。主持市厅级课题1项，发表论文10余篇。2004年5月来院。

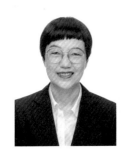

吴朝阳（1966— ），女，浙江温岭人。本科学历，硕士学位，主任医师，教授，妇产科专业。主持市级课题2项，发表论文10余篇。2011年8月来院。

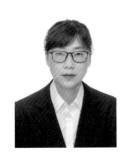

叶斌（1967— ），女，浙江临海人。本科学历，学士学位，主任医师，教授，儿科专业。现任儿科主任，兼任中国医师协会青春期医学临床遗传学组委员、华东肾脏病协作委员会儿科专委会委员、省医学会儿科分会肾脏学组委员、省医学会儿科分会罕见病学组委员、省数理医学儿科精准诊疗专委会委员、吴阶平模拟儿科专委会委员、市医学会儿科学分会副主委、市医学会儿科学分会遗传内分泌学组副组长、省预防接种不良反应专家库成员。主持省市级课题6项，发表论文10余篇，其中SCI 2篇。获院优秀科主任2次，入选省新世纪"151"第三层次人才、市"211"第二层次人才，被评为省疾病预防控制先进工作者。2000年3月来院。

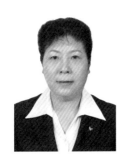

余翠琴（1953— ），女，浙江玉环人，中共党员。本科学历，主任药师，副教授，药学专业。曾任药剂科主任，兼任省药学会医院专委会委员、省药事质控中心委员、市药事质控中心副主任、市医学会临床药学组副组长、市及区药品不良反应检测中心副主任、市药学会理事、市医学会医疗事故技术鉴定专家库成员，《中草药》编委。主持省市级课题2项，发表论文20余篇，参编《新编临床用药必备》。获省医药卫生科技进步奖1项，获省、市自然科学论文奖各1次。获温州医学院及浙医高专优秀带教老师称号。2000年6月来院，2008年11月退休。

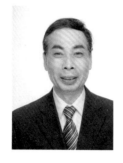

颜政（1962—　），男，浙江玉环人，中共党员。本科学历，学士学位，主任医师，神经病学专业。发表论文8篇。2000年6月来院。

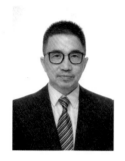

陶革方（1968—　），男，浙江温岭人，九三学社社员。本科学历，学士学位，主任医师，教授，整形美容外科专业。现任整形美容外科主任。兼任中国整形美容协会抗衰老分会理事会理事、省医学会医学美学与美容学分会委员、省医师协会美容与整形医师分会委员、省整形美容行业协会美容外科分会首届理事会常务理事、市整形美容行业协会副会长。主持市级课题1项，发表论文10余篇。省151人才，入选台州市优秀人才培养资助人员。2000年6月来院。

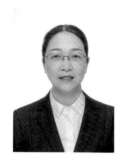

杨纯英（1966—　），女，浙江玉环人。本科学历，学士学位，主任医师，教授，消化内科专业。曾任重症医学科主任、一病区副主任，兼任市医学会消化分会委员、市医学会消化分会首届炎症性肠病学组副组长。主持市级课题1项，发表论文24篇。被评为台州市征兵工作先进个人。2000年6月来院。

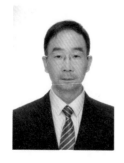

夏宁晓（1963—　），男，浙江天台人，中共党员。学士学位，教授，骨科专业。现任市手显微外科分会副主委、市骨科分会委员、市骨科学分会运动医学组委员、市医疗鉴定委员会专家、市劳动力鉴定委员会专家。发表论文20余篇。获省级科技进步二等奖1项、省市级科技进步三等奖多项、省自然科学优秀论文三等奖1项。2000年10月来院。

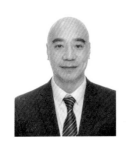

徐正保（1964— ），男，浙江椒江人，九三学社社员。本科学历，学士学位，主任医师，教授，神经外科专业。曾任神经外科副主任（主持），现任神经外科副主任。兼任省神经外科学会首届神经外科学术委员会委员、省抗癌协会第七届神经肿瘤专委会委员、市医学会第八届神经外科分会副主委。发表论文10余篇，获专利1项。2001年11月来院。

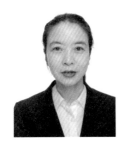

郑彤彤（1967— ），女，浙江三门人。本科学历，硕士学位，主任医师，妇产科专业。曾任市计划生育和生殖学会副主委、市产科抢救小组成员、市政协委员。参与多项省市级课题，发表论文10余篇。2002年8月来院。

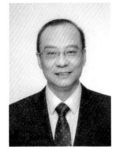

胡明华（1965— ），男，江西南昌人，民革党员。本科学历，学士学位，主任医师，教授，影像诊断学专业。现任放射科副主任（主持）。兼任省数理医学学会放射学专委会委员、省抗癌协会肿瘤影像专委会委员、省生物医学工程学会放射学专委会委员、省医师协会放射医师分会委员、市医学会放射及核医学分会副主委、市放射质控中心副主任。主持市级课题1项，参与市级5项，省级1项，发表论文10余篇。2003年2月来院。

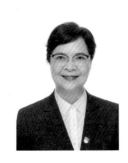

陈赛贞（1962— ），女，浙江路桥人，中共党员。本科学历，学士学位，主任药师，教授，市医学重点学科带头人。现任药剂科主任，兼任中国药理学会理事、中国医药教育协会临床用药评价委员会常委、中国医药教育协会临床合理用药专委会常委、省医学会临床药学分会常委、省医师协会临床药师专家委员会副主委、省中西医结合学会临床药学专委会副主委、市医学会临床药学分会主委、市医院药事管理质控中心主任等，

《中国临床药学杂志》等3家杂志编委。主持市厅级课题5项，发表论文30多篇，其中SCI 5篇。获省医药卫生和市科技进步奖4次、省市自然科学论文奖10次，被评为中国药学会优秀药师、省药学会首届医院药事管理奖、市优秀共产党员等。2009年4月来院。

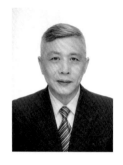

徐颖鹤（1968—　），男，浙江黄岩人，中共党员。本科学历，硕士学位，主任医师，硕导，教授，重症医学专业。曾任台州医院路桥院区常务副院长、院长，台州医院副院长，恩泽医疗集团副主任兼恩泽医院院长、党委书记；兼任中国老年医学会重症医学分会全国委员，省医学会灾难医学分会副主委，重症医学分会常委，市医学会重症医学分会主委。市政协代表、路桥区人大常委。市重点学科带头人，主持省级课题1项、市厅级课题5项，发表论文40篇，其中SCI 2篇，参编《灾难医学》等专著3本。获市厅级科技进步奖2次，被评为市级劳动模范。2018年8月来院。

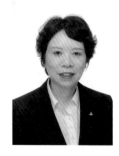

刘礼芬（1962—　），女，湖北荆州人，民进会员。本科学历，学士学位，主任中医师，中医妇科专业。曾任中华中医学会台州市学会会员、世界中医联合会产后康养常务理事。发表论文6篇。2000年7月来院。

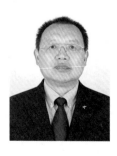

徐晓文（1964—　），男，宁夏银川人。研究生学历，硕士学位，主任医师，外科学专业。曾任胸心外科学科带头人、胸心外科副主任。兼任市医学会胸心外科学会委员。发表论文10余篇，获市科技进步奖1次、市新技术引进奖1次、省自然科学优秀论文奖2次、市自然科学优秀论文奖2次，获院新技术应用奖10余项。2000年6月来院。

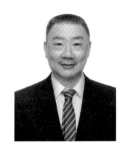

石涵（1963— ），男，湖北武汉人。本科学历，学士学位，主任医师，教授，消化内科专业。发表论文20篇，其中SCI 1篇。主持市级科研课题1项，获省级科学技术成果1项，获市级科技成果三等奖1项。2000年10月来院。

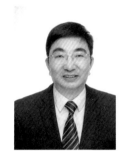

林祖近（1963— ），男，浙江三门人，中共党员。本科学历，学士学位，主任医师，教授。现任心内科主任、大内科主任，兼任省医学会心血管分会委员、省心血管学会理事、省起搏与电生理学会委员、省卒中学会心血管分会委员、省医学生物工程学会心律分会委员、省中西医结合学会心血管分会委员、市心血管病分会副主委。被评为瑞金医疗集团优秀员工、市优秀共产党员、市首届"好医生""感动恩泽"人物。2003年6月来院。

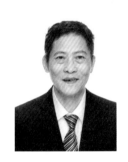

卜建国（1956— ），男，山东日照人，九三学社社员。台州市政协第二、三、四、五届政协委员，九三学社台州市委员会委员，市直三支社主委，主任医师，外科学专业。曾任黄岩第一人民医院大外科主任，路桥人民医院院长助理，市中心医院大外科主任、普外科主任、普外二主任；现任大外科名誉主任，曾兼任市医学会外科分会副主委、胸外科分会副主委。主持国家级课题1项、市厅级课题1项，发表论文10篇，获省卫生厅科学技术创新三等奖1项、上海瑞金医院集团优秀医生，多次获医院先进工作者、优秀员工称号。2000年6月来院，2016年3月退休，返聘至今。

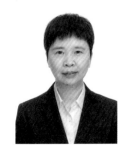

冯萍（1969— ），女，浙江临海人，本科学历，学士学位，主任医师，教授，内分泌科专业。现任内分泌科副主任，兼任省医师协会内分泌代谢科医师分会委员、省医学会内分泌分会委员、市医学会内分泌分会常委、市医学会骨质疏松与骨矿盐疾病分会委员。发表论文10余篇。2000年6月来院。

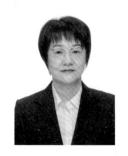

朱慧民(1972—)，女，山东济南人。博士研究生学历，博士学位，硕士生导师，主任医师，教授，中西医结合专业。市首届、第二届名中医，省医学扶持重点学科带头人、市中医（中西医结合）重点学科带头人，入选省新世纪151人才工程，市年度人才奖励年金享受对象。现任老年医学科主任；兼任省妇联执委，第三、四、五届市政协委员，省青联委员，省医学会老年医学分会理事，市医学会老年医学组组长。被评为市拔尖人才，市十大杰出青年，市首届优秀科技工作者。发表论文30余篇，获国家发明专利1项，主持或参与课题20余项，获省市级科技进步奖及新技术新项目奖10余项。2003年7月来院。

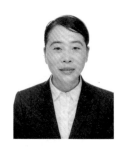

林兰英(1967—)，女，浙江温岭人。本科学历，学士学位，主任医师，临床医学专业。主持市级课题1项，发表论文10余篇。2013年10月来院。

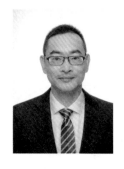

王时力(1971—)，男，浙江椒江人，民盟盟员。本科学历，硕士学位，主任医师，教授，眼科学专业。现任眼科主任、台州学院眼科研究所所长。兼任省医学会眼科学分会青年委员、市医学会眼科学组副主委、市后备学科带头人。主持市厅级课题2项，发表论文20余篇，其中SCI 1篇。获市厅级科技进步三等奖2次，获中国医师协会浙江省优秀青年医师奖。2001年10月来院。

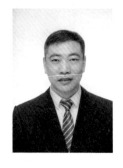

林学正(1968—)，男，浙江黄岩人。本科学历，主任医师，教授，麻醉学专业。曾任台州医院麻醉科副主任，现任麻醉手术科主任，兼任中华医学会麻醉学分会气道学组委员、中国心胸血管麻醉学会胸科麻醉分会委员、省医学会麻醉学分会委员、省医师协会麻醉学分会委员、市重点学科后备带头人、市医学会麻醉学分会副主委、市临床麻醉质控中心副主任。主持市厅级课题3项，发表论文20篇，其中SCI 2篇，获专利1项。2007年6月来院。

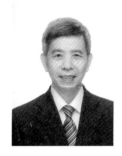

黄瑞平（1962— ），男，浙江黄岩人，九三学社社员。本科学历，学士学位，主任中药师，中药学专业。曾任药剂科副主任，兼任市医学会医疗事故技术鉴定专家库成员。发表论文10篇，主持3项中成药开发项目并取得相应专利成果。2000年3月来院。

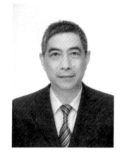

朱临江（1960— ），男，浙江临海人，中共党员。本科学历，学士学位，主任中医师，中医学专业。现任内镜中心（功能检查室）主任。2003年8月来院。

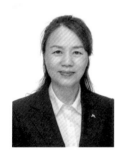

赵梅霖（1963— ），女，浙江临海人，中共党员。本科学历，主任护师，中国营养学会注册营养师，国家健康管理师，国家二级心理咨询师，内科护理学及营养学专业。曾任心内科、内镜中心、肾内科护士长，营养膳食科科长；兼任全国医学营养产业分会理事，中国老年医学学会营养与食品安全分会委员，省医学会肠外肠内营养分会特膳委员，省康复医学会营养专委会委员。主编《综合临床外科学指南》，主持恩泽集团课题1项，发表论文17篇，其中SCI 1篇，获市自然科学论文奖2次。被评为浙江省临床营养优秀工作者。2001年2月来院。

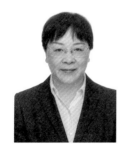

章华萍（1966— ），女，浙江临海人，九三学社社员。本科学历，学士学位，主任医师，教授，重症医学专业。现任重症医学科主任，兼任市医学会重症医学分会副主委、省医师协会重症医学分会委员、省医学会血栓与止血分会委员、省康复医学会重症康复专委会委员、市医学会医疗鉴定

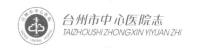

专家库成员。主持市厅级课题3项，发表论文11篇。被评为台州市抗击云娜台风先进个人、院优秀管理干部。2003年6月来院。

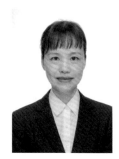

杨素青（1969— ），女，浙江台州人。本科学历，主任护师，外科护理学专业。曾任手术室、胸外科、耳鼻咽喉科、妇科护士长，现任骨科二护士长，兼任省医学会骨科学分会护理学组委员。参编《临床基本技能实训教程》，主持市厅级课题3项，发表论文10余篇，获专利10余项，转化1项。2000年6月来院。

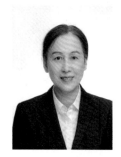

吴玉林（1965— ），女，黑龙江鸡西人。本科学历，学士学位，主任医师，临床医学专业。2000年6月来院。

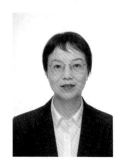

郑建萍（1968— ），女，浙江开化人，中共党员。本科学历，学士学位，主任护师，护理学专业。曾任ICU、大内科、普外科、泌尿烧伤科、手术室护士长，门诊办主任兼公共卫生管理科主任兼感染科护士长；现任公共卫生管理科科长。发表论文10余篇。被评为台州市优秀护士，台州市优秀党务工作者。2000年8月来院。

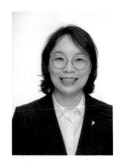

郑丹（1973— ），女，浙江路桥人。本科学历，学士学位，主任医师，眼科专业。曾任健康管理中心副主任。发表论文10多篇。2000年9月来院。

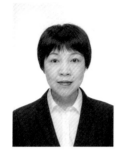

康玉华(1969—)，女，江西乐安人，中共党员。本科学历，主任护师，外科护理学专业。国家三级心理咨询师，高级健康管理师。曾任中西医结合病区、肾内科病区副护士长，普外一病区、口腔泌尿外烧伤病区护士长，外科四党支部书记；现任门诊办公室主任、超声科党支部书记、妇委会主任、工会委员；兼任省医院协会门急诊管理专业委员、市心理护理学组委员、市妇联第五届妇女代表及执行委员会委员。主持院内课题2项，微革命、小创新实践项目4项，发表论文10余篇，获省医药卫生科技二等奖1项。被评为台州市优秀共产党员。2002年8月来院。

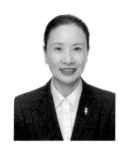

翁媛英(1971—)，女，江西南昌人。本科学历，学士学位，主任护师，教授，护理学专业。曾任放疗科护士长、神经内科护士长，现任临床技能培训中心主任，兼任省康复护理委员会委员、市内科护理学组委员。2003年3月来院。

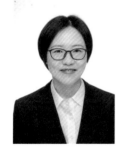

雷明(1972—)，女，新疆石河子人，九三学社社员。本科学历，主任护师，助产专业。主持省级课题1项，恩泽集团课题1项，参与市级课题3项，发表论文10余篇。多次被评为优秀带教老师。2004年6月来院。

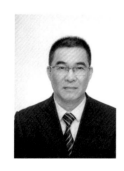

吴海鸧(1966—)，男，浙江临海人，农工党党员。本科学历，学士学位，主任医师，教授，医学影像和介入治疗专业。曾任台州医院放射科副主任，现任放射科副主任、介入中心主任，兼任市医学会医学影像和核医学分会委员、市医学会介入学组副组长、省医学会鉴定专家库成员、医院尘肺诊断办公室主任等。发表论文7篇。获省、市科技进步奖2次。2001年11月来院。

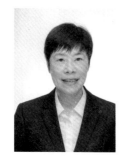

周群玉（1963— ），女，浙江黄岩人，中共党员。本科学历，主任护师，护理学专业。曾任手术室护士长、大外科护士长，现任消毒供应室护士长，兼任中华护理学会台州市消毒供应学组副组长、组委。主持省级课题1项、市级课题1项，发表论文10余篇。2000年2月来院。

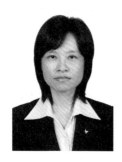

毛玲群（1971— ），女，浙江临海人，中共党员。本科学历，学士学位，主任医师，教授，神经内科专业。现任神经内科副主任、神经内科党支部书记，兼任市医学会神经病学组常委、省医学会神经病学分会罕见病学组成员。主持省医学会课题1项、市级课题1项，发表论文10余篇。多次被评为院级优秀党员及党务工作者。2000年6月来院。

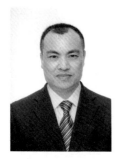

许小诚（1973— ），男，江西赣州人。本科学历，学士学位，主任医师，麻醉疼痛学专业。兼任省医学会中西医结合疼痛学组委员、市医学会疼痛学会委员。发表论文7篇。2000年6月来院。

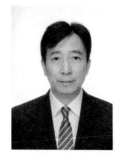

毛建林（1967— ），男，宁夏平罗人，中共党员。本科学历，学士学位，主任医师，心胸外科专业。曾任新疆民丰县人民医院副院长、外科主任，现任医务处副处长兼医患沟通中心主任，兼任市医学会医学伦理与卫生法学学组副组长。发表论文8篇。被评为四川汶川地震抗震救灾英雄群体成员、台州市最美退役军人。2001年4月来院。

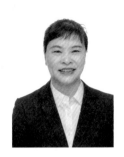

李婉红（1968—　），女，浙江黄岩人。本科学历，主任技师，教授，医学检验专业。现任输血科主任。兼任省临床输血学分会常委、省临床工作委员会委员、省输血协会理事、市临床输血学分会副主任、市临床用血质控中心副主任等。主持市级课题1项，发表论文6篇。2003年9月来院。

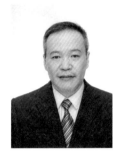

滕晓生（1972—　），男，浙江临海人，中共党员。本科学历，学士学位，主任医师，教授，消化内科专业。现任消化内科主任。兼任省医学院抗癌专委会委员、市医学会消化病及消化内镜分会委员等。主持省级课题1项、市厅级课题1项，发表论文10余篇，获专利1项，获院科技进步奖2次。被评为院优秀共产党员。2009年5月来院。

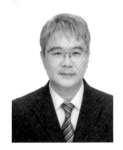

张文刚（1970—　），男，辽宁鞍山人。本科学历，硕士学位，主任医师，教授，外科学专业。2012年7月来院。

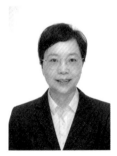

刘小春（1969—　），女，浙江临海人，中共党员。本科学历，学士学位，主任护师，教授，护理学专业。曾任护理部副主任，现任工会专职副主席，兼任中国医疗保健国际交流促进会护理分会委员、省科普教育委员会委员、市护理学会理事。主持市级课题3项，发表论文6篇。获市自然科学论文奖1次，被评为台州市优秀共产党员。2000年2月来院。

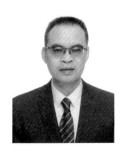

黄永祥（1967—　），男，甘肃永登人，中共党员。本科学历，学士学位，主任医师，教授，急诊医学专业。兼任省急诊医师协会委员，市医学会创伤分会委员。主持厅局级科研课题1项，获厅局级科技进步奖1项，参与制定《高海拔地区ARDS诊断标准》，参编《临床基本技能实训教程》，发表

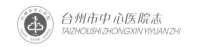
论文10余篇。获首届中心医院好医生提名奖。2000年10月来院。

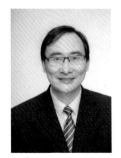

陈赛（1971— ），男，浙江黄岩人，中共党员。本科学历，学士学位，主任医师，教授，血液内科专业。现任血液内科科副主任（主持），兼任CSCO抗淋巴瘤联盟委员、中国民族医药全国血液病分会理事、全国血液病嗜血细胞综合征联盟委员、省医师协会血液病分会委员、省中西医结合学会血液病分会委员、市血液病学组副主委。发表论文8篇，其中中华系列2篇。2000年12月来院。

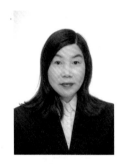

陈青华（1971— ），女，浙江仙居人，中共党员。本科学历，主任药师，药学专业。曾任药剂科主任助理，药剂科党支部书记，医院纪委委员，兼任市医学会医疗事故技术鉴定专家库成员、市卫生高级专业技术职称评委会专家成员、市医疗保障局药品谈价专家库成员。发表论文多篇，市自然科学论文三等奖1次。2004年4月来院。

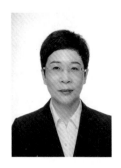

杨敏（1970— ），女，浙江温岭人，民建会员。本科学历，学士学位，精神病学主任医师，教授。现任精神卫生科副主任，兼任省神经科学学会委员、省预防医学会精神卫生专委会委员、省行为医学委员会委员、市医学会精神医学分会委员，民建椒江分会第九支部副主任。省教育厅课题立项1项，发表论文6篇。2004年12月来院。

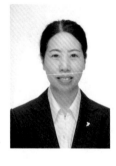

陈慧红（1973— ），女，浙江临海人，中共党员。本科学历，主任技师，医学检验专业。兼任省中华医学会微生物学组的组委、中国检验检疫学会卫生检验和检疫专业技术委员会委员、台州市中心医院抗菌药物管理工作组成员和专家组成员、处方点评工作小组成员和专家组成员。参编《抗生素合理使用》，主持市厅级课题2项，发表中华系列论文4篇，SCI 1篇。2011年9月来院。

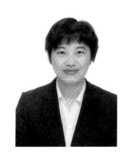

陈秋月(1972—)，女，浙江临海人，农工党党员。本科学历，硕士学位，主任医师，教授，神经内科专业。现任伦理委员会副主任、神经内科教学主任，兼任省医学会神经病学分会第七届委员会神经电生理学组委员、市医学会第八届神经病学分会委员、市医学会首届结核病学学组委员等。主持省级课题3项、市级课题2项，发表论文18篇，其中SCI 1篇，参编《临床基本技能实训教程》等专著2本，获省自然科学论文奖1次。被评为院级优秀员工1次、优秀教师3次、优秀教学管理人员1次。2014年2月来院。

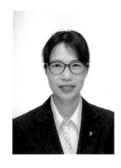

阮正英(1970—)，女，浙江温岭人。本科学历，学士学位，主任医师，病理诊断医师。曾任病理科副主任，主持市级科题3项。发表论文10篇。获台州市科技进步奖1次。2018年5月来院。

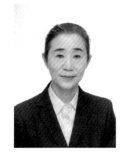

杨晓萍(1967—)，女，甘肃武山人，中共党员。博士研究生学历，博士学位，主任医师，教授，硕士生导师，影像医学与核医学专业。2019年入选台州市"500精英计划"社会事业领域创新B类人才。曾任中华医学会数字医学分会委员会委员、中华医学会数字医学分会青年委员、教育部科学技术奖励评审专家库成员，教育部学位中心硕士学位论文评阅专家。发表论文70余篇，获省部级以上课题5项、专利1项，参编专著3部。获得省部级以上成果奖励11项。2019年6月来院。

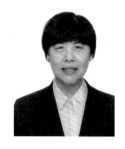

吕荣伟(1967—)，女，河南孟津人。本科学历，学士学位，妇产科专业，主任医师。兼任中华医学会市医学会计划生殖分会委员。参与省厅级科研课题1项，发表论文10余篇。被评为台州学院优秀带教老师。2000年12月来院。

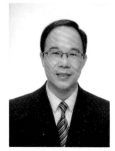

蔡海鹏(1976—)，男，浙江黄岩人，中共党员。本科学历，学士学位，主任医师，教授，心血管内科专业。曾任台州学院医学院院长助理、意大利安科纳联合大学医院访问学者，现任心血管内科副主任、内科住培基地教学主任，兼任省生物医学工程学会心律专委会冠脉技术学组委员、省医学会公共卫生学分会青年委员、市医学会心血管分会委员、市胸痛联盟委员。主持市厅级课题2项，发表论文9篇，《临床基本技能实训教程》主编，《医学生学习指南—临床分册》副主编。被评为台州市优秀共产党员。2000年12月来院。

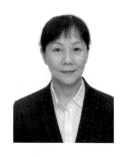

闻绍云(1970—)，女，内蒙古包头人。本科学历，学士学位，主任医师，神经内科专业。发表论文9篇。2002年1月来院。

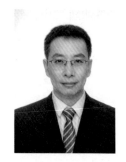

张鑫圣(1978—)，男，湖北武汉人，九三学社社员。研究生学历，硕士学位，主任医师，教授，泌尿外科专业。现任泌尿外科副主任，兼任九三学社市直中心医院支社委员、市医学会泌尿外科分会委员。入选省新世纪"151人才"工程、市"211人才工程"培养对象。主持市级课题4项，参与市级课题2项，发表论文15篇，获专利4项，获市自然科学论文奖2次。2002年7月来院。

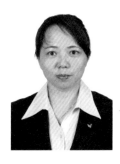

林伟平（1966— ），女，浙江玉环人。本科学历，主任护师，二级心理咨询师，助产专业。发表论文10余篇，参与恩泽集团课题1项。被评为嘉兴学院优秀带教老师、爱岗敬业护士，多次被评为科室优秀员工。2003年1月入院。

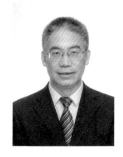

陈世宏（1970— ），男，青海湟源人，中共党员。研究生学历，硕士学位，主任医师，教授，康复医学专业。现任康复医学科副主任，兼任中国康复医学会社区康复专委会委员、省康复医学会理事、省医学会物理医学与康复学分会委员、省医师协会康复医师分会委员、省康复医学会中西医结合康复专委会委员、市医学会康复医学分会副主委。主持市级课题1项，发表论文10余篇。2003年8月来院。

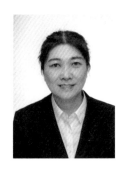

吕倩灵（1972— ），女，浙江黄岩人，中共党员。本科学历，学士学位，主任医师，教授，妇产科专业。兼任中华医学会市医学会围产学组常委、中华医学会市医学会计生生殖分会委员。主持恩泽集团课题1项，参与省市级课题5项，发表论文10余篇。被评为温州医学院优秀带教老师。2004年2月来院。

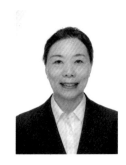

徐彬（1969— ），女，浙江椒江人，民进会员。本科学历，主任护师，护理学专业。曾任儿内科、静脉配置中心、感染科护士长，现任服务中心主任。主持市级课题2项，发表论文20篇，获市自然科学论文奖1次。被评为民进台州市委会优秀会员。2005年5月来院。

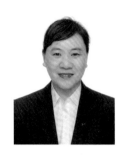

李晓华（1970— ），女，浙江仙居人，民进会员。本科学历，主任护师，护理学专业。曾任急诊科、注射室副护士长，注射室、老年耳鼻喉病区护士长。现任神经内科二病区护士长；兼任市眼耳鼻喉专业委员会副主委。主持市级课题1项，发表论文8篇，其中中华系列1篇。2000年3月来院。

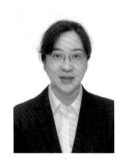

张玲（1975— ），女，浙江临海人，中共党员。本科学历，主任医师，教授，妇产科专业。曾任产科主任助理，现任妇产科副主任（主持）兼产科主任、国家级妇产科住培训基地主任，兼任中国检验检疫学会卫生检验与检疫专家智库特聘专家、中华医学会市医学会妇产科分会副主委、省发明协会女性盆底专委会委员、省医师协会妇产科医师分会委员、省医学会预防接种异常反应鉴定专家库成员、市产科质量监管委员、市科技专家库专家等。主持市厅级课题2项，发表论文10篇，其中SCI 2篇。2000年3月来院。

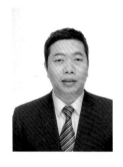

林雪松（1970— ），男，浙江黄岩人，农工党党员。本科学历，主任医师，烧伤科专业。曾任门诊办、预防保健科主任，急诊科主任（兼职1年）；现任烧伤科副主任（主持）；兼任省医学会烧伤外科分会委员，市医学会烧伤学组副组长，市医疗事故技术鉴定专家库成员。发表论文10余篇，主持市级课题2项。2000年9月来院。

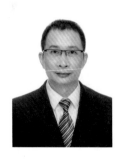

梁建华（1977— ），男，浙江路桥人。硕士研究生学历，硕士学位，主任医师，教授，普外科专业。现任胃肠肛肠外科首席医生，兼任省医师协会肛肠分会青年委员、省中西医结合学会肛肠分会青年委员、市医学会胃肠外科分会常委、市医学会肛肠外科分会委员、市医学会肿瘤学分会委员。主持市厅级课题1项，发表及参与发表论文25篇。被评为医院首届"好医师"。2004年6月来院。

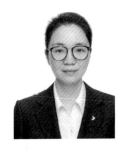

孔洁（1977— ），女，浙江椒江人。本科学历，学士学位，主任医师，儿内科专业（儿童呼吸方向）。兼任《名医教你读医案》编委。主持市级课题1项，发表论文10余篇，获院级科技进步奖1次。1999年8月来院。

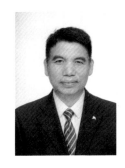

章祖招（1970— ），男，浙江黄岩人。本科学历，学士学位，主任医师，副教授，泌尿外科专业。曾任泌尿外科首席医生。主持市级课题1项，发表论文10余篇。2000年6月来院。

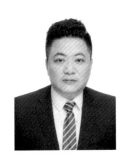

袁耀宇（1977— ），男，宁波奉化人，中共党员。本科学历，硕士学位，主任医师，副教授，泌尿外科专业。曾任医院首届团委书记，现任泌尿外科男科负责人，兼任中国性学会性医学分会第七届委会委员、省性传播疾病宣教团成员、市医学会男科学组成员。主持市厅级课题1项，发表论文8篇。被评为市优秀团员及优秀团干部，主持团委工作期间台州市中心医院团委被评为浙江省优秀基层团组织及浙江省抗击SARS先进团组织。2000年9月来院。

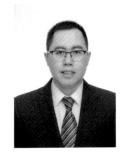

周剑宇（1976— ），男，江西九江人，九三学社社员。本科学历，学士学位，主任医师，副教授，超声医学专业（介入及浅表方向）。现任超声科副主任，兼任省医学会超声分会浅表学组委员、省医学会甲状腺专病委员会委员、省超声医学工程学会介入学组委员、省抗癌协会委员、省肿瘤微创联盟委员、市超声医学工程学会常委、市医学会超声分会委员。主持市级课题2项，发表论文11篇。曾获院级优秀员工荣誉称号6次、院首届好医师、援贵卓越贡献奖、医联体工作年度优秀个人等。2000年10月来院。

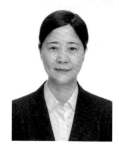

叶爱玲(1973—)，女，湖南长沙人。研究生学历，硕士学位，主任医师，副教授，内科学专业。现任干部保健办副主任。2014年7月来院。

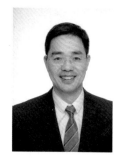

应申鹏(1975—)，男，浙江路桥人，九三学社社员。本科学历，硕士学位，主任医师，副教授，肿瘤放射治疗学专业。现任放疗科副主任（主持）、质量改进处副处长（主持）、九三学社市直中心医院支社主委，兼任中国抗癌协会肿瘤标志专委会鼻咽癌标志物专委会委员、省医学会肿瘤放疗学分会委员、省抗癌协会鼻咽癌专业青年委员会副主委、省数理医学会放射性粒子与智能营养分会副主委、市医学会放化疗及生物治疗学分会副主委，《肿瘤学杂志》编委。主持市厅级课题3项，发表论文8篇，其中SCI3篇。被评为九三学社浙江省疫情防控先进个人。2000年6月来院。

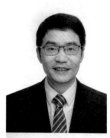

刘跃平(1971—)，男，湖北天门人。本科学历，学士学位，主任医师，消化内科专业。主持市厅级课题1项，发表论文8篇。2000年8月来院。

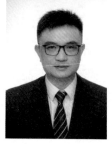

朱贤平(1977—)，男，浙江临海人。本科学历，学士学位，主任医师、副教授，骨科关节及运动医学专业。兼任省医学会骨科分会关节学组青年委员、市医学会运动医学分会常委、关节外科分会委员、中西医骨伤学组委员、省康复医学会骨松专委会运动医学学组委员。主持市级课题1项，发表论文10余篇，其中SCI 1篇。被评为院首届优秀青年医师。2001年7月来院。

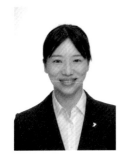

张亚琼(1979—)，女，湖北恩施人，中共党员。本科学历，硕士学位，主任技师，执业医师，副教授，医学检验专业。兼任省医学会变态免疫分会过敏性疾病基础研究和转化医学学组委员。主持省级课题1项、市厅级课题3项、台州学院课题1项，主持台州学院教改重点项目1项，发表论文20余篇，其中SCI 8篇，获专利3项。获市自然科学论文奖2次、院级科技进步奖3次，被评为院优秀科研人员称号1次，获椒江区抗疫先锋称号2次，市"211人才"第二层次。2001年8月来院。

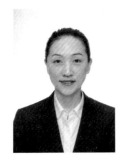

陈寒君(1977—)，曾用名陈贤君，女，浙江椒江人，中共党员。本科学历，硕士学位，主任技师，副教授，临床微生物学检验技术专业。兼任省医学会免疫学会临床免疫专委会青年委员。主持省级课题1项、市厅级课题3项，发表论文45篇，其中SCI 6篇，获软件著作权1项。获恩泽集团科技进步奖1次、医院科技进步奖1次、医院新技术应用奖1次、省卫健委青年专业技术人员比武三等奖，入选市"211人才"工程第三层次和恩泽集团第二期青蓝人才培养工程第三层次。被评为省级青年岗位能手、医院先进个人和优秀共产党员、被评为2006年度省级青年岗位能手。2002年8月来院。

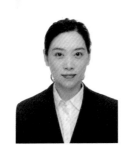

王琳(1978—)，女，浙江临海人。本科学历，硕士学位，主任医师，副教授，麻醉学专业。现任麻醉手术科副主任、国家麻醉专业住培基地教学主任，兼任省医学会麻醉分会气道学组委员、市医学会麻醉分会委员。主持院内课题2项，发表论文7篇，其中SCI 1篇。被评为全国住培基地优秀带教老师。2002年7月来院。

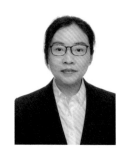

陈琪(1979—)，女，浙江临海人，中共党员。本科学历，硕士学位，主任技师，硕导，教授，临床检验诊断专业。现任精准医学中心（中心实验室）副主任，兼任省数理学会新型肿瘤标志物委员会委员、省转化医学学会青委、市医学会微生物与免疫分会常委等。市"211人才"工程第二层次、省卫计委"医坛新秀"培养对象。主持省部级课题2项，市厅级课题4项，发表论文12篇，其中SCI 4篇，获专利3项，计算机软件著作权3项，《现代临床检验技术与应用》副主编。获市科技进步奖1次、市自然科学论文奖1次。2002年来院。

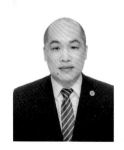

丁凌志(1979—)，男，浙江黄岩人，中共党员。本科学历，硕士学位，在读博士研究生，主任医师，副教授，骨外科学专业。现任骨科副主任兼医务处副主任，兼任中华老年医学会社区学组委员、中国研究型医学会脊柱退变和神经保护学组委员、省医学会骨科分会脊柱微创学组委员、市医学会骨科分会委员、市骨质疏松和骨矿物盐分会委员等。主持和参与省级课题3项、市厅级课题2项，发表论文10篇，其中SCI 5篇，获专利3项，主编《骨创伤和脊柱外科》。获市自然科学论文奖2次，被评为市优秀党务工作者、椒江区"医疗先锋"。2002年7月来院。

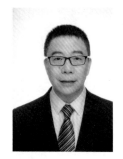

潘印(1972—)，男，浙江临海人，中共党员。研究生学历，硕士学位，主任医师，副教授，台州市重点学科后备带头人，肿瘤外科学专业。曾任肿瘤外科主任助理、玉环二院兼职副院长，现任肿瘤诊治中心副主任、肿瘤外科首席医生，兼任市医学会肿瘤学分会常委、中国抗癌协会肿瘤标志物委员会委员、中国医药教育协会浙江省分会乳腺癌专委会委员、省抗癌协会头颈肿瘤青委会委员等。主持市厅级课题2项，发表论文20篇，其中SCI 7篇。获台州市自然科学论文奖1次。2003年6月来院。

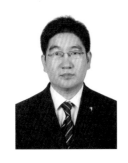

应于康(1977—)，男，浙江路桥人，农工党党员。研究生学历，硕士学位，主任医师，副教授，口腔医学专业。现任口腔科副主任（主持），兼任中华口腔医学会口腔急诊专委会委员、中华口腔医学会口腔修复专委会青年委员、省口腔医学会口腔预防专委会副主委、省口腔医学会口腔修复专委会委员、市口腔医学会副主委、市口腔疾病防治办公室主任、农工党市直中心医院支部副主委。主持市级课题1项，发表论文30余篇，其中SCI 1篇，获专利1项。被评为农工党台州市委会社会服务积极分子。2003年7月来院。

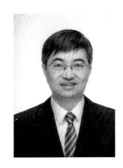

卢洪胜(1979—)，男，浙江临海人，本科学历，硕士学位，主任医师，教授，病理学专业。现任病理科主任；兼任省医学会病理学分会委员、省医学会精准医学学会委员、市医学会病理学专委会副主委、《Onco Targets and Therapy》等SCI杂志特约审稿专家。入选省卫生创新人才、省151人才第三层次、市特殊支持人才、市级名医工作室领衔人、市本土高层次特优人才等。《病理学》副主编，参编《实用人体形态学》《法医病理案例分析》，主持省级课题1项、市厅级课题10项，发表论文30余篇，其中SCI 8篇，获专利3项。获省市级科技进步奖8次、市自然科学论文奖2次。主办国家级和省级继续教育项目2次。多次被评为医院优秀管理干部、优秀党务工作者。2008年11月来院。

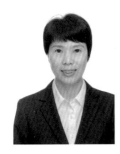

邬美翠(1973—)，女，浙江三门人，民盟盟员。本科学历，硕士学位，主任医师，副教授，心血管内科专业。兼任市医学会内科学委员。《临床基本技能实训教程》副主编，参编《医学生学习指南·临床分册》，主持市级课题1项，发表论文7篇。1999年8月来院。

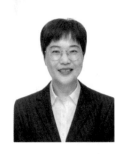

吴伟仙（1970—　　），女，浙江仙居人，中共党员。本科学历，主任护师，护理学专业。曾任骨科副护士长、护士长、肿瘤外科护士长兼大外科护士长，现任护理部副主任，兼任省护理学会专科护士工作组常委、省肿瘤康复护理专委会成员、市护理学会肿瘤护理学组副主委。主持市厅级课题1项，发表论文10篇。2000年3月来院。

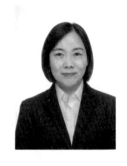

凌爱香（1976—　　），女，江西分宜人。本科学历，学士学位，主任护师，副教授，护理专业。曾任呼吸科副护士长、神经内科护士长，现任中医中西医结合科护士长，兼任市针灸协会委员、市中医护理协会委员。参与省市厅级课题多项，发表论文6篇，获专利1项。2000年6月来院。

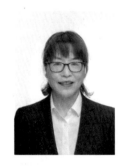

谢海萍（1969—　　），女，浙江温岭人，中共党员。本科学历，主任护师，护理学专业。曾任特需病房副护士长、肿瘤外科副护士长、护士长、骨科护士长，现任肾内科护士长、党支部组织纪检委员，兼任市医学会第八届肾脏病学会委员。发表论文5篇。被评为浙江省优秀党务工作者。2000年6月来院。

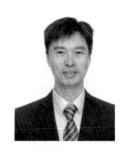

林永志（1976—　　），男，浙江椒江人，中共党员。本科学历，学士学位，主任医师，副教授，小儿外科专业。现任小儿外科副主任（主持），医院特色学科带头人，兼任中华医学会浙江省小儿外科学分会委员、省医师协会小儿外科分会常委、市医学会小儿外科学学组副组长。主持市级课题2项，发表论文10余篇。获市"医疗服务质量年"活动三基大比武"优秀之星"称号。2000年8月来院。

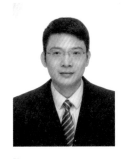

黄海东(1977—)，男，江西丰城人。本科学历，学士学位，主任技师，副教授，医学检验专业（输血方向）。兼任市医学会输血分会委员。主持课题1项，发表论文10篇。2001年3月来院。

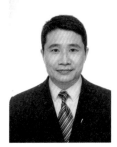

罗军(1977—)，男，浙江椒江人，中共党员。本科学历，硕士学位，主任医师，副教授，口腔医学专业（口腔颌面外科、口腔种植方向）。现任口腔科主任助理，兼任省口腔医学会口腔预防专委会委员、市口腔医学会委员。主持市级课题2项，发表论文10篇，其中SCI 1篇。2001年8月来院。

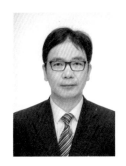

吴伟力(1978—)，男，浙江路桥人。本科学历，硕士学位，主任医师，副教授，口腔医学专业（口腔种植、口腔修复方向），兼任省口腔医学会口腔预防专委会委员、市口腔医学会委员。主持省级课题1项，发表论文20余篇。2001年8月来院。

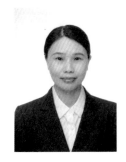

朱君飞(1978—)，女，浙江临海人，农工党党员。本科学历，学士学位，主任医师，副教授，呼吸内科专业。现任呼吸与危重症医学科副主任（主持），院重点学科带头人，兼任中国防痨协会非结核分枝杆菌病专委会委员、省医学会呼吸分会肺癌组委员、省医师协会呼吸分会委员、省医学会变态免疫分会委员、市医学会呼吸分会常委、市医学会呼吸青年委员会副主委，农工党市直中心医院支部主委。发表论文10余篇，其中SCI 4篇，主持课题2项。获市自然科学论文奖、市医学会优秀论文奖2次，被评为农工党浙江省社会服务工作先进个人、抗疫一线优秀党员、院首届优秀青年医师、学院优秀教师。2001年8月来院。

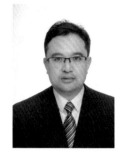

陈文举（1978—　），男，江苏淮安人，中共党员。本科学历，硕士学位，主任技师，副教授，医学检验专业。曾任医学检验科主任助理、检验科党支部组织委员，现任医学检验科副主任、临床生化检验专业主管。兼任省抗癌协会肿瘤标志物委员会青年委员、省医学会检验医学分会临床生化检验学组委员、省医学会检验医学分会临床实验室管理与人工智能学组委员、市医学会检验医学分会委员等。承担国家重点研发计划子课题1项、主持市厅级科技计划项目2项，《临床检验技术实验指导》副主编，参与省市级科研项目多项，发表论文10余篇，获得市医疗服务年"三基大比武"优胜奖、省检验学术会议优秀论文奖各1次，入选市211人才工程。2001年8月来院。

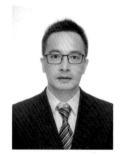

周勇（1977—　），男，安徽宣城人，中共党员。本科学历，主任技师，副教授，检验医学专业。2019—2020赴马里执行中国（浙江）医疗队对口援建工作。主持市厅、校级课题2项，参与省市级课题多项，发表论文10余篇，其中SCI 1篇，获专利2项，参编《医学检验技术实验教程》《寄生虫病实验诊断100例精选》。获中国医师协会优秀论文奖1项、马里血液学协会荣誉会员称号，被评为市直机关优秀党务工作者。2002年7月来院。

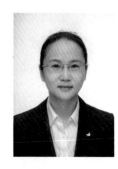

黄桔秀（1977—　），女，浙江黄岩人，中共党员。本科学历，硕士学位，主任医师，副教授，内科兼全科专业。曾任急诊科副主任，现任全科医学科副主任，兼任省医学会人文医学分会委员、市医学会全科医学分会常委、市医学会内科学分会常委。发表论文5篇。被评为台州市三八红旗手，台州市优秀共产党员，医疗先锋。2002年11月来院。

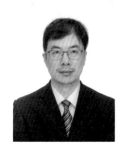

黄睿(1978—)，男，浙江玉环人，中共党员。本科学历，硕士学位，主任医师，副教授，神经内科专业。现任神经内科副主任，211人才第三层次培养对象，兼任中国医师协会神经修复学专委会第二届委员会卒中神经修复学组委员、中国老年保健医学研究会慢性病防治管理委员会委员、省医师协会神经介入专委会首届委员会委员、省卒中学会预防与质控分会委员、市医学会首届介入医学学组委员。主持市级课题1项，发表论文10余篇。获院级新技术应用一等奖，被评为院级优秀青年医师。2002年8月来院。

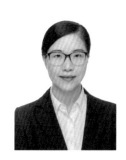

王国芬(1979—)，女，浙江椒江人，中共党员。本科学历，硕士学位，主任医师，副教授，中西医结合风湿免疫专业。现任风湿免疫科副主任（主持），兼任中华中医药学会风湿病分会委员、省医师协会风湿病分会委员、省中医药学会风湿病分会常委、省免疫协会临床免疫分会委员、省变态免疫学会风湿病分会委员、市医学会风湿病分组副组长。主持并参与省市级课题3项、发表论文10余篇。获市自然科学论文奖二等奖。2003年9月来院。

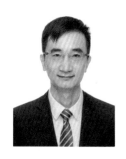

陈晋广(1976—)，男，山东枣庄人，中共党员。研究生学历，博士学位，主任医师，硕导，副教授，皮肤与性病专业。现任皮肤诊疗中心／皮肤激光美容中心副主任，兼任中华医学会皮肤病分会银屑病学组委员、中华中医药学会皮肤科分会委员，《中国中西医结合皮肤与性病学杂志》《中国医药导报杂志》编委。主持省市级课题11项，发表论文30篇，其中SCI 6篇，获专利6项，参编专著4部。获省、市科技进步奖9次、市自然科学论文奖5次，被评为省医学会优秀皮肤科医师、省151人才第三人次、市211人才第一层次、市500精英人才B类、市人社局优秀博士、医院优秀青年医师等。2016年7月来院。

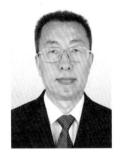

王晓军（1970—　　），男，吉林四平人，民盟盟员。博士研究生学历，博士学位，主任医师，副教授，硕导，访日学者，胸心外科专业。现任心胸外科主任，兼任长三角地区胸外科联盟副主席、省医师协会胸外科分会委员、省医师协会胸外科规范诊疗学组成员、吉林省医学会胸腔镜学组委员、市医学会心胸外科分会委员、教育部学位中心论文评议专家。主持省级课题2项、市厅级课题1项、教学改革项目2项，发表论文30余篇，其中SCI 5篇。2018年4月来院。

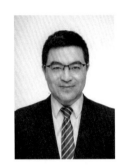

金冲（1975—　　），男，浙江黄岩人，中共党员。本科学历，硕士学位，主任医师，副教授，普通外科专业。现任肝胆血管胰脾外科副主任，兼任中国微循环学会压力学组副秘书长、中国医师协会腔内血管学专委会第二届委员会颈动脉疾病专家委员会（学组）委员、省医师协会微创外科分会委员、省中西医结合学会普通外科学会青年委员、市医学会外科分会副主委、市医学会肝胆外科分会常委、市医学会外科分会血管外科学组副组长，台州市后备学科带头人。主持省级课题1项、市厅级课题4项，发表论文10余篇，其中SCI 3篇，参编《静脉腔内治疗学》等专著2本。获省医药创新二等奖1次、市科技进步奖二等奖1次。1999年8月来院。

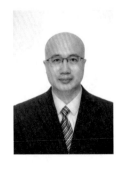

张招波（1975—　　），浙江仙居人。本科学历，学士学位，主任医师，副教授，骨外科专业。兼任市医学会骨科分会委员。主持省级课题1项、市厅级课题1项，发表论文11篇，其中SCI 3篇。1999年8月来院。

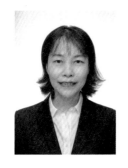

唐富琴(1975—)，女，浙江黄岩人，民进会员。本科学历，硕士学位，主任护师，护理学专业。曾任病区副护士长、护理部副主任、门诊办主任，现任护理部主任，兼任省内科护理专委会常委、省医疗器械创新与应用推广专委会护理创新学组委员、省公共卫生学会康复与养护学组委员、市内科护理专委会主委等。主持市厅级课题2项，发表论文20余篇，参编教材1本。获省抗击新冠肺炎疫情杰出护理管理者、省高校教师教学能力大赛二等奖、省高校微课比赛二等奖、市自然科学学术奖2次。2000年6月来院。

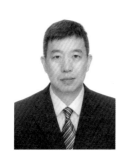

吴晓宇(1975—)，男，浙江路桥人，中共党员。本科学历，学士学位，主任技师，副教授，医学检验专业，现任检验科免疫组组长。兼任中国免疫学会会员、省医学会检验分会免疫学组委员、市医学会微生物和免疫学分会青年副主委。主持市厅级课题3项，发表论文13篇，其中SCI 4篇，获专利4项，参编《临床免疫学检验技术实验教材》。参加项目获厅、市科技进步奖3次，市自然科学论文奖2次。2000年6月来院。

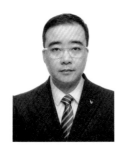

钱家树(1978—)，男，浙江宁海人。本科学历，学士学位，主任医师，副教授，麻醉学专业。兼任省医学会麻醉学分会危重症学组委员。主持市厅级课题1项，发表论文7篇。2001年7月来院。

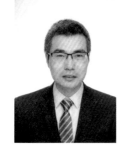

张李钱(1977—)，男，浙江椒江人，中共党员。本科学历，学士学位，主任医师，副教授，妇产科专业。现任妇科主任、宫颈阴道疾病诊治中心主任，兼任中国老年医学学会妇科分会委员、中华预防医学会妇科分会委员、中国医师协会妇产科医师分会微创技术专委会委员、省妇幼健康协会委员、法中妇女健康协会会员、中法产后盆底与形体康复研究会委员、欧洲盆底运动康复医学会委员、市医学会妇科分会委员。主持省自然基金课题1项、市厅级课题1项，发表论文10余篇，其中SCI 5篇。被评为院优秀共产党员、院科技进步奖二等奖、市医学会优秀论文三等奖。2001年8月来院。

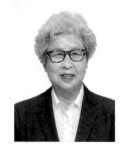

应雪明(1950—)，女，浙江临海人，民进会员。本科学历，副主任医师。曾任（开院初期）开元社区服务站主任、皮肤科主任，兼任市医疗事故鉴定组成员。多次被评为院先进工作者，曾获门诊最高人次奖。2000年6月来院，2006年12月退休，返聘至2014年12月离院。

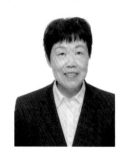

王爱华(1954—)，女，浙江临海人。本科学历，副主任中医师，超声专业。B超副主任医师。参与课题2项，分别获省自然科学优秀论文二等奖、三等奖。发表论文3篇。被评为院年度优秀员工6次，瑞医集团"满意服务在瑞金——好医技"称号。2000年11月来院，2009年11月退休。

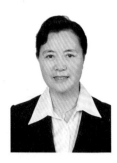

李夏珍(1954—)，女，浙江黄岩人，农工党党员。本科学历，副主任医师。曾任眼科副主任，曾兼任中华医学会眼科分会眼遗传学组委员。发表论文12篇。2001年11月来院，2012年4月退休。

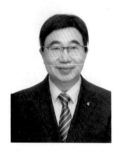

王超(1958—)，男，湖北十堰市人。本科学历，学士学位，副主任医师，内分泌代谢专业。曾任内分泌科主任，体检中心主任；曾兼任省医学会内分泌学分会委员，市医学会内分泌学分会主委、名誉主委、市糖尿病防治办副主任。主持省市级课题3项，发表论文14篇。2001年3月来院，2018年11月退休。

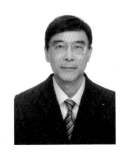

张友林（1962— ），男，湖北十堰市人。本科学历，学士学位，副主任医师，呼吸与危重症医学科专业。曾任湖北省十堰市人民医院呼吸内科副主任。发表论文10余篇。2001年3月来院。

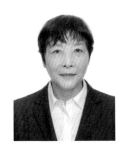

周小萍（1958— ），女，浙江天台人，中共党员。大专学历，副主任护师，护理学专业。曾任院感科科长。主持院级课题1项，发表论文11篇，获市自然科学论文三等奖2次、恩泽集团科技进步奖1次。2000年7月来院，2018年4月退休。

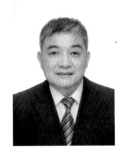

方幼平（1964— ），男，浙江路桥人，中共党员。本科学历，学士学位，高级工程师，机电一体化专业。曾任设备科科长、后勤处处长，现任后勤处副处长。发表论文8篇。被评为医院优秀党员、优秀干部。2000年8月来院。

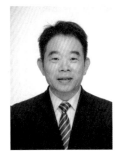

王勇（1970— ），男，浙江丽水人，中共党员。本科学历，学士学位，副主任医师，副教授，骨科专业。发表论文6篇。曾获"白求恩式大夫"称号，被评为医院优秀共产党员。1999年9月来院。

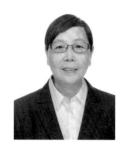

陈荷芳（1956—　），女，浙江路桥人。大专学历，副主任护师，计划生育专业。发表论文8篇。2000年6月来院，2016年4月退休。

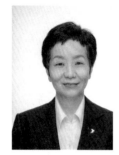

于进（1964—　），女，浙江嘉兴人，中共党员。本科学历，学士学位，副主任医师，副教授，呼吸内科专业。曾任医务处副处长、质改处处长，现任健康管理中心主任，兼任市医学会健康管理学组副组长。2000年11月来院。

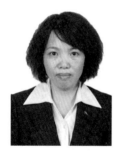

周夏丰（1969—　），女，浙江温州人。本科学历，学士学位，副主任医师，临床医学专业。2000年3月来院。

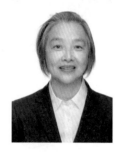

陶艳初（1956—　），女，浙江黄岩人。中专学历，副主任医师，麻醉学专业。2000年6月来院，2012年7月退休。

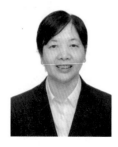

王菊玲（1963—　），女，浙江黄岩人，中共党员。大专学历，副主任护师。曾任急诊科、中西医结合科护士长、工青妇办副主任。发表论文5篇，曾获优秀管理干部、优秀群团工作者。2000年10月来院，2018年10月退休。

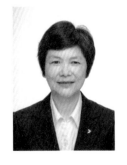

郑雪娟(1961—)，女，浙江温岭人。大专学历，副主任护师，护理学专业。2012年8月来院。

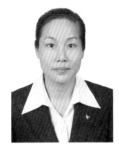

詹招君(1966—)，女，浙江临海人，农工党党员。本科学历，副研究馆员，图书档案管理专业。2000年3月来院。

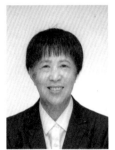

刘心萍(1951—)，女，黑龙江人。中专学历，副主任药师，药学专业。2000年3月来院，2006年8月退休。

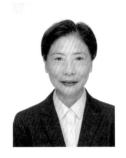

王四玲(1963—)，女，湖北崇阳人。大专学历，副主任医师，病理诊断专业。曾任病理科副主任（主持），市医疗事故技术鉴定专家库成员。参与课题3项，发表论文5篇。被评为先进工作者。2000年6月来院，2018年8月退休。

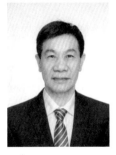

王金希(1958—)，男，浙江黄岩人。中专学历，副主任医师。曾任麻醉科主任。发表论文4篇，其中中华系列1篇。获市级科技进步奖1项。2000年6月来院，2018年11月退休。

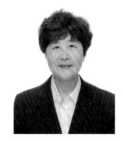

袁文平（1959—　），女，浙江天台人，中共党员。中专学历，副主任护师，护理学专业。曾任大内科、体检中心护士长。参加省级课题获省科技进步三等奖1项，发表论文5篇。2000年6月来院，2019年2月退休。

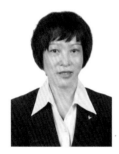

沈景丰（1959—　），女，浙江玉环人。大专学历，副主任医师，妇产科专业。参与课题1项，发表论文5篇。2000年6月份来院，2019年12月退休。

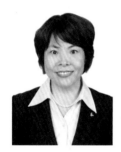

林菊芬（1962—　），女，浙江温岭人，中共党员。大专学历，副主任护师，护理学专业。曾任配置中心护士长。2000年12月来院，2017年10月退休。

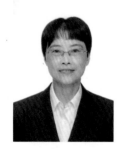

施慧飞（1963—　），女，浙江路桥人，九三学社社员。本科学历，副主任医师，妇产科专业。发表论文21篇，获市级科技进步奖2项，省市级自然科学优秀论文奖5篇。2001年7月来院，2018年4月退休。

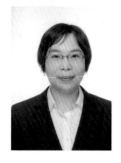

刘水玉（1965—　），女，浙江江山人。本科学历，学士学位，副主任护师，外科护理学专业。曾任中心供应室护士长。获院级科技应用奖三等奖1项，参与院级课题获科技应用奖二等奖1项，参与恩泽集团课题1项，发表论文7篇，其中国家级2篇。2002年7月来院。

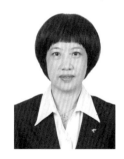

喻红霞（1965— ），女，浙江黄岩人。大专学历，副主任医师，从事脑电图、肌电图的检查诊断工作。2008年11月来院。

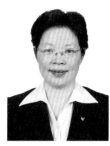

卢洪敏（1965— ），女，浙江临海人。大专学历，副主任护师，护理学专业。现任枫南社区卫生服务站负责人。发表论文8篇。2009年11月来院。

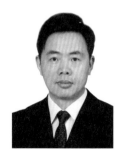

胡富宇（1973— ），男，浙江黄岩人，中共党员。省委党校研究生学历，主任医师，副教授，国家注册营养师，疾病控制专业。曾任市疾控中心副主任、市爱卫办主任、市卫计委医政医管处处长、市同创办综合联络处处长等，现任医院党委委员、副院长、工会主席，兼任省医院管理协会理事、市医学会常务理事等。发表论文30余篇，主编《大众膳食指南》等专著2本，获省、市科技进步奖2次、优秀论文奖6次，获市政府嘉奖、三等功各1次，被评为首届"浙江省好党员"、省爱国卫生先进工作者等。2016年10月来院。

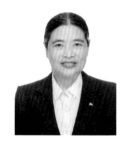

李玲娇（1967— ），女，浙江临海人。本科学历，副主任护师，护理学专业。发表论文9篇。2000年3月来院。

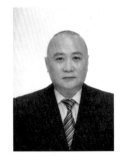

谭恺(1972—)，男，江西新余人，中共党员。本科学历，学士学位，副主任医师，医学影像学专业。2003—2015年负责放射科介入工作。参与市厅级课题1项，发表论文10余篇。2000年6月来院。

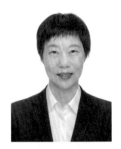

林红(1966—)，女，浙江温岭人。大专学历，副主任护师，护理学专业。2003年4月来院。

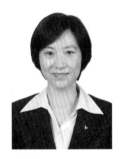

王跃芬(1967—)，女，浙江黄岩人。本科学历，高级会计师，会计学专业。曾任台州恩泽医疗中心（集团）台州市中心医院财务代理处负责人、副主任、市中心医院财务处副处长，现任审计处处长。发表论文9篇。被评为浙江省内部审计先进工作者。2000年4月来院。

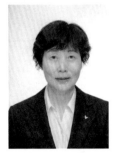

徐仙娥(1958—)，女，浙江椒江人。本科学历，副主任药师，药学专业。参加课题3项，发表论文10多篇。2000年7月来院，2018年2月退休。

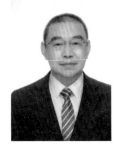

宋振东(1968—)，男，内蒙古包头人。本科学历，学士学位，副主任医师，麻醉学专业。发表论文9篇。2001年10月来院。

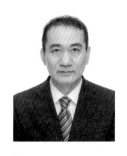

蔡天国（1964—　），男，浙江黄岩人。本科学历，学士学位，副主任医师，临床医学专业，曾在温州医科大学附属第一医院皮肤科、荷兰雷登大学医学部任职皮肤科医师、主治医师、副主任医师。主持课题3项，发表论文5篇。2004年9月来院。

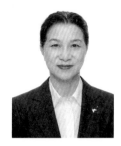

李雪芬（1966—　），女，浙江仙居人，九三学社社员。本科学历，副主任护师，护理学专业。兼任中华护理学会会员，从事护理工作36年，其中放射护理24年（介入护理15年），发表论文5篇。2004年8月来院。

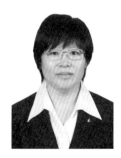

项雪燕（1967—　），女，浙江路桥人，中共党员。本科学历，副主任护师，护理学专业，曾任护理部副主任兼综合病区护士长，手术室护士长。发表论文5篇，其中中华系列1篇。2005年1月来院。

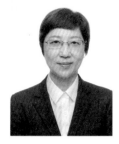

崔英（1969—　），女，浙江温岭人。大专学历，副主任护师，糖尿病专科护士，慢病个案管理师，护理学专业。现从事互联网慢病管理工作。发表论文7篇，被评为台州市优秀护士。2005年1月来院。

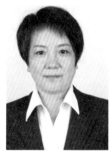

薛虹（1968—　），女，黑龙江齐齐哈尔人，农工民主党党员。本科学历，学士学位，副主任医师，妇产科专业及盆底康复专业。发表论文10余篇。2018年6月来院。

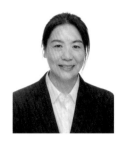

王莉（1969— ），女，浙江临海人，中共党员。本科学历，学士学位，高级经济师，从事医院科研和教学管理工作。曾任科教处处长，现任科研处处长，兼任市医学会医学教育委员会副主委。主持市级课题1项，参与省、市厅级，恩泽集团等医院管理课题5项，发表论文5篇，获软件著作权1项。2000年6月来院。

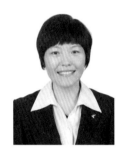

吴亚萍（1969— ），女，浙江三门人，中共党员。本科学历，副主任护师。曾任神经外科、耳鼻咽喉科护士长，恩泽医疗中心纪检监察室负责人、副主任、第二届工会经费审查委员会委员，中心医院第四届、第五届工会经费审查委员会主任，现任纪委副书记、纪检监察室主任，第六届工会经费审查委员会委员。2000年7月来院。

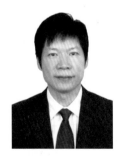

徐忠飞（1967— ），男，浙江开化人。本科学历，副主任医师，临床医学专业。2000年8月来院。

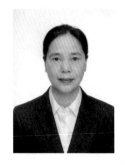

梁云莲（1964— ），女，浙江路桥人。本科学历，副主任护师，护理学专业。主持省级课题1项，发表论文5篇。获台州市科技进步奖1项。2001年10月来院。

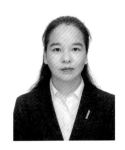

董爱琴(1976—)，女，浙江临海人。本科学历，学士学位，副主任药师，药学专业。发表论文10余篇。2011年7月来院。

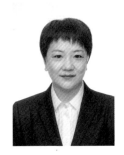

蔡菁(1964—)，女，浙江椒江人，九三学社社员。本科学历，副主任医师，超声医学专业。曾任台州市中医院超声科主任；发表论文5篇。获市自然科学论文奖2次。2012年10月来院。

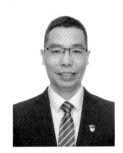

曹锡利(1973—)，男，浙江黄岩人，中共党员。本科学历，高级工程师，自动化专业。发表论文6篇；1999年12月来院。

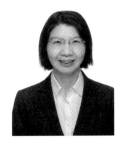

钱冬女(1970—)，女，浙江临海人，本科学历。副主任中药师，中药学专业。现任药剂科中药房组长。发表论文5篇。2005年9月来院。

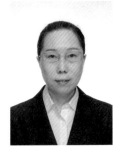

张美君(1972—)，女，浙江天台人。本科学历，学士学位，副主任医师，副教授，眼视光专业。发表论文6篇。1999年8月来院。

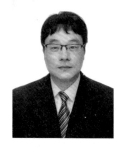

胡劼（1976—　），男，浙江椒江人。本科学历，学士学位，副主任医师，副教授，眼视光专业。参编《临床专业学习指南》《临床基本实训教程》，参与市厅级课题2项，发表论文6篇，其中SCI 1篇。1999年8月来院。

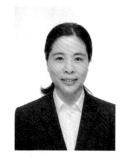

金艾黎（1972—　），女，浙江椒江人。本科学历，学士学位，副主任护师，副教授，造口治疗师，伤口造口护理及临床教学管理专业。曾任ICU副护士长、普外科二病区护士长、大内科护士长、护理部副主任，现任教学处副处长，兼任省护理学会伤口造口失禁区护理专委会委员、市护理学会伤口造口护理专委会主委。发表论文2篇，获专利1项，参编《基础护理学》等专著2本。2000年3月来院。

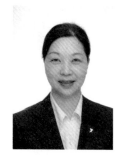

王巧珍（1970—　），女，浙江东阳人。本科学历，副主任护师，肝胆血管胰脾外科首席护士，护理学专业。发表论文6篇。被评为医院十大人气护士、护士规培优秀带教老师，获护理说课比赛三等奖。2000年6月来院。

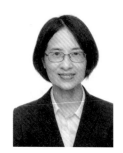

梁玲飞（1970—　），女，浙江温岭人，中共党员。本科学历，副主任护师。现任医保办主任，兼任省医学会医保分会委员。负责的医保DRG支付实践案例获中国医院管理奖运营管理组银奖、医保DRG智能管理系统获计算机软件著作权、医保DRG智能管理系统应用获医院首届"维新杯"创新大赛一等奖。2000年6月来院。

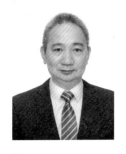

王森法（1972— ），男，浙江椒江人。本科学历，副主任技师，医学影像技术专业。兼任中华医学会浙江省影像技术专委会委员、市放射学会影像技术学组副组长、市放射质控委员医学会委员。发表论文6篇。2000年6月来院。

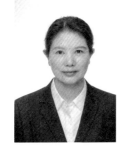

黄海燕（1971— ），女，浙江玉环人。本科学历，副主任护师，助产专业。发表论文5篇。2000年6月来院。

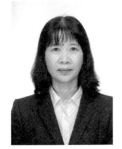

蔡水仙（1966— ），女，浙江三门人。中专学历，首席护士，副主任护师，护理学专业。发表论文10余篇。被评为院级先进个人，多次被评为科室先进个人。2000年8月来院，2020年7月调至台州和合后勤管理服务有限公司工作。

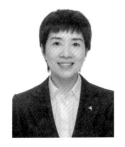

尤君芬（1974— ），女，浙江黄岩人，中共党员。本科学历，学士学位，副主任药师，药学专业。曾任药剂科门诊药房及病区药房班组长。发表论文7篇。2000年9月来院。

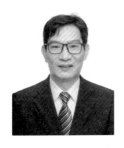

钟吉俊（1970— ），男，湖南津市人，中共党员。研究生学历，硕士学位，副主任医师，影像与核医学专业。现任核医学科主任。2003年7月来院。

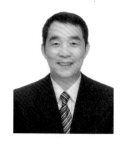

朱振华（1967— ），男，浙江椒江人，民盟盟员。本科学历，副主任医师，儿科专业。兼任市医学会儿科分会新生儿学组成员。主持省级课题1项。2001年10月来院。

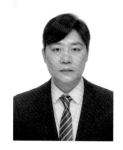

赵金晓（1977— ），男，河南镇平人。副主任医师，研究生学历，硕士学位，兼任省康复医学会听力与言语康复专委会委员、市医学会耳鼻咽喉科学组委员。主持并参与市级课题2项，发表论文10余篇。2003年7月来院。

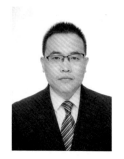

李春胜（1975— ），男，陕西咸阳人，中共党员。研究生学历，副主任医师，副教授，肾内科专业。曾任医务处副处长（挂职）、贵州省铜仁市万山区人民医院副院长（挂职），现任肾内科主任助理、高尿酸痛风中心副主任。兼任省中西结合肾病学会委员、省康复医学肾病分会委员、市医学会肾病分会委员。入选市211人才第三层次，主持市级课题1项，发表论文11篇，参编著作1部。被评为院级优秀员工、贵州省援黔医疗卫生对口帮扶优秀帮扶集体成员、万山区最美帮扶老师和优秀授课老师等。2003年7月来院。

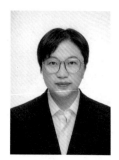

林肖南（1975— ），女，浙江椒江人。本科学历，学士学位，副主任医师，口腔医学专业（牙周种植多学科整体治疗方向）。发表论文11篇。1999年8月来院。

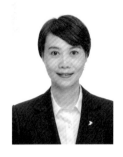

郑美华(1968—　)，女，浙江临海人，本科学历。副主任护师，护理学专业。发表论文3篇。2000年3月来院。

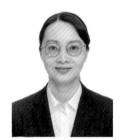

许灵娇(1973—　)，女，浙江临海人。本科学历，副主任护师，护理学专业。曾任心胸外科、骨科护士长、心血管内科护士长。发表论文5篇。2000年6月来院。

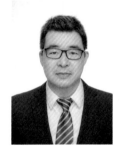

黄一鑫(1977—　)，男，浙江温岭人。研究生学历，硕士学位，副主任医师，副教授，内分泌代谢病专业。现任营养科主任，兼任省康复医学会营养青年委员会委员。发表论文5篇。2000年7月来院。

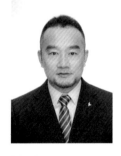

何剑(1976—　)，男，浙江椒江人，中共党员。本科学历，学士学位，副主任医师，临床医学专业。2002年12月来院。

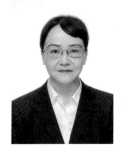

马宇庆(1969—　)，女，青海西宁人。本科学历，副主任护师，血液净化专科护士，护理学专业。发表论文4篇。2004年4月来院。

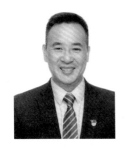

戴明浪（1978— ），男，浙江临海人，中共党员。本科学历，高级工程师，电气工程专业。主要从事医院动力设备运维管理。发表论文3篇。2000年6月来院。

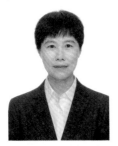

邢加慧（1976— ），女，浙江温州人。本科学历，副主任中药师，中药学专业。2000年6月来院。

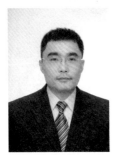

吴新（1974— ），男，浙江临海人。本科学历，学士学位，副主任医师，副教授，儿科专业。现任儿科、新生儿科副主任，兼任省医学会儿童消化学组委员、省医师协会新生儿分会委员、省医师协会儿童消化学组委员。主持市厅级课题1项，发表论文3篇。被评为医院优秀青年医师。1999年8月来院。

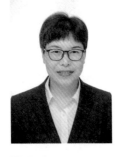

单华桂（1971— ），女，浙江临海人。本科学历，副主任护师，护理学专业。发表论文6篇。2000年3月来院。

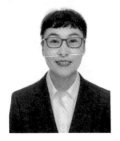

吴彩云（1976— ），女，浙江玉环人，农工党党员。本科学历，副主任医师，心血管内科专业。兼任省医学会心电生理与起搏分会无创学组委员。2000年6月来院。

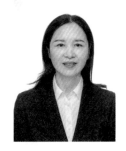

郑丽娟(1965—)，女，浙江椒江人。本科学历，副主任医师，麻醉学专业。发表论文2篇。2000年7月来院。

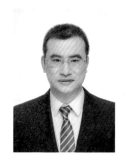

李呈(1977—)，男，浙江椒江人。本科学历，学士学位，副主任医师，副教授，小儿内科专业。曾任玉环第二人民医院副院长（挂职），兼任省儿童耳鼻咽喉疾病诊疗联盟成员、市医学会第八届儿科学分会委员、市医学会儿科学分会首届青年委员会副主委、市病残儿医学鉴定专家组成员。发表论文6篇。2000年7月来院。

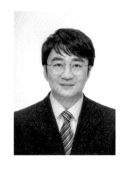

林刚(1977—)，男，浙江温岭人。本科学历，副主任医师，消化内科专业。曾任院感处副处长，兼任市医学会感染病学及肝病学分会青年委员。发表论文5篇。2000年7月来院。

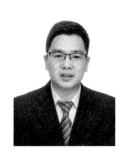

金礼通(1976—)，男，浙江临海人，中共党员。本科学历，学士学位，副主任医师，内科专业。现任急诊医学科副主任，兼任省医学会急诊医学分会中毒组委员、市医学会中毒分会副主委、市医学会院前急救分会委员、美国心脏协会AHA、ACLS导师。参与市厅级课题2项，发表论文20余篇，其中SCI 3篇。获市医学会优秀论文二等奖、市自然科学学术奖二等奖，被评为台州市优秀共产党员。2000年7月来院。

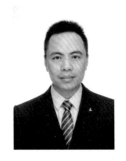

林仁志（1977— ），男，浙江黄岩人。本科学历，学士学位，硕士在读，副主任医师，副教授，肿瘤外科学专业。现任肿瘤外科首席医生，兼任中国医药教育协会乳腺疾病专委会浙江省分会委员、省免疫协会委员、省医师协会乳腺外科医师委员会委员、市肿瘤外科协会委员、市肿瘤学协会青年委员。主持市厅级课题1项，发表论文6篇，其中SCI 2篇，《临床基本技能实训教材》副主编。2000年7月来院。

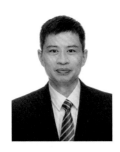

卢光涛（1978— ），男，浙江临海人。本科学历，硕士学位，副主任医师，副教授，麻醉学专业。曾任医务处副处长（挂职）。兼任省医学会麻醉学分会心胸学组委员、市医学会麻醉学分会委员。发表论文5篇。2000年7月来院。

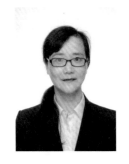

赵芸（1969— ），女，浙江宁波人。本科学历，副主任护师，护理学专业。发表论文2篇。2000年8月来院。

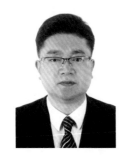

舒海荣（1976— ），男，浙江温岭人，中共党员。本科学历，学士学位，副主任医师，副教授，耳鼻咽喉科专业。曾任感染科、院感科负责人、健康管理中心主任、医务处副处长、医院党委委员，现任医务处处长、医院纪委委员、五官科党支部书记，兼任中国医药卫生文化协会医疗健康信用分会委员、省医院协会患者与安全管理专委会委员、省医学会临床试验与伦理分会委员、省医师协会睡眠医学专委会和人文医学专委会委员、市基层卫生协会理事、市医学会耳鼻咽喉学组委员。主持省级课题1项、市厅级课题2项，发表论文8篇，其中SCI 4篇，获专利1项，主编《耳鼻咽喉头颈外科临床病例集萃》等专著2本。获市自然科学论文二等奖，被评为市直机关优秀共产党员。2000年8月来院。

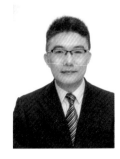

徐祖良（1977— ），男，湖北十堰人。本科学历，副主任医师，医学影像技术专业。兼任省生物工程学会放射学分会青年委员。发表论文8篇。2000年8月来院。

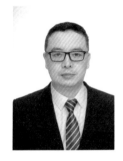

蔡世宏（1977— ），男，浙江椒江人。本科学历，学士学位，副主任医师，临床医学专业。2001年7月来院。

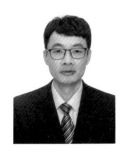

黄卫平（1976— ），男，浙江临海人。本科学历，学士学位，副主任医师，整形外科专业。兼任省行业协会激光美容分会委员，省行业协会鼻整形分会委员。发表论文10余篇。2001年7月来院。

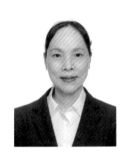

张玉琴（1969— ），女，浙江温岭人，中共党员。本科学历，副主任护师，护理学专业。曾任重症医学科护士长、院感科副主任，现任院感处处长，兼任市院感质控中心委员。发表论文5篇。被评为台州市"巾帼建功"标兵、浙江省优秀护士、2011年度尽职恩泽人。2004年1月来院。

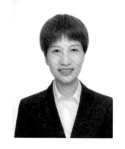

金莉（1975— ），女，浙江黄岩人，农工党党员。本科学历，学士学位，副主任医师，妇产科专业。发表论文数篇。2019年2月来院。

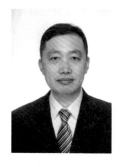

林昌勤（1971— ），男，浙江温岭人，中共党员。本科学历，高级工程师，土木工程（工程管理）专业。发表论文18篇。被评为医院优秀员工、优秀共产党员。1999年9月来院。

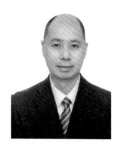

张志刚（1975— ），男，浙江椒江人，中共党员。本科学历，学士学位，副主任医师，副教授，小儿内科专业。兼任省医学会感染病学分会儿科感染学组委员、市医学会儿科学分会内分泌遗传代谢学组委员、市医学会儿科学分会新生儿学组委员。主持市厅级课题1项，发表论文7篇。2000年7月来院。

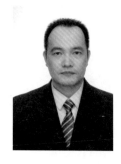

阮利斌（1976— ），男，浙江椒江人，中共党员。本科学历，学士学位，副主任医师，副教授，胃肠肛肠外科专业。现任胃肠肛肠外科首席医生医生，兼任省数理医学会盆腔肿瘤MDT学组委员、市医学会胃肠外科分会委员。发表论文8篇。2000年7月来院。

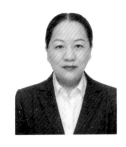

陈婉斐(1976—)，女，浙江路桥人。本科学历，学士学位，副主任医师，副教授，心血管内科专业。兼任省康复医学会心脏介入与心衰委员会委员。主持院级课题1项，发表论文7篇，参编《临床基本技能实训教程》《医学生学习指南—临床分册》。2000年7月来院。

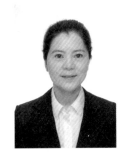

谢红燕(1972—)，女，浙江临海人。本科学历，副主任护师，护理学专业。曾担任心内科、肿瘤外科首席护师，现从事互联网医院管理工作。主持市教育局课题1项，发表论文5篇。多次被评为医院优秀员工。2000年9月来院。

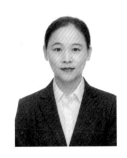

刘水姣(1978—)，女，江西九江人。本科学历，副主任护师，护理学专业。曾任胸外科骨科二病区护士长助理、泌尿烧伤病区副护士长，现任消化内分泌病区护士长，兼任省护理学会疼痛专委会委员、市医学会内分泌专委会委员、市护理学会社区护理专委会委员。主持市级课题1项，发表论文4篇，获专利1项。2000年12月来院。

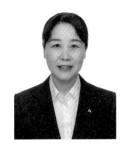

牟红云(1973—)，女，浙江椒江人，中共党员。本科学历，副主任护师，外科护理学专业。现任科教育护士。发表论文5篇，获院论文交流一等奖1次。院级新技术新项目奖1次；2001年10月来院。

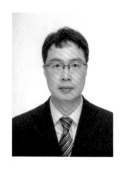

冯路（1979— ），男，浙江黄岩人，中共党员。本科学历，硕士学位，副主任医师，神经外科专业。市医学会神经外科分会委员。发表论文10余篇。2002年8月来院。

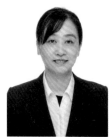

金皎蕾（1978— ），女，浙江杭州人，中共党员。本科学历，学士学位，副主任医师，神经内科专业。兼任中华医学会神经病学台州分会青委、医院神经内科国家级住培基地教学秘书。发表论文4篇，获专利1项、新技术新项目奖2项。2002年8月来院。

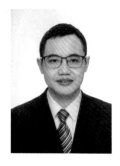

彭帆（1976— ），男，四川蓬溪人。本科学历，学士学位，副主任医师，副教授，耳鼻咽喉科专业。现任耳鼻咽喉科首席医生，兼任中国中西医结合耳鼻咽喉科耳内镜专委会常委、中国医药教育协会眩晕专委会委员。发表论文多篇，主持及参与市级课题3项，获专利4项。2002年8月来院。

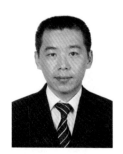

林为东（1975— ），男，浙江泰顺人，中共党员。研究生学历，硕士学位，副主任医师，副教授，普通外科专业。兼任省医学会胰腺专业分会委员、市肝胆外科学会委员。发表论文8篇；2010年8月来院。

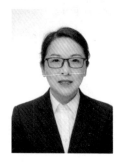

徐珊珊（1979— ），女，浙江椒江人，中共党员。本科学历，学士学位，副主任药师，副教授，药学专业。市211人才工程第三层次培养人员。曾任药剂科主任助理；兼任省药理学会理事、省医师协会临床药师专家委员会委员、省药理学会药物治疗监测研究专委会委员等。主持省级课题1项，发表论文10余篇，获市自然科学学术论文奖3次。被评为省药学会优秀医院药师、温州医科大学优秀带教老师。2010年9月来院。

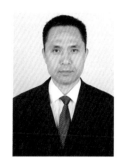

肖炳祥(1978—)，男，江苏建湖人，中共党员。博士研究生学历，博士学位，副主任医师，神经外科专业，市社会事业领域高层次紧缺人才。现任神经外科副主任（主持）。主持市级课题1项，参与国家自然科学基金、省级课题各1项，发表论文10余篇，其中SCI 3篇，参译《海绵窦疾病诊治》，参编《神经干细胞》。2018年11月来院。

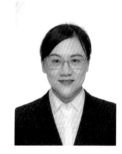

泮金鸽(1984—)，女，浙江椒江人。本科学历，学士学位，高级工程师，信息系统与信息管理专业。发表论文5篇。获院级优秀员工。2014年7月来院。

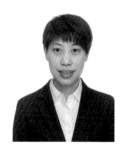

张弛(1981—)，女，浙江黄岩人，中共党员。本科学历，副研究馆员，文秘档案专业。现任党办主任，曾兼任市档案学会理事会理事、市卫生系统档案协作组组长。主持恩泽集团课题1项，发表论文7篇，主持医院档案目标管理通过省一级认定、省级示范数字档案室认定。参与市社科联研究课题1项。被评为省思想政治工作成绩突出个人、省第二批"115"档案人才、省内具有较高水平的档案专家、全市档案工作先进工作者、市直机关优秀党务工作者等。1999年5月来院。

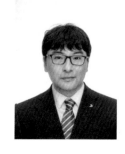

金崇敏(1978—)，男，浙江临海人，中共党员。本科学历，副主任中医师，针灸推拿专业。兼任市针灸学会常务理事、市康复学会委员。发表论文10余篇。1999年8月来院。

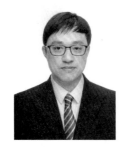

王志敏（1979— ），男，浙江椒江人，民盟盟员。本科学历，学士学位，副主任医师，中医内科专业。现任中西医结合科首席医生。发表论文5篇，获专利1项。2003年7月来院。

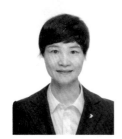

吴海英（1974— ），女，浙江丽水人。本科学历，副主任护师，护理学专业。现任麻醉手术科专科护士。申报市级课题1项，发表论文1篇，获专利1项。2000年6月来院。

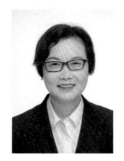

徐慧珍（1968— ），女，浙江临海人。本科学历，副主任技师，临床医学专业。2000年6月来院。

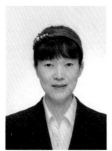

范广民（1972— ），女，吉林长春人，中共党员。本科学历，副主任技师，执业医师，病理学技术专业。现任病理科技术组组长，兼任中华医学会第十二届病理学分会病理技术学组专家、中国医学装备协会病理装备分会第二届委员会委员、中国病理AI人工智能委员会委员。CNAS实验室内审员；2000年6月来院。

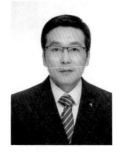

王保兵（1977— ），男，浙江路桥人，中共党员。本科学历，学士学位，副主任技师，副教授，放射医学技术专业。发表论文3篇。被评为医院优秀带教老师。2000年7月来院。

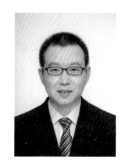

何斌(1978—)，男，湖南邵阳人，中共党员。本科学历，学士学位，副主任医师，副教授，普外科专业。兼任省医师协会外科医师分会委员、市医学会胃肠外科分会委员、市医学会外科学分会青年委员会委员。主持省卫生厅课题1项，发表论文5篇。获第五届全国普通外科中青年医师手术展演暨中华外科金手指奖结直肠组二等奖，多次被评为医院优秀员工、优秀带教老师、双下沉优秀工作者等。2001年9月来院。

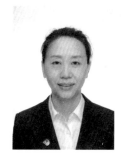

陶俊贞(1980—)，女，浙江温岭人，中共党员。本科学历，硕士学位，副主任医师，副教授，妇产科专业。曾任国家级妇产科住培基地秘书，兼任省妇幼健康协会孕产期健康教育专委会委员。参与省市级课题3项，发表论文10余篇，其中SCI 1篇，参编《临床基本技能实训教程》。被评为台州学院优秀带教老师称号。2002年7月来院。

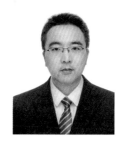

杨余沙(1978—)，男，浙江黄岩人，中共党员。本科学历，副主任医师，副教授，普外科专业。参与市厅级课题1项，发表论文3篇。2002年8月来院。

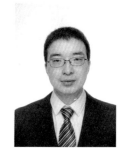

郭小卫(1979—)，男，浙江路桥人。本科学历，硕士学位，副主任医师，副教授，肿瘤外科学专业。兼任中国抗癌协会乳腺癌专委会会员、省医师协会乳腺肿瘤专委会首届青年委员、省数理医学物理治疗首届青年委员。发表论文10篇。2003年8月来院。

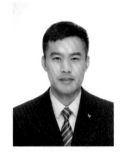

李飞（1980—　），男，安徽萧县人，中共党员。本科学历，学士学位，副主任技师，副教授，医学检验专业。现任检验科临检专业组负责人，兼任中西医结合学会检验医学专委会形态学分析诊断分会青年委员。参与课题2项，发表论文10篇，参编《医学检验技术实验教程》。2003年8月来院。

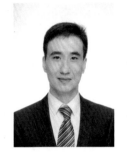

王增献（1980—　），男，浙江椒江人，中共党员。本科学历，学士学位，副主任技师，放射医学技术专业。兼任市医学会放射学与核医学分会影像技术学组成员。发表论文10余篇，其中SCI 1篇，获专利3项。2003年7月来院。

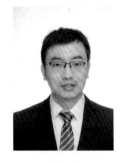

高钱纲（1979—　），男，江西南昌人。本科学历，硕士学位，副主任医师，核医学专业。发表论文6篇。2003年7月来院。

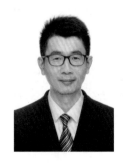

陈建霖（1979—　），男，福建莆田人，中共预备党员。本科学历，硕士学位，副主任医师，副教授，市211人才第三层次，血液内科专业。现任内科教研室副主任，兼任省中西医结合血液病分会青年委员、省中医血液病分会青年委员会委员。发表论文7篇，其中SCI 3篇，参编《临床基本技能实训教程》。获市自然科学论文奖一等奖1次、三等奖1次。2003年7月来院。

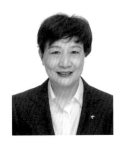

王雪梅(1973—)，女，陕西汉中人。本科学历，副主任护师，国家二级心理咨询师，健康管理师，催眠师，中科院青少年心理健康教育指导师，心理护理学专业。发表论文4篇。2004年5月来院。

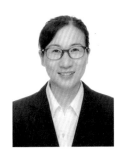

林霞(1979—)，女，浙江黄岩人，民进会员。研究生学历，硕士学位，副主任医师，副教授，神经内科专业。参编《临床医学专业考试名校指导丛书：内科学》，发表论文10余篇。市211人才第三层次培养对象。2006年8月来院。

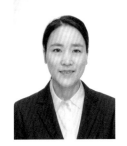

刘红宇(1977—)，女，湖南宁乡人。本科学历，学士学位，副主任医师，医学影像专业。2010年12月来院。

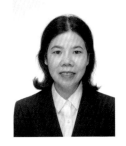

石绣华(1969—)，女，浙江临海人。本科学历，副主任护师，护理学专业（伤口造口失禁专科方向）。发表论文3篇。2013年1月来院。

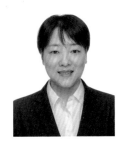

马冠颖(1978—)，女，浙江诸暨人，中共党员。本科学历，硕士学位，高级工程师，生物医学工程专业。曾任招投标采购中心副主任，现任设备科科长，兼任省医师协会临床工程师分会委员、市医学会医学工程学分会副主委。发表论文5篇。2004年6月来院。

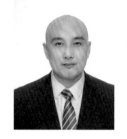

金宏江（1979—　），男，河南信阳人。本科学历，学士学位，副主任医师，超声医学专业。发表论文5篇。2001年7月来院。

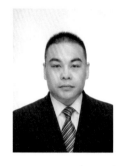

顾华敏（1979—　），浙江黄岩人。本科学历，学士学位，副主任技师，副教授，临床医学专业。兼任中国医学装备协会病理装备分会委员、中国医学装备人工智能联盟病理委员会委员、省解剖学会青年委员会委员。发表论文15篇，主持市厅级课题1项，获专利1项。获院级新技术应用奖二等奖1次、三等奖1次。2001年7月来院。

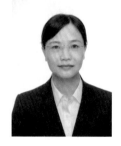

谢英姿（1979—　），女，浙江温岭人。本科学历，学士学位，副主任中医师，中医学专业。2002年8月来院。

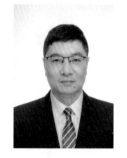

陈卫军（1970—　），男，浙江三门人。研究生学历，硕士学位，副主任中医师，副教授，内科肿瘤学专业。现任放疗科首席医生，兼任省数理医学会肿瘤放射粒子与营养分会常委、省抗癌协会肠癌分会委员、市化疗免疫治疗学组委员。主持省级课题1项、市厅级课题2项，发表论文8篇，其中SCI 1篇，参编《专科专病中医临床诊治丛书·肿瘤科专病中医临床诊治》《疾病防治小丛书·常见肿瘤疾病的防治与食疗》。获广东省自然科学论文奖1次。2003年6月来院。

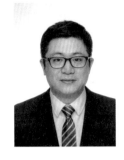

瞿向东(1979—)，男，江苏苏州人。本科学历，学士学位，副主任医师，副教授，妇科专业。参与省市级课题多项，发表论文10余篇，获专利2项，其中发明专利1项。2003年7月来院。

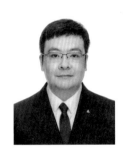

马宁(1980—)，男，河北承德人，农工党党员。本科学历，学士学位，副主任医师，骨科运动医学专业。兼任省数理医学学会骨科分会委员、市运动医学会委员、市疼痛学会委员、市医学会骨科分会会员。主持市级课题1项，发表论文10余篇，其中SCI 3篇。2003年7月来院。

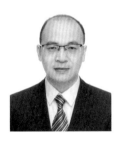

汪国余(1981—)，男，安徽黄山人，九三学社社员。本科学历，学士学位，副主任医师，副教授，医学影像诊断专业。兼任省数理医学学会放射专委会青年委员、省医师协会放射医师分会青年委员、市医学会影像医学与核医学分会委员，市"211人才工程"培养对象，市尘肺鉴定中心核心成员。主持市厅级课题1项，发表论文10余篇。2004年7月来院。

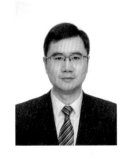

林立忠(1979—)，男，浙江路桥人，中共党员。研究生学历，硕士学位，副主任医师，肿瘤外科学专业。现任肿瘤外科首席医生，兼任中国医药教育协会乳腺疾病专委会浙江分会委员、中国乳腺微创与腔镜委员会委员、省抗癌协会甲状腺肿瘤委员会青年委员、省数理医学学会甲状腺专委会委员、市医学会肿瘤外科分会委员等。主持市厅级课题2项，发表论文8篇，其中SCI 1篇，获台州市自然科学论文奖1次。2005年8月来院。

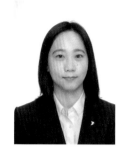

钟倩怡（1981— ），女，浙江玉环人。本科学历，学士学位，副主任技师，临床基础检验技术专业。参与省、市厅级课题5项，发表论文5篇，其中SCI 2篇，获软件著作1项，参编《医学检验技术实验教程》。2011年10月来院。

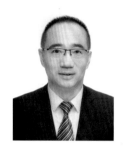

李欣（1971— ），男，陕西西安人。硕士研究生学历，硕士学位，副主任医师，教授，泌尿外科专业。现任泌尿外科副主任（主持），兼任中国医疗保健国际交流促进会泌尿生殖分会委员、省康复医学会尿石症防治组委员、省男科学会前列腺学组委员、省康复医学会前列腺激光学组委员、省康复医学会泌尿男科专委会尿石症防治与快速康复学组委员、市泌尿外科学会委员、上海十院集团泌尿外科联盟副主委。主持省级课题2项，发表论文12篇，其中英文4篇、教学文章2篇，主编或参编专业书籍4部。参与课题获军队科技进步二等奖，获院级新技术应用二等奖1项。2018年3月来院。

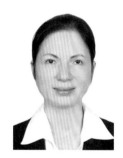

洪小丹（1979— ），女，浙江路桥人。本科学历，副主任护师，高级健康管理师，护理学专业。发表论文4篇。1999年8月来院。

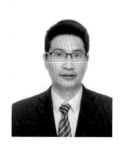

夏哲林（1982— ），男，浙江临海人，中共党员。本科学历，学士学位，副主任药师，药安全和药品质量管理专业。现任药剂科副主任，兼任中国医药教育协会临床合理用药专委会委员、省药学会医院药学专委会PIVAS学组委员、省药学会药物警戒专委会委员等。主持市厅级课题1项，发表论文5篇。被评为中国医药教育协会评为协会建设先进个人、中国药学会全国医药经济信息网工作先进个人。2003年8月来院。

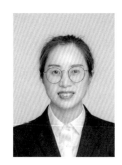

林慧敏(1980—),女,浙江温岭人,中共党员。本科学历,副主任医师,副教授,妇产科专业。现任国家级妇产科住培基地教学主任,兼任中华医学会市医学会围产学会委员、市病残儿医学鉴定及计划生育手术并发症鉴定专家库成员、市住院医师规范化培训考官。发表论文5篇。2003年7月来院。

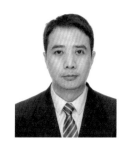

李小亚(1979—),男,湖南岳阳人,中共党员。本科学历,学士学位,副主任医师,副教授,骨科专业。现任中华医学会台州市医学骨科分会创伤学组委员、市劳动能力鉴定专家库成员。发表论文多篇。2003年7月来院。

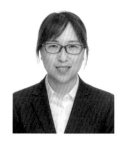

谢肖肖(1981—),女,浙江临海人,农工党党员。本科学历,学士学位,副主任医师,消化内科专业。发表论文多篇。2004年7月来院。

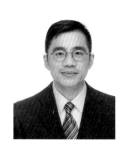

徐友文(1980—),男,安徽池州人,中共党员。本科学历,学士学位,副主任技师,医学检验临床免疫技术专业。主持市厅级课题2项,发表论文5篇,其中SCI 1篇,获专利2项,软件著作权1项,《医学检验技术实验教程》副主编。获省转化医学会检验医学分会检验创新大赛二等奖,被评为院级本科教学优秀教师、温州医科大学优秀实习带教老师、医院防疫一线优秀员工。2004年8月来院。

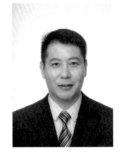

朱杰(1980—)，男，安徽淮北人，农工党党员。本科学历，硕士学位，副主任技师，副教授，医学检验专业。现任科研处副处长，兼任台州学院卫生健康产品研发与转化研究所所长、中国卫生检验与检疫专业技术委员会委员、省检验医学分会免疫学组委员、省实验室建设与管理专委会委员等。主持省级课题1项、市厅级课题3项，发表论文10余篇，其中SCI 3篇，获专利10项，其中发明专利1项，转化专利3项，软件著作权4项，参编《医学检验技术实验教程》。获省首届检验医学创新大赛一等奖，入选省医坛新秀和市211人才第三层次培养对象。2004年7月来院。

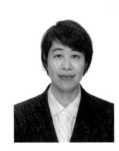

刘艳梅(1979—)，女，河北定兴人。本科学历，硕士学位，副主任医师，副教授，肿瘤放射治疗学专业。现任肿瘤放射治疗科副主任，首席医生，兼任省医学会肿瘤华丽与生物分会青年委员、市医学会肿瘤放化疗及生物治疗学组青年委员。主持市厅级课题2项，发表论10余篇，其中SCI 2篇。2004年7月来院。

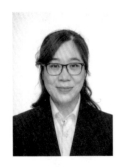

杨朝晖(1980—)，女，河北邢台人，中共党员。研究生学历，硕士学位，副主任医师，副教授，病理学专业。主持省级继续教育项目1项，市厅级课题2项，参与省级课题2项，发表论文20篇。获省"新柏氏"杯细胞病理学学专业技能竞赛团体二等奖、院级优秀带教老师，院级"双下沉、两提升"工作先进个人。2008年7月来院。

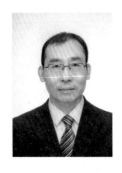

曹学全(1978—)，男，河南周口人，中共党员。研究生学历，硕士学位，副主任医师，副教授，病理科专业。市211工程第二层次人才。兼任市医学会病理学分会委员。主持市厅级课题4项，发表论文20篇，其中SCI 2篇，医院科技进步奖5项。获市科技进步奖1次、市自然科学论文奖1次，获院级优秀员工。2008年7月来院。

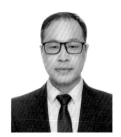

王慧(1979—)，男，山西潞安人，中共党员。研究生学历，硕士学位，副主任医师，外科学专业。2008年7月来院。

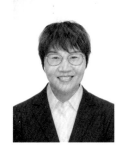

王灵红(1981—)，女，浙江天台人，农工党党员。本科学历，学士学位，副主任医师，国家二级心理咨询师，内科学专业。2008年9月来院。

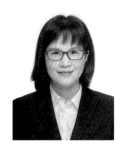

卢薇(1980—)，女，浙江三门人，中共党员。研究生学历，硕士学位，副主任医师，中西医结合内科专业。现任中西医结合内科副主任。主持市厅级课题1项，发表论文6篇。2008年12月来院。

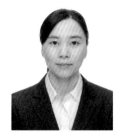

叶美君(1975—)，女，浙江三门人。本科学历，副主任护师，内科护理学专业。参与市厅级课题1项，发表论文3篇。2009年11月来院。

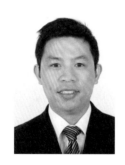

包卫光（1981— ），男，浙江椒江人。本科学历，硕士学位，副主任技师，病理技术专业。主要从事组织标本库建设工作，擅长组织芯片制作和组织芯片库的构建。主持市厅级课题1项，发表论文3篇，其中SCI 1篇，获专利3项。2014年11月来院。

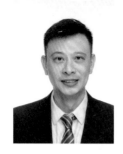

钱力（1977— ），男，浙江温岭人，中共党员。本科学历，学士学位，高级工程师，计算机信息技术专业，国家二级心理咨询师。曾任办公室主任助理，现任后勤保障处副处长，兼任省医疗器械技术创新与应用推广专员委员会首届委员会委员。发表论文5篇，先后参加专科经营助理、六西格玛、美国UL精益医疗学习培训，曾负责医院精益医疗项目主要工作，筹建了台州和合后勤管理服务有限公司。2000年5月来院。

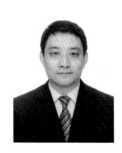

董亮（1981— ），男，江苏宜兴人，中共党员。博士研究生学历，博士学位，硕导，副主任医师，副教授，重症医学专业。现任重症医学科副主任，兼任江苏省重症医学分会委员、循环学组委员，江苏省研究型医院学会器官支持专委会委员、长三角危重病学会委员、国自然函审专家、《中华生物医学工程杂志》《中华实验和临床感染病杂志》编委、《Laboratory Investigation》等十余本SCI杂志审稿人。主持国自然基金2项、省自然基金2项、省市科研项目6项，发表论文40余篇，其中SCI 15篇，获专利2项，主编《重症医学科三基训练指南》等专著6本。获得市级科技进步奖2项、省新技术引进奖1项、市自然科学学术奖2项；获得省551工程卫生创新人才、市"500精英计划"创新人才、市级名医工作室领衔人、市社会事业领域紧缺人才、江苏省"科教强卫工程"青年医学重点人才、江苏省"333工程"中青年学术带头人等荣誉。2019年8月来院。

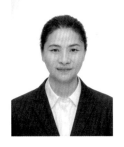

蔡亚娜(1982—)，女，浙江温岭人，中共党员。本科学历，副主任护师，护理学专业。现任医院护理质量委员会委员、麻醉手术科首席教育护士。主持课题1项，发表论文5篇。1999年8月来院。

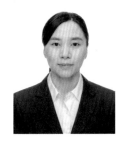

叶美婷(1981—)，女，浙江三门人，中共党员。本科学历，学士学位，副主任技师，医学影像技术专业。发表论文6篇，获专利1项。被评为优秀带教老师、科级优秀员工、优秀特邀网格监察员。2000年6月来院。

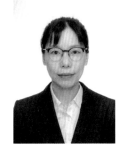

梁伟珍(1981—)，女，浙江温岭人，中共党员。本科学历，学士学位，副主任护师，护理学专业。曾任产科副护士长，现任肿瘤外科副护士长。兼任省母婴专科护士。发表论文5篇，获市级自然科学论文奖1次。2000年6月来院。

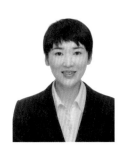

张彩霞(1982—)，女，浙江仙居人。本科学历，副主任护师，护理学专业。现任麻醉手术科首席护士。发表论文3篇。1999年8月来院。

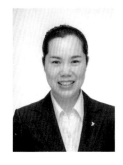

颜小挺(1981—)，女，浙江温岭人，中共党员。本科学历，学士学位；副主任护师，护理学专业。曾任医院"最多跑一次"改革办公室秘书，现任医院护理教育委员会委员、台州学院《临床技能学》教学秘书、麻醉手术科教育护士。主持省级课题1项、市科技局课题1项、恩泽课题1项，发表论文7篇。获得市级手术室护理技能竞赛操作单向优秀奖。2000年9月来院。

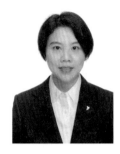

高琳(1982—)，女，浙江黄岩人。本科学历，硕士学位，副主任技师，免疫学检验技术专业。兼任中国免疫学会会员、省免疫学会会员。主持市厅级课题1项，参与省、市厅级课题5项，发表论文4篇，获专利1项，参编《医学检验技术实验教程》。2000年6月来院。

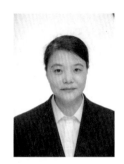

杨美滋(1979—)，女，浙江仙居人，中共党员。本科学历，副主任护师，护理学专业。现任麻醉手术科护士长、大外科护士长，兼任市护理学会手术室专委会委员。主持市级课题1项，发表论文3篇。被评为台州市巾帼建功标兵。2000年7月来院。

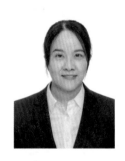

冯月清(1977—)，女，浙江临海人，中共党员。本科学历，副主任护师，外科专业。现任心胸外科护士长，兼任精神心理护理专委会委员。主持省级课题1项，发表论文3篇。被评为省抗击新冠肺炎疫情逆行援鄂杰出护士及优秀护士、台州市抗击新冠肺炎疫情先进个人、台州市优秀党员、市直机关优秀共产党员、台州市优秀护士、台州市首届最美护士。2002年1月来院。

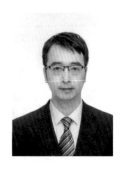

章辉(1980—)，男，浙江临海人，中共党员。本科学历，学士学位，副主任技师。现任贵州省铜仁市万山区人民医院党委委员、副院长（挂职），兼任中国装备协会病理分会会员。参与三甲等级医院办公室工作，主要负责医疗2组三甲条款三类指标的对接和追踪法检查，及医院三甲培训工作推进。发表论文15余篇，参与市厅级科技5

项，获专利4项，获医院科技进步奖三等奖1项。2003年6月来院。

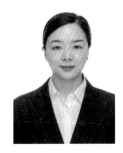

章娅妮(1980—)，女，浙江黄岩人。本科学历，学士学位，副主任医师，内科专业。现任急诊医学科教学主任。兼任省医学会急诊医学分会中毒组委员，发表论文近10篇。2003年8月来院。

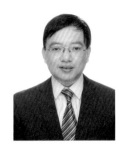

许航宇(1981—)，男，浙江黄岩人。本科学历，学士学位，临床医学专业，副主任医师。主持市级课题1项，发表论文多篇。2004年7月来院。

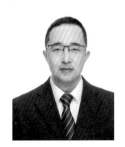

柯博熙(1979—)，男，浙江玉环人，中共党员。本科学历，学士学位，副主任医师，神经内科专业，市211人才。兼任市医学会神经病学分会青年委员。主持卫生厅课题1项、市科技局课题1项，发表论文10余篇，其中SCI 3篇，获专利2项。获医院科技进步奖三等奖、新技术应用奖三等奖、省政促会征文二等奖，被评为省优秀团干部、院优秀党务工作者等。2004年7月来院。

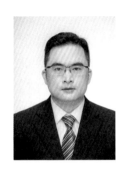

汪乐(1979—)，男，江西景德镇人。本科学历，学士学位，副主任医师，烧伤外科专业。现任烧伤科医疗组组长，兼任省医学会烧伤外科及创面修复分会创面修复学组委员、市医学会烧伤外科专委会委员等。主持及参与市厅级课题2项，发表论文5篇。2004年9月来院。

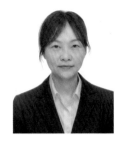

谢吉蓉(1981—)，女，浙江临海人。本科学历，学士学位，副主任医师，妇产科专业。参与省市级课题多项，发表论文6篇，其中SCI 2篇。2004年9月来院。

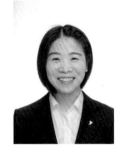

王攀(1982—)，女，浙江椒江人，中共党员。本科学历，硕士学位，副主任技师，检验医学专业。兼任省免疫学会会员。主持省部级课题1项、市厅级课题2项、市医学会课题1项，参与国家973子课题、省厅市级课题5余项，发表论文10余篇，获专利1项，参编《医学检验技术实验教程》，入选市211人才第三层次培养工程和恩泽集团第一期青蓝人才培养工程第三层次。2005年8月来院。

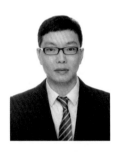

罗宇(1981—)，男，浙江临海人。本科学历，硕士学位，副主任医师，麻醉学专业。兼任省医学会麻醉学分会创伤麻醉学组委员。发表论文5篇。2005年8月来院。

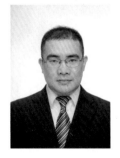

朱海钱(1982—)，男，浙江温岭人。研究生学历，硕士学位，副主任医师，口腔医学专业（口腔正畸方向）。兼任省口腔医学会口腔正畸专委会委员、省口腔医学会口腔预防专委会委员、市口腔医学会青年副主委、市口腔疾病防治办公室副主任。发表论文7篇。2008年7月来院。

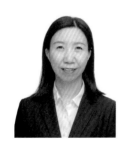

曹笑霄（1979— ），女，浙江天台人，九三学社社员。本科学历，学士学位，副主任护师，心肺康复专科护士，护理学专业。曾任呼吸内科护士长、综合病区护士长，现任感染科护士长，兼任中国心肺康复护理联盟委员会委员、市护理学会康复学会委员。发表论文10余篇，获专利1项。被评为浙江省抗击新冠肺炎坚守前线杰出护士、九三学社抗击新冠肺炎全国先进个人。2008年11月来院。

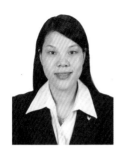

韩海玲（1980— ），女，浙江路桥人。本科学历，学士学位，副主任护师，儿科护理学专业。现任儿科首席教育护士。发表论文6篇。多次被评为院优秀实习生带教老师、科室优秀员工。2010年4月来院。

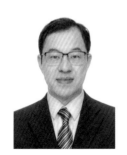

吴琼海（1982— ），男，浙江仙居人，农工党党员。本科学历，硕士学位，副主任医师，公共卫生专业。曾任市疾控中心重点疾病防制科科长，现任院办副主任，兼任中国防痨协会结核病控制专委会委员、省预防医学会皮肤病性病专委会委员等，农工党台州市委会副秘书长、市直中心医院支部副主委。主持市厅级课题1项，发表论文7篇，获省市科技进步奖3次、优秀论文奖6次。被评为农工党浙江省优秀党员、浙江省疾控工作先进个人、市首届文明礼仪形象之星等。2017年11月来院。

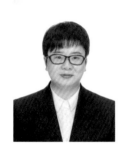

杜二球（1980— ），女，湖北咸宁人。博士研究生学历，博士学位，副主任医师，副教授，妇产科专业。兼任中国中医药协会女性生殖健康药物研究专委会青年委员会委员、遗传咨询师。主持省部级项目1项、市厅级课题3项，参与国家级、省市级课题多项，获得专利1项，主编《妇产科诊疗基础与临床实践》《实用妇产科疾病临床诊治》，发表论文30余篇。2018年10月来院。

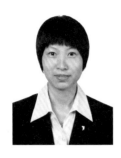

倪玲琴（1981— ），女，浙江椒江人，中共党员。本科学历，硕士学位，高级工程师，放射物理学专业。兼任中国生物医学工程学会精确放疗技术分会放射物理学组青年委员、省抗癌协会放射物理技术学组委员。主持市级课题1项，发表论文4篇。2004年6月来院。

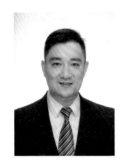

胡哲（1982— ），男，安徽芜湖人，中共党员。本科学历，学士学位，副主任医师，肿瘤外科学专业。兼任中国抗癌协会中西医整合专委会青年委员，省康复医学会甲状腺疾病康复专委会委员，市医学会肿瘤学分会委员。发表论文5篇，其中SCI 1篇，获专利1项。获得温岭市科技进步二等奖1项、温岭市百佳医生称号2次。2019年12月来院。

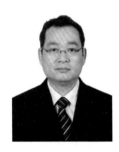

李铁（1970— ），男，浙江临海人。本科学历，高级会计师，会计学专业（卫生经济方向）。主持市级课题1项，发表论文12篇，牵头制定医院各类制度18项。2000年6月来院。

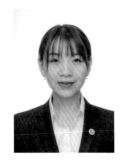

章月桃（1980— ），女，浙江泰顺人，民革党员。本科学历，副主任护师。曾任健康管理中心护士长助理／副护士长、功能检查科副护士长、健康顾问部主任，现任事业发展处副处长（主持），兼任省健康管理学会青年委员会委员、市健康管理学会委员、民革台州市委会青年工作委员会委员。主持省厅级课题1项、市级课题1项，参与省级课题1项，发表论文5篇。2000年6月来院。

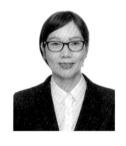

洪其军（1981— ），女，浙江椒江人，中共党员。本科学历，副主任护师，护理学专业。现任血透室护士长，兼任市护理学会血液净化专委会副主委。发表论文5篇。2003年8月来院。

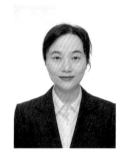

李瑾（1981— ），女，浙江仙居人，中共党员。本科学历，学士学位，副主任医师，超声医学专业。曾任超声支部书记，兼任省超声医学工程学会委员、市医学会超声分会委员、市肿瘤外科学会委员。主持市厅级课题2项，发表论文5篇。被评为台州市直机关优秀党员、院级优秀党务干部、院级优秀员工、院级优秀青年医师、优秀工会干部，获台州市岗位技能比武三等奖。2005年8月来院。

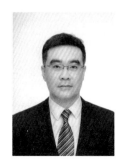

陈磊（1978— ），男，山东昌邑人。研究生学历，硕士学位，副主任医师，心血管内科专业。兼任中华医学会心电生理和起搏分会、中国医师协会心律学专业委员中青年委员、省医学会心脏起搏与电生理分会青年委员。发表论文4篇。获院级科技应用一等奖。2008年10月来院。

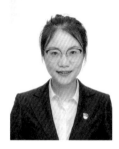

杨希（1982— ），女，浙江黄岩人，中共党员。研究生学历，硕士学位，副主任医师，讲师，呼吸内科专业。现任呼吸与危重症医学科副主任、呼吸内科支部书记，兼任省医师协会呼吸分会青年委员、省女医师协会委员、省医师协会呼吸分会肺癌学组成员、省临床流行病学与循证医学青年委员、市医学会呼吸病学分会青年委员、市医学会感染病学分会青年委员。参编《临床基本技能实训教程》，主持市厅级课题2项，发表论文7篇，其中SCI 1篇。获市科技进步奖1项；被评为抗击新冠肺炎疫情全国"三八红旗手"，全国、省、市最美"抗疫家庭"，省优秀抗疫呼吸人，省新时代最美逆行者，全市疫情防控一线表现突出党员。2009年8月来院。

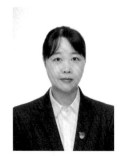

汪琳（1981— ），女，安徽无为人。本科学历，学士学位，副主任护师，国家二级心理咨询师，护理学专业。曾任台州市肿瘤医院肿瘤放疗科、普外科护士长。参与市级课题1项，发表论文4篇。被评为医院科级优秀员工。2020年1月来院。

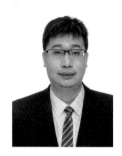

潘田君（1976— ），男，浙江黄岩人，中共党员。本科学历，学士学位，副主任医师，重症医学专业。兼任省数理医学会重症医学专委会青年委员。主持市厅级课题1项，发表论文6篇。2019被评为浙江省抗击新冠肺炎疫情先进个人。2000年6月来院。

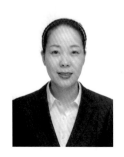

章赛军（1982— ），女，浙江黄岩人，中共党员。本科学历，副主任医师，急诊党支部书记，AHA导师，内科护理学专业。现任门急诊医技护士长、急诊医学科护士长，兼任市护理学会门急诊护理专业委员会委员、市院前医疗急救质控中心成员。参编《临床基本技能实训教程》，主持市厅级课题1项。发表论文6篇，获专利1项，获市自然科学学术奖三等奖，被评为浙江省优秀护士、浙江省优秀志愿者、院优秀干部、院优秀党务工作者。2001年6月来院。

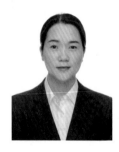

徐卫芳（1980— ），女，浙江临海人。本科学历，副主任护师，外科护理学专业。曾任神经内科二副护士长，现任骨科一副护士长。主持市厅级课题1项，发表论文5篇，获专利3项。2001年8月来院。

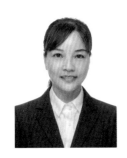

王燕（1980—　），女，浙江临海人，中共党员。本科学历，副主任护师，助产专业。现任产科副护士长，兼任省妇幼健康协会首届产后母婴康复专委会委员、市妇产科护理专业委员。主持市级课题1项，参与市级课题3项，发表论文3篇。曾多次被评为医院优秀党务工作者、优秀共产党员、优秀带教老师、优秀管理干部。2001年10月来院。

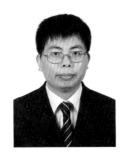

李青松（1983—　），男，浙江温岭人。研究生学历，硕士学位，副主任医师，讲师，消化内科专业。现任消化内科医师。主持省级课题1项，参与市级课题2项，发表论文10余篇，参编论著1本。被评为医院优秀员工。2008年8月来院。

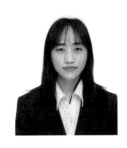

聂艳芳（1982—　），女，山西运城人，中共党员。研究生学历，硕士学位，副主任医师，讲师，肾内科专业。兼任省生物医学学会委员、市医学会肾病分会委员。主持市级课题1项，发表论文8篇，其中SCI 1篇。被评为浙江省住培医师心中好老师，2017年院A提名，院级优秀员工。2009年8月来院。

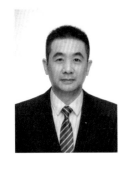

宋伟（1979—　），男，安徽舒城人。研究生学历，硕士学位，副主任医师，讲师，心血管内科专业。兼任市医学会心血管分会青年委员、市胸痛联盟委员。主持市级课题1项，发表论文6篇。被评为院级优秀员工2次。2011年8月来院。

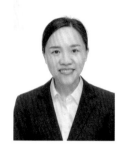

俞杨（1983—　　），女，浙江黄岩人，中共党员。本科学历，副主任护师，护理学专业。曾任眼科、血液病区护士长，内科二党支部副书记，内科三党支部书记；现任注射室护士长兼配置中心护士长，内科二党支部组织纪检委员。参与省级课题1项，市厅级课题1项，发表论文5篇。被评为院级优秀党务干部、市直机关台州市优秀共产党员、院级优秀党务干部、医院多城同创工作先进个人、院级优秀党务干部、优秀群团工作者。2011年9月来院。

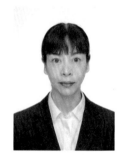

徐媛媛（1982—　　），女，浙江黄岩人。本科学历，副主任护师，护理学专业。现任放疗科副护士长，兼任省抗癌协会放射性粒子治疗专委会护理学组委员、省抗癌协会第七届肿瘤护理专委会介入学组委员。发表论文3篇，获专利1项。2013年8月来院。

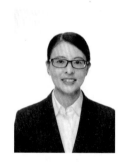

何仁（1985—　　），女，浙江路桥人，中共党员。本科学历，学士学位，副主任药师，药学专业。兼任省医院药事管理质控中心抗菌药物管理质控组委员、省药学会医院药学专委会抗感染药学学组委员、市医学会临床药学分会青年委员。发表论文7篇。2013年8月来院。

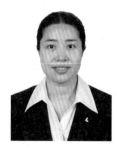

陆蓉（1980—　　），女，浙江兰溪人，中共党员。本科学历，学士学位，副主任医师，麻醉学专业。2020年2月参加台州市第十批援疆医疗队，现任新疆一师阿拉尔医院手麻科副主任。发表论文3篇，其中SCI 2篇，获专利1项。2004年8月来院。

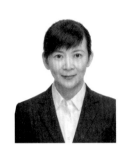

何燕燕（1980—　），女，浙江椒江人，中共党员。本科学历，副主任护师，内科护理学专业。现任急诊医学科副护士长兼EICU护士长，兼任省急诊医学会护理组委员、美国心脏协会（AHA）BLS／ACLS培训导师。主持市厅级课题1项，参与2项，发表论文6篇，主编《临床基本技能实训教程》。获市护理技能比赛二等奖，被评为市优秀共产党员、市抗击新冠肺炎先进个人、省抗击新冠疫情逆行援鄂杰出护士、市优秀护士。1999年7月来院。

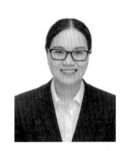

周婉平（1981—　），女，浙江路桥人，中共党员。本科学历，副主任护师，助产专业。现任妇科病区副护士长，兼任市妇产科护理专委会委员。主持市教育规划课题1项，参与市级课题2项，发表论文3篇。被评为星级护士4次、优秀党务工作者2次、优秀党员1次。2001年6月来院。

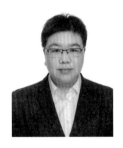

钱银芬（1978—　），女，浙江临海人。本科学历，副主任护师，内科护理学专业。现任心血管内科病区副护士长，兼任市护理学会内科护理专委会委员。参与市级课题1项，发表论文6篇，获专利2项。2002年6月来院。

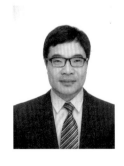

朱宏波（1980—　），男，浙江黄岩人，中共预备党员。本科学历，学士学位，副主任医师，重症医学专业。现任感染科负责人，兼任台州市微生物与免疫学会秘书。主持市级课题1项，发表论文3篇。2020参加台州市援鄂抗击新冠肺炎医疗队，被评为台州市抗击新冠肺炎先进个人，获医院最美医师，逆行勇士称号。2003年8月来院。

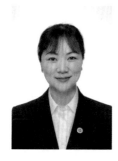

冯莉梨(1982—)，女，浙江黄岩人，民进会员。本科学历，学士学位，副主任护师，护理学专业。曾任心胸外科、骨科二副护士长，健康管理中心护士长，现任护理部副主任，兼任省公共卫生学分会委员、市护理教育专委会副主委、市医学会健康管理学分会委员、中国民主促进会台州市直属第二支部副主任。主持台州学院课题1项，发表论文3篇，获专利3项。被评为医院年度考核优秀管理干部。2004年8月来院。

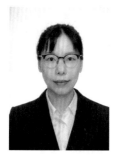

梁珍伟(1979—)，女，浙江路桥人。本科学历，副主任护师，护理学专业。曾任输液室护士长助理、血液内科眼科副护士长、现任血液内科护士长。主持市级课题1项，发表论文3篇。2004年9月来院。

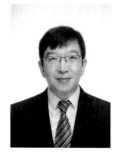

江浩(1983—)，男，浙江温岭人，中共党员。研究生学历，硕士学位，副主任医师，讲师，普通外科专业。意大利安科纳联合大学医院、美国匹兹堡大学医学中心访问学者。兼任中国医师协会胃食管反流疾病青年委员、省加速康复外科青年委员、市医学会外科学分会秘书、市肝胆外科学分会委员、医院外科住培基地秘书。参与省市级课题5项，发表论文10多篇，其中SCI 2篇，获专利1项，参编《临床基本技能实训教程》。2008年8月来院。

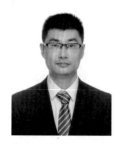

徐煜彬(1988—)，男，浙江温岭人，民盟盟员。博士研究生学历，博士学位，副主任中药师，讲师，中药学专业。现任药剂科实验室组长，兼任省药学会药剂专委会委员、辽宁省中医药学会精准医学专委会委员、省医院药事管理质控中心药学检测质控组副组长、市医学会临床药学分会青年副主委、《Journal of Ethnopharmacology》以及《Natural Product Research》审稿人。主持国家级课题1项、厅级课题1项，发表论文20

篇，其中SCI 12篇，参编《中国亚贡》等专著2本。获省市自然科学论文奖2次，被评为台州市青年岗位能手。2017年6月来院。

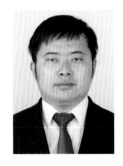

王金华(1985—)，男，安徽宣州人。博士研究生学历，博士学位，副教授，副主任医师，神经病学专业。2017年8月来院。

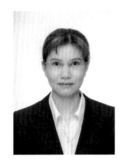

王毅超(1987—)，女，陕西铜川人，中共党员。博士研究生学历，博士学位，海军军医大学（原第二军医大学）在站博士后，美国Methodist纳米医学研究所联合培养博士，副主任技师，副教授，临床检验诊断学专业。主持国家自然科学基金、省科技厅、省医药卫生科技计划项目各1项，参与国家级、省级自然科学基金等科研项目10余项。获中国医师协会检验医师分会优秀壁报奖，中华医学会检验年会三等奖，省检验年会二等奖，省检验医学会首届"青年之星"演讲比赛三等奖，市优秀论文二等奖，院科技进步一等奖等。发表SCI论文9篇，参编教材1部。2017年12月来院。

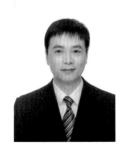

徐玲珑(1987—)，男，浙江温岭人，中共党员。博士研究生学历，博士学位，副主任医师，讲师，医学人文课程组副主任，台州市高层次紧缺人才，中西医结合专业。兼任中华中医药学会血液病分会青年委员、省医学会血液病分会青年委员、市医学会血液病分会常委。主持市级课题2项，发表论文14篇，其中SCI 3篇，中华系列4篇，《周郁鸿教授治疗血液病学术经验集》副主编，参编血液病相关专著3部。获省中医药学会优秀学术论文三等奖，市自然科学学术奖三等奖。2018年6月来院。

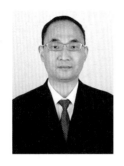

白建海（1978—　），男，河北唐山人。博士研究生学历，博士学位，主治医师，副教授，眼科学专业。兼任省医学会激光医学分会青年委员。主持省级课题1项、市厅级课题1项，发表论文9篇，其中SCI 4篇，获专利3项。获院级新技术应用一等奖2项、科技进步奖三等奖1项，被评为院级优秀员工。2018年11月来院。

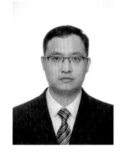

赵福江（1981—　），男，河北邯郸人，中共党员。博士研究生学历，博士学位，主治医师，副教授，骨外科专业，脊柱外科专业。兼任白求恩精神研究会矫形分会青年学组委员。主持市厅级课题1项，发表论文5篇，其中SCI 2篇，获市自然科学论文奖1次。2018年9月来院。

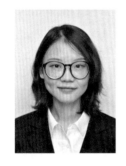

詹雅萍（1993—　），女，广东广州人，中共党员。博士研究生学历，博士学位，主治医师，讲师，风湿免疫科专业。发表论文6篇。获省医师协会风湿免疫科医师分会青年医师知识竞赛三等奖。2018年7月来院。

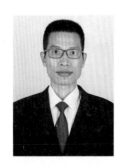

赵善坤（1987—），男，广东高要人，中共党员。博士研究生学历，博士学位，医师，讲师，泌尿外科专业。曾任广东省泌尿生殖协会男性病学分会秘书。主持市级课题1项，发表论文24篇，其中SCI 22篇，累计影响因子超过70分，以共同第一作者发表SCI论文15篇，累计影响因子达50分。2019年7月来院。

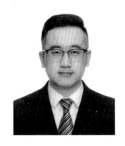

何欣威(1991—)，男，浙江三门人，中共党员。博士研究生学历，博士学位，住院医师，神经病学专业。主持市厅级课题1项，发表SCI论文15篇。2020年8月来院。

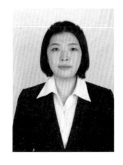

王婷(1990—)，女，陕西宝鸡人，中共党员。博士研究生学历，博士学位，中药药理学专业。发表论文24篇，其中SCI、EI等论文12篇，参加国家级、省部级课题12项，主持项目3项。2020年9月来院。

第十七章
荣誉奖项

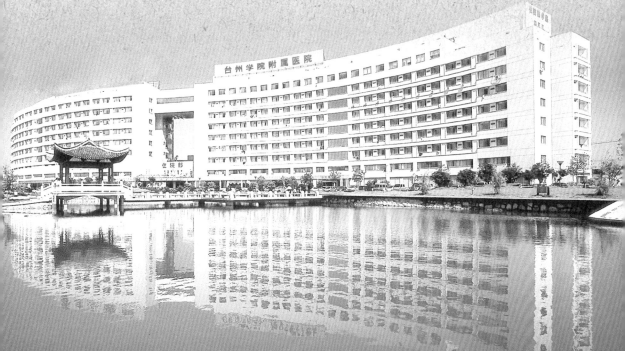

第一节 医院集体荣誉

一、党政荣誉

授予年份	荣誉名称	授予单位
2000	1999年省重点工程质量管理优胜奖	浙江省计划与经济委员会、浙江省重点建设领导小组
2000	2000年度卫生信息工作先进单位	台州市卫生局
2001	流动人口计划生育目标管理优胜单位	台州市卫生局
2002	台州市卫生先进单位	台州市爱卫委
2002	流动人口计划生育目标管理一等奖	台州市卫生局
2002	2001年度卫生信息工作先进单位	台州市卫生局
2003	2002年首批放心药房	浙江省卫生厅
2003	2002年度区级文明单位	中共椒江区委
2003	市级先进用血单位	台州市人民政府
2003	浙江省爱国卫生先进单位	浙江省爱卫办
2003	市直属单位档案工作先进单位	台州市卫生局
2003	全市档案工作先进单位	台州市档案局
2003	思想政治工作先进单位	浙江省卫生厅、省卫生厅政研会
2003	防治非典型肺炎工作先进基层党组织	中共浙江省委
2004	2003年度社会治安综合治理和安全生产工作优胜单位(一等奖)	台州市卫生局

续表

授予年份	荣誉名称	授予单位
2004	2003年度人口与计划生育目标管理先进单位（一等奖）	台州市卫生局
2004	台州市文明单位	中共台州市委
2004	浙江省文明单位	浙江省文明办
2004	台州市治安安全单位	台州市综治委办公室、台州市公安局
2004	台州市园林式单位	台州市人民政府
2004	2004年度台州市区除四害工作先进集体	台州市人民政府
2004	台州市卫生系统先进集体	台州市人事局、卫生局
2005	浙江省首批绿色医院	浙江省卫生厅、环保局
2005	2005浙江省治安安全示范单位	浙江省公安厅
2006	十三届省运会办赛工作组织奖	中共台州市委
2008	2008浙江省治安安全示范单位	浙江省公安厅
2009	浙江省平安医院	浙江省卫生厅、省社会治安综合治理委员会办公室、省委宣传部、省公安厅、省民政厅、省工商局
2012	2007—2011年度市级单位档案工作先进集体	台州市档案局
2014	2013年全国综合性医院中医药工作示范单位	国家中医药管理局
2015	浙江省文明单位	浙江省精神文明建设委员会
2015	台州市无偿献血先进单位	台州市中心血站
2017	2015—2017年改善医疗服务发挥信息优势示范医院	国家卫生计生委
2018	台州市创建枫桥式安全单位	台州市公安局
2018	全国"发挥信息技术优势改善医疗服务示范医院"称号	国家卫生计生委医政医管局
2018	台州市创建全国文明城市集体嘉奖	台州市人民政府
2018	全国优质医疗服务示范医院	国家卫健委
2018	台州市2017年度药品不良反应监测工作先进单位	台州市市场监督管理局
2018	全国终末期肾病患者腹膜透析治疗可及性及其基层管理模式探索项目先进集体	国家卫生计生委医院管理研究所

续表

授予年份	荣誉名称	授予单位
2019	2018—2019浙江省省级平安单位	浙江省公安厅
2019	台州市级机关党建示范单位	市直机关党工委
2020	浙江省援鄂抗击新冠肺炎医疗总队获"新冠肺炎疫情防控工作中表现突出先进集体"称号	中共浙江省委办公厅、省人民政府办公厅
2020	台州市援武汉抗击新冠肺炎医疗队（第1—3批）记功奖励	中共台州市委组织部、市人力资源和社会保障局、市卫健委
2020	浙江医疗队（第一批方舱）获"全国卫生健康系统新冠肺炎疫情防控工作先进集体"称号	国家卫健委、人力资源社会保障部、国家中医药管理局
2020	2019—2020年节约型公共机构示范单位	国家机关事务管理局、国家发改委、财政部

二、学会荣誉

授予年份	荣誉名称	授予单位
2003	全国"明明白白看病"百姓放心医院	中华医院管理学会
2004	奉献抗癌爱心单位	浙江省抗癌协会
2004	全国"医疗优质高效"百姓放心医院	中华医院管理学会
2005	二期病房大楼工程获2005年度浙江省建设工程钱江杯奖	浙江省建筑业行业协会、省工程建设质量管理协会
2005	全国"绿色医疗环境"百姓放心医院	中华医院管理学会
2005	全国百姓放心示范医院	中华医院管理学会
2005	中国建设工程鲁班奖	中国建筑业协会
2007	全国诚信民营医院	中国医院协会民营医院管理分会
2008	2008年度浙江省处方管理优秀奖	浙江省医院药事管理质控中心
2009	2009年度医院药事管理优胜奖	浙江省医院药事管理质控中心
2011	2010年台州市医院药事管理工作优胜奖	台州市医院药事管理质控中心
2011	2010年浙江省医院药事品质管理优秀奖	浙江省医院药事管理质控中心
2011	2011年度浙江省医院药事管理优秀奖	浙江省医院药事管理质控中心
2012	2011年度台州市医院药事信息管理优秀奖	台州市医院药事管理质控中心

续表

授予年份	荣誉名称	授予单位
2012	2012年浙江省医院药学岗位技能竞赛团队银奖	浙江省医院药事管理质控中心
2014	2013年度浙江省医院药事管理优胜奖	浙江省医院药事管理质控中心
2014	2013年度浙江省临床病理室间质控评价优胜单位	浙江省临床病理质控中心
2015	2015年度浙江省医院药事管理优胜奖	浙江省医院药事管理质控中心
2017	"利用价值流改善门诊病人等待"获首届全国优质服务大赛第一名	中国质量协会
2017	全国医院擂台赛"发挥信息技术优势"第一名	健康界
2017	"全流程改进打造门诊一站式服务"为2017年全国十大价值案例	健康界
2017	2016年浙江省医院药事管理优胜奖	浙江省医院药事管理质控中心
2018	"全流程改进提升住院患者满意度"获全国医院擂台赛华东赛区构建和谐医患关系主题十大价值案例	健康界
2018	"利用价值流图全流程改进住院优质服务"获第二届全国优质服务大赛优胜奖	健康界
2018	浙江省腹膜质量管理优秀单位	浙江省透析质控中心
2018	2017年度浙江省医院药事管理优胜奖	浙江省医院药事管理质控中心
2019	全国"全息院后管理延伸优质服务""基于互联网＋的慢病管理"案例分别获护理管理、运营管理十大价值案例	中国医院管理案例评选组委会
2019	2019年专委会建设先进单位	中国医药教育协会临床合理用药专业委员会
2019	全国医院擂台赛华东赛区"推进分级诊疗制度建设"最具人气案例	健康界
2019	全国医院擂台赛"优化急诊急救服务"全国示范案例	健康界
2019	"医联体联盟共筑心脑血管病之管理体系"项目获健康界华东赛区推进分级诊疗制度建设最具人气案例	健康界
2019	全国医院擂台赛"优化急诊急救服务"全国示范案例	国家卫生健康委员会医政医管局、健康界
2019	2018年度浙江省医院药事管理优胜奖	浙江省医院药事管理质控中心
2019	2018年浙江省腹膜透析质量检查优秀单位	浙江省透析治疗控制中心
2019	2018年浙江省血液透析质量检查优秀单位	浙江省透析治疗控制中心

续表

授予年份	荣誉名称	授予单位
2020	"新医改下DRGs-PPS医院战略实践与成效"获第四季中国医院管理奖运营管理组十大价值案例银奖	健康界、海南博鳌医学创新研究院、中国医院管理奖组委会
2020	2019年度浙江省医院药事管理优胜奖	浙江省医院药事管理质控中心
2020	浙江省健康促进医院	浙江省爱卫办、省卫健委

三、工青妇等荣誉

授予年份	荣誉名称	授予单位
2003	防治非典型肺炎工作先进基层团组织	共青团浙江省委
2003	台州市先进职工之家	台州市总工会
2004	2003年度台州市先进团组织	共青团台州市委
2005	2004年度省级先进团委	共青团浙江省委
2005	台州市工会财务工作先进集体	台州市总工会
2005	台州市"三八"红旗集体	台州市妇联
2013	台州市"优秀巾帼志愿服务队"	台州市妇联
2016	浙江省优秀志愿服务项目	浙江省志愿服务委员会、共青团省委、省志愿者协会颁
2017	2016年度浙江省优秀志愿者服务项目	浙江省志愿者服务工作为与会办公室、共青团省委、省志愿者协会
2018	2016—2017年度省级模范职工之家	浙江省总工会
2018	2017年度省级先进团委	共青团浙江省委
2018	温州医科大学临床药学专业实习带教比赛一等奖	温州医科大学教务处
2020	2019年度台州市直机关共青团工作展评活动优秀单位	共青团台州市委员会
2020	全国总工会暑期爱心托管班	全国总工会

第二节　科室集体荣誉

一、党政荣誉

授予年份	获奖集体	荣誉名称	授予单位
2003	综合档案室	全市档案系统先进集体	台州市人事局、档案局
2006	内科一党支部	2005年度全市机关党建工作创新奖	台州市直属机关党工委
2009	护理部	2008年度浙江省护理岗位技能竞赛全奖单位	浙江省卫生厅
2015	农工党台州市直中心医院支部	中国农工民主党先进基层组织	农工党中央委员会
2018	神经内科党支部	市卫健委主题党日活动微视频十佳案例	台州市卫健委
2018	药剂科	2013、2015—2017年度台州市药品不良反应监测工作先进单位	台州市市场监督管理局
2018	药剂科	浙江省药品不良反应监测哨点医院	浙江省药监管局、省卫健委
2019	干部保健科	台州市干部保健人员急救知识和技能竞赛一等奖	台州市卫生健康委员会
2019	保卫科	2019年度省级平安单位暨智慧安防单位	浙江省公安厅
2020	呼吸内科党支部	全市疫情防控和复工复产一线表现突出的基层党组织	中共台州市委组织部
2020	新冠肺炎隔离病房医疗团队	集体记功奖励	中共台州市委组织部、市人力社保局、市卫健委
2020	台州市第一批、第三批、第四批援鄂医疗队	新冠肺炎疫情防控专项模范集体	中共台州市委、市政府
2020	急诊科党支部	台州市先进基层党组织	中共台州市委

续表

授予年份	获奖集体	荣誉名称	授予单位
2020	抗击新冠疫情医疗团队、重症医学科、检验科、急诊科党支部	台州市抗击新冠肺炎疫情先进集体	中共台州市委
2020	台州市援武汉抗击新冠肺炎医疗队第一批、第二批、第四批援鄂医疗队	新时代"最美逆行者"	中共湖北省委、省政府

二、学会荣誉

授予年份	获奖集体	荣誉名称	授予单位
2013	药剂科	优秀临床药学教研室	温州医科大学药学院
2014	妇产科	2014年台州市助产技能竞赛团体二等奖	台州市护理学会
2015	药剂科	优秀专科分会	台州市医学会
2015	药剂科	温州医科大学2015年临床药学专业实习教学大纲二等奖	温州医科大学药学院
2016	药剂科	2016年台州市"医院好药师"患者教育视频竞赛二等奖	台州市医院药事管理质控中心
2016	伤口造口护理专业组	2016年市护理学会优秀项目评比三等奖	台州市护理学会
2018	药剂科	第四届中国药师职业技能大赛浙江赛区三等奖	中国健康促进基金会
2019	药剂科	2018年度浙江省药品不良反应监测工作优秀集体	浙江省药品不良反应监测中心
2019	药剂科	2019年度合理用药科普宣教先进单位	中国医药教育协会
2019	急诊科	台马医疗保障救治团队突出贡献奖	台州国际马拉松组委会
2020	药剂科	国家药品不良反应监测哨点医疗机构定点单位	国家药品不良反应监测中心

续表

授予年份	获奖集体	荣誉名称	授予单位
2020	药剂科	第六届MKM中国药师职业技能大赛浙江赛区晋级赛二等奖	中国健康促进基金会等
2020	消毒供应中心	首届消毒供应器械封包技能竞赛团体二等奖	台州市护理学会
2020	药剂科	2019年度全国抗肿瘤药物临床应用监测网优秀工作单位	国家癌症中心
2020	药剂科	2019年度药品不良反应监测工作先进单位	台州市药品不良反应监测中心

三、工青妇荣誉

年份	获奖集体	荣誉名称
2002	五病区、检验中心	台州市青年文明号
2004	重症医学科	台州市巾帼文明示范岗
2006	老年医学科、急诊科	台州市巾帼文明示范岗
2007	重症医学科	浙江省巾帼文明示范岗
2007	心血管内科	台州市巾帼文明示范岗
2008	门诊收费处	台州市巾帼文明示范岗
2009	妇产科	全国巾帼文明示范岗
2010	骨科、门诊输液室	台州市巾帼文明示范岗
2011	中西医结合科	浙江省巾帼文明示范岗
2011	呼吸内科、消化内科、胃肠肛肠、儿外科	台州市巾帼文明示范岗
2014	药剂科	浙江省巾帼文明示范岗
2014	肾内科	台州市巾帼文明示范岗
2015	神经内科、肝胆胰血管外科	浙江省巾帼文明示范岗
2015	肿瘤外科、神经外科	台州市巾帼文明示范岗
2015	药剂科、神经内科	台州市青年文明号
2016	急诊科	台州市青年文明号

续表

年份	获奖集体	荣誉名称
2017	急诊科、医学检验科	浙江省巾帼文明示范岗
2017	心胸外科、泌尿烧伤病区	台州市巾帼文明示范岗
2017	院团委	省级先进团委
2017	检验科	台州市青年文明号
2018	门诊办	台州市青年文明号
2019	麻醉手术部与消毒供应中心	浙江省巾帼文明示范岗
2019	血液内科	台州市巾帼文明示范岗

四、先进党支部荣誉

荣誉名称	获奖党支部
2000年度市直机关先进基层党组织	外科
2012年度共产党员先锋岗	神经内科、急诊科、检验科
2013年度先进基层党组织（恩泽集团）	外科一、药剂科
2014年度院优秀党员质量管理工作室	医技、药剂科、妇产医院、五官科
2016年度先进党支部	药剂科
2017年度医院先进党支部	外科二、检验科
2018—2019年度先进党支部	内科三、神经内科

五、医院先进科室荣誉

荣誉名称	获奖集体
2000年度先进科室	五病区、六病区、中心供应室、影像中心、后勤处、急诊科
2001年度先进科室	三病区（妇产科）、七病区（普外科）、九病区（心、肾内科）、影像中心、医务处
2002年度先进科室	五病区、七病区、三病区、影像中心、后勤服务中心
2003年度先进科室	五病区、三病区、七病区、影像中心、护理部
2004年度先进科室	心内科、肿瘤科、神经内科、影像中心、护理部
2005年度先进科室	心内科、妇科、脑外科、检验中心、医务处

续表

荣誉名称	获奖集体
2005年医疗质量单项奖科室	ICU、脑外科、胸外五官病区、心内科病区、检验中心
2005年度创收节支单项奖科室	妇产科、骨科、妇产科、手术室、影像中心
2006年度瑞金医院先进集体	神经内科
2006年度先进集体	神经外科、肿瘤外科、心内科、影像中心、护理部
2007年度瑞金医院先进集体	肿瘤科
2007年度先进集体	神经内科、肿瘤外科、脑外科、影像中心、护理部
2008年度瑞金医院先进集体	妇产科
2008年度先进集体	神经内科、脑外科、检验中心、护理部
2009年度院级优秀团队	中西医结合科、妇产科、护理部、神经内科、病理科
2010年院级优秀团队	呼吸内科
2011年考核A等级部门	中西医结合病区、妇产科、医学检验科
2012年考核A等级部门	呼吸内科、肿瘤外科、医学检验科
2013年度考核A等级部门	中西医结合科、口腔科
2013年度恩泽医疗中心院级优秀团队	神经内科
2014年度考核A等级部门	放疗科、急诊医学科、乳腺甲状腺外科、病理科
2015年度考核A等级部门	乳腺甲状腺外科、老年医学科、药剂科、医务处
2016年度考核院级优秀等级部门	妇产科、小儿内科、病理科、护理部
2017年度考核优秀等级部门	小儿外科、眼科、肿瘤外科(甲状腺乳腺外科)、呼吸内科、放疗科、病理科、临床教学办
2017年住院医师规范化培训优秀带教科室	病理科、神经内科、肿瘤外科(乳腺甲状腺外科)、肝胆血管胰脾外科(普外一)、小儿内科新生儿科、口腔科、妇产科
2017—2018学年优秀课程组	外科学课程组、诊断学课程组
2017—2018学年优秀教学科室	呼吸内科、妇产科、神经内科、医学检验科、肿瘤外科(甲状腺乳腺外科)、儿科
2018年住院医师规范化培训优秀带教科室	儿内科、口腔、放射科、超声科、神经内科、急诊科
2018年度考核优秀等级科室	肿瘤外科(甲状腺乳腺外科)、耳鼻喉科、神经内科、心血管内科、病理科、皮肤科、医院办公室
2018年度特别贡献奖科室	呼吸与危重症医学科、麻醉科、超声科、护理部
2019年度优秀住培专业基地	超声医学科、急诊科、全科
2019年度优胜住培专业基地	妇产科、神经内科、口腔全科、内科、儿科、麻醉科、放射科

续表

荣誉名称	获奖集体
2019年度考核优秀等级科室	肿瘤外科(甲状腺乳腺外科)、胃肠肛肠外科、心血管内科、神经内科、病理科、超声科、护理部
2019年度特殊贡献奖科室	急诊医学科、医学检验科、医务处

第三节　个人荣誉

一、参政议政代表

序号	姓名	社会兼职
1	金国健	九届省政协委员、市二次党代表、市二届人大代表、首届市政府决策咨询委委员
2	林福禧	二届市政协特邀委员
3	朱顺法	十届省政协委员、市三届党代表
4	薛跃华	市三届特邀政协委员、市四届特邀政协委员
5	陈再智	市二届政协委员
6	杨伯泉	市三届政协委员
7	徐云峰	市三、四、五届政协委员
8	丁　萍	市三、四、五届政协委员,市四届常委
9	朱慧民	市三、四、五届政协委员
10	卜建国	市二、三、四届政协委员
11	徐颖鹤	市四届政协委员、路桥区五届人大常委
12	莫经刚	市五届党代表、椒江区十届人大代表
13	朱　红	市五届党代表

二、党政荣誉

年份	姓名	荣誉名称	授予单位
2000	戴岳楚　莫经刚 李招云　周霞初	台州市第二届青年科技新秀	中共台州市委组织部
2001	滕　晓	2000年度市直机关优秀共产党员	台州市直机关党工委
2001	马善龙	2000年度市级先进警员	台州市海警支队
2001	林顺康	2001年度消防先进个人	台州市公安局消防支队
2002	陈晓鸣	2001年度台州市卫生信息工作 先进个人	台州市卫生局
2002	林　亚	全市新生儿疾病筛查先进个人	台州市卫生局
2002	陈晓鸣	2001年度台州市卫生信息工作 先进个人	台州市卫生局
2002	莫经刚	2001年度市直机关优秀共产党员	台州市直机关党工委
2003	林祖近	台州市优秀共产党员	中共台州市委
2003	刘世雄	台州市十大杰出外来创业青年	中共台州市委宣传部
2003	杨　灵	2002年度卫生财务工作先进个人	台州市卫生局
2003	戴岳楚	2002年度市直机关优秀共产党员	台州市直机关党工委
2003	马善龙	三等荣誉治安奖章	台州市公安局
2003	杨　灵	台州市优秀会计	市人事局、财经局
2004	张茂华	2003驻华使节聚台州活动先进 工作者	台州市政府
2004	万学发	台州市结核病防治工作先进个人	台州市卫生局
2004	童　鸿	台州市卫生系统先进工作者	台州市人事局、卫生局
2004	戴岳楚	台州市好医生	台州市政府
2004	马振芬	2003年度冬季征兵工作先进个人	台州市政府、台州军分区
2004	金国健	全国卫生系统先进工作者	卫生部、人事部、中医管理局
2004	赵菊芳	第二届台州市劳模	台州市政府
2004	薛跃华	台州市2003年度老龄工作先进个人	中共台州市委办、市政府
2004	余海峰　朱　红	2003年度市直机关优秀共产党员	台州市直机关党工委
2004	章华萍	台州市抗台先进个人	中共台州市委
2004	金国健	浙江省劳动模范	浙江省人民政府
2004	金国健	亚洲管理创新百名杰出人物奖	国务院国资委等

续表

年份	姓名	荣誉名称	授予单位
2005	赵玲萍、陈老六	2004年度市直机关优秀党务工作者	台州市直党工委
2005	陈 军	2004年度全市农村指导员工作优秀指导员	中共温岭市委、市政府
2005	朱慧民　郑根建	台州市首届优秀科技工作者	中共台州市委组织部、市科协
2005	吴立群	台州市2005年防台抢险救灾先进个人	中共台州市委
2005	赵玲萍	台州市直机关优秀共产党员	台州市直机关党工委
2005	杨 灵	台州市卫生财会先进工作者	台州市卫生局
2005	王 燕	台州市新生儿疾病筛查先进个人	台州市卫生局
2005	杨 灵	全省卫生系统财会先进工作者	浙江省卫生厅
2005	薛跃华	台州市卫生系统白求恩式医务工作者	台州市卫生局
2006	顾华敏	全国无偿献血奉献奖金奖	卫生部、中国红十字会总会、中央军委后勤保障部卫生局
2006	林顺康	创建"治安安全单位"工作先进个人	台州市综治办、市公安局
2006	陈 晓	2005年度台州市结核病防治工作先进个人	台州市卫生局
2006	吴立群	十三届省运会办赛工作先进个人	中共台州市委
2006	马振芬	2005年度冬季征兵工作先进个人	台州市政府、台州军分区
2006	林福禧　项 缨	台州市"十五"期间爱国卫生先进个人	台州市政府
2006	秦青通	2005年度市直机关优秀党务工作者	台州市直党工委
2006	莫经刚　余海峰 朱 红　蒋琼俏	2005年度市直机关优秀共产党员	台州市直党工委
2006	朱芬萍	2006年度台州市新生儿疾病筛查工作先进个人	台州市卫生局
2007	顾华敏	无偿献血之江杯奖	浙江省人民政府
2007	秦青通	2006年度台州市组织工作先进个人	台州市委组织部
2007	王春友	2006年度市直机关优秀党务工作者	台州市直党工委
2007	戴岳楚　莫经刚 王晋宏　余海峰	2006年度市直机关优秀共产党员	台州市直党工委
2007	陈娟娟	台州市护士岗位技能竞赛二等奖	台州市卫生局、市护理中心
2007	陈寒君	2006—2007年度浙江省卫生系统省级青年岗位能手	浙江省卫生厅、共青团浙江省委
2008	姚泽忠	台州市H1N1防治先进个人	台州市卫生局

续表

年份	姓名	荣誉名称	授予单位
2008	林祖近	台州市好医生	台州市政府
2008	叶　斌	浙江省手足口病防治先进个人	浙江省卫生厅
2008	张　弛　朱　红 余海峰　莫经刚 戴岳楚	2007年度市直属机关优秀党务 工作者	台州市直党工委
2008	朱　红	台州市优秀共产党员	中共台州市委
2008	卢洪胜	台州市三基大比武"优秀之星"	台州市卫生局
2008	冯　伟	2008年全国抗震救灾英雄集体	中共中央、国务院、中央军委
2008	周婉平	2007年度台州市新生儿疾病筛查 先进个人	台州市卫生局
2008	马善龙	2007年度创安先进个人	台州市公安局、市社会治安 综合治理委员会办公室
2008	陈娟娟	台州市"医疗服务质量年"活动三基 大比武优秀之星	台州市卫生局
2009	翁媛英　毛建芬 杨美滋　王彩娇 鲍　伏	浙江省护理岗位技能竞赛金奖	浙江省卫生厅
2009	李招云	台州市第三届优秀科技工作者	中共台州市委组织部、市科协
2010	林顺康	2009年度全市治安保卫重点单位 优秀保卫人员	台州市公安局
2010	林顺康	台州市三等治安奖章	台州市公安局
2010	周莉莉	2009年度台州市新生儿疾病筛选 工作先进工作者	台州市卫生局
2011	林祖近	台州市优秀共产党员	中共台州市委
2012	张　弛	2011年度全市档案工作先进工作者	台州市档案局
2012	毛卫华	2011年度浙江省医政工作先进个人	浙江省卫生厅
2012	朱慧民	第七届台州市十大杰出青年	中共台州市委宣传部、 中共台州市委
2012	林　晗	台州市优秀农村工作指导员	中共台州市委办、市政府
2012	周礼鹏	2012年度卫生应急救援培训 优秀学员	浙江省卫生厅应急办
2012	叶　倦	2012年台州市卫生系统廉政书画 摄影比赛二等奖	台州市卫生局
2012	张　征	台州市2012年健康教育讲师演讲 技能比赛三等奖	台州市卫生局

续表

年份	姓名	荣誉名称	授予单位
2013	朱 红	台州市第五届道德模范	台州市文明委
2013	崔 英	2011—2012年台州市优秀护士	台州市卫生局
2013	戴岳楚	2012年度浙江省征兵工作先进个人	浙江省人民政府
2013	陈娟娟 何海照 张 婷	台州市卫生系统青年岗位能手	台州市卫生局
2013	曹朝梁	台州市卫生系统青年医学技能竞赛三等奖	台州市卫生局
2013	王彩娇	台州市优秀青年岗位能手	台州市卫生局、共青团台州市委
2013	舒海荣	2013年人体器官捐献工作先进个人	浙江省红十字会、省卫生厅
2013	林昌勤	2012年度优秀共产党员	台州恩泽医疗中心(集团)党工委
2014	徐颖鹤	台州市劳动模范	台州市政府
2014	张 弛	2013年度全市档案工作先进工作者	台州市档案局
2014	韩 刚	2013年度全市优秀保卫人员	台州市公安局
2014	冯月清	台州市最美护士	中共台州市委宣传部、市卫生局
2014	黄道进	2012—2014台州市优秀农村工作指导员	中共台州市委办公室、市政府
2015	应于康	2008—2014年度社会服务积极分子	农工党台州市委会
2015	黄桔秀	台州市三八红旗手	台州市妇联
2015	徐云峰 冯莉梨	2014年度优秀会员	民进台州市委会
2016	戴岳楚 杨纯英 吴彩云 王时力	台州市"十二五"征兵和普通高校招生体检工作先进个人	台州市卫生计生委
2016	章 辉	2014—2015年度全国无偿献血奉献奖铜奖	浙江省卫生计生委、省红十字会
2016	应 莉	全国发挥信息技术优势改善服务示范个人	国家卫生计生委
2016	徐利君	台州市医院药师综合技能竞赛活动一等奖	台州市卫生计生委
2016	俞 杨 赵玲萍	2016年度市直机关优秀共产党员	台州市直机关党工委
2016	李招云	台州市优秀科技工作者	中共台州市委组织部、市科协
2016	林雪松	浙江省疾病预防控制先进工作者	浙江省卫生厅
2016	徐 艳	G20杭州峰会安保治安保卫重点单位先进个人	浙江省公安厅

续表

年份	姓名	荣誉名称	授予单位
2016	瞿向东	2016年度全省援疆指挥部系统先进个人	浙江省对口支援新疆阿克苏地区指挥部委员会
2017	陈赛贞	2016年度市直机关优秀共产党员	中共台州市直属机关工作委员会
2017	胡炜	第七届台州市优秀科技工作者	台州市委组织部、市科协
2017	王靓	2017年中国青年志愿者服务春运暖冬行动优秀志愿者	共青团中央青年志愿者工作组、中国青年志愿者协会秘书处
2017	卢洪胜	第一期浙江省优秀医坛新秀	浙江省卫生计生委、省财政厅
2017	王挺挺	台州市第六届微型党课大赛市直机关专场赛三等奖	台州市直机关党工委
2017	杨纯英	2016年度台州市征兵工作先进个人	台州市政府征兵办
2017	林巧	2012—2015年度浙江省无偿献血奉献奖	浙江省卫生计生委、省红十字会
2017	朱红	全国卫生计生系统先进工作者	国家卫生计生委
2017	汪国余	2017年台州市医学影像执业技能竞赛二等奖	台州市卫生计生委、市总工会
2017	吴琼海	2016—2017年浙江省优秀党务工作者	农工党浙江省委员会
2017	戴嫦玲　张丽敏	台州市征兵体检优秀工作者	台州市政府征兵办、市卫生计生委
2017	应莉	2015—2017年改善医疗服务发挥信息优势示范个人	国家卫生计生委办公厅
2018	余海峰	终末期肾病患者腹膜透析治疗可及性及其基层管理模式探索项目先进个人	国家卫生计生委医院管理研究所
2018	吴琼海	2018年度农工党浙江省社会服务工作先进个人	农工党浙江省委会
2018	胡富宇	台州市创建全国文明城市个人嘉奖	台州市人民政府
2018	吴琼海	台州市艾滋病防治工作先进个人	台州市防治艾滋病工作委员会办公室
2018	竹叶	2017年度台州市疾病预防控制工作先进个人	台州市卫生计生委
2018	胡富宇	2017年度公共机构节能工作先进个人	台州市公共机构节能工作领导小组
2018	柯博熙	浙江省卫生系统政治思想工作优秀二等奖	浙江省卫健委、省卫生政促会

续表

年份	姓名	荣誉名称	授予单位
2018	卢洪胜	台州市优秀科技工作者	台州市委组织部、市科协
2018	周　勇	2017年度市直机关优秀党务工作者	台州市直机关党工委
2018	章　欣　刘小春 郑建萍　金礼通 李　瑾　张伟峰 毛玲群　康玉华	2017年度市直机关优秀共产党员	台州市直机关党工委
2018	许君琴　杨纯英	2017年度征兵工作先进个人	台州市政府征兵办
2018	何　仁	台州市医院药师技能能手	台州市卫生计生委、市总工会
2019	张　弛	浙江省思想政治工作成绩突出个人	浙江省委宣传部、省委组织部
2019	朱振华	2018年度社会服务工作先进个人	民盟台州市委会
2019	陈　军	百姓身边的"活雷锋"	台州市文明办、台州综合广播
2019	管丽婷	捐献造血干细胞荣誉证书	中国造血干细胞捐献者资料库管理中心
2019	韩　刚	2018年度全市"枫桥式"安全单位创建工作先进个人	台州市公安局、市教育局等
2019	徐　艳	台州市治安荣誉奖章	台州市公安局治安支队
2019	吴琼海	农工党浙江省优秀党员	农工党浙江省委会
2019	管丽婷	第六届"椒江区道德模范"	中共椒江区委、区政府
2019	何　仁	职工职业技能竞赛医院药师技能二等奖、"台州市医院药师技术能手"称号	台州市卫健委、市总工会
2019	毛建林	首届台州市最美退役军人	中共台州市委宣传部、台州军分区政治工作处、市退役军人事务局
2019	谢　杰	台州市第四届院前急救职业技能竞赛(医生)个人一等奖	台州市卫生健康委员会、市总工会
2019	周礼鹏　章赛军	浙江省干部保健急救技能竞赛三等奖、台州市一等奖	浙江省保健委员会办公室、台州市卫健委
2020	杨　希	全市疫情防控一线表现突出的党员	中共台州市委组织部
2020	管丽婷	2019年第四季度"台州好人"	中共台州市委宣传部、市文明办
2020	丁凌志	2018—2019年市直机关优秀党务工作者	台州市直机关党工委
2020	何燕燕　冯月清	2018—2019年度市直机关优秀共产党员	台州市直机关党工委

续表

年份	姓名	荣誉名称	授予单位
2020	徐 彬	2019年度优秀会员	民进台州市委会
2020	丁 萍	浙江省民族团结进步模范个人	浙江省人民政府
2020	朱君飞	抗疫一线优秀党员	农工党浙江省委员会
2020	曹笑霄	九三学社抗击新冠肺炎疫情全国先进个人	九三学社中央委员会
2020	潘田君	浙江省抗击新冠肺炎疫情先进个人	浙江省人民政府
2020	王跃芬	2017—2019年度全省内部审计先进工作者	浙江省审计厅
2020	吕宇航　冯月清	台州市优秀共产党员	中共台州市委
2020	朱宏波　周礼鹏 许婷婷　夏晓雅 王 魏　吕宇航 林莎莎　何燕燕 冯月清　陈娟娟 楚 烨	台州市抗击新冠肺炎疫情先进个人	中共台州市委
2020	杨希家庭	2020年第一季度浙江最美家庭	浙江省委宣传部、省妇女联合会
2020	杨希家庭	全国、浙江省、台州市抗击疫情最美家庭	中央文明办,浙江省、台州市精神文明建设委员会办公室及市妇女联合会
2020	黄峰家庭	浙江省、台州市抗击疫情最美家庭	浙江省、台州市精神文明建设委员会办公室及市妇女联合会
2020	潘田君家庭	台州市抗击疫情最美家庭	台州市精神文明建设委员会办公室及市妇女联合会
2020	杨 希	一线女医务人员抗击新冠肺炎疫情全国三八红旗手	中华全国妇女联合会、国家卫健委、中央军委政治工作部
2020	吴旭佳	一线女医务人员抗击新冠肺炎疫情浙江省三八红旗手	浙江省妇女联合会、省卫健委

三、学会荣誉

年份	姓名	荣誉名称	授予单位
2003	金国健	2002年度浙江省优秀院长	浙江省医学会
2004	金国健	"华夏医魂"全国十大杰出医院院长	中国医学基金会

续表

年份	姓名	荣誉名称	授予单位
2005	金国健	全国百姓放心示范医院优秀管理者	中华医院管理学会
2004	李素珍	浙江省优秀科技工作者	浙江省科协
2005	王彩娇	台州市护理知识竞赛一等奖	台州市护理学会
2007	陈寒君	第四届浙江省卫生系统青年医学技能竞赛三等奖	浙江省卫生系统青年文明号青年岗位能手活动组委会
2010	张玉琴	浙江省、台州市优秀护士	浙江省、台州市护理学会
2010	陈赛贞	"华东—千红杯"优秀医院药师	浙江省药学会
2011	张玉琴	2009—2010年度浙江省优秀护士	浙江省护理学会
2012	陈方亮	2011年度台州市医院药事信息管理优秀奖	台州市医院药事管理质控中心
2012	陈方亮	2012年台州市青年药师演讲竞赛三等奖	台州市医院药事管理质控中心
2012	王晋宏	第三届"中华优秀临床医学工程师"全国技术能手	《中国医疗设备》杂志社
2012	陈立军 王茹稼	2012年台州市医院药学岗位技能竞赛最佳岗位能手奖	台州市医院药事管理质控中心
2012	王茹稼	2012年浙江省医院药学岗位技能竞赛个人二等奖	浙江省医院药事管理质控中心
2012	陈赛贞	中国药学会优秀药师	中国药学会
2012	陈立军　王茹稼	2012年浙江省医院药学岗位技能竞赛团队银奖	浙江省医院药事管理质控中心
2013	陈方亮	第二届"领航之星"优秀案例奖、台州市"领航之星"临床药师案例选拔赛一等奖	浙江省药学会医院药学专家委员会、台州市医院药事管理质控中心
2013	张　婷	台州青年药师演讲竞赛一等奖	台州市医院药事管理质控中心
2013	董慧艳	2012年新生儿疾病筛查先进工作者	台州市新生儿疾病筛查中心
2013	丁凌志	2013年"有福同享骨质疏松病例征集赛"优秀病例奖	中华医学会骨科学分会
2013	张　琳	第一届医院护理管理先进个人	浙江省医院管理协会
2013	章赛军	2013年度台州市"红十字公益性应急救护培训"为民办实事项目优秀师资	台州市红十字会

续表

年份	姓名	荣誉名称	授予单位
2014	林 娟	2013年度新生儿疾病筛查先进工作者	台州市新生儿疾病筛查中心
2014	陈方亮	2014年度"华东—千红杯"优秀医院药师	浙江省药学会
2015	章赛军	2013—2014年浙江省优秀护士奖	浙江省护理学会
2015	颜小挺	2015年台州市手术室护理技能操作单项优秀奖	台州市护理学会
2015	余海峰	优秀学会工作者	台州市医学会
2016	林学正	2016年度浙江省麻醉质控先进个人	浙江省临床麻醉质量控制中心
2016	陈晋广	优秀皮肤科医生	浙江省医学会
2016	徐珊珊	2016年度"华东—千红杯"优秀医院药师	浙江省药学会
2016	张 征	2015年度新生儿疾病筛查先进工作者	台州市新生儿疾病筛查中心
2016	陈 旭	台州市医院药事综合技能竞赛活动二等奖	台州市卫计委
2016	王时力	浙江省优秀青年眼科医师奖	浙江省医师协会眼科医师大会
2016	袁 驰	第二季"中国骨科好医生读片大赛"台州地区初赛三等奖	台州市医学会骨科分会
2016	毛玲群	临床药师带教之星	中国医院协会临床药师工作专家委员会
2016	袁 驰	台州市骨科第三届"未来之星"青年医师演讲比赛三等奖	台州市医学会骨科分会
2016	戴岳楚	"西子杯"辩论赛"优秀导师"	中国医药教育协会乳腺疾病专业委员会
2016	潘 印	"西子杯"辩论赛"活力"奖	中国医药教育协会乳腺疾病专业委员会
2016	毛利军	2016年度浙江省康复治疗技术专业技能比武大赛团体三等奖	浙江省康复医学会
2016	王森法 王 彬	2016年台州市临床放射摄片竞赛(DR组)二等奖、三等奖	台州市临床放射质控中心
2017	聂艳芳	浙江省"住院医师规范化培训学员心目中的好老师"	浙江省毕业后继续教育委员会

续表

年份	姓名	荣誉名称	授予单位
2017	冯月清	2015—2016年度台州市优秀护士	台州市护理学会
2017	何燕燕	2017年台州市急诊医学会急救知识及技能比赛二等奖	台州市医学会急诊医学分会、台州市医疗急救志愿者联盟
2017	莫经刚	优秀审稿专家	中华普通外科学文献（电子版）编辑部
2018	赵梅霖	2018年浙江省优秀临床营养工作者	浙江省临床营养中心
2018	张景生等	指导学生获浙江省第九届大学生医学竞赛一等奖	浙江省大学生科技竞赛委员会
2018	何燕燕	2018年"强质量重内涵—急救技能"比赛——"简易呼吸器使用技术"单项技能比赛二等奖	台州市护理学会门急诊专业委员会
2018	蔡玲丹	2018年"强质量重内涵—急救技能"比赛——"单人心肺复苏＋AED技术"单项技能比赛二等奖	台州市护理学会门急诊专业委员会
2018	徐忠飞	铜仁市万山区人民医院2018年首届医师节中获"最美帮扶老师"称号	贵州省铜仁市万山区卫生健康局
2018	夏哲林	2018年中国药学会全国医药经济信息网信息工作先进个人	中国药学会科技开发中心
2018	肖春莹	台州市超声技能大赛二等奖	台州市超声医学质量控制中心
2018	袁佳	台州市"医院好药师"英语演讲比赛一等奖	台州市医院药事管理质控中心
2018	许亚亚	浙江省输血医学（2014—2018年）优秀论文二等奖	浙江省输血协会
2018	章赛军	2017年度浙江省优秀红十字志愿者	浙江省红十字会
2018	林利芬	2018年度台州市药械不良反应（事件）监测工作先进个人	台州市药品不良反应监测中心
2018	陈晋广	2018年度浙江省"万晟杯"优秀皮肤科医师	浙江省医学会学术组织部
2019	袁佳	浙江省"医院好药师"英语演讲比赛三等奖	浙江省药学会医院药学专业委员会

续表

年份	姓名	荣誉名称	授予单位
2019	何　仁	2018年度省卫生计生系统职工医院药师技能竞赛台州选拔赛二等奖	台州市医院药事管理质控中心
2019	陈　意	2019年度合理用药优秀科普作品二等奖	中国医药教育协会
2019	徐煜彬	2019年度"台州市青年岗位能手"称号	台州市"双争"活动领导小组
2019	陈赛贞	2019年专委会建设先进个人	中国医药教育协会临床合理用药专业委员会
2019	潘佩佩	台州市医院好药师——"药"为你服务演讲比赛二等奖	台州市医院药事管理质控中心
2019	潘　印	全国甲状腺手术视频秀（南中国区）一等奖、全国总决赛二等奖	中国研究型医院协会、海西甲状腺微创美容专家委员会
2019	朱海钱	浙江省窝沟封闭项目先进个人	浙江省口腔卫生指导中心
2019	何燕燕	2017—2018年度台州市优秀护士	台州市护理学会
2019	陈　晓	台州市外周静脉治疗护理演讲比赛二等奖	台州市护理学会
2019	章赛军	全国护理本科院校教师临床技能竞赛浙江省选拔赛个人二等奖	浙江省护理学会
2019	王燕青	台州市手术室护理实践指南演讲比赛三等奖	台州护理学会手术供应学组
2019	李金方	台州市专科器械再处理指南最佳实践演讲比赛二等奖	台州市护理学会
2019	王　琳	2019年度全国住院医师规范化培训优秀带教老师	中国医师协会
2019	谢　杰	首届十大最美急救人	台州市急救中心
2019	陈珍珍	浙江省第二届超声医学技能大赛三等奖、台州市第三届超声技能大赛暨浙江省第二届超声技能大赛选拔赛二等奖	浙江省超声医学质量控制中心、台州市超声医学质量控制中心
2019	潘　印	2014—2019年度医学科技创新先进个人	安徽省全科医学会
2019	许亚亚	浙江省输血医学系统知识竞赛二等奖	浙江省输血协会

续表

年份	姓名	荣誉名称	授予单位
2019	章赛军	本科院校教师临床技能竞赛浙江省选拔赛二等奖	浙江省护理学会
2019	蔡玲丹	"强质量·重内涵·急救技能比赛"单人"心肺复苏＋AED技术"单项技能比赛二等奖	台州市护理学会门急诊专业委员会
2020	朱君飞	"医心为民"称号	白求恩公益基金会
2020	叶丽娜　曹笑霄　郑丹	2020年抗击新冠肺炎疫情坚守前线杰出护士	浙江省护理学会
2020	姚倩梦　许婷婷　杨海芳　徐凯亮　鲍雪丹　吴旭佳　王魏　夏晓雅　林莎莎　冯月清　楚烨　何燕燕　陈娟娟　黄峰	2020年抗击新冠肺炎疫情逆行援鄂优秀护士	浙江省护理学会
2020	陈旭	2019年度台州市药械不良反应（事件）监测工作先进个人	台州市药品不良反应监测中心
2020	夏晓雅　冯月清　何燕燕	2020年抗击新冠肺炎疫情逆行援鄂杰出护士	浙江省护理学会
2020	唐富琴	2020年抗击新冠肺炎疫情杰出护理管理者	浙江省护理学会
2020	陈赛贞	"千红杯"医院药事管理奖	浙江省药学会
2020	徐煜彬	"千红杯"优秀医院药师	浙江省药学会
2020	叶贵玲	"重症技能"竞赛CRRT管路操作技能项目三等奖	台州市护理学会
2020	洪微微	"重症技能"竞赛动脉血气分析标本采集项目三等奖	台州市护理学会
2020	张婷	第六届MKM中国药师职业技能大赛浙江赛区晋级比赛第二名	中国健康促进基金会
2020	杨朝晖	2020年"新柏氏"杯细胞病理学专业技能竞赛团体二等奖	浙江省临床病理质控中心
2020	杨希	优秀抗疫呼吸人	浙江省医学会呼吸系病学分会
2020	李春胜	优秀授课老师	铜仁市万山区卫生健康局

续表

年份	姓名	荣誉名称	授予单位
2020	周莉莉　李春胜 方丹枫　丁　超 王金华	第三届中国医师节"最美帮扶老师"	铜仁市万山区人民医院委员会、铜仁市万山区人民医院
2020	朱　杰　徐友文 李　飞	首届检验创新大赛暨"迈瑞杯"检验创新大赛一等奖、二等奖、三等奖	浙江省转化医学学会
2020	杨朝晖	2020年"新柏氏"杯细胞病理学专业技能竞赛团体二等奖	浙江省医学会病理学分会
2020	吴　云	首届消毒供应器械封包技能竞赛封包技能操作单项第一名	台州市护理学会
2020	何燕燕　陈娟娟 楚　烨　许婷婷 徐凯亮　周礼鹏	"援鄂抗疫英雄"称号	台州市医学会急诊医学分会
2020	谢红燕	2018—2019年度台州市居家康复优秀实践指导老师	台州市护理学会
2020	郑茜茜	青年医师病例演讲比赛二等奖	浙江省医师协会小儿外科医师分会
2020	夏哲林	2019年协会建设先进个人	中国医药教育协会
2020	许亚亚	浙江省输血医学(2018—2020年)优秀论文三等奖	浙江省输血协会

四、工青妇荣誉

年份	姓名	荣誉名称	授予单位
2001	赵玲萍	台州市百名巾帼文明标兵	台州市巾帼建功活动协调小组
2003	陈晓鸣	2003年度台州市优秀团员	共青团台州市委
2004	张　琳	台州市十佳市级机关妇女工作先进个人	台州市妇女联合会
2004	袁耀宇	2003年度省级优秀团干部	共青团浙江省委
2004	林福禧	台州市首届"妇女之友"	市妇联
2004	缪春琴	2002—2003台州市巾帼建功标兵	台州市巾帼建功协调小组
2005	余翠琴家庭	台州市首批巾帼绿色家庭	台州市精神文明建设委员会办公室、市妇联

续表

年份	姓名	荣誉名称	授予单位
2005	王妍	台州市工会财务先进工作者	台州市总工会
2005	林福禧	全国教科文卫体系统"优秀工会工作者"称号	中国教科文卫体工会全国委员会
2006	赵菊芳 张玉琴	台州市巾帼建功标兵	台州市巾帼建功活动协调小组
2006	莫经刚	2005年度台州市职工职业道德建设十佳标兵	台州市职工职业道德建设指导协调小组
2008	詹敏娟	台州市巾帼建功标兵	台州市巾帼建功活动协调小组
2008	张琳	浙江省三八红旗手	浙江省妇女联合会
2010	鲍灵发	2009年度台州市优秀团干部	共青团台州市委
2010	张琳	台州市优秀妇女干部	台州市妇女联合会
2011	柯博熙	浙江省优秀团干部	共青团浙江省委
2012	张琳	浙江省巾帼建功标兵	浙江省巾帼建功活动协调小组
2012	章欣	台州市优秀团干部	共青团台州市委
2013	章赛军	2012年度台州市优秀共青团干部	共青团台州市委
2014	杨美滋 张丹红	台州市巾帼建功标兵	台州市巾帼建功活动协调小组
2015	朱海勇	台州市十大杰出青年	共青团台州市委
2016	周勇	台州市第二届体育大会笼式足球比赛行业组第三名	台州市第二届体育大会组委会
2017	肖春莹	2017年度台州市级青年岗位能手	台州市"双争"活动领导小组
2017	丁萍	2017年台州市同心细胞示范标兵	台州市统一战线文化组委会
2017	谢杰	台州市第三届院前医疗急救知识和技能竞赛(医生组)个人二等奖	台州市卫生计生委、市总工会
2017	陈丽丽	2017年台州市病理职业技能竞赛二等奖	台州市卫生计生委、市总工会
2018	曹倩	台州市第二届住培教学大比武三等奖	台州市卫健委
2018	魏科娜 於樱枝 周璐青	台州市病理诊断岗位能手三等奖	台州市卫健委、台州市总工会
2018	章赛军	2017年度浙江省优秀红十字志愿者	浙江省红十字会
2019	周礼鹏	2019年台州市急诊医学年会超声技能竞赛三等奖	台州市医学会急诊医学分会
2019	徐建青	台州市首届市直机关全民健身运动会B组杨氏太极拳二等奖	台州市首届市直机关全民健身运动会组委会

续表

年份	姓名	荣誉名称	授予单位
2019	谢 杰	台州市五一劳动奖章	台州市总工会
2020	楚 烨	2019年度台州市直机关优秀团干部	共青团台州市直机关党工委
2020	夏晓雅	2019年度台州市直机关优秀团员	共青团台州市直机关党工委

五、优秀教师

年度	姓名					授予单位
2003	王 莉	张 琳	黄 涛	余海峰	凌爱香	嘉兴学院医学院
2004	王 莉	全日红	潘宏伟	岳艳玲	徐海鸥	嘉兴学院医学院
	林伟平	金 冲				
2005	章月桃	刘海燕	杨美滋	唐 猛	岳艳玲	台州学院医学院
	孙雪萍	陈方亮	陈 赛	胡明华	章赛军	浙江医学高等专科学校
	樊锦秀					
	周美华	王 莉				金华职业技术学院医学院
	何 斌					浙江中医药大学
	林信斌	尚琴芬	田素莹	王彩萍		嘉兴学院医学院
2006	尤君芬	毛玲群	郑建萍	黄 涛	雷 明	浙江医学高等专科学校
	阮利斌	蔡海鹏				杭州师范学院医学院
	王乐见	王 燕	王 莉			金华职业技术学院
	蔡海鹏					浙江中医药大学
	叶 斌	潘 印	项晓玲	王 莉	刘小春	嘉兴学院医学院
2007	雷 明	章月桃	许灵娇	周美华	应 莉	台州学院医学院
	徐珍珍	黄 涛	谢江文	鲍灵发	吴 新	
	马宇庆	梁伟珍	郭玲娇	陈青华	项巧玲	金华职业技术学院医学院
	朱君飞	徐海鸥				杭州师范大学医学院
	梁云莲					宁波天一职业技术学院
	蔡海鹏					浙江中医药大学
	吕倩灵	张志刚	梁伟珍	尚琴芬	王 莉	嘉兴学院医学院
	唐富琴					

续表

年度	姓名					授予单位
2008	吴文龙	陈方亮	章赛军			浙江医学高等专科学校
	林佳苗	王乐见	詹敏娟			金华职业技术学院
	王 莉	康玉华	梁伟珍	朱君飞	蒋琼俏	嘉兴学院医学院
	张志刚	何 斌	赵玲萍	丁凌志	张茂华	温州医学院
	陈世宏	黄 睿	朱君飞			
	程灵娟	王春艳				台州职工中等卫生学校
	雷 明	徐玲玲				宁波天一职业技术学院
	应 莉					湖州师范学院
2009	王晋宏	王 莉	叶美婷	但秋红	应美婷	浙江医学高等专科学校
	梁建华	刘海燕				
	王晓芬	陈方亮	蔡海鹏	黄一鑫	朱贤平	温州医学院
	徐海鸥	朱君飞	张志刚			
	林 宁	程灵娟				台州职工中等卫校
	詹敏娟					金华职业技术学院
	雷 明					湖州师范学院医学院
	林素珍					杭州师范学院医学院
	钱银芬	刘水姣				宁波天一职业技术学院
	唐富琴	刘小春	林 宁	李婉红		台州学院医学院
	金艾黎	詹敏娟	陈军斌			嘉兴学院医学院
2010	徐 彬	周 慧	张美霞			金华职业技术学院
	何 斌					杭州师范大学医学院
	程灵娟	张敏丽	尤君芬	何志毅	叶 斌	浙江医学高等专科学校
	朱君飞	陈建霖	程玲娟			
	凌爱香					湖州师范学院医学院
	余翠琴	陈赛贞	陈青华			温州医学院药学院专科学校
	王彩娇	陈方亮	邬美翠	李春胜	梁建华	温州医学院
	吕倩灵	王 莉				
	阮群英	卢 易	谢红燕			宁波天一职业技术学院
2011	徐玲玲	王晋宏				浙江医学高等专科学校
	何 斌	王 莉	但秋红	林慧敏	卢 薇	嘉兴学院医学院
	王 锦	陈赛贞	张志刚			
	程灵娟	陈方亮	徐仙娥	黄瑞平		金华职业技术学院
	王 锦					温州医学院
	金艾黎	董莹莹	王 莉			宁波天一职业技术学院

续表

年度	姓名					授予单位
2012	王彩娇	陈方亮	田自有			金华职业技术学院
	林肖南	徐珊珊	江 浩	陈军斌	潘 印	温州医学院
	潘一红					
	陈青华					浙江医药高等专科学校
	王晓芬					宁波天一职业技术学院
	林 宁					湖州师范学院医学院
2013	邢加慧	朱 杰	王 莉			金华职业技术学院医学院
	罗 军	田自有	陈 磊	朱君飞	齐玉祥	温州医科大学
	江 浩					
	朱君飞	林立忠	陈 赛			浙江医学高等专科学校
	杨玲飞					宁波卫生职业技术学院
	刘海燕	郑巧燕				台州学院
2014	王碧君	朱 杰	刘小春	陶喜燕		金华职业技术学院
	李青松	朱海钱	徐珊珊	王玉梅	江 浩	温州医科大学
	但秋红					
	王碧君					浙江省永康卫生学校
	徐慧芳					宁波卫生职业技术学院
	陶喜燕					浙江医学高等专科学校
2015	王巧珍	尹素芳	程灵娟	钱银芬	陈伟燕	台州市中心医院
	王春艳	王碧君				
	陈赛贞	陈青华	陈文举	陈青华	王 英	温州医科大学
	江 浩	李 星				
	吴海葵					金华职业技术学院
	徐珊珊					浙江医药高等专科学校
2016	陈赛贞					温州医科大学
	王春艳					宁波卫生职业技术学院
	陈前雪	丁 丁	梁伟珍	陶喜燕		金华职业技术学院
	林 宁	郑巧燕	刘小春	徐慧芳		永康卫校
	刘海燕					杭州医学院
2017	朱 杰					台州学院
	丁 丁					金华职业技术学院医学院
	朱成飞	邬美翠	郑常君	王 英	徐利君	温州医科大学
	周 勇					
	颜小挺	林 宁	王梨芳	徐玲玲	韩海玲	台州市中心医院(台州学院附属医院)
	张小佳					
	邵先玲	袁晓丽	管灵素	郑巧燕	杨 薇	

续表

年度	姓名					授予单位
2018	钱翠娟					台州学院
	贺春雅					宁波卫生职业技术学院
	李 飞	王森法				杭州医学院
	徐珊珊	徐玲珑	权明明	冯一浮	张春玲	温州医科大学
	朱君飞	徐利君				
	杨 希					浙江中医药大学
	张志刚					杭州师范大学医学院
	王 珍	叶娅飞	祝黎红			台州护士学校
2019	王丽娟					浙江中医药大学
	张叶青					台州学院
	钟倩怡	张黎明	王毅超	成心井		温州医科大学检验医学院
	何 仁	金艾黎	徐玲珑	张日贵	张志刚	温州医科大学
	钟倩怡	张黎明	王毅超	成心井		
	袁晓丽					金华职业技术学院
	邵先玲					永康卫校
	赵梅霖					宁波天一职业技术学院
	陈 娅					湖州师范学院
2020	邢加慧					金华职业技术学院
	吴晓宇					杭州医学院
	王佐君	徐煜彬	沈宣江	胡 劼	郑常君	温州医科大学
	陈思思					
	陈秋月	张志刚	蔡海鹏	朱君飞	吴晓宇	台州市中心医院(台州学院附属医院)
	陶俊贞	黄桔秀	邬美翠	张景生	罗 宇	
	章娅妮	陈妍琛	许婷婷	王赛赛		
	张景生					浙江中医药大学
	袁晓丽					浙江舟山群岛旅游与健康学院
	孙 博	蔡 璐				荆州职业技术学院
	陈娟娟					绍兴职业技术学院
	蔡亚娜					湖州师范学院

六、院校其他荣誉

年度	获奖个人	荣誉名称	授予单位
2015	何 仁	温州医科大学首届临床药学教学药历比赛一等奖	温州医科大学药学院
2015	徐珊珊　王茹稼	温州医科大学首届临床药学教学药历比赛二等奖	温州医科大学药学院
2015	王茹稼	温州医科大学首届临床药学病例分析比赛三等奖	温州医科大学药学院
2018	钱冬女	温州医科大学仁济学院毕业论文（设计）优秀指导老师	温州医科大学药学院

七、院级党委荣誉

荣誉名称	获奖个人				
2000 年度院好党员	朱 红	滕 晓	陈老六		
2002 年度院好党员	陈老六 戴岳楚	林 斌 赵玲萍	朱 红 莫经刚	余海峰	李素珍
2003 年度院好党员	王春友 林祖近 毛卫华	王丹刚 王菊玲 莫经刚	王晋宏 于 进	李招云 冯 路	颜 政 戴岳楚
2004 年度院好党员	余海峰 戴岳楚 王春友	刘小春 莫经刚 陈老六	朱 红 周群玉	杨铁伟 李素珍	赵玲萍 余翠琴
2005 年度院好党员	余海峰 赵玲萍 余翠琴	刘小春 项超美 张 燕	蔡海鹏 莫经刚 王春友	朱 红 周群玉 陈老六	杨铁伟 王晋宏
2007 年度院好党员	王春友 余翠琴 金慧英 张丽敏	叶平胜 蔡海鹏 王 燕	方幼平 刘小春 王 勇	李招云 林祖近 毛卫华	周 勇 杨铁伟 舒海荣
2008 年院好党员	王春友 顾华敏 朱 红 林永志	张 弛 范光民 杨铁伟 刘世雄	方幼平 余海峰 王 勇 毛建林	周 勇 刘小春 滕 晓	张 燕 林祖近 梁伟珍

续表

荣誉名称	获奖个人				
2010年优秀工青妇组织工作者	王 静	章月桃	王菊玲	吴文龙	章希文
	王 莉				
2011年优秀工青妇组织工作者	康玉华	章月桃	潘一红	章 欣	鲍灵发
	王 莉				
2012年优秀工青妇组织工作者	王晋宏	康玉华	董刘徽	章 欣	应 莉
2013年度优秀党员（恩泽集团）	陈赛贞	丁凌志	顾华敏	金 冲	
2013年度优秀党务工作者（恩泽集团）	金崇敏	王 燕	张伟峰		
2013年度工会组织优秀工作者（恩泽集团）	王佐君	金 新			
2013年度院优秀党员	余海峰	陈 赛	周 勇	林 巧	杨素青
	陶 丹	沈新光			
2014年度院优秀党员	李招云	马群力	刘小春	毛玲群	蔡亚娜
	陈 旭	周婉平	曹锡利		
2014年度院优秀党务工作者	张伟峰	柯博熙	王 燕	金崇敏	
2015年度院优秀党员	林祖近	朱 红	金 冲	周 勇	张李钱
	王 薇	沈 咲	严敏婵		
2015年度院优秀党务工作者	俞 杨	林永志	王 妍	卢洪胜	毛玲群
	周婉平	舒海荣	章赛军	沈新光	
2016年院优秀共产党员	叶定斌	于 进	俞 杨	戴岳楚	赵玲萍
	陈赛贞	黄桔秀	余海峰	李招云	范广民
	林永志	林 巧	董刘徽		
2016年院优秀党务工作者	舒海荣	郑建萍	柯博熙	夏哲林	章赛军
	谢海萍				
2016年度优秀群团工作者	康玉华	丁敏青	王 靓	周礼鹏	王 茜
	张 琳	林 巧			
2017年度医院优秀共产党员	张伟峰	吴 波	金 冲	康玉华	徐玉顺
	朱 红	陈寒君	李 瑾	毛玲群	陶 丹
	余海峰	赵玲萍	金礼通	金国建	
2017年度医院优秀党务工作者	王 妍	刘小春	郑建萍	滕晓生	俞 杨
	柯博熙	章 欣	周璐青	董刘徽	谢海萍
	周婉平	黄桔秀	陈文举	陈老六	
2017年度优秀群团工作者	王跃芬	钱冬女	黄抒佳	杨笑笑	袁 驰
	刘小春	冯海亚			
2018年度优秀群团工作者	康玉华	王 靓	王菊玲	郑建萍	林 巧
	阮泓苣	王安妮			
2018—2019年度院优秀共产党员	屈嬉嬉	陈 赛	刘小春	王 妍	徐杭龙
	李招云	陈赛贞	董刘徽	何燕燕	郑昌竹

续表

荣誉名称	获奖个人				
2018—2019年度院优秀党务工作者	俞　杨　郑建萍　丁凌志　冯海亚　柯博熙 陈　琪　周婉平　杨　希　谢海萍　李　瑾				
2019年度优秀群团工作者	王国松　王　靓　阮潇潇　杨冬冬　楚　烨 武　波　章月桃　林　巧				

八、院级行政荣誉

荣誉名称	获奖个人				
1999年度优秀员工	陈老六	杨　灵	林顺康	韩　刚	
2000年度先进个人	戴岳楚　赵玲萍　叶　斌　潘学峰　林　斌　张　琳 阮丽萍　袁文萍　周群玉　金艾黎　李招云　余翠琴 丁　萍　杨　灵　林顺康　韩　刚　徐航龙　张灵智				
2001年度先进个人	卜建国　王金希　朱　红　刘世雄　张凯竞　余海峰 应雪明　周霞初　滕　晓　戴岳楚　郑建萍　阮丽萍 袁文平　应　莉　周群玉　张丽军　张淑英　吴伟仙 赵梅霖　凌爱香　王爱华　李招云　余翠琴　王晋宏 徐锦屏　王彩萍　马群力　杨　灵　陈老六　秦青通 陈　飞　马善龙　李明友　卢薇薇　项香琴				
2001年度瑞金医院来院最佳专家	邵炳荣	吕安康	倪月琴	邹　吟	肖宽林
2001年度外聘最佳专家	徐金龙	尹淑珍	朱洁华		
2001年度优秀老师	莫经刚	童　鸿	陈再智	洪　霞	
2001年度优秀学员	金　冲	陈婉斐	张　燕	鲍雪丹	
2002年度先进管理工作者	秦青通　王彩萍　马群力　毛卫华　莫经刚　朱　红 戴岳楚　陈再智　卜建国　赵玲萍　李素珍　刘世雄 郑建萍　刘小春　袁文平　唐富琴				
2002年度先进员工	林志文　王　超　章祖招　于　进　徐正保　蔡海鹏 金　冲　蒋祖福　张招波　宋建新　张丽军　王彩媛 洪　霞　包小青　孙雪萍　卢　龚　张敏丽　郑　丹 杨素青　王巧珍　王爱华　范锦绣　范广民　刘心萍 王晋宏　王丹刚　王　妍　王　莉　黄海涛　曹丽君 潘　怡　陈晓鸣　陈　蒙　胡幼幼　马善龙				
2003年度先进管理者	戴岳楚　莫经刚　赵玲萍　赵菊芳　刘世雄　郑建萍 唐富琴　刘小春　毛卫华　王彩萍				

续表

荣誉名称	获奖个人					
2003年度优秀员工	林志文	毛玲群	徐正保	冯 萍	蔡海鹏	周夏丰
	黄 涛	吕国菊	何 斌	陈 赛	许玲娇	张丽军
	王丽玲	胡美金	孙雪萍	杨素青	凌爱香	刘水姣
	池素芳	戴素君	王爱华	王晋宏	刘心萍	赖卫强
	王四玲	曹丽君	郑彩柳	雷敏君	詹招君	施慧飞
	马善龙	潘 怡	吴幼幼	胡伟珍	吴 萃	
2004年度优秀管理干部	吴亚萍	林祖近	刘世雄	卜建国	莫经刚	应 莉
	戴岳楚	王菊坽	毛卫华	王彩萍		
2004年度优秀员工	孔 伟	毛玲群	石 涵	朱贤平	阮利斌	宋建新
	张茂华	周 岚	陶艳初	潘宏伟	王丽玲	孙雪萍
	刘水姣	刘海燕	张敏丽	杨美滋	周美华	郑 丹
	郑美华	程灵娟	王爱华	王晋宏	王森法	刘心萍
	赖卫强	田素莹	陈晓鸣	陈真义	郑彩柳	曹丽君
	马善龙	毛婉娜	陈 斐	陈 蒙	潘 怡	
2005年度优秀中层干部	卜建国	叶 斌	余翠琴	赵菊芳	戴岳楚	王菊玲
	郑建萍	唐富琴	王彩萍	杨 灵		
2005年度优秀员工	孔 伟	毛玲群	冯 萍	陈 赛	何 斌	宋建新
	张招波	金 冲	章祖招	蔡海鹏	王丽玲	王彩娇
	孙雪萍	许 勤	汪美娥	郑 丹	周美华	尚琴芬
	徐玲玲	凌爱香	王四玲	张美霞	周剑宇	徐忠飞
	赖卫强	王 丹	田素莹	张伟峰	林素珍	曹锡利
	丁 婷	吴 萃	吴幼幼	陈善华	陈启晓	
2006年度瑞金医院先进个人	毛卫华					
2006年度先进个人	赵菊芳	戴岳楚	卜建国	郑建萍	刘小春	王丽玲
	王爱华	余翠琴	秦青通	方幼平	赵梅霖	
2006年院星级护士	刘水姣	王丽玲	周美华			
2007年度先进个人	戴岳楚	蔡海鹏	蔡天国	刘水姣	尚勤芬	缪春勤
	陈寒君	李招云	张 琳	方幼平		
2007年"满意服务在瑞金"	戴岳楚(好医生)	唐富琴(好护士)				
2007年院星级护士	刘水姣	尚琴芬	杨玲飞	陈娟娟		
2008年度先进个人	林祖近	赵菊芳	蔡海鹏	郑建萍	王彩娇	应 莉
	周剑宇	谭 凯	张 琳	方幼平		
2008年度瑞金医院先进员工	陈 晓	卜建国				
2009年度感动恩泽人物	赵菊芳					
2009年度尽职恩泽人	林学正	刘小春	毛玲群			
2009年度院级优秀个人	卜建国	王乐见	刘水姣	刘小春	朱 红	张伟峰
	周剑宇	郑建萍	赵菊芳	蔡海鹏		

续表

荣誉名称	获奖个人
2010年度感动恩泽人物	林祖近
2010年院级优秀管理干部	陈 晓　应 莉　雷敏君
2010年院级优秀员工	杨玉敏　王云玲　金芙蓉　张招波　何燕燕　周剑宇 陈丹丹
2011年考核A等级干部	张 琳　陈赛贞　郑 丹　翁媛英　潘一红
2011年院级优秀管理干部	朱 红　赵玲萍
2011年度尽职恩泽人	张玉琴
2011年院级优秀员工	王 琳　朱 杰　李春胜　徐玲玲
2012年财务部考核A等级员工	王国松
2012年考核A等级干部	王 琳　王彩娇　陈 晓　应于康　张 玲　郑建萍 周剑宇
2012年院级优秀管理干部	郑志保　李招云
2012年院级优秀员工	王翠玲　朱君飞　朱贤平　李 星　林永志　杨玲飞
2013年度尽职恩泽人	戴岳楚　章赛军
2013年度考核A等级管理干部	于 进　朱 红　许灵娇　吴伟仙　应于康　应 莉 陈世宏　陈赛贞　周群玉　林学正　郑建萍　赵玲萍 戴岳楚　翁媛英
2013年度工会组织优秀工作者 （恩泽集团）	王佐君　金 新
2013年度考核A等级干部 （恩泽集团）	施更生
2013年度中心院级优秀管理干部 （恩泽集团）	张丹红
2013年度中心院级优秀员工	刘艳梅　陈建霖　金芙蓉　彭 帆　张鑫圣　罗 军 夏哲林　谢红燕
2014年度考核A等级管理干部	戴岳楚　冯莉梨　金艾黎　林学正　卢洪胜　王彩娇 吴立群　赵玲萍　章赛军　张丹红　应申鹏
2014年度优秀群团工作者	康玉华　阮潇潇　章 欣
2014年度中心院级优秀员工	黄桔秀　王云玲　张李钱　蔡水仙
2014年度感动恩泽人	朱海勇
2015年度尽职恩泽人	李爱萍　黄桔秀
2015年度中心院级优秀员工	张 玲　李 星　金宏江　林 巧　徐慧芳
2015年度考核A等级管理干部	王彩娇　刘小春　朱慧民　吴伟仙　陈赛贞　周剑宇 蔡海鹏

续表

荣誉名称	获奖个人					
2015年度优秀群团工作者	王菊玲	顾婉红				
2016年度考核院级优秀职工	吕宇航	潘一红	李瑾	金玲芝	叶倦	
2016年度考核优秀等级管理干部	卢洪胜 翁媛英	余海峰 雷敏君	杨美滋	林学正	郑建萍	赵玲萍
2016年度十佳护士	冯月清 林宁	林斌媚 林宝妹	崔英 程灵娟	雷明 陶喜燕	蔡水仙	吴旭佳
2017年度考核优秀干部	张丹红 张琳	章华萍 应莉	陈赛贞 钱力	干琳 张伟峰	林永志	杨美滋
2017年度考核院级优秀职工	张志刚 徐利君	宋伟 吴旭佳	聂艳芳 洪微微	潘印 林斌媚	王英	朱杰
2017年度医院优秀通讯员	王艳凤	董刘徽	金君	金玲芝	王靓	
2017年度医院优秀质控护士	林丹	单丽春	陈佳梦	罗腊月		
2018度考核优秀等级中层干部	张丹红 金玲芝	林祖近 屈嬉嬉	戴岳楚	卢洪胜	应莉	徐航龙
2018年度考核院级优秀职工	翁丹枫 王森法	宋伟 吴旭佳	钱家树 蔡亚娜	吴伟力 泮金鸽	陈寒君 赵梅霖	徐煜彬
2018年优秀青年医师	朱君飞	金冲	李瑾	朱贤平	吴新	朱海勇
2018年度十佳护士	屈嬉嬉 贺春雅	林茜 林慧卿	徐佳 雷明	程灵娟 张敏丽	钱银芬	吴旭佳
2018年度十大人气护士	程灵娟 李玉平	蔡亚娜 林茜	王巧珍 林慧卿	董莹莹 贺春雅	陈娟娟	丁敏青
2018年度外院专家特殊贡献奖	沈志祥	臧旺福	王昌惠	程忠平	史玉玲	柳光宇
2019年度优秀住培教学管理人员	张玲 蔡昕筱	黄桔秀 袁耀宇	陈秋月 王颖	王国苏	郭艳荣	林园园
2019年度考核优秀等级中层干部	林祖近 章赛军	戴岳楚 王丽玲	卢洪胜	张琳	王琳	冯莉梨
2019年度考核院级优秀职工	陈秋月 洪微微	邬美翠 陈茜	潘印 丁敏青	章娅妮 蒋丛琰	王国余	何仁
2019年度优秀青年医师	陈晋广	丁凌志	黄睿	冯路	应于康	林永志
2019年度好医生	林祖近 江浩	毛玲群 丁凌志	戴岳楚 朱君飞	林学正 梁建华	周剑宇	张玲
2019年度十佳护士	颜小挺 丁敏青	管灵素 何月芳	章赛军 厉丽芳	葛伟伟 陈娅	洪微微	陈娟娟
2019年爱岗敬业护士	丁月亚 邵先玲	屈双英 苏雪红	朱莎莎 崔建玲	郑丹 胡琼	潘怡	曹笑霄
2020年爱岗敬业护士	郑美华	马宇庆	赵芸	王涵		

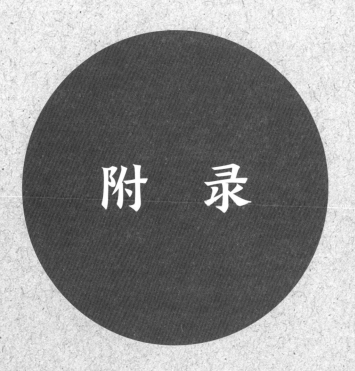

附　录

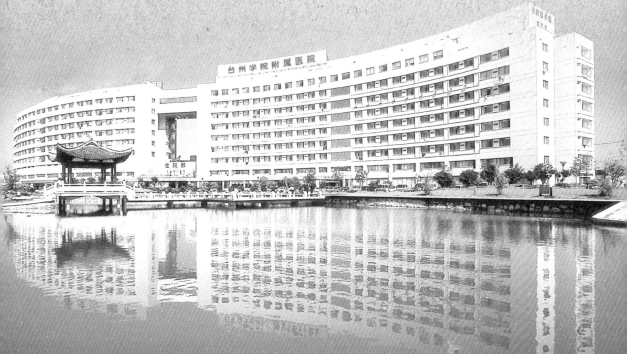

附表1　2000—2019年医院业务量情况表

年份	门急诊人次			出院人次	手术例次
	门诊人次	急诊人次	合计		
2000	/	/	/	2073	/
2001	/	/	/	7190	/
2002	210478	17534	228012	10373	/
2003	242107	24708	266815	12585	/
2004	306372	27355	333727	16226	/
2005	414492	35594	450086	20381	/
2006	439730	42393	482123	22153	7418
2007	484132	47496	531628	23539	7731
2008	531348	53700	585048	24680	7854
2009	594619	59118	653737	27360	8868
2010	691208	50701	741909	28344	8880
2011	775129	58050	833179	28444	8970
2012	879695	65287	944982	32687	9946
2013	967532	73878	1041410	35446	11110
2014	1037097	88003	1125100	38125	11989
2015	1055255	86792	1142047	38467	12047
2016	1067443	132767	1200210	41786	13248
2017	1111030	183738	1294768	46163	16710
2018	1211632	199975	1411607	51059	18829
2019	1442889	234162	1677051	57818	18997

附表2　历年医院发表的SCI论文一览表

序号	时间	论文题目	作者	期刊
1	2008	Protective effect of polysaccharides from morinda officinalis on bone loss in ovariectomized rats	朱孟勇	International Journal of Biological Macromolecules
2	2009	Pathologiacal features of sarcomatoid carcinoma arising in metaplastic thymoma:a case report	卢洪胜	International journal of surgical pathology
3	2009	Promotion of bone formation by naringin in titanium particle−induced diabetic murine calvarial osteolysis model	周小小	Journal of orthopaedic research
4	2009	Tetracyclines inhabit rat osteoclast formation and acfivify in vitro and affect bone turnover in young rats in vivo	周小小	Calcif Tissue Int
5	2009	Extraction,characterization of polysaccharides from Morinda officinalis and its antioxidant activities	朱孟勇	Carbohydrate Polymers
6	2010	Primary gastric plasmacytoma associated with Helicobacter pylors infection:a report of two cases with different prognosis	卢洪胜	Int J Hematol
7	2010	Extraction,characterization of polysaccharides from lycium barbarum and its effect on bone gene expression in rats/Carbohydrate Polymers	朱孟勇	Carbohydrate Polymers
8	2010	Expression of survivin caspase−3 and P53 in cervical cancer assessed by tissue microarray:Correlation with Clinicopathology and prognosis	卢洪胜	European Journal of Gynaecological Oncology
9	2010	Brief report giant cell angiofibroma in the vocal cord	舒海荣	Chinese Medical Journal
10	2011	Extraction of polysaccharides from Morinda officinalis by response surface methodology and effect of the polysaccharides on bone−related genes	朱孟勇	Carbohydrate Polymers
11	2011	Effect of pelvic obliquity on the orientation of the acetabular component in total hip arthroplasty	周小小	J Arthroplasty
12	2012	Polymorphisms on 8q24 Are Associated with Lung Cancer Risk and Survival in Han Chinese	章雪林	Plos One

续表

序号	时间	论文题目	作者	期刊
13	2012	Genome sequence of the human-pathogenic bacterium vibrio vulnificus type strain ATTC 27562	李招云	J of Bacteriology
14	2012	The expression and clinical significance of matrix metallo proteinase 7 and tissue inhibitor fo matrix metallo proteinase 2 in clear cell renel cell carcinoma	卢洪胜	Experimental and therapeutic medicine
15	2012	A planning study of simultaneous integrated boost with forword IMRT for multiple brain metastases	梁晓东	Medical Dosimetry
16	2013	Pharmacokinetics and efficacy of ropivacaine in chinese patients following intra-articular administration	陈赛贞	International Journal of Clinical Pharmacology and Therapeutics
17	2013	Epidemiology and resistance mechanisms to imipenem in Klebsiella pneumoniae:A muliticenter study	陈慧红	Molecular Medicine Reports
18	2013	Nuclear PKM2 expression predicts poor prognosis in patients with esophageal squamous cell carcinoma	章雪林	Pathology-Research and Practice
19	2013	A planning study of simultaneous integrated boost with forward IMRT for multiple brain metastases	梁晓东	Medical Dosimetry
20	2013	Modulatory effect of lycopene on oxiative injury,releated protein and gene expression in gastric cancer tissue	徐云峰	Journal of food, Agriculture &Environment
21	2013	Parthenolide inhibits polyethylene particle-induced mouse calvarial osteolysis in vivo	周小小（通讯作者）	Journal of surgical research
22	2014	MEKK3 and survivin expression in cervical cancer：association with clinicopathological factors and prognosis	曹学全	Asian Pacific journal of cancer prevention
23	2014	Imbalance between MMP-2,9 promote the invasion and metastasis of renal cell carcinoma via SKP2 signaling pathways	卢洪胜	Tumor Biology
24	2014	Meta-analysis of the Association Between COL9A2 Genetic Polymorphisms and Lumbar Disc Disease Susceptibility	张招波	Spine

续表

序号	时间	论文题目	作者	期刊
25	2014	RNAi–mediated silencing of the Skp–2 gene causes inhibition of growth and induction of apoptosis in human renal carcinoma cells	卢洪胜	International Journal of Clinical and experimental
26	2014	Feasibility of simultaneous integrated boost with forward intensity–modulated radiation therapy for multiple brain metastases	倪玲琴	Contemporary Oncology
27	2015	The Association Between Modic Changes of Lumbar Endplates and Spontantous Absorption of Herniated Intervertebral Discs	丁凌志	Cell Biochem Biophys
28	2015	Complete response to comprehensive treatment of a primary hepatic diffuse large B cell lymphoma:A case report	张凯竞	Oncology Letters
29	2015	Elevated Expression of CCAT2 is Associated with Poor Prognosis in Espohageal Squamous Cell Carcinoma	章雪林	Journal of Surgical Oncology
30	2015	In vitro and in vivo drug–drug interaction of Losartan and glimepiride in rats and Its possible mechanism	陈赛贞	Pharmacology
31	2015	Expression and prognostic role of MEKK3 and PERK in plastics with Renal Clear cell carcinoma	陈 琪	Asian pacific Journal of cancer prevention
32	2015	The Expression and Role of MEKK3 in Renal Clear Cell Carcinoma	卢洪胜	The anatomical record
33	2015	The combinational therapy of trastuzumab and cetuximab inhibits tumor growth in a patient–deried tumor xenograft model of gastric cancer	王彩娇	Clin Transt Oncol
34	2015	Targeted exome sequencing reveals novel USH2A mutations in Chinese patients with simplex Usher syndrome	舒海荣	BMC Medical Genetics
35	2015	Effects of sh RNA–mediated knockdown of SPOCK1 on ovarian cancer growth and metastasis	张李钱	Cellular&Molecular Biology
36	2016	UCA1 overexpression predicts clinical outcome of patients with ovarian cancer receiving adjuvant chemotherapy	张 玲	Cancer Chemotherapy and Pharmacology

续表

序号	时间	论文题目	作者	期刊
37	2016	Simultaneous Determinaton of Methadone, Fluoxetine,Venlafaxine and Their Metabolites in Rat Plasma by UPLC–MS/MS for Drug Interaction Study	潘佩佩	Chromatographia
38	2016	Expression of HIF–1 α and HIF–2 α correlates to biological and clinical significance in papillary thyroid carcinoma	刘艳梅	World Journal of Surgical Oncology
39	2016	Association of Polymorphisms in translesion synthesis genes with prognosis of advanced non–small–cell lung cancer patients treated with Platinum–Based Chemotherapy	章雪林	Journal of Surgical Oncology
40	2016	Lentivirus–mediated knockdown of M–phase phosphoprotein 8 proliferation of colon cancer cell	梁显军	Biotechnology and Applied Biochemistry
41	2016	Plasma renin activity and low—density lipoprotein cholesterol level:potential risk factors of premature cardiovascular disease in young male people with hypertension	朱海勇	International Journa of Clinical and experimental
42	2017	Long Noncoding RNA MIR4697HG Promotes Cell Growth and Metastasis in Human Overian Cancer	张李钱	Analytical Cellular Pathology
43	2017	Aloesin Suppresses Cell Growth and Metastasis in Ovarian Cancer SKOV3 Cells through the Inhibition of the MAPK Siganling Pathway	张李钱	Analytical Cellular Pathology
44	2017	Association between APC promoter methylation and clinicopathological features of patients with hepatocellular carcinoma:a mate–analysis with PRISMA guideline	张亚琼	Translational Cancer
45	2017	Evaluation of anti–sepsis activity by compounds with high affinity　to lipid a from HuanglianJiedu decoction	徐煜彬	Immunopharmacology and Immunotoxicology
46	2017	BRMS1 gene expression may be associated with clinico–pathological features of breast cancer	林立忠	Bioscience Reports

续表

序号	时间	论文题目	作者	期刊
47	2017	ARID1A suppresses malignant transformation of human pancreatic cells via mediating senescence-associated miR-503/CDKN2A regulatory axis	李招云	Biochemical and biophysical research
48	2017	Anti-inflammatory and anti-apoptotic effect of Rhodiola crenulata extract on spinal cord injury in rats	张招波	Tropical Journal of Pharmaceutical research
49	2017	Clinical Significance and Tumor-Suppressive Function of miR-516b in Nonsmall Cell Lung Cancer	朱君飞	Cancer Biotherapy and radiopharmaceuticals
50	2017	Pulmonary Lymphangiomyomatosis Associated with Renal and Hepatic Angiomyolipoma Mass in a Patient with Tuberous Sclerosis Complex	卢洪胜	Chinese Medical Journal
51	2018	The modified cone reconstruction in the treatment of Ebstein's anomaly:Case report	李俊生	Medicine
52	2018	Outcome and prognostic factors in cervical cancer patients treated with surgery and concurrent chemoradiotherapy : a retrospective study	刘艳梅	World Journal of Surgical Oncology
53	2018	High expression of MAGE-A9 contributes to stemness and malignancy of human hepatocellular carcinoma	张黎明	International Journa of Oncology
54	2018	Histopathological analysis of ductular reaction in rabbit liver after chronic exposure of chromium（Ⅵ）	莫经刚	Acta Medica Mediterranea
55	2018	Silibinin affects the pharmacokinetics of methadone in rats	潘佩佩	Drug testing and analysis
56	2018	Mangiferin inhibits apoptosis and oxidative stress via BMP2/Smad-1 signaling in dexamethasone-induced MC3T3-E1 cells	丁凌志	International Journal of Molecular medicine
57	2018	Toxic myopathy following monensin exposure: a case report with 12 year follow-up	张丹红	International Journal of Clinical and Experimental Medicine

续表

序号	时间	论文题目	作者	期刊
58	2018	Salidroside promotes human periodontal ligament cell proliferation and osteocalcin secretion via ERK1/2 and PI3K/Akt signaling pathways	应于康	Experimental and Therapeutic medicine
59	2018	IL–13 polymorphisms rs20541 and rs1800925 in atopic dermatitis: a meta-analysis	陈晋广	International Journal of Clinical and Experimental Medicine
60	2018	E2F1/SP3/STAT6 axis is required for IL–4–induced epithelial–mesenchymal transition of colorectal cancer cells	陈寒君（通讯作者）	International Journal of Oncology
61	2018	The effects of interventional therapy on serum HTATIP2/TIP30,B7–H4 and short–term curative effect in primary hepatocellular carcinoma	莫经刚（通讯作者）	European Review for Medical and Pharmacological Sciences
62	2018	Atomistic Peptide Folding Simulations Reveal Interplay of Entropy and Long–Range Interactions in Folding Cooperativity	陈建霖	Scientific Reports
63	2018	High HLA–F Expression Is a Poor Prognosis Factor in Patients with Nasopharyngeal Carcinoma	吴 波	Analytical Cellular Pathology
64	2018	Establishment of Multiplex Loop–Mediated Isothermal Amplification for Rapid Detection of Genitourinary Mycoplasma	王毅超	Clinical Laboratory
65	2018	Using the synthesized peptide HAYED (5)to protect the brain against iron catalyzed radical attack in a naturally senescence Kunming mouse model	王增献（通讯作者）	Free Radical Biology and Medicine
66	2018	N–Methyl Pyrrolidone(NMP) Alleviates Lipopolysaccharide(LPS)–Induced Inflammatory Injury in Articular Chondrocytes	朱贤平	Medical Science Monitor
67	2019	MiRNA–224–5p inhibits autophagy in breast cancer cells via targeting Smad4	王毅超	Biochemical and Biophysical research communications

续表

序号	时间	论文题目	作者	期刊
68	2019	Mitogen-activated protein kinase inhibition enhances the antitumor effects of sporamin in human pancreatic cancer cells	钱翠娟	Oncology Letters
69	2019	Residual Structure Accelerates Binding of Intrinsically Disordered ACTR by Promoting Efficient Folding upon Encounter	陈建霖（通讯作者）	Journal of Molecular Biology
70	2019	Fenofibrate potentiates chemosensitivity to human breast cancer cells by modulating apoptosis via AKT/NF-kappa B pathway	孙建国	Oncotargets and therapy
71	2019	Unique genomic profiles obtained from cerebrospinal fluid cell-free DNA of non-small cell lung cancer patients with leptomeningeal metastases	应申鹏	Cancer Biology &Therapy
72	2019	Paraduodenal hernia complicated with intussusception: case report	金 冲	BMC Surgery
73	2019	Changes in plasma EBV-DNA and immune status in patients with nasopharyngeal carcinoma after treatment with intensity-modulated radiotherapy	陈 琪	Diagnostic Pathology
74	2019	Metabolomics analysis of baicalin on ovalbumin- sensitized allergic rhinitis rats	陈赛贞	Royal Society open Science
75	2019	Effects of phenytoin on serum levels of homocysteine,vitamin B12,folate in patients with epilepsy A systematic review and meta-analysis（PRISMA-compliant article）	徐煜彬	Medicine
76	2019	Posterior lumbar spine fusion versus interspinous process decompression in the treatment of patients with the single-level degenerative lumbar spine disorders	滕 晓	Acta Medica Mediterranea
77	2019	Analysis of Plasma EBV-DNA and Soluble Checkpoint Proteins in Nasopharyngeal Carcinoma Patients after Definitive Intensity-Modulated Radiotherapy	阮嫣赟	Biomed Research International

续表

序号	时间	论文题目	作者	期刊
78	2019	NRF3 suppresses breast cancer cell metastasis and cell proliferation and is a favorable predictor of survival in breast cancer	孙建国	Oncotargets and Therapy
79	2019	Silencing KRT16 inhibits keratinocyte proliferation and VEGF secretion in psoriasis via inhibition of ERK signaling pathway	陈晋广	Kaohsiung Journal of Medical Sciences
80	2019	MicroRNA-506-3p reverses gefitinib resistance in non-small cell lung cancer by targeting Yes-associated protein 1	朱君飞	Molecular Medicine Reports
81	2019	Rapid detection of insulin by immune-enrichment with silicon-nanoparticle assisted MALDI-TOF MS	王毅超	Analytical Biochemistry
82	2019	Combined low-dose LiCl and LY294002 for the treatment of osteoporosis in ovariectomized rats	白建海	Journal of Orthopaedic Surgery and Research
83	2019	Classical dendritic cells regulate acute lung inflammation and injury in mice with lipopolysaccharide-induced acute respiratory distress syndrome	李 朗	International Journal of Molecular Medicine
84	2019	Long non-coding RNA SDPR-AS affects the development of non-small cell lung cancer by regulating SDPR through p38 MAPK/ERK signals	朱君飞	Artificial Cells, Nanomedicine and Biotechnology
85	2019	Comparative assessment of early versus delayed surgery to treat proximal femoral fractures in elderly patients: A systematic review and meta-analysis	马宁（通讯作者）	International Journal of Surgery
86	2019	Follicular Lymphoma Presenting With Monoclonal IgM And MYD88 Mutation: A Case Report And Review of The Literature	徐玲珑	Onco Targets and Therapy
87	2019	GRP137 promotes cell proliferation and metastasis through regulation of the PI3K/AKT pathway in human ovarian cancer	张李钱	Tumori
88	2019	Effects of resveratrol on learning and memory in rats with vascular dementia	张叶青	Molecular Medicine Reports

续表

序号	时间	论文题目	作者	期刊
89	2019	Medullary and papillary thyroid carcinomas in a patient with a C634Y mutation in the RET proto-oncogene: A case report	丁 燕	Indian Journal of Cancer
90	2019	Six genes as potential diagnosis and prognosis biomarkers for hepatocellular carcinoma through data mining	张亚琼	Journal of Cellular Physiology
91	2019	Identification of a New Eight-long Noncoding RNA Molecular Signature for Breast Cancer Survival Prediction	张亚琼	Dna and Cell Biology
92	2019	Inhibition of TLR4 inhibits allergic responses in murine allergic rhinitis by regulating the NF-kappa B pathway	许航宇	Experimental and Therapeutic Medicine
93	2019	Lats2-Underexpressing Bone Marrow-Derived Mesenchymal Stem Cells Ameliorate LPS-Induced Acute Lung Injury in Mice	董 亮	Mediators of Inflammation
94	2019	LINC00473 promotes hepatocellular carcinoma progression via acting as a ceRNA for microRNA-195 and increasing HMGA2 expression	莫经刚	Biomedicine & Pharmacotherapy
95	2019	Untargeted metabolomics using liquid chromatography coupled with mass spectrometry for rapid discovery of metabolite biomarkers to reveal therapeutic effects of Psoralea corylifolia seeds against osteoporosis	赵福江	Rsc Advances
96	2019	Dexmedetomidine inhibits neuronal apoptosis by inducing Sigma-1 receptor signaling in cerebral ischemia-reperfusion injury	王金华（通讯作者）	Aging-Us
97	2019	In silico model and design of novel 5α-reductase inhibitors for treatment of benign prostatic hyperplasia	林 棋	Tropical Journal of Pharmaceutical Research
98	2019	Facile synthesis of yolk-shell structured Fe3O4@C-Au nanoparticles for thermotherapic application	张 扬（通讯作者）	Materials Letters
99	2019	CNDP2 Acts as an Activator for Human Ovarian Cancer Growth and Metastasis via the PI3K/AKT Pathway	张李钱	Technology in Cancer Research & Treatment

续表

序号	时间	论文题目	作者	期刊
100	2019	Modulation of anti-malaria immunity by vitamin A in C57BL/6J miceinfected with heterogenic plasmodium	陈 光	International Immunopharmacology
101	2020	Uterine rupture in twin pregnancy complicated with herniation of amniotic sac and umbilical cord: a case report	杜二球	Clinical and Experimental Obstetrics &Gynecology
102	2020	Markers of immune activation:novel biomarkers to predict the early-warning indicator of patients with papillary thyriod carcinoma	卢洪胜	Diagnostic Pathology
103	2020	Value of mir-124-3p, mir-9-3p and mir-196b-5p in differential diagnosis of thyroid nodules	林仁志	Acta Medica Mediterranea

附表3 历年临床及医技人员赴上级医院进修一览表

序号	科室	姓名	性别	进修日期	进修医院
1	影像中心	徐祖良	男	2000.9.18—2001.3.17	上海瑞金医院
2	影像中心	应申鹏	男	2000.10.9—2001.4.9	浙江省人民医院
3	心胸外科	林 云	男	2000.11.27—2001.5.20	北京安贞医院
4	影像中心	张 燕	女	2001.4.1—2001.9.30	上海瑞金医院
5	重症医学科	林 斌	男	2001.6.27—2001.12.26	上海瑞金医院
6	超声科	金宏江	男	2001.8.10—2001.8.24	上海瑞金医院
7	影像中心	徐忠飞	男	2001.9.6—2002.3.6	上海瑞金医院
8	内分泌科	冯 萍	女	2001.10.9—2002.1.8	上海瑞金医院
9	病理科	范广民	女	2002.1.2—2002.4.2	上海瑞金医院
10	脑电图室	胡金蒙	女	2002.3.18—2002.4.18	上海长海医院
11	骨科	王 勇	男	2002.3.26—2003.1.31	上海瑞金医院
12	耳鼻咽喉科	周霞初	女	2002.4.16—2002.5.15	上海瑞金医院
13	消化内科	周夏丰	女	2002.4.16—2002.10.15	上海瑞金医院
14	神经外科	付伟春	男	2002.6.24—2002.9.23	上海瑞金医院
15	血液内科	陈 赛	男	2002.6.24—2003.2.27	上海瑞金医院
16	影像中心	谭 恺	男	2002.7.1—2002.12.27	上海市第六人民医院
17	心血管内科	潘宏伟	男	2002.8.15—2002.11.15	温州心血管病医院
18	康复医学科	金冬莲	女	2002.8.26—2002.11.25	上海瑞金医院

续表

序号	科室	姓名	性别	进修日期	进修医院
19	妇产科	郑彤彤	女	2002.9.1—2002.10.31	上海瑞金医院
20	中西医结合科	周 玮	女	2002.10.25—2003.1.17	上海瑞金医院
21	神经内科	毛玲群	女	2002.11.12—2003.5.9	上海瑞金医院
22	检验中心	梁军兵	男	2002.11.18—2003.8.26	上海瑞金医院
23	影像中心	应申鹏	男	2003.1.6—2003.7.27	中山大学附属第一医院
24	麻醉科	许小城	男	2003.1.8—2003.6.27	上海瑞金医院
25	心胸外科	鲍灵发	男	2003.2.10—2003.4.28	北京安贞医院
26	超声科	周剑宇	男	2003.2.17—2003.6.29	中国人民解放军总医院
27	泌尿外科	章祖招	男	2003.4.1—2003.4.30 2003.7.1—2004.3.31	北京大学第一医院
28	放疗科	梁晓东	男	2003.6.1—2004.5.31	浙江省肿瘤医院
29	心胸外科	鲍灵发	男	2003.6.24—2003.9.17	北京安贞医院
30	信息中心	金 琪	男	2003.8.9—2003.9.12	上海瑞金医院
31	眼科	郑 丹	女	2003.9.1—2004.8.31	复旦大学附属眼耳鼻喉科医院
32	放疗科	韩建峰	男	2004.2.1—2004.4.30	浙江省肿瘤医院
33	放疗科	周 映	女	2004.2.1—2004.4.30	浙江省肿瘤医院
34	病理科	王四玲	女	2004.2.2—2004.3.21	浙一医院
35	血液内科	陈 赛	男	2004.3.1—2004.7.30	浙江大学医学院
36	放疗科	倪玲琴	女	2004.3.1—2004.8.31	浙江省肿瘤医院

续表

序号	科室	姓名	性别	进修日期	进修医院
37	影像中心	蔡燕娥	女	2004.3.1—2004.9.1	上海市第六人民医院
38	功能诊断中心	徐慧珍	女	2004.4.1—2004.9.30	上海瑞金医院
39	病理科	王四玲	女	2004.4.12—2004.4.21	浙一医院
40	检验中心	陈琪	女	2004.4.14—2004.10.22	上海瑞金医院
41	康复医学科	杨柏泉	男	2004.6.1—2004.7.18	上海瑞金医院
42	普外一	黄涛	男	2004.6.1—2004.11.30	上海瑞金医院
43	肿瘤内科	陈卫军	男	2004.6.7—2004.11.30	上海瑞金医院
44	放疗科	王勇	男	2004.8.1—2004.9.30	邵逸夫医院
45	眼科	王时力	男	2004.9.1—2005.9.1	复旦大学附属眼耳鼻喉科医院
46	麻醉科	宋振东	男	2004.9.10—2005.3.6	北京安贞医院
47	消化内科	杨纯英	女	2004.10.4—2005.3.30	上海瑞金医院
48	皮肤科	夏玲珍	女	2004.10.19—2005.2.3	上海瑞金医院
49	病理科	章辉	男	2004.11.5—2005.4.28	邵逸夫医院
50	超声科	史春娟	女	2004.12.7—2005.6.5	上海市第六人民医院
51	普外一	黄涛	男	2005.3.1—2005.5.30	杭州市第一人民医院
52	麻醉科	胡东军	男	2005.3.1—2005.5.31	邵逸夫医院
53	心电图	吴彩云	女	2005.3.2—2005.5.31	上海瑞金医院
54	检验中心	陈寒君	女	2005.3.14—2005.9.13	上海瑞金医院

续表

序号	科室	姓名	性别	进修日期	进修医院
55	检验中心	张秋芳	女	2005.4.19—2005.10.19	上海瑞金医院
56	心血管内科	陈世宏	男	2005.5.9—2005.11.8	上海瑞金医院
57	呼吸内科	杨玉敏	女	2005.6.13—2005.9.8	上海瑞金医院
58	消化内科	刘跃平	男	2005.10.10—2006.1.26	杭州市第　人民医院
59	眼科	杨友谊	男	2005.10.10—2006.5.6	浙二医院
60	脑电图室	胡金蒙	女	2005.10.16—2006.4.3	上海长征医院
61	病理科	贾万均	男	2005.10.26—2006.4.25	上海瑞金医院
62	放疗科	刘艳梅	女	2005.11.21—2006.2.17	浙江省肿瘤医院
63	重症医学科	丁　刚	男	2006.1.10—2006.6.30	浙一医院
64	肿瘤外科	林信斌	男	2006.2.16—2006.9.30	浙江省肿瘤医院
65	口腔科	邱志利	男	2006.4.3—2007.4.2	上海交通大学附属第九人民医院
66	感染科	胡建军	男	2006.5.15—2006.7.16	上海市公共卫生中心
67	重症医学科	丁　刚	男	2006.7.1—2006.9.30	浙二医院
68	感染科	胡建军	男	2006.7.17—2007.1.31	上海市公共卫生中心
69	神经内科	王云玲	女	2006.8.7—2007.2.7	上海瑞金医院
70	皮肤科	阮晨曦	女	2006.8.15—2007.2.14	上海瑞金医院
71	神经外科	林亦海	男	2006.9.26—2007.3.25	上海瑞金医院
72	放疗科	应申鹏	男	2006.10.5—2007.4.5	复旦大学附属肿瘤医院

续表

序号	科室	姓名	性别	进修日期	进修医院
73	心血管内科	但秋红	女	2006.10.9—2007.4.8	上海瑞金医院
74	统计室	杨俊玲	女	2006.11.6—2007.1.11	浙一医院
75	肿瘤外科	张 立	男	2007.3.1—2008.2.28	邵逸夫医院
76	口腔科	吴伟力	男	2007.3.4—2007.8.30	上海交通大学附属第九人民医院
77	检验中心	赖卫强	男	2007.4.23—2007.10.22	上海瑞金医院
78	血液内科	董丽华	女	2007.5.7—2007.11.6	上海瑞金医院
79	妇产科	徐海鸥	女	2007.5.28—2007.11.27	上海瑞金医院
80	普外二	庄旭升	男	2007.6.4—2007.12.31	浙一医院
81	中西医结合科	王国芳	女	2007.6.18—2008.6.17	复旦大学附属眼耳鼻喉科医院
82	普外二	梁建华	男	2007.7.3—2008.7.2	浙一医院
83	骨科	朱孟勇	男	2007.7.23—2007.10.22	上海瑞金医院
84	影像中心	汪裕聪	男	2007.7.31—2008.1.30	上海瑞金医院
85	康复医学科	杨 敏	女	2007.8.1—2008.1.30	浙一医院
86	心血管内科	邬美翠	女	2007.8.27—2008.2.27	上海瑞金医院
87	眼科	胡 劼	男	2007.9.27—2008.9.26	中山大学中山眼科中心
88	口腔科	罗 军	男	2007.10.8—2008.4.1	上海交通大学附属第九人民医院
89	泌尿外科	张鑫圣	男	2007.11.5—2008.4.30	浙一医院
90	妇产科	潘一红	女	2007.11.26—2008.5.25	上海瑞金医院

续表

序号	科室	姓名	性别	进修日期	进修医院
91	儿科	朱振华	男	2007.11.30—2008.5.29	浙江省儿童医院
92	耳鼻咽喉科	舒海荣	男	2008.1.4—2008.7.2	中山大学附属第一医院
93	病理科	王秋鹏	男	2008.2.11—2009.2.10	上海瑞金医院
94	普外二	杨晓平	男	2008.2.29—2008.6.30	邵逸夫医院
95	影像中心	汪国余	男	2008.3.1—2008.7.31	北京医院
96	肿瘤外科	潘 印	男	2008.3.1—2009.2.29	安徽省肿瘤医院、复旦大学附属肿瘤医院
97	神经外科	徐正保	男	2008.3.10—2008.5.18	广东省人民医院
98	影像中心	黄抒佳	女	2008.3.10—2008.6.8	邵逸夫医院
99	心胸外科	章雪林	男	2008.4.1—2008.11.28	上海交通大学附属胸科医院
100	口腔科	应于康	男	2008.6.2—2008.8.31	上海交通大学附属第九人民医院
101	神经外科	孔 伟	男	2008.7.1—2008.8.31	复旦大学附属华山医院
102	儿科	吴 新	男	2008.9.1—2009.2.29	浙江省儿童医院
103	神经内科	李小磊	男	2008.10.7—2008.12.26	杭州市第一人民医院
104	针灸推拿科	杨铁伟	男	2008.11.10—2009.5.9	上海中医药大学附属岳阳中西医结合医院
105	超声科	蔡燕娥	女	2008.12.1—2009.2.29	浙江大学医学院附属妇产科医院
106	妇产科	张李钱	男	2009.2.3—2009.7.31	上海瑞金医院
107	消化内科	刘跃平	男	2009.2.4—2009.8.3	上海瑞金医院
108	放射科	王 静	女	2009.3.1—2009.8.31	邵逸夫医院

续表

序号	科室	姓名	性别	进修日期	进修医院
109	心血管内科	吕国菊	女	2009.3.30—2009.9.30	上海瑞金医院
110	普外一	黄涛	男	2009.5.25—2009.7.24	上海瑞金医院
111	病理科	孙刚	男	2009.7.23—2010.7.25	中国人民解放军总医院
112	普外一	阮利斌	男	2009.8.24—2009.10.25	上海瑞金医院
113	妇产科	张李钱	男	2009.9.1—2010.2.22	复旦大学附属肿瘤医院
114	口腔科	林肖南	女	2009.9.1—2010.5.31	浙江省口腔医院
115	骨科	张招波	男	2009.9.7—2009.11.1	上海长征医院
116	心血管内科	蔡海鹏	男	2009.9.19—2010.9.30	北京安贞医院
117	普外一	庄旭升	男	2009.11.1—2009.12.31	上海瑞金医院
118	泌尿外科	章祖招	男	2009.11.1—2010.1.15	南方医科大学珠江医院
119	儿科	李星	男	2009.11.1—2010.4.30	复旦大学附属眼耳鼻喉科医院
120	肿瘤外科	林信斌	男	2009.11.2—2010.1.31	浙二医院
121	骨科	周小小	男	2009.12.1—2010.2.28	上海市第六人民医院
122	病理科	王四玲	女	2009.12.3—2010.2.28	浙江省肿瘤医院
123	耳鼻咽喉科	彭帆	男	2010.2.22—2011.2.14	复旦大学附属耳鼻咽喉科医院
124	妇产科	蒋琼俏	女	2010.2.24—2011.2.28	复旦大学附属妇产科医院
125	放射科	徐祖良	男	2010.3.2—2010.7.31	北京医院
126	泌尿外科	何剑	男	2010.3.22—2010.9.19	邵逸夫医院

续表

序号	科室	姓名	性别	进修日期	进修医院
127	麻醉科	卢光涛	男	2010.3.23—2010.9.22	浙一医院
128	普外二	杨余沙	男	2010.4.26—2010.6.26	上海瑞金医院
129	肿瘤外科	林仁志	男	2010.5.24—2010.11.10	上海瑞金医院
130	神经内科	黄 睿	男	2010.5.31—2011.2.28	浙二医院
131	放疗科	应申鹏	男	2010.6.7—2010.7.4	北京协和医院
132	骨科	王 勇	男	2010.6.21—2010.9.24	北京积水潭医院
133	消化内科	林 刚	男	2010.6.28—2010.12.31	上海瑞金医院
134	影像中心	张 燕	女	2010.8.1—2010.12.31	北京医院
135	骨科	朱贤平	男	2010.8.30—2011.1.31	北京积水潭医院
136	血液内科	陈建霖	男	2010.9.1—2011.2.28	浙一医院
137	口腔科	朱海钱	男	2010.10.1—2011.3.31	台州医院
138	麻醉科	王 琳	女	2010.10.9—2011.4.9	北京大学第三医院
139	泌尿外科	袁耀宇	男	2010.12.1—2011.6.12	浙一医院
140	康复医学科	陈世宏	男	2010.12.13—2011.6.7	江苏省人民医院
141	急诊医学科	黄桔秀	女	2010.12.20—2011.2.28	邵逸夫医院
142	妇产科	张 玲	女	2011.3.1—2011.8.31	浙江省肿瘤医院
143	病理科	何 凯	男	2011.3.2—2011.8.31	浙一医院
144	儿科	孔 洁	女	2011.3.10—2011.8.31	浙江省儿童医院

续表

序号	科室	姓名	性别	进修日期	进修医院
145	药剂科	王茹稼	女	2011.3.14—2012.2.29	邵逸夫医院
146	骨科	丁凌志	男	2011.4.1—2011.9.30	邵逸夫医院
147	神经外科	冯路	男	2011.4.4—2011.9.30	浙二医院
148	放射科	吴海鸰	男	2011.4.11—2011.7.12	复旦大学附属眼耳鼻喉科医院
149	检验中心	吴晓宇	男	2011.4.11—2011.10.16	北京协和医院
150	普外一	金冲	男	2011.4.26—2011.6.26	上海瑞金医院
151	肾内科	陈军斌	男	2011.4.26—2011.7.24	上海瑞金医院
152	药剂科	陈赛贞	女	2012.3.1—2012.5.31	台湾长庚医院、北京医院、上海瑞金医院
153	病理科	陈丽丽	女	2012.3.1—2012.8.31	浙一医院
154	输血科	许亚亚	女	2012.3.5—2012.5.21	浙一医院
155	药剂科	徐珊珊	女	2012.4.1—2013.3.31	浙一医院
156	骨科	张招波	男	2012.4.10—2012.5.10	西京医院
157	检验中心	钟倩怡	女	2012.4.12—2012.10.11	北京协和医院
158	神经内科	黄睿	男	2012.5.1—2012.7.31	杭州市第一人民医院
159	药剂科	徐珊珊	女	2012.5.1—2013.4.1	浙一医院
160	眼科	张美君	女	2012.7.1—2013.6.30	复旦大学附属眼耳鼻喉科医院
161	口腔	林肖南	女	2012.8.1—2012.11.31	浙江省口腔医院
162	输血科	梁军斌	男	2012.8.1—2012.11.31	上海市血液中心

续表

序号	科室	姓名	性别	进修日期	进修医院
163	神经内科	金皎蕾	女	2012.8.1—2013.1.31	北京大学第一医院
164	骨科	周小小	男	2012.8.1—2013.3.1	复旦大学附属华山医院
165	眼科	张美君	女	2012.10.18—2013.10.6	复旦大学附属眼耳鼻喉科医院
166	放射科	陈 超	男	2012.11.5—2013.5.1	浙二医院
167	妇产科	瞿向东	男	2012.12.1—2013.5.31	邵逸夫医院
168	口腔科	吴伟力	男	2013.2.18—2013.5.18	浙江省口腔医院
169	骨科	朱贤平	男	2013.2.26—2013.5.31	上海瑞金医院
170	整形外科	黄卫平	男	2013.4.1—2014.3.31	上海第九人民医院
171	骨科	丁凌志	男	2013.6.4—2013.9.1	上海市第十人民医院
172	妇产科	林慧敏	女	2013.6.24—2013.12.23	上海瑞金医院
173	泌尿外科	王 慧	男	2013.7.16—2014.7.15	中国人民解放军总医院
174	骨科	李小亚	男	2013.9.1—2014.2.28	上海市第六人民医院
175	急诊医学科	曹朝梁	男	2013.9.2—2013.11.30	浙二医院
176	药剂科	林利芬	女	2013.9.2—2014.3.2	浙一医院
177	病理科	杨朝晖	女	2013.9.6—2014.8.30	原南京军区南京总医院
178	心血管内科	陈 磊	男	2013.9.15—2014.9.15	第四军医大学唐都医院
179	肿瘤外科	林立忠	男	2013.10.7—2014.4.2	复旦大学附属肿瘤医院
180	药剂科	王茹稼	女	2013.10.14—2013.12.13	福建医科大学附属第一医院

续表

序号	科室	姓名	性别	进修日期	进修医院
181	药剂科	徐珊珊	女	2013.10.14—2013.12.13	福建医科大学附属第一医院
182	神经外科	吴盼星	男	2013.10.28—2014.1.27	上海瑞金医院
183	妇产科	张李钱	男	2013.12.1—2014.2.28	四川大学华西医院
184	超声科	管英英	女	2014.2.9—2014.8.9	邵逸夫医院
185	妇产科	陶俊贞	女	2014.3.1—2014.5.30	复旦大学附属妇产科医院
186	小儿外科	林永志	男	2014.3.1—2014.6.30	浙一医院
187	药剂科	何 仁	女	2014.3.31—2015.3.31	上海市第十人民医院
188	妇产科	张 玲	女	2014.4.1—2014.6.30	中山大学附属第一医院
189	口腔科	朱海钱	男	2014.5.5—2015.5.4	上海第九人民医院
190	输血科	黄海东	男	2014.8.18—2015.8.14	上海市血液中心
191	妇产科	潘一红	女	2014.10.1—2014.12.31	南方医科大学珠江医院
192	心血管内科	宋 伟	男	2014.10.6—2015.10.5	浙二医院
193	药剂科	徐利君	女	2014.10.6—2015.10.5	上海市第六人民医院
194	脑电图室	胡金蒙	女	2014.10.8—2015.1.8	复旦大学附属华山医院
195	超声科	许亚平	女	2014.11.24—2015.2.24	浙江省儿童医院
196	神经内科	王婉萍	女	2014.12.8—2015.2.8	北京大学第一医院
197	医学检验科	王乐见	男	2015.3.1—2015.6.30	浙江省人民医院
198	医学检验科	陶丹丹	女	2015.3.1—2015.6.30	浙江省人民医院

续表

序号	科室	姓名	性别	进修日期	进修医院
199	儿科	张志刚	男	2015.4.1—2015.9.30	浙江省儿童医院
200	医学检验科	王攀	女	2015.4.16—2015.10.15	温州医科大学
201	胃肠外科	阮利斌	男	2015.5.1—2015.10.31	浙一医院
202	甲乳外科	林立忠	男	2015.6.1—2015.8.31	浙二医院
203	甲乳外科	潘印	男	2015.6.1—2015.8.31	浙二医院
204	医学检验科	陈寒君	女	2015.6.29—2015.9.30	武汉大学人民医院
205	重症医学科	朱宏波	男	2015.8.24—2016.2.29	浙一医院
206	放疗科	刘艳梅	女	2015.9.1—2016.8.31	中国医学科学院肿瘤医院
207	泌尿外科	林琪	男	2015.9.6—2016.2.29	第二军医大学
208	超声科	史春娟	女	2016.3.1—2016.6.1	中国医学科学院阜外医院
209	药剂科	何仁	女	2016.3.7—2016.4.30	福建医科大学附属第一医院
210	医学检验科	陈文举	男	2016.4.1—2016.6.30	浙二医院
211	麻醉科	蔡世宏	男	2016.4.1—2016.6.30	温州医科大学附属第二医院
212	呼吸与危重症医学科	杨希	女	2016.6.1—2016.11.30	广州医学院第一附属医院
213	麻醉科	钱家树	男	2016.6.6—2016.9.6	上海市第六人民医院
214	超声科	林珠	女	2016.6.27—2016.10.27	广东省妇幼保健院
215	骨科	马宁	男	2016.7.5—2016.10.4	上海市第六人民医院
216	儿科	徐婷婷	女	2016.8.1—2016.10.31	温州医科大学附属第二医院

续表

序号	科室	姓名	性别	进修日期	进修医院
217	心血管内科	陈 磊	男	2016.8.1—2017.7.31	邵逸夫医院
218	甲乳外科	郭小卫	男	2016.8.22—2017.2.12	天津市肿瘤医院
219	口腔科	陶 丹	女	2016.8.22—2017.8.31	上海第九人民医院
220	放疗科	贡强君	男	2016.9.1—2017.2.28	浙江省肿瘤医院
221	医学检验科	张亚琼	女	2016.9.8—2016.12.8	浙二医院
222	内分泌科	黄一鑫	男	2016.9.12—2017.3.12	邵逸夫医院
223	急诊医学科	张宏伟	男	2016.10.1—2016.12.31	浙二医院
224	中医、中西医结合科	卢 薇	女	2016.10.1—2017.4.10	浙江省中医院
225	药剂科	陈 旭	男	2016.10.8—2017.3.31	浙二医院
225	病理科	杨朝晖	女	2016.11.7—2017.2.5	浙江省肿瘤医院
227	重症医学科	吕宇航	男	2016.12.1—2017.5.31	浙江省人民医院
228	整形外科	黄 璐	女	2016.12.5—2017.12.4	上海第九人民医院
229	神经内科	陈富强	男	2017.3.1—2017.8.31	浙二医院
230	放疗科	孙华丽	女	2017.3.1—2018.3.1	复旦大学附属肿瘤医院
231	超声科	周剑宇	男	2017.3.20—2017.4.30	北京大学第三医院
232	儿科	吴 新	男	2017.3.20—2017.6.5	北京大学第三医院
233	急诊医学科	朱海勇	男	2017.4.5—2017.8.4	上海第十人民医院、上海长征医院
234	药剂科	徐利君	女	2017.5.8—2017.6.30	福建医科大学附属第一医院

续表

序号	科室	姓名	性别	进修日期	进修医院
235	超声科	肖春莹	女	2017.5.15—2017.6.14	浙一医院
236	心胸外科	林善安	男	2017.6.5—2018.6.4	上海肺科医院
237	泌尿外科	袁耀宇	男	2017.7.1—2017.9.30	上海交通大学医学院附属仁济医院
238	药剂科	潘佩佩	女	2017.9.4—2017.12.3	浙二医院
239	康复医学科	冯炜珍	女	2017.10.9—2018.4.8	中山大学附属第三医院
240	泌尿外科	何 剑	男	2017.11.1—2018.1.31	邵逸夫医院
241	中医、中西医结合科	王志敏	男	2017.11.1—2018.4.30	江苏省中医院
242	心血管内科	蔡海鹏	男	2017.11.15—2018.2.14	邵逸夫医院
243	心血管内科	蔡海鹏	男	2017.11.15—2018.2.14	邵逸夫医院
244	整形外科	朱 韬	男	2017.12.1—2018.11.30	上海第九人民医院
245	神经内科	陶涛涛	男	2018.1.1—2018.6.30	杭州市第一人民医院
246	血液内科	王雯雯	女	2018.3.5—2018.5.5	北京大学第三医院
247	麻醉科	陈凌军	男	2018.3.5—2018.6.5	温州医科大学附属第二医院
248	病理科	曹学全	男	2018.3.5—2018.8.31	南京军区南京总医院
249	病理科	顾华敏	男	2018.3.19—2018.4.18	浙江省肿瘤医院
250	神经外科	严秀友	男	2018.4.1—2018.6.30	浙二医院
251	心胸外科	王 强	男	2018.4.1—2018.6.30	上海肺科医院
252	药剂科	徐红燕	女	2018.4.1—2018.6.30	温州医科大学附属第一医院

续表

序号	科室	姓名	性别	进修日期	进修医院
253	心血管内科	泮慧俐	女	2018.4.1—2018.9.30	浙二医院
254	呼吸与危重症医学科	杨 剑	男	2018.4.1—2018.9.30	邵逸夫医院
255	口腔科	张兆高	男	2018.4.1—2019.3.31	浙江省口腔医院
256	肝胆外科	金 冲	男	2018.4.17—2018.6.17	浙江省人民医院
257	药剂科	陈 旭	男	2018.5.19—2018.6.16	浙江省人民医院
258	药剂科	林利芬	女	2018.5.19—2018.6.16	浙江省人民医院
259	血液内科	陆妮娜	女	2018.6.1—2019.2.28	温州医科大学附属第一医院
260	超声科	陈珍珍	女	2018.7.1—2018.8.1	上海市第十人民医院
261	重症医学科	林 菊	女	2018.7.1—2018.12.31	浙一医院
262	麻醉科	卢光涛	男	2018.8.1—2018.10.31	温州医科大学附属第一医院
263	神经外科	吴盼星	男	2018.8.1—2019.1.31	温州医科大学附属第一医院
264	胃肠外科	阮利斌	男	2018.8.16—2019.8.15	西京医院
264	口腔科	蔡丽娜	女	2018.9.1—2019.5.31	温州医科大学附属口腔医院
266	儿科	方丹枫	女	2018.10.1—2019.3.31	上海新华医院
267	放疗科	丁 燕	女	2018.10.1—2019.9.30	浙江省肿瘤医院
268	康复医学科	朱仙芬	女	2018.11.1—2019.1.31	浙江省中山医院
269	骨科	张景生	男	2018.11.5—2019.1.31	中山大学孙逸仙纪念医院
270	呼吸与危重症医学科	梁 杰	男	2018.11.11—2019.1.31	上海肺科医院

续表

序号	科室	姓名	性别	进修日期	进修医院
271	肾内科	陈　媛	女	2018.12.1—2019.5.31	温州医科大学附属第一医院
272	眼科	白建海	男	2018.12.21—2019.3.10	温州眼视光医院
273	骨科	李小亚	男	2019.1.1—2019.6.30	浙二医院
274	心血管内科	徐玉顺	男	2019.1.1—2019.12.31	邵逸夫医院
275	消化内科	高志荣	男	2019.2.1—2019.5.20	北京友谊医院
276	血液内科	丁笑笑	女	2019.2.1—2019.7.30	浙一医院
277	医学检验科	张亚琼	女	2019.3.1—2019.5.31	武汉大学人民医院
278	放疗科	应申鹏	男	2019.3.17—2019.3.31	北京大学第三医院
279	放疗科	倪玲琴	女	2019.3.17—2019.4.8	北京大学第三医院
280	药剂科	徐红燕	女	2019.4.8—2020.4.7	温州医科大学附属第一医院
281	病理科	魏科娜	女	2019.6.1—2020.5.31	复旦大学附属肿瘤医院
282	病理科	杨玲玲	女	2019.7.1—2019.12.31	上海市第十人民医院
283	放疗科	倪玲琴	女	2019.7.22—2019.10.21	浙江省肿瘤医院
284	妇产科	王　英	女	2019.8.1—2019.10.31	浙江省人民医院
285	儿科	蔡荷飞	女	2019.8.1—2020.1.31	上海新华医院
286	骨科	王湖兵	男	2019.8.1—2020.1.31	上海瑞金医院
287	药剂科	田自有	男	2019.9.1—2019.11.30	浙一医院
288	心血管内科	宋　伟	男	2019.9.1—2019.11.30	中国医学科学院阜外医院

续表

序号	科室	姓名	性别	进修日期	进修医院
289	妇产科	谢吉蓉	女	2019.9.1—2020.2.29	浙大学医学院附属妇产科医院
290	消化内科	杨微微	女	2019.9.1—2020.2.29	复旦大学附属中山医院
291	药剂科	颜培	女	2019.10.1—2019.12.31	浙二医院
292	肾内科	陈孜炜	男	2019.10.8—2019.12.31	邵逸夫医院
293	口腔科	徐旭辉	男	2019.10.9—2020.4.9	上海第九人民医院
294	血液内科	陆妮娜	女	2019.11.1—2020.4.30	上海瑞金医院
295	风湿免疫科	童筱君	女	2019.11.1—2020.4.30	温州医科大学附属第一医院
296	儿科	杨婷	女	2019.11.1—2020.4.30	浙江省儿童医院
297	心血管内科	陈婉斐	女	2019.12.1—2020.5.31	中国医学科学院阜外医院
298	心血管内科	李珍珍	女	2019.12.1—2020.5.31	温州医科大学第一附属医院
298	甲乳外科	林仁志	男	2019.12.1—2020.5.31	浙二医院
300	妇产科	杨华琴	女	2020.4.1—2020.9.30	浙大医学院附属妇产科医院
301	介入中心	林祥腾	男	2020.5.1—2020.7.31	上海市第十人民医院
302	骨科	泮宸帅	男	2020.5.1—2020.7.31	上海市第六人民医院
303	儿科	周燕	女	2020.5.1—2020.10.31	温州医科大学附属育英儿童医院
304	内镜室	尹璐璐	女	2020.5.11—2020.11.10	浙一医院

附表4　历年护理人员赴上级医院进修一览表

序号	姓名	科室	职称	进修日期	进修医院
1	张琳	护理部	副主任护师	1999.9—2000.2	邵逸夫医院
2	尚彩花	ICU	护士	1999.9—2000.2	邵逸夫医院
3	杨玲飞	ICU	护士	1999.9—2000.2	邵逸夫医院
4	洪小丹	供应室	护士	1999.9—2000.2	邵逸夫医院
5	贺春雅	妇产科	护士	1999.9—2000.2	邵逸夫医院
6	孙雪萍	妇产科	护士	1999.9—2000.2	邵逸夫医院
7	潘巧玲	急诊科	护士	1999.9—2000.2	邵逸夫医院
8	徐玲玲	急诊科	护士	1999.9—2000.2	邵逸夫医院
9	邱金丹	急诊科	护士	1999.9—2000.2	邵逸夫医院
10	何燕燕	急诊科	护士	1999.9—2000.2	邵逸夫医院
11	郑巧燕	六病区	护士	1999.9—2000.2	邵逸夫医院
12	王锦	六病区	护士	1999.9—2000.2	邵逸夫医院
13	胡美金	六病区	护士	1999.9—2000.2	邵逸夫医院
14	陈敏	七病区	护士	1999.9—2000.2	邵逸夫医院
15	阮群英	七病区	护士	1999.9—2000.2	邵逸夫医院
16	郑环	手术室	护士	1999.9—2000.2	邵逸夫医院
17	张敏丽	手术室	护士	1999.9—2000.2	邵逸夫医院
18	林斌媚	四病区	护士	1999.9—2000.2	邵逸夫医院
19	蔡亚娜	四病区	护士	1999.9—2000.2	邵逸夫医院
20	王晓芬	五病区	护士	1999.9—2000.2	邵逸夫医院
21	王丽玲	五病区	护士	1999.9—2000.2	邵逸夫医院
22	董莹莹	五病区	护士	1999.9—2000.2	邵逸夫医院
23	蔡晓静	二病区	护士	1999.9—2000.2	邵逸夫医院
24	程玲丹	二病区	护士	1999.9—2000.2	邵逸夫医院
25	王珊珊	急诊科	护士	1999.9—2000.2	邵逸夫医院
26	林慧	六病区	护师	2020.8—	上海瑞金医院
27	许君琴	ICU	护士	2020.8—	上海瑞金医院
28	胡院秀	ICU	护士	2020.8—	上海瑞金医院
29	金艾黎	ICU	主管护师	2020.8—	上海瑞金医院
30	杨玲飞	ICU	护士	2020.8—	上海瑞金医院
31	尚彩花	ICU	护士	2020.8—	上海瑞金医院

续表

序号	姓名	科室	职称	进修日期	进修医院
32	郑 丹	ICU	护士	2020.8—	上海瑞金医院
33	郑美华	七病区	护师	2000.9—2000.12	浙二医院
34	吴伟仙	六病区	护师	2001.1—	上海瑞金医院
35	洪 霞	六病区	护师	2001.1—	上海瑞金医院
36	刘水姣	六病区	护士	2001.1—2001.3	上海瑞金医院
37	赵梅霖	九病区	主管护师	2001.2—2001.3	上海瑞金医院
38	杨美滋	急诊科	护士	2001.9—2002.2	上海瑞金医院
39	牟艳青	注射室	未定级	2001.10—2002.4	上海瑞金医院
40	周莉莉	妇产科	未定级	2001.10—2002.4	上海瑞金医院
41	董慧艳	妇产科	未定级	2001.10—2004.6	上海瑞金医院
42	叶玲珍	妇产科	未定级	2001.10—2004.6	上海瑞金医院
43	周玲丽	ICU	未定级	2001.10—2002.6	上海瑞金医院
44	邬海哎	ICU	未定级	2001.10—2002.6	上海瑞金医院
45	林文华	七病区	未定级	2001.10—2002.6	上海瑞金医院
46	王华萍	八病区	未定级	2001.10—2002.6	上海瑞金医院
47	叶佩华	手术室	未定级	2001.10—2002.8	上海瑞金医院
48	胡春燕	十病区	未定级	2001.10—2002.4	上海瑞金医院
49	洪 静	五病区	未定级	2002.9—2003.3	上海瑞金医院
50	丁晓敏	手术室	未定级	2002.9—2003.3	上海瑞金医院
51	林春月	九病区	未定级	2002.9—2003.3	上海瑞金医院
52	陈 娅	八病区	未定级	2002.9—2003.3	上海瑞金医院
53	王赛赛	门诊办	未定级	2002.9—2003.3	上海瑞金医院
54	张雅丽	七病区	护士	2002.2—2002.8	上海瑞金医院
55	金 晶	五病区	护士	2002.2—2002.8	上海瑞金医院
56	管灵素	十病区	护士	2002.8—2003.4	上海瑞金医院
57	鲍雪丹	六病区	护士	2002.8—2003.4	上海瑞金医院
58	郝秉君	手术室	护士	2002.8—2003.4	上海瑞金医院
59	苏丽丽	ICU	护士	2002.8—2003.4	上海瑞金医院
60	李 云	ICU	护士	2002.8—2003.4	上海瑞金医院
61	蒋 琪	ICU	未定级	2002.6—2002.12	上海瑞金医院
62	叶莹莹	六病区	未定级	2002.6—2002.12	上海瑞金医院

续表

序号	姓名	科室	职称	进修日期	进修医院
63	李爱萍	十一病区	未定级	2002.6—2002.12	上海瑞金医院
64	林文丽	十一病区	未定级	2002.6—2002.12	上海瑞金医院
65	李迎春	十病区	未定级	2002.6—2002.12	上海瑞金医院
66	姚鸯鸯	七病区	未定级	2002.6—2002.12	上海瑞金医院
67	王雯昕	九病区	未定级	2002.6—2002.12	上海瑞金医院
68	郑仙芝	十病区	未定级	2002.6—2002.12	上海瑞金医院
69	邱文亚	九病区	未定级	2002.6—2002.12	上海瑞金医院
70	杨美滋	急诊科	护士	2002.3—2002.12	中国医科大学
71	金冬莲	十病区	主管护师	2002.8—2002.11	上海瑞金医院
72	王碧君	二病区	未定级	2002.12—2003.5	上海瑞金医院
73	杨微微	ICU	未定级	2002.12—2003.5	上海瑞金医院
74	徐英英	手术室	未定级	2003.6—2003.12	上海瑞金医院
75	王 肖	急诊科	未定级	2003.6—2003.12	上海瑞金医院
76	杨 微	妇科	未定级	2002.12—2003.5	上海瑞金医院
77	钱银芬	九病区	未定级	2003.3—2003.9	上海瑞金医院
78	李照云	ICU	未定级	2003.3—2003.9	上海瑞金医院
79	胡 艳	急诊科	未定级	2003.3—2003.9	上海瑞金医院
80	陈 英	六病区	未定级	2003.3—2003.9	上海瑞金医院
81	黄彩芬	ICU	未定级	2003.3—2003.9	上海瑞金医院
82	胡院秀	ICU	未定级	2003.9—2003.12	邵逸夫医院
83	郑 丹	ICU	护士	2003.12—2004.2	邵逸夫医院
84	应伟红	十病区	主管护师	2003.12—2004.3	上海瑞金医院
85	赵 芸	B五西病区	主管护师	2004.1—2004.4	浙江省妇保院
86	管灵素	A五东病区	护士	2004.3—2004.5	浙一医院
87	徐慧珍	功能诊断中心	主管护师	2004.4—2004.9	上海瑞金医院
88	翁媛英	放疗病区	主管护师	2004.5—2004.8	邵逸夫医院
89	梁云莲	中心供应室	主管护师	2004.6—2004.8	上海瑞金医院
90	王 燕	妇产科	护士	2004.10—2005.1	浙江省妇保院
91	陈宇红	功能诊断中心	主管护师	2005.5—2005.7	杭州市一医院
92	李雪梅	B五东病区	主管护师	2006.2—2006.3	浙大儿院
93	周群玉	手术室	副主任护师	2007.1—2007.2	邵逸夫医院

续表

序号	姓名	科室	职称	进修日期	进修医院
94	谢海萍	A四东病区	主管护师	2007.1—2007.2	邵逸夫医院
95	杨素青	手术室	主管护师	2007.1—2007.2	邵逸夫医院
96	唐富琴	护理部	主管护师	2007.2	邵逸夫医院
97	康玉华	A八西病区	主管护师	2007.2	邵逸夫医院
98	吴伟仙	B六东病区	主管护师	2007.2	邵逸夫医院
99	全日红	B三东病区	主管护师	2007.2	邵逸夫医院
100	郑建萍	B七楼病区	副主任护师	2007.3—2007.4	邵逸夫医院
101	毛建芬	A五西病区	主管护师	2007.3—2007.4	邵逸夫医院
102	翁媛英	A四西病区	主管护师	2007.3—2007.4	邵逸夫医院
103	刘小春	A六西病区	主管护师	2007.4	邵逸夫医院
104	刘水玉	中心供应室	副主任护师	2007.4	邵逸夫医院
105	包小青	感染科	主管护师	2007.4	邵逸夫医院
106	吴亚萍	A六东病区	主管护师	2007.5—2007.6	邵逸夫医院
107	金艾黎	B八东病区	主管护师	2007.5—2007.6	邵逸夫医院
108	许灵娇	B六西病区	主管护师	2007.5—2007.6	邵逸夫医院
109	王菊玲	A七楼病区	主管护师	2007.6—2007.7	邵逸夫医院
110	张玉琴	A二西病区	主管护师	2007.6—2007.7	邵逸夫医院
111	赵 芸	B五西病区	主管护师	2007.6—2007.7	邵逸夫医院
112	缪春勤	急诊科	副主任护师	2007.7	邵逸夫医院
113	应 莉	B四楼病区	主管护师	2007.7	邵逸夫医院
114	赵桃月	A五东病区	主管护师	2007.7	邵逸夫医院
115	凌爱香	A八东病区	主管护师	2007.7	邵逸夫医院
116	徐 彬	B五东病区	主管护师	2007.7	邵逸夫医院
117	赵梅霖	A三西病区	副主任护师	2007.8—2007.9	邵逸夫医院
118	郑秀云	A二东病区	主管护师	2007.8—2007.9	邵逸夫医院
119	李玲莉	A五西病区	护师	2007.5—2007.11	浙一医院
120	赵卫珠	B五东病区	护士	2007.12—2008.3	温医二院育婴儿童医院
121	洪金丽	B五东病区	护师	2008.9—2008.12	温医二院育婴儿童医院
122	张彩霞	手术室	护师	2008.10—2009.1	邵逸夫医院
123	张敏丽	手术室	护师	2008.10—2009.1	浙一医院
124	胡美金	A二西病区	护师	2008.11—2008.12	浙二医院

续表

序号	姓名	科室	职称	进修日期	进修医院
125	项巧玲	B六西病区	主管护师	2008.11—2008.12	浙二医院
126	金洁	A二西病区	护师	2008.11—2008.12	浙二医院
127	章赛军	A七楼病区	护师	2008.12—2009.1	浙二医院
128	王燕	B四楼病区	护师	2008.12—2009.1	浙二医院
129	章月桃	体检中心	护师	2009.1—2009.2	浙二医院
130	鲍伏	ICU	护师	2009.5	浙二医院
131	林素珍	脑外科	护师	2009.5	浙二医院
132	林宁	骨科	护师	2009.7	浙二医院
133	郑丹	ICU	护师	2009.7	浙二医院
134	叶丽娜	胃肠外科	护师	2009.8	浙二医院
135	刘水姣	胸外科	主管护师	2009.6	浙二医院
136	詹敏娟	肝胆外科	主管护师	2009.6	浙二医院
137	李爱萍	骨科	护士	2009.8	浙二医院
138	杨美滋	老年耳鼻喉科	护师	2009.9	浙二医院
139	刘海燕	呼吸科	主管护师	2009.10	浙二医院
140	曹笑霄	神经内科	护师	2009.10	浙二医院
141	潘巧玲	急诊科	护师	2009.12	浙二医院
142	王彩娇	心内科	护师	2009.12	浙二医院
143	郑巧燕	烧伤科	护师	2010.8—2010.10	上海瑞金医院
144	陈丽	儿科	护师	2010.9—2010.11	浙大儿院
145	赵芸	血透室	主管护师	2010.7—2010.9	台州医院
146	颜小挺	手术室	护师	2010.8—2010.10	温医二院
147	张琳	护理部	主任护师	2010.5	台湾长庚、高雄、荣决等医院
148	唐富琴	护理部	主管护师	2010.5	台湾长庚、高雄、荣决等医院
149	刘小春	心内科	副主任护师	2010.5	台湾长庚、高雄、荣决等医院
150	应莉	产科	副主任护师	2010.5	台湾长庚、高雄、荣决等医院
151	许勤	呼吸科	护师	2011.5—2011.7	上海瑞金医院
152	吕静	心内科	护师	2011.6—2011.8	上海瑞金医院
153	杨卫燕	ICU	护师	2011.6—2011.9	浙一医院

续表

序号	姓名	科室	职称	进修日期	进修医院
154	韩海玲	新生儿室	护师	2011.9—2011.12	温医二院
155	胡洁	放疗科	护师	2011.8—2011.11	温医二院
156	陈璐	肿瘤科	护师	2011.8—2011.11	温医二院
157	雷明	产科	副主任护师	2011.9—2011.12	北京妇儿医院
158	李丹红	急诊科	护师	2012.3—2012.6	浙二医院
159	蔡亚娜	手术室	护师	2012.6—2012.8	浙一医院
160	崔英	内分泌科	主管护师	2012.5—2012.7	浙江省中医院
161	屈嬉嬉	ICU	护师	2012.3—2012.7	浙一医院
162	金艾黎	护理部	主管护师	2012.9—2012.12	温州国际造口学校
163	林亚	产科	护师	2012.9—2012.12	浙大儿院
164	吴伟仙	肿瘤科	副主任护师	2013.4	浙江省肿瘤医院
165	陈蓓蓓	放疗科	护师	2013.10—2013.11	浙二医院
166	凌爱香	中西医结合科	副主任护师	2013.5	浙江省中医院
167	俞杨	血液科	护师	2013.4	浙二医院
168	王燕	产科	护师	2013.4	浙二医院
169	叶丽娜	普外二	护师	2013.4	浙二医院
170	郑丹	ICU	主管护师	2013.4	浙二医院
171	曹芊	中西医结合科	护师	2013.6—2013.8	温医二院
172	曹舸	手术室	主管护师	2013.5—2013.7	温附一院
173	王瑛	手术室	主管护师	2013.7—2013.8	北京协和医院
174	王春艳	内分泌科	主管护师	2013.6—2013.9	邵逸夫医院
175	周婉平	产科	主管护师	2013.8—2013.11	浙江省妇保医院
176	周莉莉	产科	主管护师	2013.6—2013.7	北京妇产医院
177	洪金丽	儿科	主管护师	2014.3—2014.6	温医二院育婴儿童医院
178	刘水姣	烧伤泌尿科	主管护师	2014.5—2014.5	浙二医院
179	丁敏青	胃肠外科	护师	2014.8—2014.10	上海瑞金医院
180	裘锦瑜	胃肠外科	护师	2014.11—2015.1	上海瑞金医院
181	马宇庆	血透室	副主任护师	2014.4—2014.8	浙江省人民医院
182	潘巧玲	急诊科	主管护师	2014.4—2014.7	浙一医院
183	张彩霞	麻醉手术科	主管护师	2014.6—2014.9	温附一院

续表

序号	姓名	科室	职称	进修日期	进修医院
184	李玲莉	血液科	护师	2014.5—2014.6	浙一医院
185	阮啸啸	PICC门诊	护师	2014.6—2014.7	台州医院
186	梁伟珍	产科病区	主管护师	2014.9—2014.12	浙江省妇产科医院
187	陶芳芳	骨科二疼痛病区	主管护师	2015.7—2015.9	温医二院
188	徐英英	手术室	主管护师	2015.5—2015.7	浙江省专科护士培训
189	石绣华	换药室	主管护师	2015.5—2015.8	邵逸夫医院
190	徐丽丽	肾内科	主管护师	2015.9—2015.11	上海仁济医院
191	冯月清	胃肠外科	主管护师	2015.1—2015.4	邵逸夫医院
192	陈　晓	甲乳外科	主管护师	2015.3—2015.4	台州医院
193	丁晓敏	手术室	护师	2016.5—2016.7	浙二医院
194	曹　芊	中西医结合科	主管护师	2016.9—2016.11	浙江省中医院
195	李　娜	ICU	护师	2016.3—2016.7	浙二医院
196	陈妍琛	ICU	主管护师	2017.3—2017.4	杭州省人民医院
197	徐　佳	住院服务中心	护师	2017.5	浙江省人民医院
198	屈双英	胃肠外科	主管护师	2017.9—2017.12	温附一院
199	何卫芳	ICU	护师	2017.6—2017.12	上海长海医院
200	朱伊黎	ICU	护师	2017.6—2017.12	上海长海医院
201	叶爱君	手术室	护师	2017.6—2017.12	上海长海医院
202	吴旭佳	呼吸科	护师	2017.9—2017.11	浙一医院
203	韩海飞	手术室	主管护师	2018.3—2018.7	温附一院
204	牟玲燕	骨科二	护师	2018.3—2018.5	浙江省中医院
205	李姝莹	妇科	主管护师	2018.3—2018.5	浙江省中医院
206	张使倩	血液科	护士	2018.3—2018.5	北医三院
207	罗　佳	麻醉手术科	护师	2018.4—2018.8	专科护士培训基地
208	黄　峰	ICU	护师	2018.5	上海十院
209	王碧君	呼吸科	主管护师	2018.8—2018.10	温医二院
210	石玲冰	儿科病区	主管护师	2018.9—2019.1	浙大儿院
211	蔡婉婉	产科病区	护师	2019.9—2019.12	浙江省妇保院
212	陈　晓	甲乳病区	主管护师	2019.3—2019.7	浙江省静疗培训基地
213	梁玲玲	胃肠儿外病区	护师	2019.9—2019.11	邵逸夫医院

续表

序号	姓名	科室	职称	进修日期	进修医院
214	黄 峰	DSA室	护师	2019.7—2019.9	邵逸夫医院
215	袁晓丽	神内二病区	主管护师	2019.4—2019.7	浙二医院
216	王亚亭	呼吸与危重病病区	护师	2019.3—2019.5	浙一医院
217	张丹红	肝胆病区	护师	2019.7—2019.10	邵逸夫医院
218	黄菊芳	肝胆病区	主管护师	2019.4—2019.7	浙二医院
219	应 超	消化内分泌病区	护师	2019.4—2019.8	浙江省糖尿病专科护士培训基地
220	朱卫琴	心内科病区	主管护师	2019.6—2019.8	邵逸夫医院
221	王 魏	重症医学科	护师	2019.3—2019.7	浙二医院
222	曹笑霄	综合病区	副主任护师	2019.5—2019.8	北京康复医院
223	孙凤国	重症医学科	护师	2019.12—2020.12	北京阜外医院
224	周婉平	妇科病区	主管护师	2019.2—2019.3	广东省中山市人民医院
225	颜小挺	护理部	副主任护师	2019.3—2019.4	邵逸夫医院
226	谢海萍	肾内科病区	主任护师	2020.6—2020.9	广东省中医院
227	杨剑红	骨科一病区	主管护师	2020.6	浙医四院
228	程玲丹	呼吸与危重病病区	主管护师	2020.6	浙医四院

附表5　历年来院进修临床及医技人员明细表

序号	姓名	性别	工作单位	进修日期	进修科室
1	胡海萍	女	路桥区金清卫生院	2001.3.1—2001.10.31	妇产科
2	李 明	男	路桥区广济医院	2001.3.1—2001.12.31	普外科
3	郑丽敏	女	椒江区前所卫生院	2001.7.2—2002.7.1	妇产科
4	张海红	女	台州曙光医院	2001.8.6—2002.2.5	超声科、影像中心
5	张 颖	女	路桥区中医院	2001.9.12—2002.3.11	检验科
6	贺海芬	女	路桥区金清卫生院	2001.10.11—2002.4.10	妇产科
7	王晓英	女	椒江区三甲卫生院	2001.10.15—2002.4.14	耳鼻咽喉科
8	王 微	女	椒江区海门卫生院	2001.10.16—2002.4.15	妇产科
9	曾万玲	女	黄岩区红十字会医院	2001.10.2—2002.4.23	超声科
10	施红芳	女	三门县横渡卫生院	2002.3.28—2003.1.30	超声科、检验科
11	卢兆林	男	三门县横渡卫生院	2002.3.28—2003.9.27	普外科、骨科
12	李建军	男	三门县中医院	2002.4.1—2002.12.31	内科、外科,急诊
13	曾军华	男	三门县中医院	2002.4.1—2002.12.31	内科、外科,急诊
14	付永勇	男	三门县中医院	2002.4.1—2002.12.31	内科、外科,急诊
15	李红霞	女	三门县中医院	2002.4.1—2002.12.31	妇产科、儿科
16	杨爱丽	女	三门县中医院	2002.4.1—2002.7.31	超声科
17	邵晓华	女	三门县中医院	2002.4.1—2002.4.30	普外科
18	林家亚	女	宁波市象山县鹤浦镇中心卫生院	2002.5.6—2002.11.5	超声科
19	王爱芬	女	椒江区海门卫生院	2002.5.6—2002.8.5	超声科
20	王志勇	男	路桥区桐屿卫生院	2002.9.9—2003.9.2	消化内科、呼吸内科
21	周衍锋	男	三门县卫生院	2002.10.9—2003.1.8	影像中心
22	李虹霞	女	临海市桃诸镇卫生院	2002.10.17—2003.1.16	心电图
23	郭 敏	男	路桥区中医院	2002.12.16—2003.1.17	检验科
24	何理娟	女	三门县中医院	2002.5.1—2002.6.1	妇产科
25	郑再英	女	三门县中医院	2002.6.2—2002.7.2	急诊科
26	王菊芳	女	台州发电厂职工医院	2003.2.18—2004.4.17	超声科,心电图
27	管晨卉	女	路桥区计划生育指导站	2003.3.18—2003.6.24	病理科、检验科
28	黄 超	女	临海市桃诸镇连盘卫生院	2003.4.1—2004.1.16	超声科、心电图
29	王琳一	女	路桥区计划生育指导站	2003.7.3—2004.7.2	妇产科

续表

序号	姓名	性别	工作单位	进修日期	进修科室
30	李玉云	女	台州市中医院	2003.10.13—2004.1.10	超声科
31	李海萍	女	温岭市横峰镇卫生院	2003.11.7—2004.1.6	放射科(CT)
32	王 微	女	台州曙光医院	2003.11.10—2004.5.9	麻醉科
33	杨爱红	女	黄岩区北洋中心卫生院	2003.7.8—2004.8.11	妇产科
34	林雪莉	女	路桥区中医院	2003.10.8—2004.7.31	超声科、心电图
35	程 鸿	女	温岭市箬横中心卫生院	2004.2.1—2005.2.7	妇产科
36	吴美霞	女	台州市中医院	2004.1.30—2004.6.30	超声科
37	应静静	女	仙居县下各镇中心卫生院	2004.4.5—2004.8.26	超声科
38	林再菊	女	玉环计划生育指导站	2004.5.19—2004.6.10	病理科
39	梁丽萍	女	黄岩区中医院	2004.5.17—2004.8.16	检验科
40	吴素飞	女	玉环计划生育指导站	2004.6.14—2004.7.21	病理科
41	张农仙	男	路桥区广济医院	2004.7.5—2005.3.3	心电图、超声科
42	金 凤	女	椒江区海门卫生院	2004.8.2—2005.1.31	妇产科
43	邵金丹	女	仙居县人民医院	2004.8.2—2005.8.1	中西医结合科
44	郑新灵	男	椒江区妇幼保健所	2004.8.16—2004.11.15	泌尿外科、皮肤科
45	朱自平	男	三门县人民医院	2004.9.11—2005.3.9	泌尿外科
46	江 敏	女	台州市疾病预防控制中心	2004.9.13—2004.12.13	超声科
47	周智丽	女	仙居县人民医院	2004.11.12—2005.5.12	超声科
48	林光苗	男	三门县人民医院	2004.11.1—2005.5.1	心血管内科
49	郭爱红	女	台州市中医院	2004.11.1—2006.1.10	超声科
50	李海涌	男	温岭市大溪中心医院	2005.1.3—2005.4.3	放射科(CT)
51	邱辉辉	男	台州市中医院	2005.3.17—2006.3.17	超声科、心电图
52	胡玲君	女	椒江区前所街道卫生院	2005.4.18—2005.10.17	妇产科
53	林晓庆	女	温岭市第四人民医院	2005.4.21—2005.5.21	超声科
54	朱持平	男	温岭市大溪中心医院	2005.5.9—2005.8.5	放射科(CT)
55	林 晨	女	路桥区中医院	2005.6.8—2005.8.26	消化内镜
56	李小利	女	温岭市第四人民医院	2005.6.15—2005.9.15	超声科
57	付雪芳	女	三门县中医院	2005.8.15—2005.11.8	心电图
58	郑永青	男	三门县中医院	2005.9.1—2006.2.8	骨科

续表

序号	姓名	性别	工作单位	进修日期	进修科室
59	洪樟宝	男	玉环县陈屿中心卫生院	2005.9.13—2005.12.23	放射科(CT)
60	邵雪华	女	温岭市横峰街道卫生院	2005.10.17—2006.1.8	放射科
61	黄雪红	女	椒江区前所街道卫生院	2005.11.1—2006.5.13	产科
62	王梦华	男	路桥区中医院	2005.11.21—2006.2.20	肠镜室
63	黄 河	男	海南省琼海市中医院	2005.12.21—2006.3.23	泌尿外科
64	曹永征	男	台州市中医院	2006.5.5—2006.11.5	超声科
65	李香凤	女	临海市桃渚镇中心卫生院	2006.5.11—2006.11.10	妇产科
66	魏 静	女	临海市桃渚镇连盘卫生院	2006.8.1—2007.1.31	超声科
67	朱险波	男	临海市博仁医院	2006.10.9—2007.4.8	超声科、心电图
68	陈玲玲	女	三门县中医院	2006.11.1—2007.4.30	妇产科
69	徐领聪	女	路桥区路北街道卫生院	2007.3.12—2007.9.11	内科、外科
70	陈惠娟	女	天台县街头镇中心卫生院	2007.5.7—2007.11.6	内科、外科
71	何玲娟	女	三门县中医院	2007.5.8—2007.11.7	妇产科
72	赵仁波	男	温岭市第二人民医院	2007.5.11—2007.8.11	神经外科
73	梁仙聪	男	路桥区第二人民医院	2007.5.23—2007.8.22	神经外科
74	应雪梅	女	路桥区第二人民医院	2007.6.1—2007.9.1	神经外科
75	金华君	男	温岭市第二人民医院	2007.6.10—2007.9.10	神经外科
76	潘瑞世	男	路桥区第二人民医院	2007.3.10—2007.6.9	神经外科
77	林 川	男	路桥区第二人民医院	2007.4.23—2007.7.22	神经外科
78	黄 涛	男	黄岩区中医院	2007.8.1—2007.11.30	神经外科
79	阮淑萍	女	温岭市妇幼保健院	2008.1.8—2008.8.8	ICU、心内科
80	梅远飞	女	三门县健跳卫生院	2008.3.10—2008.4.9	麻醉科
81	陈祥勇	男	台州市中心血站	2008.7.15—2009.1.15	心电图
82	黄宇国	男	临海市桃渚镇卫生院	2008.8.13—2008.11.30	心电图
83	余婷婷	女	黄岩区中医院	2008.12.15—2009.3.15	超声科
84	李 康	男	台州市中医院	2008.10.15—2009.10.31	内科、外科
85	傅佳佳	女	台州市中医院	2008.11.10—2009.10.31	内科、外科
86	张灵刚	男	台州市中医院	2008.11.10—2009.10.31	内科、外科
87	项明峰	男	台州市中医院	2008.11.10—2009.10.31	内科、外科

续表

序号	姓名	性别	工作单位	进修日期	进修科室
88	刘伟达	男	台州市中医院	2009.2.2—2009.10.31	内科、外科
89	邱丽雅	女	台州市中医院	2009.2.2—2009.10.31	内科、外科
90	叶 娴	女	黄岩区中医院	2008.12.25—2009.6.26	功能诊断中心
91	何淑娟	女	恩泽妇产医院	2009.1.1—2009.6.30	儿科
92	王芳敏	女	恩泽妇产医院	2009.1.1—2009.6.30	检验科
93	王素君	女	黄岩区茅畲乡卫生院	2009.1.12—2009.5.31	急诊科、妇产科
94	章维芳	女	三门县中医院	2009.2.10—2009.5.9	妇产科
95	颜 峰	男	台州市中医院	2009.3.3—2009.6.3	血透室
96	汤红波	男	台州曙光医院	2009.3.16—2009.6.15	神经外科
97	赵淑文	女	台州电厂职工医院	2009.4.20—2009.7.17	内科、外科
98	喻金菊	女	台州市检验检疫局医务室	2009.6.3—2010.1.12	耳鼻咽喉科、心电图
99	罗和兵	男	台州曙光医院	2009.6.29—2009.9.30	神经外科
100	郑 薇	女	黄岩区中医院	2009.8.3—2009.12.31	检验中心
101	李成添	男	台州边防支队	2009.9.16—2009.11.15	急诊科
102	吕雄杰	男	台州边防支队	2009.9.16—2009.11.15	急诊科
103	戴克冬	男	台州曙光医院	2009.10.19—2010.1.18	神经外科
104	蒋 洁	女	临海市桃渚镇中心卫生院	2009.10.21—2010.10.20	妇产科
105	郑 萍	女	临海市桃渚镇中心卫生院	2009.10.21—2010.10.20	眼科、耳鼻咽喉科
106	胡紫晶	女	温岭东方医院	2009.12.7—2010.6.6	医务处
107	李秀丽	女	台州曙光医院	2010.1.4—2010.3.4	检验科
108	庞艳霞	女	台州学院医学院	2010.1.4—2010.6.30	精神卫生科、神经内科、神经外科
109	施卫国	男	黄岩区宁溪镇中心卫生院	2010.2.23—2010.8.22	消化内镜
110	卓 慧	女	贵州省德江县人民医院	2010.3.18—2010.6.17	重症医学科
111	江于勇	男	温岭市红十字医院	2010.3.29—2011.1.28	麻醉科
112	郑建君	女	黄岩区中医院	2010.6.7—2011.1.10	神经内科
113	王 冕	女	椒江区枫南门诊部	2010.6.25—2010.8.24	急诊科
114	范中红	女	贵州省德江县人民医院	2010.7.5—2010.10.4	重症医学科

续表

序号	姓名	性别	工作单位	进修日期	进修科室
115	李义春	男	贵州省德江县人民医院	2010.10.5—2011.1.4	超声科
116	吴云飞	女	温岭市第四人民医院	2010.8.25—2010.11.23	医保办
117	方卫勤	男	台州军分区	2010.10.25—2011.2.25	康复科(针灸推拿)
118	凌巧巧	女	黄岩区宁溪镇中心卫生院	2011.1.20—2011.9.30	超声科
119	潘云娟	女	三门县中医院	2011.3.21—2011.4.8	院感科
120	叶海燕	女	三门县人民医院	2011.3.21—2011.4.8	院感科
121	叶　一	女	温岭市第二人民医院	2011.3.20—2011.4.21	医保办
122	吴妮娜	女	椒江区台州安民医院	2011.7.18—2011.12.18	康复科
123	何赟颖	女	台州市看守所	2011.3.1—2011.5.1	急诊科
124	陈志明	男	台州市看守所	2011.3.16—2011.7.1	急诊科
125	崔赞芳	男	台州市看守所	2011.9.1—2011.11.1	急诊科
126	盛安	女	台州市看守所	2011.11.1—2012.1.8	急诊科
127	徐伟红	女	台州市看守所	2012.1.1—2012.3.8	急诊科
128	金冬玲	女	椒江区台州安民医院	2012.3.20—2012.4.30	中西医结合科、康复科
129	江素芬	女	椒江区台州安民医院	2012.3.20—2012.4.30	中西医结合科、康复科
130	卢晨霞	女	台州市中医院	2012.3.31—2012.5.31	药剂科
131	万常伟	男	仙居县人民医院	2012.6.1—2012.8.31	药剂科
132	赵国琴	女	贵州省德江县人民医院	2012.7.12—2013.1.22	口腔科
133	魏国映	男	贵州省德江县人民医院	2012.7.12—2013.1.22	妇科
134	谭雪松	男	贵州省德江县人民医院	2012.7.12—2013.1.22	口腔科
135	吴建富	男	台州汇华听力设备有限公司	2012.8.1—2012.10.31	耳鼻咽喉科
136	王昌青	男	安徽省铜陵市人民医院	2012.10.1—2012.12.7	普外科
137	陈垠宇	男	路桥区妇幼保健院	2012.10.8—2013.1.7	超声科
138	林彬平	女	椒江区椒江博济门诊部	2012.12.19—2012.3.19	超声科
139	金佩佩	女	温岭东方医院	2013.2.25—2013.5.24	院感科
140	李　莉	女	温岭东方医院	2013.4.15—2013.7.14	医学检验科
141	罗　杨	男	贵州省万山区人民医院	2013.4.22—2013.7.21	骨科
142	王振东	男	台州国际旅行卫生保健门诊部	2013.5.6—2013.8.5	心电图

续表

序号	姓名	性别	工作单位	进修日期	进修科室
143	林 琦	女	台州市中西医结合医院	2013.6.3—2013.9.2	药剂科
144	邱来波	男	温岭市温岭东方医院	2013.7.8—2013.10.7	耳鼻咽喉科、眼科
145	鄢吉萍	女	贵州省万山区人民医院	2013.7.8—2014.7.7	妇产科
146	杨水昌	男	贵州省万山区人民医院	2013.8.26—2013.11.25	肝胆外科（腹腔镜）
147	戴建军	男	路桥区第二人民医院	2012.10.15—2014.1.14	超声科
148	孔芝慧	女	椒江区椒江康乃尔儿童医院	2012.10.15—2014.1.14	超声科
149	江正先	男	椒江区殿后陶村卫生室	2013.10.28—2014.1.27	中西医结合科
150	王建新	男	台州市中医院	2013.11.11—2014.5.10	检验科（PCR）
151	徐金子	女	新疆阿拉尔一团医院	2013.4.12—2013.7.11	内科
152	罗文红	女	新疆阿拉尔一团医院	2013.4.12—2013.7.11	内科
153	宋旭明	男	新疆阿拉尔一团医院	2013.4.12—2013.7.11	外科
154	张海燕	女	新疆阿拉尔二团医院	2013.4.12—2013.7.11	妇产科
155	李 敏	男	新疆阿拉尔三团医院	2013.4.12—2013.7.11	内科
156	雷 瑛	女	新疆阿拉尔五团医院	2013.4.12—2013.7.11	内科
157	杨 剑	男	新疆阿拉尔六团医院	2013.4.12—2013.7.11	外科
158	周 勤	女	新疆阿拉尔六团医院	2013.4.12—2013.7.11	内科
159	张训红	女	新疆阿拉尔七团医院	2013.4.12—2013.7.11	内科
160	曹英杰	女	新疆阿拉尔八团医院	2013.4.12—2013.7.11	妇产科
161	刘 滨	男	新疆阿拉尔九团医院	2013.4.12—2013.7.11	内科、儿科
162	王德志	男	新疆阿拉尔十一团医院	2013.4.12—2013.7.11	内科
163	李 萍	女	新疆阿拉尔十二团医院	2013.4.12—2013.7.11	内科
164	韩彦军	男	新疆阿拉尔十三团医院	2013.4.12—2013.7.11	内科
165	李 军	男	新疆阿拉尔十四团医院	2013.4.12—2013.7.11	内科
166	白美玲	女	新疆阿拉尔建安医院	2013.4.12—2013.7.11	妇产科
167	许 珉	男	新疆阿拉尔农一师医院	2013.4.12—2013.7.11	内科
168	叶敏华	男	椒江区台州安民医院	2013.5.14—2014.5.13	放射科
169	周芳芳	女	椒江区台州安民医院	2013.7.1—2014.6.30	超声科
170	刘彩萍	女	临海市沿江中心卫生院	2014.3.1—2014.5.31	超声科
171	周金国	男	椒江区台州安民医院	2014.3.1—2014.5.31	神经外科
172	夏文江	男	绍兴市上虞区人民医院	2014.3.3—2014.4.2	静配中心

续表

序号	姓名	性别	工作单位	进修日期	进修科室
173	何聘婷	女	临海市第五人民医院	2014.3.24—2014.6.23	心电图
174	周利萍	女	临海市第五人民医院	2014.3.24—2014.9.23	超声科
175	王云滨	男	温岭市第四人民医院	2014.5.5—2014.7.30	重症医学科
176	项小燕	女	温岭东方医院	2014.50.12—2015.2.11	消化内镜、神经内科
177	江　胜	男	温岭市第四人民医院	2014.7.1—2014.12.31	重症医学科
178	王春燕	女	路桥区第二人民医院	2014.7.8—2015.1.7	放射科(CT)
179	罗　英	女	椒江区台州安民医院	2014.7.14—2015.1.13	超声科
180	林高通	男	台州市肿瘤医院	2014.7.28—2014.10.27	药剂科
181	姜玉华	女	温岭市第四人民医院	2014.9.24—2014.12.23	心电图、超声科
182	周敏巧	女	温岭市第四人民医院	2014.10.6—2015.2.5	检验科(细菌室、临检室)
183	吴　迪	男	路桥区第二人民医院	2014.10.15—2015.4.14	神经外科
184	王冰芝	女	温岭市第四人民医院	2014.10.20—2015.4.19	心电图、超声科
185	陈利平	男	路桥区螺洋路口腔诊所	2014.11.17—2015.2.16	口腔科
186	姜腊梅	女	温岭东方医院	2014.12.12—2014.1.11	重症医学科
187	刘若男	女	新疆阿拉尔医院	2014.5.11—2014.7.31	药剂科
188	赵　明	女	新疆阿拉尔医院	2014.5.11—2014.7.31	康复科
189	魏　云	女	新疆阿拉尔医院	2014.5.11—2014.7.31	麻醉科
190	魏　策	女	新疆阿拉尔医院	2014.5.11—2014.7.31	病理科
191	李　敏	女	新疆阿拉尔医院	2014.5.11—2014.7.31	药剂科
192	万　芳	女	新疆阿拉尔二团医院	2014.5.11—2014.7.31	消化内科
193	梁林军	男	新疆阿拉尔六团医院	2014.5.11—2014.7.31	骨科、放射科
194	孙黎莉	女	新疆阿拉尔七团医院	2014.5.11—2014.7.31	妇产科、医务科
195	韩林金	男	新疆阿拉尔七团医院	2014.5.10—2014.7.31	心血管内科
196	张　艳	女	新疆阿拉尔十团医院	2014.5.10—2014.7.31	心血管内科
197	邵建辉	女	新疆阿拉尔十一团医院	2014.5.10—2014.7.31	呼吸内科
198	邓　峰	男	新疆阿拉尔十二团医院	2014.5.10—2014.7.31	心血管内科
199	来　平	女	新疆阿拉尔十三团医院	2014.5.1—2014.7.31	儿科
200	余　新	男	新疆阿拉尔十四团医院	2014.5.1—2014.7.31	心血管内科
201	孔玲惠	女	新疆阿拉尔农一师医院	2014.5.1—2014.7.31	妇产科
202	喻　红	女	新疆阿拉尔农一师医院	2014.5.11—2014.7.31	儿科

续表

序号	姓名	性别	工作单位	进修日期	进修科室
203	王 健	女	新疆阿拉尔塔里木大学医院	2014.5.11—2014.7.31	心血管内科
204	杨 丽	女	新疆阿拉尔林园医院	2014.5.11—2014.7.31	心血管内科
205	罗文红	女	新疆阿拉尔一团医院	2014.5.11—2014.7.31	中医科
206	李咏红	女	新疆阿拉尔农一师医院	2014.5.11—2014.7.31	康复科
207	杜泽君	女	新疆阿拉尔第一师五团医院	2014.9.10—2014.12.9	CT、超声科
208	蔡燕娥	女	台州市出入境检验检疫局	2015.1.6—2015.3.5	超声科
209	黄雪红	女	临海市桃渚镇中心卫生院	2015.1.8—2015.7.7	超声科
210	李子标	男	温岭东方医院	2015.1.11—2015.2.11	重症医学科(ICU)
211	杨 鑫	男	台州市中医院	2015.3.23—2015.9.22	脑电图室
212	林春寒	女	台州康乃尔医院	2015.5.25—2015.8.24	心电图室
213	潘振宇	男	温岭市第四人民医院	2015.6.1—2015.12.31	骨科
214	吴赛赛	女	温岭市第四人民医院	2015.6.8—2015.9.7	妇产科
215	蒋 训	男	温岭市第四人民医院	2015.6.22—2015.9.21	检验科
216	李艳丽	女	路桥区第三人民医院	2015.7.1—2015.9.30	妇产科
217	陶君强	男	玉环县第二人民医院	2015.7.8—2015.9.7	神经外科
218	柳辉红	女	台州市妇幼保健院	2015.9.21—2015.9.25	超声科
219	李梦婕	女	温岭市第四人民医院	2015.10.7—2016.1.6	放射科
220	鲍茜茜	女	温岭市第四人民医院	2015.11.1—2016.2.28	超声科
221	杨 剑	男	温岭市第四人民医院	2015.10.8—2016.10.7	神经外科、普外科
222	陈佳雯	女	路桥区第三人民医院	2015.10.8—2016.10.7	口腔科
223	张 佳	女	台州美兆健康体检中心	2015.10.12—2016.4.11	超声科
224	陈慧娟	女	椒江区洪家镇中心卫生院	2015.12.15—2016.5.14	超声科
225	朱 敏	男	临海市桃渚镇中心卫生院	2016.1.1—2016.3.31	超声科
226	吴爱华	女	路桥区中医院	2016.3.1—2016.5.31	妇科
227	陈 湘	男	玉环县第二人民医院	2016.4.5—2016.5.31	放射科
228	崔文婕	女	椒江康健诊所	2016.6.1—2016.12.30	整形美容外科

续表

序号	姓名	性别	工作单位	进修日期	进修科室
229	喻 珊	女	贵州省万山区人民医院	2016.6.1—2016.8.31	超声科
230	谭明辉	男	贵州省万山区人民医院	2016.6.1—2016.6.30	妇产科
231	任 爽	女	贵州省万山区人民医院	2016.6.1—2016.6.30	院办
232	丁娅萍	女	椒江区白云街道塘岸村卫生室	2016.7.6—2016.9.5	心电图室
233	孔金奋	男	玉环第二人民医院	2016.6.1—2016.7.31	放射科
234	孙 凡	男	玉环第二人民医院	2016.7.1—2016.9.30	超声科
235	王淑君	女	路桥区螺洋街道社区卫生服务中心	2016.8.1—2017.1.31	儿科
236	夏恩伟	男	玉环第二人民医院	2016.8.1—2016.8.30	放射科
237	徐 敏	女	临海市桃渚镇中心卫生院	2016.10.8—2017.1.7	超声科
238	陈 梦	女	温岭市第四人民医院	2016.11.7—2016.12.6	医务处(门诊办)
239	王林玲	女	温岭市第四人民医院	2016.11.7—2016.12.6	医务处(门诊办)
240	陈 思	女	温岭市第四人民医院	2016.11.7—2016.12.6	医务处(门诊办)
241	谢朝霞	女	路桥区中医院	2016.9.13—2017.1.12	放射科
242	齐 舜	男	玉环第二人民医院	2016.12.19—2017.1.18	医务处(质控科)
243	罗娇红	女	玉环第二人民医院	2016.12.19—2017.1.18	科教处
244	张文华	男	玉环第二人民医院	2016.9.1—2016.10.31	放射科
245	章 俊	男	三门县沙柳街道社区卫生服务中心	2016.4.1—2017.3.31	内科
246	江宇鹏	男	温岭市第四人民医院	2016.10.8—2017.10.7	泌尿外科、胃肠外科
247	周小锋	女	椒江区洪家街道社区卫生服务中心	2016.11.7—2017.5.6	内科
248	郑敏慧	女	温岭东方医院	2016.12.1—2017.5.31	妇产科
249	江晓丹	女	玉环坎门街道社区卫生服务中心	2017.1.1—2017.3.31	超声科
250	李广德	男	温岭市第四人民医院	2017.1.1—2017.4.30	呼吸内科
251	叶新燕	女	台州章氏骨伤医院	2017.3.1—2017.5.31	超声科
252	蒋玲君	女	路桥区第三人民医院	2017.4.1—2017.6.30	放射科
253	李潇潇	女	贵州省万山区人民医院	2017.4.11—2017.7.10	病理科

续表

序号	姓名	性别	工作单位	进修日期	进修科室
254	赵行祥	男	贵州省万山区人民医院	2017.5.3—2017.11.3	眼科
255	毛波栋	男	路桥区第三人民医院	2017.5.8—2017.8.7	肝胆血管胰脾外科
256	陈永权	男	贵州省万山区人民医院	2017.6.5—2017.9.4	口腔科
257	张珊珊	女	椒江丁丁口腔门诊部	2017.6.28—2017.12.27	口腔科
258	王雅玲	女	临海市桃渚镇中心卫生院	2017.7.1—2017.9.30	放射科
259	王相如	男	路桥区第三人民医院	2017.8.1—2017.10.31	放射科
260	李启光	男	路桥区第三人民医院	2017.8.1—2017.10.31	放射科
261	应慧锋	男	温岭市第四人民医院	2017.8.1—2018.1.31	儿科
262	陈晨	男	玉环中医院	2017.9.18—2017.12.17	消化内科
263	刘宁	女	椒江区葭沚街道社区卫生服务中心	2017.10.19—2017.12.11	内科
264	丁萍萍	女	椒江区章安街道社区卫生服务中心	2017.10.30—2017.12.30	超声科
265	陈建宇	男	路桥区第三人民医院	2017.11.1—2018.4.30	放射科
266	黄鑫销	男	台州济安医院	2017.11.16—2018.2.15	超声科
267	高抒闲	女	椒江区葭沚街道社区卫生服务中心	2017.10.9—2018.8.8	放射科
268	潘晓东	男	椒江区葭沚街道社区卫生服务中心	2017.10.9—2018.10.8	内科
269	侯焕博	女	椒江区葭沚街道社区卫生服务中心	2017.10.16—2018.10.15	妇产科
270	郑添昭	女	台州美兆健康体检中心	2018.1.1—2018.7.30	超声科
271	蒋文馨	女	椒江区章安街道社区卫生服务中心	2018.1.1—2018.3.1	超声科
272	骆美红	女	椒江区章安街道社区卫生服务中心	2018.1.1—2018.3.31	心电图室
273	杨剑	男	新疆阿克苏一师六团医院	2018.1.9—2018.7.8	整形美容外科
274	沈伟萍	女	路桥区路北街道马铺路卫生室	2018.3.6—2018.9.5	肾内科
275	隗悦喜	女	玉环中医院	2018.4.1—2018.9.30	心电图、脑电图
276	李玲鑫	男	温岭市华信医院	2018.4.1—2019.4.1	骨科

续表

序号	姓名	性别	工作单位	进修日期	进修科室
277	徐文伟	男	路桥区第三人民医院	2018.5.1—2018.7.31	放射科
278	陈凌柯	男	临海市桃渚镇中心卫生院	2018.5.2—2018.8.31	放射科
279	章 俊	男	三门县海润街道社区卫生服务中心	2018.5.8—2018.7.31	康复医学科
280	杨燕红	女	路桥区路北街道社区卫生服务中心	2018.7.23—2018.10.22	超声科
281	杨 丹	女	台州市金久颈肩腰腿痛中医门诊部	2018.8.20—2018.9.20	中西医结合科
282	董金凤	女	玉环妇幼保健院	2018.9.1—2018.11.30	妇产科
283	王官荣	男	椒江区中伟口腔诊所	2018.9.6—2018.12.5	口腔科
284	罗贤辉	男	玉环第二人民医院	2018.12.17—2019.2.16	放射科(MRI)
285	吴 波	男	贵州省万山区人民医院	2018.10.15—2019.4.15	泌尿外科
286	陈怀俊	男	玉环妇幼保健院	2017.8.8—2019.8.7	外科
287	王剑华	男	玉环第二人民医院	2018.7.1—2019.6.30	整形外科
288	钱云娇	女	仙居县官路镇卫生院	2018.9.1—2019.8.30	全科医学科
289	杨林飞	女	台州新城职业健康体检中心	2018.9.1—2019.8.30	整形外科
290	彭 军	男	温岭市第四人民医院	2018.11.1—2019.4.30	儿科
291	徐素妹	女	椒江区台州百佳东方妇产医院	2018.12.15—2019.6.15	皮肤科
292	郑启东	男	玉环第二人民医院	2019.1.8—2019.7.7	心血管内科
293	林楚连	男	玉环第二人民医院	2019.2.26—2019.8.25	呼吸内科
294	吴宛凌	女	玉环第二人民医院	2019.3.1—2019.4.30	放射科
295	蔡豪杰	男	玉环第二人民医院	2019.3.1—2019.4.30	信息科
296	应灵棚	男	台州市肿瘤医院	2019.4.1—2019.4.30	MRI室
297	黄雪红	女	椒江区前所街道社区卫生服务中心	2019.4.16—2019.7.15	妇产科
298	张狄迪	男	玉环第二人民医院	2019.5.1—2019.6.30	放射科
299	黄震球	男	台州市肿瘤医院	2019.5.1—2019.5.31	放射科(MRI)
300	蒋 瑛	女	椒江区白云街道社区卫生服务中心	2019.5.9—2019.8.8	妇科

续表

序号	姓名	性别	工作单位	进修日期	进修科室
301	蔡玲红	女	台州市肿瘤医院	2019.6.1—2019.7.31	放射科(MRI)
302	陈巍	男	椒江区爱莱美医疗美容门诊部	2019.6.10—2019.12.10	整形美容外科
303	何方雄	男	台州济安医院	2019.6.18—2019.7.17	康复科
304	杨林	女	椒江区章安中心小学医务室	2019.7.1—2019.10.1	超声科
305	王菊珍	女	贵州省铜仁市万山区人民医院	2019.7.5—2019.8.5	病案统计室
306	柳政武	男	贵州省铜仁市万山区人民医院	2019.7.5—2019.8.5	病案统计室
307	郑豪	男	玉环第二人民医院	2019.8.12—2019.11.12	信息中心
308	张春琴	女	椒江区章安街道社区卫生服务中心	2019.8.1—2019.10.31	妇科
309	朱玲英	女	台州市肿瘤医院	2019.8.1—2019.8.31	放射科(MRI)
310	颜永江	男	温岭市第四人民医院	2019.8.1—2019.10.31	耳鼻咽喉科
311	郭慧燕	女	椒江区白云街道社区卫生服务中心	2019.8.12—2019.11.11	妇科
312	刘春龙	男	台州市肿瘤医院	2019.9.1—2019.10.31	放射科(MRI)
313	王智勇	男	玉环第二人民医院	2019.9.2—2019.11.2	放射科(MRI)
314	田柏怡	女	椒江艺星医疗美容医院	2019.5.7—2020.4.6	皮肤科
315	彭岸舒	女	杭州市师范大学附属医院	2019.5.16—2020.5.15	精神卫生科
316	秦念国	男	台州纳恩妮亚医疗美容门诊部	2019.7.22—2020.1.21	美容整形外科
317	方慧敏	女	椒江区三甲街道社区服务中心	2019.7.22—2020.1.21	儿科
318	林文俊	男	椒江区椒江万康医院	2019.9.1—2020.2.28	内科
319	周春媚	女	椒江区椒江万康医院	2019.9.1—2020.2.28	超声科
320	徐晨斐	女	椒江区椒江万康医院	2019.9.1—2020.2.28	外科
322	何珊珊	女	椒江区洪家街道社区卫生服务中心	2019.9.1—2020.2.28	超声科
323	邱凌云	女	椒江区前所街道社区卫生服务中心	2019.10.8—2020.4.7	超声科

续表

序号	姓名	性别	工作单位	进修日期	进修科室
324	蒋 贤	男	贵州省万山区人民医院	2019.11.1—2020.1.31	病理科
325	陈巧英	女	椒江区葭沚街道社区卫生服务中心	2019.11.11—2020.5.11	呼吸与危重症医学科
326	叶逸扬	男	玉环第二人民医院	2019.11.18—2020.2.17	医务处
327	王 桐	女	台州市妇女儿童医院	2019.12.2—2020.2.28	病案统计室
328	冯新佳	女	椒江区葭沚街道东山卫生院	2020.1.6—2020.7.5	妇科
328	邵素娟	女	杭州海亮馨蕙馨医院	2020.1.8—2020.7.7	皮肤科
329	奚为佳	男	三门县医共体花桥分院	2020.1.7—2020.4.6	全科医学科
330	舒建英	女	台州博爱医院	2020.1.9—2022.1.8	超声科
331	张 建	男	椒江区下陈街道社区卫生服务中心	2020.3.9—2020.9.8	放射科
332	陈海荣	男	台州市中西医结合医院	2020.2.3—2020.5.2	超声科
333	赵志鹏	男	台州学院医学院	2020.3.23—2020.6.22	康复医学科
334	饶 鹏	男	贵州省万山区人民医院	2020.6.1—2020.11.30	泌尿外科
335	陈 张	男	贵州省万山区人民医院	2020.6.1—2020.8.31	消化内镜
336	梅国顺	男	台州市椒江区拘留所	2020.6.1—2020.11.30	急诊医学科
337	洪媛媛	女	椒江区章安街道社区卫生服务中心	2020.6.11—2020.7.11	妇产科
338	饶燕玲	女	台州市椒江长青门诊部	2020.6.24—2020.12.23	皮肤科
339	王 珠	女	椒江区章安街道社区卫生服务中心	2020.7.1—2020.9.30	皮肤科
340	蔡晶晶	女	黄岩区江口街道社区卫生服务中心	2020.7.1—2021.1.30	放射科
341	蔡玲红	女	台州市肿瘤医院	2020.7.1—2020.7.31	MRI室
342	李 俊	男	台州骨伤医院	2020.7.1—2020.12.31	康复科
343	戴丹雅	女	温岭市第四人民医院	2020.7.27—2020.10.26	检验科

附表6　历年来院进修护士名单一览表

序号	姓名	性别	工作单位	进修日期	进修科室
1	邵晓华	女	三门县中医院	2002.4.1—2002.4.30	二病区
2	郑再英	女	三门县中医院	2002.6.1—2002.6.30	急诊科
3	何玲娟	女	三门县中医院	2002.10.7—2002.10.31	三病区
4	叶卫红	女	台州博爱医院	2005.3.31—2005.4.30	助产
5	张利雅	女	台州博爱医院	2005.3.31—2005.4.30	新生儿
6	王悦凭	女	台州博爱医院	2005.3.31—2005.4.30	助产
7	卓红琴	女	陈屿中心医院	2005.2.22—2005.5.31	内科、急诊
8	郑　敏	女	陈屿中心医院	2005.2.22—2005.5.31	内科、急诊
9	何丽冰	女	台州发电厂职工医院	2009.4.20—2009.6.20	急诊科
10	吴艳艳	女	三门县中医院	2009.6.1—2009.8.31	产科
11	吴佳佳	女	三门县中医院	2009.2.23—2009.5.23	产科
12	戴海燕	女	三门县中医院	2009.9.3—2009.11.30	儿科
13	沈红芳	女	台州医院	2009.2.2—2009.2.22	产科
14	王玲素	女	台州医院	2009.3.2—2009.3.28	ICU
15	钱云娇	女	台州医院	2009.3.2—2009.3.28	ICU
16	王　林	女	台州医院	2008.12.30—2009.2.28	儿科
17	连雪英	女	台州医院	2009.3.9—2009.3.20	产科
18	徐晓霞	女	台州医院	2009.2.9—2009.3.1	ICU
19	李瑞林	女	台州医院	2009.2.9—2009.3.1	ICU
20	吴海燕	女	台州市中医院	2009.12.21—2010.6.20	注射室、门诊
21	徐　颖	女	台州安民医院	2012.3.20—2012.4.19	中西医、康复科
22	陶丹丹	女	台州安民医院	2012.3.20—2012.4.19	中西医、康复科
23	杨丽萍	女	台州安民医院	2012.3.20—2012.4.19	中西医、康复科
24	吴海霞	女	临海市第二人民医院	2012.7.2—2012.9.30	神经内科
25	王小燕	女	临海市第二人民医院	2012.8.29—2012.9.29	神经外科
26	曾盛笑	女	温岭东方医院	2012.11.19—2013.1.19	ICU
27	陆晓晶	女	温岭东方医院	2012.11.19—2013.1.19	ICU
28	郭　燕	女	温岭东方医院	2012.11.19—2013.1.19	ICU
29	陈贞芽	女	温岭第四人民医院	2014.8.1—2014.8.31	ICU
30	陈　红	女	贵州省铜仁市万山区人民医院	2014.7.4—2014.8.4	心内科、消化科

续表

序号	姓名	性别	工作单位	进修日期	进修科室
31	黄学欢	女	贵州省铜仁市万山区人民医院	2014.7.4—2014.8.5	ICU
32	赵　明	女	新疆建设兵团阿拉尔医院	2014.5.15—2014.8.15	预防保健科
33	俞　红	女	新疆农一师医院	2014.5.15—2014.8.15	门诊
34	陈　芳	女	玉环第二人民医院	2014.7.1—2014.9.30	ICU
35	陈淑娇	女	玉环第二人民医院	2014.7.1—2014.9.30	急诊科
36	牟　宇	女	玉环第二人民医院	2014.7.1—2014.9.30	急诊科
37	王雪琴	女	玉环第二人民医院	2014.7.1—2014.9.30	ICU
38	吕　洁	女	玉环第二人民医院	2014.7.1—2014.9.30	ICU
39	张文新	男	玉环第二人民医院	2014.7.1—2014.9.30	ICU
40	汪晓毅	男	玉环第二人民医院	2014.7.1—2014.9.30	ICU
41	胡德洲	男	玉环第二人民医院	2014.7.1—2014.9.30	ICU
42	鲍　芳	女	玉环第二人民医院	2014.9.1—2015.2.28	产科
43	侯倩珍	女	玉环第二人民医院	2014.9.1—2015.2.28	产科
44	余　玲	女	玉环第二人民医院	2014.9.1—2015.2.28	产科
45	黄晓丽	女	玉环第二人民医院	2014.10.6—2015.1.4	ICU
46	姜文荟	女	玉环第二人民医院	2014.10.6—2015.1.4	ICU
47	赵晓萍	女	玉环第二人民医院	2014.10.6—2015.1.4	急诊科
48	顾小利	女	温岭东方医院	2014.10.9—2014.11.9	手术室
49	陈　艳	女	温岭东方医院	2014.11.10—2014.12.10	手术室
50	郭东东	男	温岭东方医院	2014.12.1—2014.12.31	手术室
51	陈春燕	女	温岭东方医院	2014.12.12—2015.1.11	ICU
52	卢　笋	女	温岭东方医院	2015.1.12—2015.2.12	ICU
53	龚永珍	女	贵州省铜仁市万山区人民医院	2015.3.4—2015.4.4	护理部
54	朱灵芝	女	台州章氏骨伤医院	2015.3.9—2015.5.8	护理部
55	汪　琴	女	贵州省铜仁市万山区人民医院	2015.7.7—2015.10.5	ICU
56	向群言	女	贵州省铜仁市万山区人民医院	2015.7.7—2015.10.5	ICU
57	刘志容	女	贵州省铜仁市万山区人民医院	2015.7.7—2015.10.5	急诊科

续表

序号	姓名	性别	工作单位	进修日期	进修科室
58	颜巧巧	女	温岭第四人民医院	2015.9.1—2015.11.30	ICU
59	周 胜	女	贵州省铜仁市万山区人民医院	2015.8.20—2015.9.90	供应室
60	周莎莎	女	温岭第四人民医院	2015.10.8—2016.1.8	呼吸科、心内科、神经内科
61	林小萍	女	温岭第四人民医院	2016.6.1—2016.8.28	泌尿外科、急诊科、心内科
62	奚小敏	女	温岭第四人民医院	2016.9.29—2016.12.30	心内科、神经内科、急诊科
63	蔡芳芳	女	温岭第四人民医院	2016.9.1—2016.11.30	急诊科、普外科、神经内科
64	王婷慧	女	温岭东方医院	2016.6.3—2016.7.8	ICU
65	潘梦妮	女	台州市妇幼保健院	2016.4.15—2016.6.14	注射室
66	江琴霞	女	温岭第四人民医院	2016.5.3—2016.5.31	中西医结合科
67	魏慧蓉	女	温岭东方医院	2016.7.1—2016.8.31	ICU
68	林香花	女	玉环第二人民医院	2016.9.1—2016.11.20	手术室
69	吴 瑶	女	路桥区中医院	2016.10.8—2016.12.31	产科
70	陈亚敏	女	路桥区第二人民医院	2017.4.5—2017.5.4	中西医结合科
71	吴丹平	女	路桥区第二人民医院	2017.4.5—2017.5.4	中西医结合科
72	王慧莲	女	路桥区中医院	2017.4.17—2017.4.30	口腔科
73	邓云超	女	椒江区中医院	2017.8.1—2017.11.1	产科
74	梁丽君	女	温岭东方医院	2017.8.14—2017.9.13	急诊科
75	赵雨梦	女	温岭东方医院	2017.9.5—2017.10.5	ICU
76	欧阳芳群	女	温岭第四人民医院	2017.9.18—2017.10.1	五官科门诊
77	杨海萍	女	葭沚街道社区卫生服务中心	2017.11.28—2017.12.30	盆底门诊
78	田井慧	女	贵州省铜仁市万山区人民医院	2017.10.23—2017.12.25	产科
79	杨 霞	女	贵州省铜仁市万山区人民医院	2017.10.23—2018.1.17	耳鼻喉科
80	朱桂琴	女	温岭市妇幼保健院	2018.1.2—2018.3.1	产科
81	杨 晶	女	贵州省铜仁市万山区人民医院	2018.3.9—2018.4.26	口腔科

续表

序号	姓名	性别	工作单位	进修日期	进修科室
82	王恩丽	女	温岭市妇幼保健院	2018.4.1—2018.6.30	产科
83	吴娟	女	温岭东方医院	2018.4.10—2018.4.24	中西医结合科
84	卢吉	女	黄岩区妇幼保健院	2018.3.14—2018.5.31	护理部
85	施雨宛	女	温岭市中医院	2018.5.4—2018.6.3	中西医结合科
86	郭晓琦	女	温岭市第四人民医院	2018.6.1—2018.8.31	胃肠肛肠外科、心内科、急诊科
87	朱红	女	仙居下各卫生院	2018.5.14—2018.6.14	中西医结合科
88	应丽丽	女	仙居下各卫生院	2018.5.14—2018.6.14	中西医结合科
89	孔蓓蕾	女	玉环第二人民医院	2018.7.2—2018.7.13	护理部
90	黄海红	女	玉环第二人民医院	2018.7.2—2018.7.29	儿科
91	郑柳金	女	玉环第二人民医院	2018.7.2—2018.7.29	呼吸科
92	翁丹萍	女	温岭东方医院	2018.70.6—2018.8.5	心内科
93	刘盼盼	女	温岭东方医院	2018.7.6—2018.8.5	急诊科
94	郭冬冬	女	温岭东方医院	2018.7.6—2018.8.5	手术室
95	王晓迪	女	温岭东方医院	2018.9.4—2018.10.4	ICU
96	吴常友	女	黄岩章再棣骨伤医院	2018.9.10—2018.10.7	骨科
97	孙腊梅	女	黄岩章再棣骨伤医院	2018.9.10—2018.10.7	骨科
98	马芳	女	黄岩章再棣骨伤医院	2018.9.10—2018.10.7	骨科
99	李燕凤	女	贵州省铜仁市万山区人民医院	2018.10.16—2019.11.15	泌尿外科、手术室
100	童丹媚	女	黄岩章再棣骨伤医院	2018.11.6—2018.11.30	骨科
101	王菲菲	女	黄岩章再棣骨伤医院	2018.11.1—2018.11.30	骨科
102	方冰欣	女	黄岩章再棣骨伤医院	2018.11.1—2018.11.30	骨科
103	周玉	女	台州博爱医院	2019.10.29—2018.11.30	护理部
104	许井怡	女	温岭东方医院	2018.11.1—2018.11.30	ICU
105	项慧敏	女	温岭东方医院	2018.12.19—2019.1.18	儿科
106	王婵	女	玉环第二人民医院	2019.1.2—2019.3.31	麻醉手术科
107	林宣成	男	玉环第二人民医院	2019.3.1—2019.6.1	麻醉手术科
108	麻娅	女	贵州省铜仁市万山区人民医院	2019.3.1—2019.6.1	口腔科门诊
109	邵亦琦	女	温州市人民医院	2019.2.18—2019.2.24	中医中西医结合病区

续表

序号	姓名	性别	工作单位	进修日期	进修科室
110	李秀香	女	温州市人民医院	2019.2.18—2019.2.24	中医中西医结合病区
110	管莲芬	女	路桥区中医院	2020.5.6—2020.8.6	功能诊断中心
111	牟赛群	女	椒江区葭沚街道卫生院	2020.4.21—2020.5.5	门诊盆底康复中心
112	姚敏	女	台州博爱医院	2020.6.1—2020.8.31	重症医学科
113	姚丽华	女	贵州省铜仁市万山区人民医院	2020.6.1—2020.8.31	泌尿烧伤病区
114	陈晓红	女	临海市第二人民医院	2020.7.1—2020.8.1	产科病区
115	沈媛媛	女	台州市中医院	2020.7.6—2020.9.6	介入中心
116	郑樱妮	女	温岭第四人民医院	2020.8.4—2020.11.1	急诊科、胃肠儿外病区
117	杨玲君	女	台州博爱医院	2020.8.4—2020.9.4	消毒供应中心
118	林佩	女	温岭市第四人民医院	2020.9.1—2020.11.30	重症医学科、神经内科一病区
119	王琴丹	女	温岭市第四人民医院	2020.10.1—2020.12.31	重症医学科、神经内科一病区、心内科病区
120	朱灵云	女	温岭市第四人民医院	2020.11.1—2021.1.30	急诊科、甲乳病区、心内科病区
121	陈莉	女	椒江区葭沚街道社区卫生服务中心	2020.11.1—2021.4.30	皮肤科门诊、美容科门诊
122	陈玲萍	女	路桥区第二人民医院	2020.11.16—2021.2.15	重症医学科

附表7　临床医学院学生名单一览表

序号	姓名						班级	学习时间
1	戴鑫鑫	陈文娣	范梦梦	谭倩倩	方芳丽	马霖辉	14临床医学3班	2017.9—2018.6
	张梦飘	任彦军	付德荣	李　寅	陈俊曼	毛智翔		
	姚鸿迪	谭琦焕	金淑燕	徐　娜	王潇俊班长			
	陈楚钥	郑钧水	王锦雪	赵世权	程晓影	王　宁		
	陈　锋	王芯叶	裘浩楠	王超君	蒋玉洁	林晓波		
	刘豪杰	徐帅俊	韦国龙	文月善	周　娜	史张哲		
	柴建一	王雪晶	金　颖	黄懿行	郭珈汝	陈滢之		
	徐亚莉	郭浩凡						
2	张昱翀	王云飞	黄　海	孙　静	余汶佳	陈灿月	15临床医学3班	2018.9—2019.6
	蔡慧欣	李东泉班长	王征宇	陆　军	孟宇峰	骆亚君		
	卢倩倩	陈晓云	邬宇旭	江晨剑	芦康康	贺　鸣		
	郭　瑶	杨逸昊	林冬冬	黄琳娟	李会莹	杨　媛		
	徐瑾姣	徐宇宁	沈洪哲	马珊珊	李传顶	陈浩轩		
	陶何健	程澍宇	陆慧珍	王嘉南	卢旺力	师苗苗		
	吴振国	王　婷	杨婷婷	钟　盛				
3	孙　耀	许灵祺	王　凯	郑倩钰	潘　樟	岑蒙恩班长	16临床医学3班	2019.9—2020.6
	蒋天浩	叶梦洁	李艳婷	余一平	边　宁	王钶菲		
	雷林锋	叶锴锋	沐晓蝶	赵红艳	麦月华	贺茂军		
	吕敏慧	席心悦	曾诗意	陈佳浩	徐宇柯	张江南		
	沈雪枫	周　欢	黄文靠	何赵杰	俞亚男	黄啸屹		
	周　凯	孙安琪	曹方正	陈丽芬	黄勇年	陈　鑫		
	彭浩然	陈露萍	郎　烺					
4	钱雨婷	柳静漪	屠妍霞	陈双双	金　艳	赵红阳	17临床医学3班	2020.9—2021.6
	王馨苒	马旭晨	陈超奇	马智超	吴颖慧	王煜博		
	朱　帅	王沁凡	袁　欢	余　彬	张宵宵	庄才翔		
	周海程	陈梦丹	盛思勤	李洪佳玉	吴文浩			
	孙逸洁	胡　霞	詹梦茜	窦瑞玲	李锦群	徐雪雪		
	梅相坤	朱梦娜	杨冯玲	徐寅斌	朱舒沁	汪银霞		
	李孟芳	徐万贤	王　韬	俞淑玲	郭庆华	胡晶晶		
	周晓娟	姚聪聪	洪星宇	陈泽青班长	叶彬涛	陈紫涵		

附表8　2012年以来历年住院医师规范化培训学员名单

序号	姓名	专业	性别	送培单位	入培时间	结束时间	备注
1	陈霜	医学影像科	女	台州市中心医院	2012.9	2015.8	
2	陈兰	医学影像科	女	台州市中心医院	2012.9	2015.8	
3	黄珍	医学影像科	女	台州市中心医院	2012.9	2015.8	
4	赵磊	医学影像科	男	台州市中心医院	2012.9	2015.8	
5	郑茜茜	小儿外科	女	台州市中心医院	2012.9	2015.8	
6	王刚	外科	男	台州市中心医院	2012.9	2015.8	
7	汪列智	外科	男	台州市中心医院	2012.9	2015.8	
8	王伟	外科	男	台州市中心医院	2012.9	2015.8	
9	张叶青	神经内科	女	台州市中心医院	2012.9	2015.8	
10	陈媛	内科	女	台州市中心医院	2012.9	2015.8	
11	陆妮娜	内科	女	台州市中心医院	2012.9	2015.8	
12	李娴	内科	女	台州市中心医院	2012.9	2015.8	
13	李珍珍	内科	女	台州市中心医院	2012.9	2015.8	
14	林宏波	内科	男	玉环第二人民医院	2012.9	2015.8	
15	季谙经	内科	男	玉环第二人民医院	2012.9	2015.8	
16	王丽娟	内科	女	台州市中心医院	2012.9	2015.8	
17	张薇	内科	女	台州市中心医院	2012.9	2014.8	
18	虞思聪	麻醉科	女	台州市中心医院	2012.9	2015.8	
19	蒋娇阳	麻醉科	女	台州市中心医院	2012.9	2015.8	
20	吴林峰	麻醉科	男	台州市中心医院	2012.9	2015.8	
21	陈兰茜	临床病理科	女	台州市中心医院	2012.9	2015.8	
22	张兆高	口腔科	男	台州市中心医院	2012.9	2014.8	
23	刘佳	口腔科	女	台州市中心医院	2012.9	2014.8	
24	蔡臻诚	急诊科	男	台州市中心医院	2012.9	2015.8	
25	张洪伟	急诊科	男	台州市中心医院	2012.9	2015.8	
26	方春春	妇产科	女	玉环第一人民医院	2012.9	2015.8	
27	朱梦瑶	妇产科	女	台州市中心医院	2012.9	2015.8	
28	管荷琴	妇产科	女	浙江省台州医院	2012.9	2015.8	
29	杨婷	儿科	女	台州市中心医院	2012.9	2015.8	
30	朱斌斌	内科	男	台州市中心医院	2012.9	2013.4	离职
31	应洁	急诊科	女	台州市中心医院	2012.9	2013.4	离职

续表

序号	姓名	专业	性别	送培单位	入培时间	结束时间	备注
32	逯 航	妇产科	女	玉环县第一人民医院	2012.9	2013.5	离职
33	郑歆婷	妇产科	女	台州医院妇产医院	2012.9	2013.5	中止
34	陈黎琼	妇产科	女	台州市中心医院	2012.9	2014.8	离职
35	余 超	内科	女	台州市中心医院	2012.9	2014.8	离职
36	施灵丹	内科	女	台州市中心医院	2012.9	2016.5	中止
37	徐广义	外科	男	台州市中心医院	2013.9	2016.8	
38	滕 川	外科	男	台州市中心医院	2013.9	2016.8	
39	方 俏	妇产科	女	台州市中心医院	2013.9	2016.8	
40	林园园	儿科	女	台州市中心医院	2013.9	2016.8	
41	冯 艳	麻醉科	女	台州市中心医院	2013.9	2016.8	
42	张优扬	妇产科	女	台州市中心医院	2013.9	2016.8	
43	李高炜	麻醉科	男	台州市中心医院	2013.9	2016.8	
44	肖春莹	医学影像科	女	台州市中心医院	2013.9	2016.8	
45	林善安	外科	男	台州市中心医院	2013.9	2016.8	
46	郑 杰	医学影像科	男	台州市中心医院	2013.9	2016.8	
47	刘双双	妇产科	女	台州市中心医院	2013.9	2016.8	
48	章常青	内科	女	台州市中心医院	2013.9	2016.8	
49	徐婷婷	儿科	女	台州市中心医院	2013.9	2016.8	
50	万晓晴	内科	女	台州市中心医院	2013.9	2016.8	
51	朱成飞	神经内科	男	台州市中心医院	2013.9	2016.8	
52	李苏清	医学影像科	女	台州市中心医院	2013.9	2016.8	
53	徐亚妮	内科	女	台州市中心医院	2013.9	2016.8	
54	许露婷	内科	女	台州市中心医院	2013.9	2016.8	
55	翁丹枫	内科	女	台州市中心医院	2013.9	2016.8	
56	王赛赛	医学影像科	女	台州市中心医院	2013.9	2016.8	
57	蔡伟妮	儿科	女	台州市中心医院	2013.9	2016.8	
58	林笑意	医学影像科	女	台州市中心医院	2013.9	2016.8	
59	邱 琪	急诊科	男	台州市中心医院	2013.9	2016.8	
60	童筱君	内科	女	台州市中心医院	2013.9	2016.8	
61	丁笑笑	内科	女	台州市中心医院	2013.9	2015.8	
62	吴 波	内科	男	台州市中心医院	2013.9	2015.8	

续表

序号	姓名	专业	性别	送培单位	入培时间	结束时间	备注
63	方立仁	外科	男	台州市中心医院	2013.9	2016.8	
64	杨微微	内科	女	台州市中心医院	2013.9	2016.8	
65	杨文渊	内科	男	台州市中心医院	2013.9	2015.8	
66	张卓昵	外科	女	台州市中心医院	2013.9	2015.8	
67	权明明	外科	男	台州市中心医院	2013.9	2016.8	
68	王 晨	内科	女	路桥医院	2013.9	2015.8	
69	朱秀秀	妇产科	女	临海市妇保院	2013.9	2016.8	
70	金 晶	医学影像科	女	温岭市妇幼保健院	2013.9	2016.8	
71	徐明利	医学影像科	男	温岭市妇幼保健院	2013.9	2016.8	
72	徐海红	口腔科	女	温岭市第一人民医院	2013.9	2016.8	
73	徐青青	内科	女	路桥医院	2013.9	2016.8	
74	施佳莉	内科	女	路桥医院	2013.9	2016.8	
75	张美玲	内科	女	路桥医院	2013.9	2016.8	
76	苏 哲	外科	男	玉环县中医院	2013.9	2016.8	
77	王 希	外科	女	路桥区中医院	2013.9	2016.8	
78	朱 娜	妇产科	女	温岭市第三人民医院	2013.9	2016.8	
79	王艺静	口腔科	女	天台县三合镇社区卫生服务中心	2013.9	2016.8	
80	冯一浮	外科	男	温州医科大学	2013.9	2016.8	
81	赵小刚	医学影像科	男	玉环第二人民医院	2013.9	2016.8	
82	孙 凡	医学影像科	男	玉环第二人民医院	2013.9	2016.8	
83	仇晓佼	医学影像科	女	玉环第二人民医院	2013.9	2016.8	
84	蔡灵慧	医学影像科	男	温岭市妇幼保健院	2013.9	2016.8	
85	张宏峰	急诊科	男	台州市中心医院	2013.9	2014.7	离职
86	梁玲芝	医学检验科	女	台州市中心医院	2013.9	2014.3	中止
87	李 娜	内科	女	温岭市第三人民医院	2013.9	2015.6	中止
88	林津锋	口腔科	男	台州恩泽医疗中心(集团)路桥医院	2014.9	2016.8	
89	李 洼	内科	女	台州恩泽医疗中心(集团)路桥医院	2014.9	2017.8	
90	徐天阳	内科	男	台州恩泽医疗中心(集团)路桥医院	2014.9	2017.8	

续表

序号	姓名	专业	性别	送培单位	入培时间	结束时间	备注
91	陈先俊	妇产科	男	台州市妇幼保健院	2014.9	2017.8	
92	黄　灿	妇产科	男	台州市妇幼保健院	2014.9	2017.8	
93	周钟力	医学影像科	男	台州市妇幼保健院	2014.9	2017.8	
94	徐盼盼	急诊科	女	台州市立医院	2014.9	2017.8	
95	蓝　剑	急诊科	男	台州市立医院	2014.9	2017.8	
96	应柳青	妇产科	女	台州市立医院	2014.9	2016.8	
97	施锦梅	妇产科	女	台州市立医院	2014.9	2016.8	
98	朱晨阳	内科	男	温岭市第一人民医院	2014.9	2017.8	
99	刘　娜	内科	女	温岭市第一人民医院	2014.9	2017.8	
100	王　敏	医学影像科	女	温岭市妇幼保健院	2014.9	2017.8	
101	梁仙姿	医学影像科	女	温岭市妇幼保健院	2014.9	2017.8	
102	林夏仁	医学影像科	男	温岭市妇幼保健院	2014.9	2017.8	
103	金　萍	医学影像科	女	温岭市妇幼保健院	2014.9	2017.8	
104	陈泓羽	医学影像科	女	温岭市中医院	2014.9	2017.8	
105	泮露萍	神经内科	女	仙居县人民医院	2014.9	2017.8	
106	周家俊	外科	男	仙居县人民医院	2014.9	2017.8	
107	陈　爽	内科	男	玉环中医院	2014.9	2017.8	
108	徐腾飞	外科	男	玉环中医院	2014.9	2019.8	
109	谢成杰	内科	男	玉环中医院	2014.9	2017.8	
110	刘秋明	外科	男	台州市中心医院	2014.9	2016.8	
111	王　瑶	内科	女	台州市中心医院	2014.9	2017.8	
112	罗时荣	内科	男	台州市中心医院	2014.9	2016.8	
113	陆昱汛	麻醉科	女	台州市中心医院	2014.9	2017.8	
114	马　磊	外科	男	台州市中心医院	2014.9	2017.8	
115	蒋丽平	口腔科	女	台州市中心医院	2014.9	2016.8	
116	陶连琴	内科	女	台州市中心医院	2014.9	2017.8	
117	王亚杰	外科	男	台州市中心医院	2014.9	2017.8	
118	金玉燕	急诊科	女	台州市中心医院	2014.9	2016.8	
119	马战斌	急诊科	男	台州市中心医院	2014.9	2017.8	
120	张晓婷	麻醉科	女	台州市中心医院	2014.9	2017.8	
121	王　杰	外科	男	台州市中心医院	2014.9	2017.8	

续表

序号	姓名	专业	性别	送培单位	入培时间	结束时间	备注
122	周璐青	临床病理科	女	台州市中心医院	2014.9	2017.8	
123	李大乐	内科	男	台州市中心医院	2014.9	2017.8	
124	梁 杰	内科	男	台州市中心医院	2014.9	2017.8	
125	王 强	外科	男	台州市中心医院	2014.9	2017.8	
126	谢青龙	内科	男	台州市中心医院	2014.9	2017.8	
127	陈珍珍	医学影像科	女	台州市中心医院	2014.9	2016.8	
128	周 江	内科	男	台州市中心医院	2014.9	2017.8	
129	符巧瑜	内科	女	台州市中心医院	2014.9	2017.8	
130	章周梁	外科	男	台州市中心医院	2014.9	2016.8	
131	许滢芬	医学影像科	女	台州市中心医院	2014.9	2017.8	
132	李灵巧	儿科	女	台州市中心医院	2014.9	2017.8	
133	管佳宁	急诊科	女	台州市中心医院	2014.9	2017.8	
134	王艳娜	医学影像科	女	台州市中心医院	2014.9	2017.8	
135	袁 驰	外科	男	台州市中心医院	2014.9	2017.8	
136	朱蒙娇	妇产科	女	台州市中心医院	2014.9	2017.8	
137	杨 剑	内科	男	台州市中心医院	2014.9	2017.8	
138	陶楚楚	内科	女	台州市中心医院	2014.9	2017.8	
139	李 旭	外科	男	台州市中心医院	2014.9	2017.8	
140	梁朝辉	医学影像科	男	台州市中心医院	2014.9	2017.8	
141	杨英梅	医学检验科	女	台州市中心医院	2014.9	2017.8	
142	秦 伟	急诊科	男	台州市中心医院	2014.9	2017.8	
143	陈富强	神经内科	男	台州市中心医院	2014.9	2016.8	
144	郭婷婷	医学检验科	女	台州市中心医院	2014.9	2015.2	中止
145	孙玉军	外科	男	台州市中心医院	2014.9	2014.11	中止
146	王婉婉	口腔科	女	玉环大麦屿街道社区卫生服务中心	2014.9	2016.5	中止
147	吕可晶	超声医学科	女	玉环妇幼保健所	2015.9	2019.8	
148	施鹏华	内科	男	玉环第二人民医院	2015.9	2018.8	
149	陈玉洁	妇产科	女	仙居县人民医院	2015.9	2018.8	
150	吕佳铭	内科	男	温州医科大学	2015.9	2018.8	
151	戴广德	内科	男	温岭市中医院	2015.9	2018.8	

续表

序号	姓名	专业	性别	送培单位	入培时间	结束时间	备注
152	王 琪	内科	男	温岭市中医院	2015.9	2018.8	
153	沈妙福	内科	男	路桥区第二人民医院	2015.9	2018.8	
154	徐军斌	内科	男	台州市路桥区第二人民医院	2015.9	2018.8	
155	潘临绮	儿科	女	台州市妇幼保健院	2015.9	2018.8	
156	李晓琳	儿科	女	台州市妇幼保健院	2015.9	2018.8	
157	郭 辰	儿科	男	台州市妇幼保健院	2015.9	2020.9	中止
158	陈柯冰	妇产科	女	台州市妇幼保健院	2015.9	2018.8	
159	叶容容	妇产科	女	台州市妇幼保健院	2015.9	2018.8	
160	顾 良	妇产科	女	台州市妇幼保健院	2015.9	2018.8	
161	项玲丹	妇产科	女	台州市妇幼保健院	2015.9	2018.8	
162	黄芳萍	妇产科	女	台州市妇幼保健院	2015.9	2019.8	
163	陈思思	妇产科	女	台州市妇幼保健院	2015.9	2018.8	
164	戴霞芳	内科	女	台州恩泽医疗中心(集团)恩泽医院	2015.9	2019.8	
165	王佳婷	内科	女	台州恩泽医疗中心(集团)恩泽医院	2015.9	2018.8	
166	李梅梅	内科	女	台州恩泽医疗中心(集团)恩泽医院	2015.9	2018.8	
167	陶伟业	外科	男	台州恩泽医疗中心(集团)恩泽医院	2015.9	2018.8	
168	戴利群	超声医学科	女	临海市第二人民医院	2015.9	2018.8	
169	胡 源	内科	男	临海市第二人民医院	2015.9	2018.8	
170	金丹丹	内科	女	临海市第二人民医院	2015.9	2018.8	
171	陈奋扬	放射科	男	台州市中医院	2015.9	2018.8	
172	卢黎男	内科	女	临海市第二人民医院	2015.9	2019.8	
173	赵 平	儿科	男	台州市中心医院	2015.9	2018.8	
174	王 璐	儿科	女	台州市中心医院	2015.9	2018.8	
175	张心畅	妇产科	女	台州市中心医院	2015.9	2018.8	
176	阮泓苣	急诊科	男	台州市中心医院	2015.9	2018.8	
177	林小娇	口腔科	女	台州市中心医院	2015.9	2018.8	
178	於樱枝	临床病理科	女	台州市中心医院	2015.9	2018.8	

续表

序号	姓名	专业	性别	送培单位	入培时间	结束时间	备注
179	蔡昕筱	内科	女	台州市中心医院	2015.9	2018.8	
180	孙霄童	内科	女	台州市中心医院	2015.9	2018.8	
181	赵水平	外科	男	台州市中心医院	2015.9	2018.8	
182	江腾	外科	男	台州市中心医院	2015.9	2018.8	
183	林邦毅	外科	男	台州市中心医院	2015.9	2018.8	
184	朱鹏飞	小儿外科	男	台州市中心医院	2015.9	2018.8	
185	毛盈盈	妇产科	女	温岭市妇幼保健院	2015.9	2017.8	
186	林心雨	妇产科	女	温岭市妇幼保健院	2015.9	2017.8	
187	李林禧	妇产科	女	温岭市妇幼保健院	2015.9	2017.8	
188	郑琪	外科	男	台州市中心医院	2015.9	2017.8	
189	潘澄一	外科	男	台州市中心医院	2015.9	2017.8	
190	谢晓笑	内科	女	台州恩泽医疗中心(集团)恩泽医院	2015.9	2017.8	
191	冯海云	内科	男	台州恩泽医疗中心(集团)恩泽医院	2015.9	2017.8	
192	王威	内科	男	台州市立医院	2015.9	2017.8	
193	李苗苗	医学检验科	女	台州市中心医院	2015.9	2015.12	中止
194	田莹莹	超声医学科	女	台州市中心医院	2015.9	2016.3	中止
195	王律	内科	男	台州恩泽医疗中心(集团)恩泽医院	2015.9	2016.3	中止
196	王一锋	内科	男	台州市立医院	2015.9	2017.5	中止
197	肖平云	全科医学科	男	临海市第一人民医院	2015.9	2016.6	中止
198	车凌宾	外科	男	台州恩泽医疗中心(集团)恩泽医院	2015.9	2017.6	中止
199	叶晟涛	外科	男	社会化	2015.9	2017.12	中止
200	盛桑	口腔科	女	社会化	2016.9	2019.8	
201	徐攀舒	口腔科	女	社会化	2016.9	2019.8	
202	戈月平	妇产科	女	社会化	2016.9	2019.6	离职
203	李派	内科	女	台州市中心医院	2016.9	2018.8	
204	衡甜甜	全科医学科	女	台州市中心医院	2016.9	2018.8	
205	曹倩	急诊科	女	台州市中心医院	2016.9	2019.8	
206	戴敏	全科医学科	女	台州市中心医院	2016.9	2019.8	

续表

序号	姓名	专业	性别	送培单位	入培时间	结束时间	备注
207	泮宸帅	外科	男	台州市中心医院	2016.9	2019.8	
208	方灵琪	超声医学科	女	温岭市第四人民医院	2016.9	2019.8	
209	鲍佳娜	内科	女	临海市第二人民医院	2016.9	2019.8	
210	陈琳	妇产科	女	临海市第二人民医院	2016.9	2019.8	
211	杨敏	外科	男	台州骨伤医院	2016.9	2019.8	
212	何莉莉	妇产科	女	台州市中心医院	2016.9	2019.8	
213	陈佳雯	口腔科	女	路桥区第三人民医院	2016.9	2019.8	
214	杨帆帆	外科	男	临海市中医院	2016.9	2019.8	
215	熊华才	内科	男	温州医科大学	2016.9	2019.8	
216	梅晓晓	口腔科	女	黄岩区宁溪中心卫生院	2016.9	2019.8	
217	施力铭	内科	男	台州市中心医院	2016.9	2019.7	离职
218	钟成胜	超声医学科	男	温岭大溪中心卫生院	2016.9	2020.8	
219	何思闻	超声医学科	女	台州市中心医院	2017.9	2020.8	
220	侯文明	超声医学科	男	台州市中心医院	2017.9	2020.8	
221	陆政宇	超声医学科	男	台州市中心医院	2017.9	2019.6	离职
222	彭瑞	超声医学科	女	台州市中心医院	2017.9	2020.8	
223	蔡听听	儿科	女	台州市中心医院	2017.9	2020.8	
224	陈柳成	儿科	男	台州市中心医院	2017.9	2020.8	
225	王君	儿科	女	台州市中心医院	2017.9	2020.8	
226	纪清源	放射科	男	台州市中心医院	2017.9	2020.8	
227	刘俊	放射科	男	台州市中心医院	2017.9	2020.8	
228	刘稳	放射科	女	台州市中心医院	2017.9	2020.8	
229	谭洪玉	妇产科	女	临海市第二人民医院	2017.9	2020.8	
230	叶超超	妇产科	女	椒江区妇幼保健院	2017.9	2020.8	
231	周雅	妇产科	女	椒江区妇幼保健院	2017.9	2020.8	
232	刘丹	妇产科	女	路桥区中医院	2017.9	2020.8	
233	毕施施	妇产科	女	台州市中心医院	2017.9	2020.8	
234	李慧慧	妇产科	女	台州市中心医院	2017.9	2020.8	
235	李若兰	妇产科	女	台州市中心医院	2017.9	2020.8	
236	郑立影	妇产科	女	台州市中心医院	2017.9	2019.10	离职
237	陈高泽	急诊科	男	台州市中心医院	2017.9	2020.8	

续表

序号	姓名	专业	性别	送培单位	入培时间	结束时间	备注
238	黄悠悠	口腔科	男	社会化	2017.9	2020.8	
239	林 波	口腔科	男	社会化	2017.9	2020.8	
240	汪 成	口腔科	男	社会化	2017.9	2020.8	
241	周莉媛	口腔科	女	台州市中心医院	2017.9	2020.8	
242	孙梦迪	临床病理科	男	台州市中心医院	2017.9	2018.9	中止
243	唐羽霞	临床病理科	女	台州市中心医院	2017.9	2018.9	中止
244	李婷婷	麻醉科	女	台州市中心医院	2017.9	2020.8	
245	尧章泉	麻醉科	男	台州市中心医院	2017.9	2020.8	
246	黄 煌	麻醉科	女	社会化	2017.9	2020.8	
247	虞 博	麻醉科	男	社会化	2017.9	2018.2	转出
248	翟点顶	麻醉科	男	社会化	2017.9	2020.8	
249	董海群	内科	男	社会化	2017.9	2018.2	离院
250	李苏剑	内科	男	社会化	2017.9	2020.8	
251	关彦红	内科	女	临海市第二人民医院	2017.9	2020.8	
252	张瑞明	内科	男	临海市第二人民医院	2017.9	2020.8	
253	戴宇航	内科	男	台州市中心医院	2017.9	2020.8	
254	李财昌	内科	男	台州市中心医院	2017.9	2019.9	离院
255	梁江敏	内科	女	台州市中心医院	2017.9	2020.8	
256	施锦辉	内科	男	台州市中心医院	2017.9	2020.8	
257	王益万	内科	男	台州市中心医院	2017.9	2020.8	
258	徐燚阳	内科	男	台州市中心医院	2017.9	2020.8	
259	许弘扬	内科	女	台州市中心医院	2017.9	2019.8	
260	朱香顺	内科	女	台州市中心医院	2017.9	2019.8	
261	朱云龙	内科	男	台州市中心医院	2017.9	2020.8	
262	瞿忆茜	内科	女	温岭市第四人民医院	2017.9	2020.8	
263	蔡慧军	内科	男	玉环第二人民医院	2017.9	2020.8	
264	金国森	内科	男	玉环第二人民医院	2017.9	2020.8	
265	沈靖倩	内科	女	玉环第二人民医院	2017.9	2020.8	
266	王义云	内科	男	玉环第二人民医院	2017.9	2020.8	
267	庄涵尧	内科	男	玉环第二人民医院	2017.9	2020.8	
268	王天宇	神经内科	女	社会化	2017.9	2020.8	

续表

序号	姓名	专业	性别	送培单位	入培时间	结束时间	备注
269	陈林考	神经内科	男	台州市中心医院	2017.9	2020.8	
270	蔡宁宇	外科	男	台州市中心医院	2017.9	2020.8	
271	董建新	外科	男	台州市中心医院	2017.9		
272	冯明宣	外科	男	台州市中心医院	2017.9	2020.8	
273	孔 灿	外科	男	台州市中心医院	2017.9	2020.8	
274	刘永涛	外科	男	台州市中心医院	2017.9	2020.8	
275	潘 悦	外科	男	台州市中心医院	2017.9	2019.8	
276	齐泽铖	外科	男	台州市中心医院	2017.9	2020.8	
277	阮晨金	外科	男	台州市中心医院	2017.9	2020.8	
278	陶安琦	外科	女	台州市中心医院	2017.9	2020.8	
279	王 松	外科	男	台州市中心医院	2017.9	2019.10	
280	王 亚	外科	男	台州市中心医院	2017.9	2020.8	
281	奚宇宁	外科	男	台州市中心医院	2017.9	2020.8	
282	颜 豪	外科	男	台州市中心医院	2017.9	2020.8	
283	张芳弟	外科	女	社会化	2017.9	2020.8	
284	汪振鑫	外科	男	社会化	2017.9	2020.8	
285	徐崔博诚	外科	男	社会化	2017.9	2020.8	
286	邬天舟	内科	男	社会化	2017.9	2020.8	2019.9 转入
287	朱勤谦	急诊科	男	台州市中心医院	2018.9		
288	胡云剑	急诊科	男	台州市中心医院	2018.9		
289	金佳健	外科	男	台州市中心医院	2018.9		
290	朱 灿	外科	男	台州市中心医院	2018.9		
291	陈志攀	外科	男	台州市中心医院	2018.9		
292	方 健	外科	男	台州市中心医院	2018.9		
293	台运成	外科	男	台州市中心医院	2018.9		
294	金礼杰	外科	男	台州市中心医院	2018.9		
295	郑晨辉	外科	男	台州市中心医院	2018.9		
296	林昕豪	外科	男	玉环第二人民医院	2018.9		
297	吴宇豪	外科	男	温岭市中医院	2018.9		
298	吴雅未	全科医学科	女	台州市中心医院	2018.9		

续表

序号	姓名	专业	性别	送培单位	入培时间	结束时间	备注
299	王旭丹	全科医学科	女	台州市中心医院	2018.9		
300	徐 洋	全科医学科	女	椒江区葭沚街道卫生院	2018.9		
301	陈旻晔	全科医学科	男	白云街道卫生院	2018.9		
302	赵 龙	全科医学科	男	海门街道卫生院	2018.9		
303	王 律	全科医学科	男	路桥区篷街镇卫生院	2018.9		
304	王鹏宇	内科	男	台州市中心医院	2018.9		
305	詹雅萍	内科	女	台州市中心医院	2018.9	2019.8	
306	林佩佩	内科	女	台州市中心医院	2018.9		
307	项云婷	内科	女	台州市中心医院	2018.9		
308	郭雅婷	内科	女	台州市中心医院	2018.9		
309	孔 瑞	内科	女	台州市中心医院	2018.9	2019.7	离职
310	钟灵亚	内科	女	温岭市中医院	2018.9		
311	金晓炜	内科	女	温岭市中医院	2018.9		
312	林 娅	内科	女	温岭市中医院	2018.9		
313	陈俊杰	内科	男	温岭市中医院	2018.9		
314	王翰章	内科	男	临海市中医院	2018.9		
315	蔡世豪	内科	男	玉环第二人民医院	2018.9		
316	肖温馨	内科	女	台州市中医院	2018.9		
317	葛 格	超声医学科	女	台州市中心医院	2018.9		
318	陈依婷	超声医学科	女	台州市中心医院	2018.9		
319	申 诚	放射科	男	台州市中心医院	2018.9		
320	赵庭宇	放射科	男	台州市中心医院	2018.9		
321	李国波	放射科	男	台州市中心医院	2018.9		
322	何亚妮	放射科	女	台州市中心医院	2018.9		
323	江成凯	儿科	男	台州市中心医院	2018.9		
324	张 瑜	儿科	女	台州市中心医院	2018.9		
325	郑双双	儿科	女	玉环第二人民医院	2018.9		
326	王金伟	儿科	男	路桥区篷街镇卫生院	2018.9		
327	王妮蒙	儿科	女	社会化	2018.9		
328	泮南颖	妇产科	女	台州市中心医院	2018.9		
329	章静茹	妇产科	女	台州市中心医院	2018.9		

续表

序号	姓名	专业	性别	送培单位	入培时间	结束时间	备注
330	徐梁栋	妇产科	男	临海市妇保院	2018.9		
331	郭叙秀	妇产科	女	台州市中心医院	2018.9		
332	廖倩	妇产科	女	椒江区妇幼保健院	2018.9		
333	朱通	妇产科	男	黄岩区宁溪中心卫生院	2018.9		
334	侯焕博	妇产科	女	椒江区葭沚街道卫生院	2018.9		
335	林优	妇产科	女	玉环第二人民医院	2018.9		
336	李世慧	小儿外科	男	台州市中心医院	2018.9		
337	杨振宇	麻醉科	男	台州市中心医院	2018.9		
338	王辉	麻醉科	男	玉环第二人民医院	2018.9		
339	宋效庆	口腔科	男	台州市中心医院	2018.9	2018.11	离职
340	郑林霞	口腔科	女	台州市中心医院	2018.9		
341	郑迪升	口腔科	男	台州市中医院	2018.9		
342	江峰	口腔科	男	社会化	2018.9		
343	王武建	神经内科	男	仙居县横溪中心卫生院	2018.9		
344	王瑜	临床病理科	男	台州市中心医院	2018.9		
345	李红	医学检验科	女	台州市中心医院	2018.9	2019.8	中止
346	杨演汉	放射科	男性	台州市中心医院	2018.9		2019.9 转入
347	周芳芳	超声医学科	女	台州市中心医院	2019.9		
348	何佳欢	超声医学科	女	台州市中心医院	2019.9		
349	林依梦	超声医学科	女	台州市中心医院	2019.9		
350	施一鸣	放射科	男	台州市中心医院	2019.9		
351	林燕	急诊科	女	台州市中心医院	2019.9		
352	付帮维	麻醉科	男	社会化	2019.9		
353	申茂磊	外科	男	台州市中心医院	2019.9		
354	王昆鹏	外科	男	台州市中心医院	2019.9		
355	赵善坤	外科	男	台州市中心医院	2019.9		
356	姚文益	外科	男	台州市中心医院	2019.9		
357	卢雨田	医学检验科	男	台州市中心医院	2019.9		
358	金倩君	超声医学科	女	临海市第二人民医院	2019.9	2019.10	中止
359	鲍茜茜	超声医学科	女	温岭市第四人民医院	2019.9		

续表

序号	姓名	专业	性别	送培单位	入培时间	结束时间	备注
360	孙天	超声医学科	男	玉环坎门街道社区卫生服务中心	2019.9		
361	施思	儿科	女	椒江区妇幼保健院	2019.9		
362	夏衍	儿科	男	椒江区妇幼保健院	2019.9		
363	金会剑	儿科	男	玉环第二人民医院	2019.9		
364	范炜钟	急诊科	男	玉环第二人民医院	2019.9		
365	童云怡	临床病理科	女	玉环第二人民医院	2019.9	2019.9	中止
366	胡振宇	麻醉科	男	路桥区第三人民医院	2019.9		
367	王益杰	麻醉科	男	玉环第二人民医院	2019.9		
368	许新辉	内科	男	临海市第二人民医院	2019.9		
369	陈嘉鸣	内科	男	临海市第二人民医院	2019.9		
370	林晓波	内科	男	临海市第二人民医院	2019.9		
371	杨雅	内科	女	临海市第一人民医院	2019.9		
372	朱梦莹	内科	女	仙居县人民医院	2019.9		
373	洪韬	内科	男	玉环第二人民医院	2019.9		
374	黄悦馨	内科	女	玉环第二人民医院	2019.9		
375	陈家伟	内科	男	玉环第二人民医院	2019.9		
376	王爱霓	内科	女	仙居县横溪中心卫生院	2019.9		
377	戴泽平	内科	男	路桥区第三人民医院	2019.9		
378	李哲东	内科	男	临海市桃渚中心卫生院	2019.9		
379	冯诗茹	内科	女	仙居县中医院	2019.9		
380	姜知财	全科医学科	男	椒江区白云街道卫生院	2019.9		
381	潘晓东	全科医学科	男	椒江区葭沚街道卫生院	2019.9		
382	罗博男	外科	男	路桥区第三人民医院	2019.9		
383	谷耿宇	外科	男	路桥区中医院	2019.9		
384	应敏华	外科	男	路桥区中医院	2019.9	2020.10	中止
385	陈丹	超声医学科	女	社会化	2019.9		
386	金星霞	放射科	女	社会化	2019.9		
387	翁英杰	口腔科	男	社会化	2019.9		
388	陈鹿鹿	口腔科	女	社会化	2019.9		
389	马宁洁	口腔科	女	社会化	2019.9		

续表

序号	姓名	专业	性别	送培单位	入培时间	结束时间	备注
390	赵 越	口腔科	女	社会化	2019.9		
391	徐 飞	麻醉科	女	社会化	2019.9		
392	左巧丽	内科	女	社会化	2019.9		
393	邓 巧	内科	女	社会化	2019.9		
394	喻 梦	内科	女	台州市中心医院	2019.9		
395	李 聪	外科	男	社会化	2019.9		
396	莫 研	医学检验科	女	社会化	2019.9		
397	张普海	急诊科	男	临海市第二人民医院	2019.9		
398	吴丛燕	内科	女	台州市中心医院	2019.9	2020.8 中止	2020.3 转入
399	谢娴露	内科	女	台州市肿瘤医院	2020.9		
400	徐 协	外科	男	路桥区第二人民医院	2020.9		
401	张延峰	放射科	男	温岭市第一人民医院	2020.9		
402	鲍兴宇	内科	男	仙居县人民医院	2020.9		
403	蔡文凯	口腔科	男	社会化	2020.9		
404	陈孝兴	急诊科	男	玉环第二人民医院	2020.9		
405	陈歆怡	全科医学科	女	章安街道卫生院	2020.9		
406	陈雨露	口腔科	女	社会化	2020.9		
407	何梦霞	口腔科	女	社会化	2020.9		
408	胡丹丹	妇产科	女	路桥区第三人民医院	2020.9		
409	黄小娴	超声医学科	女	路桥区中医院	2020.9		
410	金勇丞	内科	男	路桥区第三人民医院	2020.9		
411	孔诚伟	超声医学科	男	玉环第二人民医院	2020.9		
412	雷 铭	外科	男	台州骨伤医院	2020.9		
413	李倩倩	全科医学科	女	海门街道卫生院	2020.9		
414	李喜逸	内科	男	玉环第二人民医院	2020.9		
415	梁 盛	儿科	男	路桥区金清镇卫生院	2020.9		
416	林臣琪	内科	男	玉环第二人民医院	2020.9		
417	林嘉成	内科	男	社会化	2020.9		
418	林筱筱	内科	女	社会化	2020.9	2020.9	中止
419	林忆霞	口腔科	女	台州市中医院	2020.9		

续表

序号	姓名	专业	性别	送培单位	入培时间	结束时间	备注
420	刘艳秋	内科	女	路桥区第二人民医院	2020.9		
421	卢振兴	麻醉科	男	路桥区第二人民医院	2020.9		
422	任巧丽	内科	女	路桥区中医院	2020.9		
423	施歉歉	内科	女	路桥区中医院	2020.9		
424	苏奇	全科医学科	男	前所街道卫生院	2020.9		
425	王欢	麻醉科	女	台州骨伤医院	2020.9		
426	王嘉诚	外科	男	台州市立医院	2020.9		
427	王健	全科医学科	男	葭沚街道卫生院	2020.9		
428	吴攀	内科	男	路桥区第二人民医院	2020.9		
429	谢程	内科	女	台州骨伤医院	2020.9		
430	徐海滔	口腔科	男	社会化	2020.9		
431	徐捷	口腔科	男	台州市肿瘤医院	2020.9		
432	徐文彬	全科医学科	男	椒江区大陈镇卫生院	2020.9	2020.9	中止
433	姚安	外科	男	社会化	2020.9		
434	周铿禹	全科医学科	男	椒江区洪家街道卫生院	2020.9		
435	朱峰	麻醉科	男	社会化	2020.9		
436	何欣威	神经内科	男	台州市中心医院	2020.9		
437	陆如健	超声医学科	男	台州市中心医院	2020.9		
438	罗人豪	全科医学科	男	台州市中心医院	2020.9		
439	王奕璇	内科	女	台州市中心医院	2020.9		
440	翁炜	放射科	男	台州市中心医院	2020.9	2020.9	中止
441	王鑫	内科	男	社会化	2020.9		
442	陈继真	内科	男	玉环第二人民医院	2020.9		
443	林文俊	全科医学科	男	椒江区白云街道社区卫生服务中心	2020.9		
444	林鹏	急诊科	男	台州市中西医结合医院	2020.9		

附表9　台州学院临床医学院聘任（试聘）教师一览表*

聘任时间	兼职职称	姓名						
2017.7	教授（试聘）	戴岳楚	陶革方	张　玲	徐晓文	林学正	吕倩灵	梁建华
		黄永祥	章华萍	余海峰	丁　萍	朱　红	胡明华	叶　斌
		陈秋月	滕　晓	陈世宏	陈　赛	毛玲群	蔡海鹏	杨　敏
		张文刚	宋建新	李招云	胡　炜	郑志保	张鑫圣	王时力
		杨纯英	吴海鸽	夏宁晓	徐正保	刘世雄	莫经刚	徐云峰
		秦青通	朱慧民	张丹红	林祖近	赵玲萍	潘学峰	吴立群
		吴朝阳	冯　萍	蒋祖福	项超美	滕晓生	应　莉	翁媛英
		郑建萍	张　琳	刘小春	杨素清	陈赛贞	石　涵	李婉红
	副教授（试聘）	叶爱玲	卢洪胜	金　冲	章祖招	徐祖良	胡　劫	吴伟力
		丁　刚	黄　睿	于　进	林仁志	杨余沙	林永志	陈婉斐
		张招波	应于康	李小亚	阮利斌	曹学全	李　星	蔡世宏
		林慧敏	胡富宇	陶俊贞				
	讲师（试聘）	徐玲珑	宋　伟	杨　希	聂艳芳	张景生	江　浩	李青松
		张日贵	杨　华	朱仙芬	陈华群	王　英	毛利军	
2017.11	讲　师	徐煜彬						
	讲师（试聘）	王金华						
2017.12	副教授（试聘）	张黎明						
2018.3	讲师（试聘）	王毅超						
2018.5	副教授（试聘）	李　欣						
2018.7	副教授	王晓军						
	讲　师	詹雅萍						
2018.9	副教授（试聘）	杜二球						
2018.12	教　授	李招云						
	副教授	卢洪胜						
	讲师（试聘）	白建海	赵福江					
2019.7	讲　师	赵善坤						
2019.8	副教授（试聘）	董　亮						
2019.12	教　授	章雪林	陈　琪					
	教授（试聘）	王晓军						
	副教授	朱　杰						
2020.12	教　授	陈晋广						
	副教授	董　亮						

*聘任教授（含试聘）60名、副教授（含试聘）79名、讲师（含试聘）20名。

附表10 国家级、省级继续医学教育项目汇总表

序号	项目负责人	内容	级别	项目编号	办班时间	备注
1	郑 树	大肠癌诊治规范学习班	国家级	2002-04-08-018	2003.12.4—2003.12.8	承办
2	黄繁嫱	第七届全国血栓与止血学习班	国家级	2003-02-08-006	2003.4.2—2003.4.5	承办
3	周爱卿	小儿心脏病诊断及介入治疗新进展	国家级	2003-03-07-051	2003.9.5—2003.9.8	承办
4	诸 琦	超声内镜对消化疾病的诊治	国家级	2004-03-10-101	2004.11.10—2004.11.14	承办
5	李素珍	检验医学新理论新技术学习班	省级	2004-11-002	2004.5.12—2004.5.16	主办
6	王彩萍	医院感染新技术及管理学习班	省级	2004-14-05-006	2004.9.2—2004.9.5	主办
7	刘志勤	医疗卫生法律与医院管理	省级	2004-15-02-002	2004.9.17—2004.9.20	主办
8	刘志勤	医疗卫生法律与医院管理	省级	2004-15-02-002	2004.10.28—2004.11.3	主办
9	王 伟	儿科内分泌基础与临床新进展学习班	国家级	2005-06-01-016	2005.5.20—2005.5.23	承办
10	江 浩	骨,关节与软组织病变MRI	国家级	2005-09-01-020	2005.8.26—2005.8.29	承办
11	刘志勤	医疗卫生法律与医院管理	省级	2004-15-02-002	2005.5.8—2005.5.13	备案
12	李素珍	检验医学新理论新技术学习班	省级	2004-11-002	2005.5.12—2005.5.16	备案
13	刘志勤	医疗卫生法律与医院管理	省级	2004-15-02-002	2005.8.2—2005.8.7	备案
14	王彩萍	医院感染新技术及管理学习班	省级	2004-14-05-006	2005.8.25—2005.8.29	备案
15	金国健	老年病中西医结合防治新进展	省级中医药	2005-03-02-034	2005.11.10—2005.11.13	主办
16	李素珍	检验医学新进展与循证医学	省级	2006-11-01-003	2006.5.12—2006.5.16	主办
17	童 鸿	急性冠脉综合征诊治新进展	省级	2006-03-01-006	2006.5.18—2006.5.21	主办
18	刘志勤	医疗卫生法律与医院管理	省级	2006-15-02-008	2006.9.1—2006.9.3	主办

续表

序号	项目负责人	内容	级别	项目编号	办班时间	备注
19	王彩萍	全程护理服务与护理服务文化	省级	2006-14-05-010	2006.10.19—2006.10.22	主办
20	刘志勤	医疗卫生法律与医院管理	省级	2006-15-02-008	2007.2.27—2007.2.28	备案
21	薛跃华	灾害医学急救与管理	省级	2006-10-01-008	2007.7.13—2007.7.15	主办
22	李素珍	检验医学新进展与循证医学	省级	2006-11-01-003	2007.11.15—2007.11.17	备案
23	童鸿	急性冠脉综合征诊治新进展	省级	2006-03-01-006	2007.12.21—2007.12.23	备案
24	陈再智	骨与关节磁共振	省级	2008-09-01-067	2008.4.18—2008.4.22	合办
25	李招云	检验医学新进展与临床应用	省级	2008-11-00-005	2008.11.21—2008.11.23	主办
26	童鸿	糖尿病性心血管疾病防治提高班	省级	2008-03-01-013	2008.11.29—2008.11.31	主办
27	杨伯泉	中西医结合行为干预治疗躯体疾病新进展	省级中医药	2008-03-001	2008.9.26—2008.9.28	主办
28	马群力	中医专病与体质养生	省级中医药	ZJ2009-02-008	2009.11.18—2009.11.20	主办
29	于雪梅	肥胖症基础与临床新进展	省级	2009-03-06-003	2009.2.13—2009.2.14	主办
30	刘志勤	医疗机构医患危机管理	省级	2009-15-02-003	2009.3.27—2009.3.29	主办
31	杨伯泉	行为干预在身心疾病中研究进展	省级	2009-03-09-009	2009.7.24—2009.7.26	主办
32	李招云	检验医学新进展与临床应用	省级	2008-11-00-005	2009.8.28—2009.8.30	备案
33	莫经刚	肝癌的诊治进展及微创治疗	省级	2009-04-01-013	2009.12.25—2009.12.27	主办
34	张琳	高血压中西医结合行为干预治疗护理新进展	省级中医药	ZJ2009-03-016	2009.9.4—2009.9.6	主办
35	刘志勤	负性指标监测与负性事件管理	国家级	2010-15-02-041	2010.11.5—2010.11.7	主办

续表

序号	项目负责人	内容	级别	项目编号	办班时间	备注
36	陈赛贞	医院药学新进展	省级	2009-13-01-007	2010.5.28—2010.5.29	承办
37	杨伯泉	行为干预在身心疾病中研究进展	省级	2009-03-09-009	2010.7.30—2010.8.1	备案
38	李招云	检验医学新技术新进展与临床应用	省级	2010-11-00-005	2010.9.12—2010.9.14	主办
39	章华萍	重症医学科医院感染管理培训班	省级	2010-10-00-004	2010.12.24—2010.12.26	主办
40	张琳	高血压中西医结合行为干预治疗护理新进展	省级中医药	2010-062	2010.9.3—2010.9.5	中医
41	刘志勤	负性指标监测与负性事件管理	国家级	2010-15-02-041	2011.2.18—2011.2.20	备案
42	杨伯泉	认知行为干预心身疾病防治专题讨论会	国家级	2011-16-00-077	2011.8.5—2011.8.7	主办
43	李招云	检验医学新技术新进展与临床应用	省级	2010-11-00-005	2011.9.8—2011.9.10	备案
44	章华萍	重症医学科医院感染管理培训班	省级	2010-10-00-004	2011.12.15—2011.12.18	备案
45	陈赛贞	医院药学新进展—合理用药与用药安全	国家级	2012-13-01-048	2012.8.10—2012.8.13	主办
46	杨伯泉	基层医院认知行为心脑血管疾病专题研讨会	国家级	2012-03-09-107	2012.9.27—2012.9.30	主办
47	张琳	患者安全管理临床实践新进展	省级	2012-14-05-015	2012.6.8—2012.6.9	主办
48	杨伯泉	基层医院中西医结合认知行为治疗心脑血管病研讨会	省级中医药	2012-11-03-02054	2012.9.28—2012.9.30	主办
49	陈赛贞	医院药学新进展—合理用药与用药安全	国家级	2013-13-01-006	2013.5.24—2013.5.26	备案
50	张琳	患者安全管理临床实践新进展	省级	2012-14-05-015	2013.6.28—2013.6.30	备案
51	李招云	检验医学新进展与临床应用	省级	2013-11-00-004	2013.6.28—2013.6.30	主办
52	陈赛贞	医院药学新进展—合理用药与用药安全	国家级	2014-13-01-059	2014.5.22—2014.5.24	主办

续表

序号	项目负责人	内容	级别	项目编号	办班时间	备注
53	张 琳	患者安全管理临床实践新进展	省级	2014-14-05-021	2014.8.14—2014.8.16	主办
54	李招云	检验医学新进展与临床应用	省级	2013-11-00-004	2014.10.10—2014.10.12	备案
55	陈赛贞	医院药学新进展—合理用药与用药安全	国家级	2015-13-01-011	2015.5.28—2015.5.31	备案
56	张 琳	患者安全管理临床实践新进展	省级	2014-14-05-021	2015.8.6—2015.8.8	备案
57	陈赛贞	医院药学新进展—合理用药与用药安全	国家级	2016-13-01-·099	2016.4.14—2016.4.17	主办
58	张 琳	焦点解决护理技能实务培训班	国家级	2016-14-05-194	2016.7.21—2016.7.23	主办
59	张 琳	患者安全管理临床实践新进展	省级	2016-14-05-005	2016.7.21—2016.7.24	主办
61	李招云	精准医疗实验诊断和转化应用	国家级	2017-11-00-153	2017.4.20—2017.4.23	主办
62	戴岳楚	乳腺癌精准诊治高峰论坛	国家级	2017-04-08-056	2017.4.28—2017.5.1	主办
60	莫经刚	腹腔镜技术在普外科的应用	国家级	2017-04-01-230	2017.12.1—2017.12.4	主办
63	陈赛贞	医院药学新进展—合理用药与用药安全	国家级	2017-13-01-013	2017.3.16—2017.3.19	备案
64	张 琳	焦点解决护理技能实务培训班	国家级	2017-14-05-011	2017.6.23—2017.6.25	备案
65	张 琳	患者安全管理临床实践新进展	省级	2016-14-05-005	2017.6.24—2017.6.26	备案
66	戴岳楚	乳腺癌精准诊治高峰论坛	国家级	2018-04-08-003	2018.4.26—2018.4.29	备案
67	李招云	精准医疗实验诊断和转化应用	国家级	2018-11-00-016	2018.5.17—2018.5.20	备案
68	陈赛贞	医院药学新进展—合理用药与用药安全	国家级	2018-13-01-099	2018.5.24—2018.5.26	主办
69	张 琳	焦点解决护理技能实务培训班	国家级	2018-14-05-444	2018.8.22—2018.8.26	主办
70	莫经刚	腹腔镜技术在普外科的应用	国家级	2018-04-01-714	2018.10.11—2018.10.14	备案

续表

序号	项目负责人	内容	级别	项目编号	办班时间	备注
71	林祖近	心房颤动的规范化管理和治疗	省级	2018–03–01–036	2018.06.22—2018.6.24	主办
72	林学正	困难气道处理培训班	省级	2018–04–11–032	2018.11.30—2018.12.3	主办
73	滕 晓	老.性骨病诊治新进展学习班	省级	2018–04–07–041	2018.6.14—2018.6.18	主办
74	卢洪胜	乳腺肿瘤精准病理诊断在基层医疗单位的推广应用	省级	2018–01–04–007	2018.6.22—2018.6.26	主办
75	朱君飞	呼吸感染及耐药诊治进展培训班	省级	2018–03–02–026	2018.7.13—2018.7.17	主办
76	李招云	精准实验诊断和转化应用研修班	国家级	2019–11–00–063	2019.5.30—2019.6.2	主办
77	陈赛贞	医院药学新进展—合理用药与用药安全	国家级	2019–13–01–206	2019.5.15—2019.5.18	备案
78	张 琳	焦点解决护理技能实务培训班	国家级	2019–14–05–936	2019.5.16—2019.5.19	备案
79	莫经刚	腹腔镜技术在普外科的应用	国家级	2019–04–01–110	2019.12.06—2019.12.08	主办
80	朱 杰	基层医务人员创新思维和成果转化培训班	省级	2019–15–02–020	2019.5.31—2019.6.2	主办
81	应 莉	护理信息建设新进展	省级	2019–14–05–072	2019.6.13—2019.6.19	主办
82	叶 斌	精准诊疗在基层儿童遗传内分泌疾病的应用	省级	2019–06–01–031	2019.7.19—2019.7.22	主办
83	章华萍	重症医学科医院感染管理规范培训班	省级	2019–10–00–039	2019.10.18—2019.10.20	主办
84	戴岳楚	沪浙乳腺癌精准诊治及转化研究高峰论坛	省级	2019–04–08–019	2019.11.8—2019.11.10	主办
85	胡富宇	医疗机构医务人员公共卫生知识与技能新进展培训	省级	2019–19–06–002	2019.11.30—2019.12.1	主办
86	莫经刚	加速康复外科在基层医院普外科的应用	省级	2019–04–01–039	2019.12.05—2019.12.08	主办

续表

序号	项目负责人	内容	级别	项目编号	办班时间	备注
87	林祖近	心房颤动的规范化管理与新进展	省级	2018-03-01-036	2019.7.12—2019.7.14	备案
88	朱君飞	呼吸感染及耐药诊治进展培训班	省级	2018-03-02-026	2019.8.29—2019.8.31	备案
89	卢洪胜	乳腺肿瘤精准病理诊断在基层医疗单位的推广应用	省级	2018-01-04-007	2019.8.30—2019.9.1	备案
90	滕 晓	老.性骨病诊治新进展学习班	省级	2018-04-07-041	2019.10.25—2019.10.27	备案
91	林学正	困难气道处理培训班	省级	2018-04-11-032	2019.12.05—2019.12.08	备案

附表11　临床药师培训学员名单

序号	姓名	性别	单位	培养专业	培训时间
1	邱菡	女	深圳市第二人民医院	神经内科用药	2014.4—2015.3
2	周莉	女	云南省第三人民医院	神经内科用药	2014.4—2015.3
3	郭益俊	男	南通市第一人民医院	抗肿瘤药物	2014.4—2015.3
4	林玉仙	女	温州市人民医院	抗肿瘤药物	2014.4—2015.3
5	卢洁	女	浙江省舟山医院	抗肿瘤药物	2015.4—2016.3
6	潘红巧	女	温岭市中医院	抗肿瘤药物	2015.4—2016.3
7	周豪	男	桐乡市第一人民医院	全科（癫痫、呼吸）	2015.4—2015.9
8	陈冬青	女	路桥区第二人民医院	全科（癫痫、呼吸）	2015.4—2015.9
9	林高通	男	台州市肿瘤医院	全科（癫痫、呼吸）	2015.4—2015.9
10	杨苏芬	女	台州恩泽医疗中心恩泽医院	全科（癫痫、呼吸）	2015.10—2016.4
11	管咪咪	女	台州恩泽医疗中心路桥医院	全科（癫痫、呼吸）	2015.10—2016.4
12	邓念英	女	温岭市妇幼保健院	全科（癫痫、呼吸）	2015.10—2016.4
13	周雅芳	女	临海市中医院	抗肿瘤药物	2016.3—2017.3
14	应超	女	金华市人民医院	全科（脑梗死、肝胆）	2016.3—2016.9
15	杨徐一	女	台州恩泽医疗中心路桥医院	全科（脑梗死、肝胆）	2016.3—2016.9
16	张琴	女	玉环第二人民医院	全科（脑梗死、肝胆）	2016.3—2016.9
17	王丽江	男	浙江大学医学院附属第四医院	全科（冠心病、肝胆）	2016.9—2017.3
18	金未函	女	金华市人民医院	全科（冠心病、肝胆）	2016.9—2017.3
19	沈茜茜	女	路桥区第二人民医院	全科（脑梗死、肝胆）	2016.9—2017.3
20	陶妙婴	女	武义县中医院	全科（脑梗死、肝胆）	2016.9—2017.3
21	林小波	女	苍南县人民医院	全科（冠心病、肝胆）	2017.3—2017.9
22	王丽江	男	浙江大学医学院附属第四医院	神经内科用药	2017.3—2017.9
23	金未函	女	金华市人民医院	神经内科用药	2017.3—2017.9
24	江君微	女	温岭市中医院	抗感染药物	2017.3—2018.3
25	余凯	男	江山市人民医院	抗感染药物	2017.3—2018.3
26	梁丽君	女	平阳县人民医院	抗肿瘤药物	2017.10—2018.9
27	涂玉婷	女	天台县人民医院	抗肿瘤药物	2017.10—2018.9
28	陈肖	男	乐清市人民医院	全科（脑梗死、呼吸）	2017.10—2018.3
29	李勇	男	台州博爱医院	全科（冠心病、呼吸）	2017.10—2018.3
30	赵文军	男	安吉县第三人民医院	全科（冠心病、呼吸）	2017.10—2018.3
	肖立红	女	天台县中医院	全科（脑梗死、呼吸）	2017.10—2018.3

续表

序号	姓名	性别	单位	培养专业	培训时间
32	沈晓波	男	绍兴市上虞中医医院	全科(脑梗死、呼吸)	2017.10—2018.3
33	周　玲	女	路桥区中医院	全科(脑梗死、呼吸)	2018.4—2018.9
34	罗　微	女	路桥第三人民医院	全科(冠心病、呼吸)	2018.4—2018.9
35	夏　洁	男	温岭市第四人民医院	全科(脑梗死、呼吸)	2018.4—2018.9
36	李自平	女	兰溪市人民医院	全科(冠心病、呼吸)	2018.4—2018.9
37	朱　飞	女	舟山市妇幼保健院	全科(冠心病、呼吸)	2018.4—2018.9
38	金露霞	女	黄岩区中医院	全科(脑梗死、呼吸)	2018.4—2018.9
39	金玲萍	女	台州博爱医院	全科(脑梗死、呼吸)	2018.10—2019.3
40	吴旭明	男	湖州市第一人民医院	全科(脑梗死、呼吸)	2018.10—2019.3
41	戴晓铎	男	仙居县人民医院	全科(脑梗死、呼吸)	2018.10—2019.3
42	马碧幸	女	宁波市奉化区人民医院	抗感染药物	2018.10—2019.9
43	姚培丽	女	海盐县妇幼保健院	呼吸	2018.10—2019.6
44	杨湘玉	女	海宁市第二人民医院	肾脏病	2018.10—2019.6
45	祁国笠	男	三门县人民医院	肾脏病	2018.10—2019.6
46	夏亚萍	女	台州博爱医院	全科(慢性疼痛、感染)	2019.4—2019.9
47	胡　博	男	仙居县人民医院	全科(慢性疼痛、感染)	2019.4—2019.9
48	齐大伟	男	天台县人民医院	全科(脑梗死、呼吸)	2019.4—2019.9
49	卢守省	男	临海市第一人民医院	全科(脑梗死、呼吸)	2019.4—2019.9
50	蔡志坚	男	浙江普陀医院	全科(脑梗死、呼吸)	2019.4—2019.9
51	刘迎晓	女	临海市中医院	全科(冠心病、呼吸)	2019.4—2019.9
52	严维峥	女	奉化区中医医院	全科(冠心病、呼吸)	2019.4—2019.9
53	葛赵亮	男	宁波市海曙区第二医院	全科(冠心病、呼吸)	2019.4—2019.9
54	蔡宇庭	男	杭州市妇产科医院	全科(慢性疼痛、感染)	2019.10—2020.3
55	邵敏敏	女	慈溪市人民医院	全科(慢性疼痛、感染)	2019.10—2020.3
56	金祝萍	女	临海市第二人民医院	全科(慢性疼痛、感染)	2019.10—2020.3
57	贺薪火	男	路桥区第二人民医院	全科(脑梗死、呼吸)	2019.10—2020.3
58	陈　倩	女	台州肿瘤医院	全科(脑梗死、呼吸)	2019.10—2020.3
59	奚赛飞	女	杭州市第三人民医院	全科(脑梗死、呼吸)	2019.10—2020.3
60	翁约约	女	温州市中心医院	全科(冠心病、呼吸)	2019.10—2020.3
61	胡　姣	女	宁波市奉化区人民医院	全科(冠心病、呼吸)	2019.10—2020.3
62	朱美玲	女	衢州市第二人民医院	全科(冠心病、呼吸)	2019.10—2020.3

续表

序号	姓名	性别	单位	培养专业	培训时间
63	乐海贵	男	台州骨伤医院	抗感染药物	2019.10—2020.9
64	陈庆友	男	衢州市第二人民医院	抗感染药物	2019.10—2020.9
65	叶晓峰	女	台州市中西医结合医院	抗感染药物	2019.10—2020.9
66	徐婉丽	女	临海市第二人民医院	呼吸	2019.10—2020.6
67	朱洪女	女	路桥骨伤科医院	呼吸	2019.10—2020.6
68	李 芳	女	路桥区中医院	肾脏病	2019.10—2020.6
69	徐 燕	女	鄞州市人民医院	肾脏病	2019.10—2020.6
70	毛 毛	女	慈溪市人民医院	全科(冠心病、呼吸)	2020.4—2020.9
71	李阿玲	女	临海市第一人民医院	全科(冠心病、呼吸)	2020.4—2020.9
72	李 韦	女	平湖市第一人民医院	全科(冠心病、呼吸)	2020.4—2020.9
73	陈玲玲	女	慈溪市人民医院	全科(脑梗死、呼吸)	2020.4—2020.9
74	郑超君	女	宁波市鄞州第二医院	全科(脑梗死、呼吸)	2020.4—2020.9
75	黄 晓	女	宁波市奉化区人民医院	全科(脑梗死、呼吸)	2020.4—2020.9
76	虞 璐	女	舟山市妇女儿童医院	全科(慢性疼痛、感染)	2020.4—2020.9
77	陈贝贝	女	台州市肿瘤医院	全科(慢性疼痛、感染)	2020.4—2020.9
78	竺维娜	女	中国科学院大学宁波华美医院(宁波市第二医院)	全科(慢性疼痛、感染)	2020.4—2020.9
79	钟丹妮	女	宁波市第六医院	全科(慢性疼痛、感染)	2020.10—2021.3
84	林 真	男	舟山市第二人民医院	全科(慢性疼痛、感染)	2020.10—2021.3
82	贺曦瑢	女	台州市路桥区中医院	全科(慢性疼痛、感染)	2020.10—2021.3
80	张嫦珍	女	中国科学院大学宁波华美医院(宁波市第二医院)	全科(冠心病、感染)	2020.10—2021.3
81	李成龙	男	玉环第二人民医院	全科(冠心病、感染)	2020.10—2021.3
83	王梦娇	女	仙居县中医院	全科(冠心病、感染)	2020.10—2021.3
85	高洁婷	女	平湖市第一人民医院	抗感染药物	2020.10—2021.9
86	韩家玮	女	温岭市妇幼保健院	抗感染药物	2020.10—2021.9
87	洪晓飞	男	临海市第一人民医院	抗感染药物	2020.10—2021.9
88	黄 威	男	瑞安市中医院	神经内科用药	2020.10—2021.9
89	王丽华	女	台州市中西医结合医院	呼吸	2020.10—2021.6
90	王雅萍	女	台州博爱医院	肾脏病	2020.10—2021.6

附表12 台州市中心医院在职职工名册（以姓氏笔画为序）

丁　丁	丁　萍	丁　超	丁　燕	丁月亚	丁军晓
丁玲红	丁晓敏	丁笑笑	丁凌志	丁梦雅	丁敏青
丁雅敏	丁婷婷	丁德群	于　进	干静娴	万延从
万学发	万晓晴	马　宁	马　磊	马义兵	马宁洁
马宇庆	马战斌	马冠颖	马素星	马莹莹	马婧嘉
马善龙	王　丹	王　双	王　正	王　亚	王　刚
王　肖	王　君（儿内）	王　君（血透）	王　妍	王　英	王　松
王　杰	王　佳	王　祎	王　坤	王　珍	王　茜
王　盼	王　俏	王　娅	王　勇（放疗）	王　勇（骨科）	王　艳（放射）
王　艳（营养）	王　莉（科研）	王　萍	王　彬	王　冕	王　涵
王　瑛（骨科）	王　瑛（麻醉）	王　琳	王　靓	王　超（心内）	王　雅
王　淳	王　强	王　婷	王　瑜（泌尿）	王　瑜（病理）	王　蓉（骨科）
王　颖	王　溪	王　静	王　瑶（老年）	王　瑶（护理）	王　慧（中西）
王　慧（老年）	王　慧（采购）	王　慧（泌尿）	王　燕	王　薇	王　璐
王　霞	王　魏	王　攀	王一安	王卫芬	王卫明
王飞虎	王天宇	王友香	王丹丹	王文杰	王文雨
王双双	王书佳	王玉梅	王玉蓉	王巧利	王巧珍
王巧玲	王可莹	王平芬	王亚杰	王亚亭	王迁迁
王伟红	王优萍	王华萍	王华翠	王会芹	王旭丹
王宇希	王安妮	王红飞	王志敏	王芳芳	王甫强
王丽阳	王丽玲	王丽娟	王时力	王利娟	王秀芝
王佐君	王沙沙	王灵红	王灵俊	王雨佳	王奔益
王昆鹏	王国芬	王国松	王佳佳	王佩佩	王金芝
王金华	王妮蒙	王春艳	王春意	王珍智	王玲芝
王玲芬	王玲佳	王挺挺	王茹稼	王秋力	王俏斐
王保兵	王剑虹	王艳凤	王艳娜	王莉莉	王桂芳
王晓军	王晓芬	王益万	王通通	王能杰	王菊英
王乾阳	王梦妮	王梦璐	王梦霞	王盛阳	王雪华
王雪梅	王晨茜	王晨曦	王跃芬	王梨芳	王彩国
王婧斐	王婉萍	王蒋旭	王森法	王雯雯	王雅琪
王湖兵	王婷婷	王瑞娟	王蒙蒙	王锦媛	王锦燕

王鹏宇	王静娴^{护理}	王静娴^{医学}	王碧君	王瑶琳	王赛男
王赛赛	王翠玲	王慧雅	王增献	王毅超	王熠珊
王燕青	王燕燕	王璐莎	王露霞	尤亚萍	尤君芬
毛娅	毛卫华	毛利军	毛建林	毛玲群	毛海怡
毛梦莎	毛蓓蕾	毛蔚善	文静	方平	方俏
方恒	方健	方丹枫	方幼平	方红艳	方丽平
方青青	方莎莎	方婕媚	尹卫敏	尹素芳	尹燕芹
尹璐璐	孔灿	孔洁	孔庆莲	邓巧	左巧丽
左新明	厉丽芳	石涵	石磊	石玲冰	石绣华
卢易	卢婕	卢薇	卢光涛	卢志亮	卢秀银
卢雨田	卢雨芬	卢卓敏	卢玲玲	卢洪胜	卢洪敏
卢凌云	卢培培	卢敏娟	卢嘉敏	帅琼	叶茂
叶倦	叶斌	叶从英	叶丹瑜	叶宁芝	叶永翠
叶芳飞	叶丽娜^{肝胆}	叶丽娜^{放疗}	叶君雯	叶佳丽	叶佩华
叶定斌	叶春琴	叶玲伟	叶玲珍	叶贵玲	叶思佳
叶美君	叶美婷	叶娅飞	叶莹莹	叶晓晓	叶爱女
叶爱君	叶爱玲	叶海红	叶祥来	叶爽爽	叶椒虹
叶晶莹	叶婷婷^{肝胆}	叶婷婷^{院办}	叶增法	申诚	申茂磊
田自有	付兴娟	付帮维	付茹萍	白建海	乐孟
包卫光	包丹阳	包会礽	冯平	冯成	冯伟
冯艳	冯萍	冯斐	冯路	冯一浮	冯月清
冯丕全	冯尚志	冯明宣	冯炜珍	冯星星	冯艳华
冯艳芳	冯莉梨	冯海亚	冯崇法	冯慧君	兰小刚
兰福英	台运成	邢加慧	邢紫燕	吉海春	权明明
成兴井	成敏霞	尧章泉	毕施施	吕月华	吕宇航
吕荣伟	吕艳琪	吕倩灵	朱红	朱灿	朱杰
朱微	朱韬	朱卫琴	朱云龙	朱丹红	朱丹萍
朱仙芬	朱礼礼	朱成飞	朱伊黎	朱刘杰	朱芬萍
朱秀秀	朱迎英	朱宏波	朱君飞	朱贤平	朱珊珊^{公安}
朱珊珊^{护理}	朱威威	朱临江	朱香顺	朱振华	朱莎莎^{门诊}
朱莎莎^{中西}	朱莹莹	朱海飞	朱海钱	朱敏娇	朱敏绮
朱寒鑫	朱媛媛	朱勤谦	朱蒙娇	朱筱惠	朱鹏飞

朱慧民	竹 叶	伍 佳	任 丽	任 倩^{儿内}	任 倩^{财务}
任 静	任伟君	任建航	任黎红	邬天舟	邬美翠
邬朝阳	庄雅茜	刘 华	刘 佳^{口腔}	刘 佳^{康复}	刘 俏
刘 俊	刘 琛	刘 强	刘 颖	刘 稳	刘小春
刘水玉	刘水姣	刘凤莲	刘文洁	刘双双	刘巧巧
刘世雄	刘礼芬	刘永涛	刘红宇	刘灵慧	刘贤明
刘明玺	刘佩华	刘珍珍	刘威平	刘思琦	刘香丽
刘秋明	刘艳梅	刘凌云	刘海燕	刘宸麟	刘晨媛
刘跃平	刘绪强	刘翠兰	刘鹲倩	齐也娇	齐泽铖
闫会玲	闫改军	江 峰	江 浩	江 腾	江小君
江成凯	江贞贞	江沂函	江顺德	江赛赛	江璐怡
池素芳	汤 鑫	汤世界	汤丽丽	汤彦涛	汤高洁
汤露茜	许 帆	许 杰	许 勤	许小诚	许小玲
许子剑	许世世	许弘扬	许亚平	许亚亚	许宇佳
许君琴	许灵娇	许美芬	许航宇	许家香	许婷婷
许滢芬	许露婷	阮小挺	阮正英	阮北燕	阮伟丽
阮安妮	阮丽芬	阮利斌	阮君英	阮泓莐	阮思涵
阮晨金	阮啸啸	阮微微	阮潇潇	阮嫣赟	孙 博
孙小红	孙凤国	孙亚荣	孙华丽	孙秀君	孙良哲
孙春飞	孙富荣	孙婷婷	孙霄童	孙露露	牟立红
牟尼卡	牟优优	牟冰瑶	牟红云	牟妍姿	牟玲燕
牟艳青	牟婷琛	牟樱红	纪清源	麦志芳	严冬花
严伟兰	严安安	严秀友	严珊珊	严骁原	严新伟
苏 优	苏 杭	苏 谦	苏 瑜	苏灵丹	苏佳敏
苏晓婉	苏雪红	杜二球	杜加区	李 凡	李 飞
李 巧	李 可	李 龙	李 旭	李 江	李 红
李 君	李 佳	李 欣	李 茜	李 星	李 俊
李 飒	李 派	李 娜	李 莉	李 铁	李 朗
李 娴	李 梦	李 敏	李 婧	李 瑛	李 琳
李 琼	李 婷	李 瑜	李 想	李 颖	李 瑾
李 聪	李 德	李小亚	李小芳	李卫琴	李丹丹
李丹红	李文君	李玉平	李巧玉	李世慧	李亚飞

李亚楠	李伟红	李冰清	李安琦	李军益	李苏剑
李丽丽	李秀萍	李灵巧	李青松	李招云	李若兰
李国军	李国波	李明友	李佳倩	李佳琪	李金方
李金金	李诗瑶	李妮莎	李春胜	李珍珍	李玲娇
李思敏	李秋霞	李俊生	李姝莹	李莹莹(血液)	李莹莹(护理)
李夏芳	李晓华	李晓红	李晓瑶	李倩倩	李爱春
李爱萍	李高炜	李海芳	李海峰	李海燕	李润霞
李雪芬	李跃辉	李婉红	李博霞	李晶晶	李婷婷
李瑞锦	李照云	李筱筱	李新莲	李静妮	李慧敏
李慧慧	李璐璐	杨　千	杨　东	杨　亚	杨　华
杨　芳	杨　利	杨　希	杨　灵	杨　珂	杨　剑
杨　洁	杨　敏	杨　琪	杨　婷	杨　薇	杨大山
杨小宁	杨卫燕	杨化秋	杨丹丹	杨文渊	杨冬冬(一)肾内
杨冬冬(二)肾内	杨华琴	杨运华	杨芳燕	杨余沙	杨纯英
杨英梅	杨佳妮	杨依依	杨建慧	杨玲飞	杨玲玲
杨星智	杨香青	杨俊玲	杨剑红	杨美滋	杨素青
杨振宇	杨晓红	杨晓春	杨晓萍	杨笑笑	杨海飞
杨海芳	杨润雅	杨家辉	杨朝晖	杨碰花	杨微微
杨静静	杨旖旎	杨演汉	杨燕青	杨薇薇	肖　景
肖细凤	肖春莹	肖玲琴	肖炳祥	吴　云	吴　波
吴　容	吴　新	吴之懿	吴凤鸣	吴玉林	吴玉萍
吴巧丽	吴仙荣	吴丛燕	吴立群	吴幼幼	吴亚萍
吴伟力	吴伟仙	吴旭佳	吴杏仙	吴肖萍	吴林峰
吴佳丽	吴欣欣	吴金飞	吴玲玲	吴政飞	吴盼星
吴贵浙	吴晓宇	吴晓珍	吴晓玲	吴海英	吴海鸽
吴海葵	吴家玺	吴彩云	吴琼海	吴超群	吴朝阳
吴雅未	吴燕飞	岑学兰	邱　琪	邱呈雄	邱金丹
邱倩倩	邱静洁	何　仁	何　凯	何　垚	何　剑
何　庭	何　斌	何卫芳	何水仙	何月芳	何亚妮
何红叶	何志毅	何明彩	何佳欢	何佳敏	何金凤
何炎静	何柏卉	何威成	何思闻	何素芳	何晓莉
何海照	何婧婧	何婷婷	何慧佳	何燕燕	余　乔

余 霞	余承洋	余海芳	余海峰	邹明清	应 超
应于康	应申鹏	应伟红	应丽梅	应佳峻	应剑勇
应娇娇	应蒙江	应霜霜	应露婷	汪 乐	汪 成
汪 琳	汪列智	汪国余	汪振鑫	汪夏燕	沈 明
沈 咲	沈 健	沈 敏	沈芳芳	沈泓孜	沈宣江
沈艳艳	沈琳琳	宋 伟	宋宇轩	宋建新	宋振东
张 丹	张 优	张 弛	张 英	张 浅	张 波
张 玲	张 茜	张 禹	张 冕	张 琳	张 婷
张 瑜	张 颖^{心内}	张 颖^{输血}	张 誉	张 静^{门诊}	张 静^{住服}
张 樱	张 薇	张 璐	张小佳	张友林	张友恩
张日贵	张丹红^{肝胆}	张丹红^{神内}	张丹萍	张文刚	张心畅
张玉琴	张巧丹	张正贵	张世界	张叶青	张亚琼
张芝琳	张伟峰	张伟慧	张优扬	张仲阳	张米连
张志刚	张芸芸	张芳芳	张芳弟	张李钱	张丽军
张丽敏	张秀翔	张沪萍	张宏峰	张招波	张茂华
张林娟	张雨露	张卓昵	张使倩	张怡静	张宝保
张春明	张春玲	张珍艇	张玲芳	张玲波	张珊珊
张茜茹	张美君	张美霞	张洪伟	张冠男	张哲华
张桂萍	张晓渊	张晓婷	张彬彬	张敏丽	张悠悠
张彩霞	张景生	张瑞娟	张赛君	张慧敏	张黎明
张德富	张鑫圣	陆 蓉	陆才足	陆才富	陆安萍
陆佰汇	陆妮娜	陆昱汎	陆思思	陆香琴	陆炳锋
陆梦霞	陆喜喜	陆煜谦	陆德江	陈 广	陈 云
陈 丹	陈 方	陈 民	陈 亚	陈 旭^{中西}	陈 旭^{药剂}
陈 江	陈 军	陈 芳	陈 丽	陈 肖	陈 玲
陈 茜	陈 眉	陈 娅^{妇科}	陈 娅^{神内}	陈 娜	陈 晓
陈 倩	陈 娴	陈 晗	陈 敏^{口腔}	陈 敏^{设备}	陈 敏^{护理}
陈 琪^{中心}	陈 琪^{胃肠}	陈 超	陈 雅	陈 斐	陈 然
陈 媛	陈 微	陈 意	陈 静	陈 瑶	陈 赛
陈 瑾	陈 磊	陈 霄	陈 霜	陈 懿	陈小璐
陈广连	陈卫军	陈日宾	陈丹丹^{收费}	陈丹丹^{护理}	陈丹红^{心内}
陈丹红^{注射}	陈文举	陈玉丽	陈玉菊	陈玉梅	陈玉婷

陈世宏	陈仙华	陈立军	陈亚飞	陈伟燕	陈华群
陈向晓	陈红杰	陈红艳	陈志攀	陈丽丽^{口腔}	陈丽丽^{病理}
陈丽君	陈丽萍	陈丽霞	陈秀连	陈灵林	陈孜炜
陈妍琛	陈青华	陈青青	陈林考	陈昌妃	陈昕怡
陈佳英	陈佳梦	陈佳敏	陈依婷	陈金龙	陈学明
陈宝献	陈建霖	陈春丹	陈珍珍	陈玲芬	陈玲玲
陈茜茜	陈柳成	陈树森	陈昭屹	陈思伟	陈思辰
陈思思	陈秋月	陈亭帆	陈美红	陈美岐	陈美娇
陈美素	陈前雪	陈姚君	陈盈盈	陈柔伊	陈荷青
陈晋广	陈晓霞	陈圆颖	陈凌军	陈高泽	陈海青
陈娟娟	陈菲菲	陈菊青	陈梦蝶	陈敏芬	陈鹿鹿
陈焕芝	陈婉斐	陈超超	陈联平	陈雯雯	陈雅玲
陈晶晶	陈皖萍	陈善华	陈善满	陈寒君	陈富强
陈婷婷	陈蓬超	陈蒙蒙	陈微微^{急诊}	陈微微^{超声}	陈潇莉
陈赛贞	陈嫣嫣	陈慧红	陈慧利	陈慧娇	陈慧敏
陈燕萍	陈薇薇	陈璐旖	陈露露	邵玲	邵琰
邵先玲	邵晶晶	武波	苟琼	范广民	范厉龙
范华宇	范国峰	范海兰	范露祥	林丹	林巧
林刚	林红	林杰	林佳	林波	林玲^{药剂}
林玲^{神二}	林茜	林珠	林莎	林晓	林晨
林敏	林涵	林棋	林智	林斌	林湘
林嬉	林燕	林霞	林宁	林小娇	林仁志
林仁标	林丹丹	林丹花	林丹君	林文华	林文丽
林为东	林立忠	林兰英	林永志	林亚妮	林亚微
林伟平	林旭飞	林庆晨	林迅如	林肖南	林园园
林利芬	林圹熠	林昌勤	林凯航	林佩佩	林依梦
林学正	林宝妹	林诗雨	林诗佳	林玲儒	林思彤
林顺康	林美娥	林祖近	林娅君	林素珍	林莎莎
林晓峰	林晓敏	林笑意	林祥腾	林桑朵	林菽蔚
林雪松	林婕妤	林斌媚	林善安	林婷婷	林锦微
林慧卿	林慧敏	卓小丽	尚香玉	尚彩花	易庆玉
罗宇	罗军	罗青^{甲乳}	罗青^{病案}	罗英	罗佳

罗 捷	罗 曼	罗 静	罗文斌	罗时荣	罗宏武
罗海珍	罗彩萍	罗晶璟	罗腊月	季宝友	季音瑶
金 冲	金 红 心内	金 红 护理	金 君	金 祎	金 洁
金 莉	金 琪	金丹红	金文艳	金玉领	金玉燕
金艾黎	金礼杰	金礼通	金宇翔	金欢欢	金苏菊
金丽丽	金宏江	金佳健	金佳婧	金佳露	金建海
金玲芝	金星霞	金海娇	金崇田	金崇敏	金皎蕾
金婉君	金雅容	金辉萍	金媛媛	金婷婷 妇科	金婷婷 泌尿
金慧维	周 丹	周 江	周 映	周 咪	周 洲
周 勇	周 恩	周 维	周 琦	周 慧	周 燕 儿内
周 燕 神二	周小灵	周少莲	周仙梅	周礼鹏	周加福
周亚萍	周亚琪	周红日	周苍德	周芳芳	周利成
周希杰	周灵芝	周京花	周京瑶	周宝根	周官官
周建红	周玲斐	周盼盼	周剑宇	周美华	周洪林
周素琴	周莉莉	周莉媛	周夏丰	周倩怡	周海平
周海群	周海燕	周雪怡	周婉平	周绮妮	周惠惠
周智军	周智丽	周智敏	周善卓	周群玉	周璐青
周霞初	庞文优	庞红霞	庞苗莱	庞晓晓	於 林
於云卿	於樱枝	郑 丹 老年	郑 丹 血透	郑 丹 健管	郑 伟
郑 华	郑 环	郑 杰	郑 珂	郑 琪	郑 喆
郑 雅	郑 鹏	郑云倩	郑巧燕	郑礼里	郑志保
郑丽娟	郑伶燕	郑彤彤	郑苗苗	郑林霞	郑和英
郑建萍	郑茜茜	郑美华	郑雪娟	郑常君	郑晨辉
郑彩娥	郑越文	郑舒漾	郑蓓佳	郑燕萍	单华桂
单丽春	单艳梅	泮佳芳	泮金鸽	泮南颖	泮鸳鸳
泮宸帅	泮梦娜	泮媛媛	泮慧俐	泮露萍	宗俊丽
屈双英	屈嬉嬉	孟书春	项 愫	项云婷	项利利
项盼丽	项梦莹	项雪燕	项超美	赵 平	赵 芸
赵 荣	赵 娜 产科	赵 娜 注射	赵 铖	赵 越	赵 磊
赵日红	赵水平	赵丹雯	赵亚宁	赵辰星	赵沁怡
赵金晓	赵玲萍	赵庭宇	赵梅霖	赵雅婷	赵善坤
赵福江	胡 劼	胡 洁	胡 艳	胡 哲	胡 琪

胡琼	胡燕	胡大琼	胡云剑	胡平法	胡加胜
胡贞芳	胡伟珍	胡安双	胡利娇	胡明华	胡明雪
胡佳佳	胡金蒙	胡珈铭	胡美金	胡晓玲	胡倩倩
胡海江	胡海红	胡雪芹	胡道艳	胡富宇	胡璐婷
南楠	柯博熙	柳宁君	柳莹芝	钟吉俊	钟丽丽
钟倩怡	侯文明	侯玉霞	俞杨	俞莹莹	俞馨馨
施一鸣	施灵丹	施锦辉	闻绍云	姜远	姜永林
姜曼莉	娄欣欣	娄思婕	娄娇娇	洪梅	洪敏
洪静	洪瑶	洪霞	洪小丹	洪利琴	洪其军
洪金丽	洪玲玲	洪雅盼	洪微微	祝黎红	姚文益
姚亚萍	姚佳惠	姚倩梦	姚彬彬	贺媚	贺小芳
贺肖梦	贺春雅	秦成	秦青通	秦海霞	班远远
袁朵	袁驰	袁晓丽	袁海鸥	袁舒茗	袁耀宇
聂贤英	聂艳芳	聂楠楠	莫研	莫文涛	莫经刚
贾翔	贾一飞	夏冬月	夏宁晓	夏红梅	夏玲珍
夏哲林	夏晓雅	顾双双	顾华敏	顾格瑜	顾晨瑶
顾婉红	钱力	钱平春	钱冬女	钱晓英	钱家树
钱银芬	倪青青	倪玲琴	倪慧群	徐飞	徐玮
徐佳	徐祎	徐艳	徐倩	徐彬	徐超
徐斌	徐小荣	徐卫芳	徐云峰	徐友文	徐文薇
徐计林	徐心怡	徐玉顺	徐正保	徐亚妮	徐旭辉
徐红燕	徐丽丽	徐丽萍	徐利君	徐君卿	徐妍岍
徐英永	徐英英	徐林飞	徐杭龙	徐雨程	徐昌国
徐明芝	徐忠飞	徐凯亮	徐佳佳	徐建青	徐玲珑
徐玲玲	徐玲莎	徐珊珊	徐祖良	徐姮微	徐盈盈
徐莉莉	徐根友	徐晓丹	徐晓文	徐浦兴	徐海天
徐菱霜	徐菊丽	徐雪艳	徐崔博诚	徐彩芳	徐彩霞
徐善红	徐媛媛	徐婷婷	徐颖鹤	徐新春	徐煜彬
徐静微	徐慧君	徐慧珍	徐慧敏	徐燊阳	徐攀舒
殷青	奚宇宁	翁丹枫	翁英杰	翁媛英	凌小利
凌兴卫	凌红利	凌战卫	凌爱香	凌聚烽	高琳
高丹萍	高钱纲	郭帅	郭宇	郭小卫	郭园园

郭英伟	郭旻雯	郭凯燕	郭育改	郭妮娜^{放疗}	郭妮娜^{眼科}
郭映丽	郭叙秀	郭艳荣	郭雅婷	郭婷婷	郭颖丹
唐正菊	唐富琴	涂文革	陶 丹	陶开顺	陶丹丹
陶兆玉	陶安琦	陶芳芳	陶苏苏	陶连琴	陶利红
陶林康	陶革方	陶盼盼	陶俊贞	陶俊儒	陶夏春
陶晓敏	陶涛涛	陶喜燕	陶楚楚	黄 丹	黄 珍
黄 勇	黄 峰	黄 琴	黄 斌	黄 煌	黄 睿
黄 毅	黄 燕	黄 璐	黄一鑫	黄卫平	黄丹倩
黄旦芬	黄永祥	黄优优	黄抒佳	黄芳月	黄丽芳
黄金秀	黄春联	黄秋爽	黄艳英	黄桔秀	黄爱平
黄海东	黄海琴	黄海燕	黄菲菲	黄菊芳	黄悠悠
黄婉君	黄超群	黄道进	黄媛媛	黄瑞平	黄嘉敏
黄慧红	黄璐璐	曹 丹	曹 芊	曹 倩	曹 舸
曹 琳	曹小瑞	曹亚茹	曹传真	曹志娟	曹学全
曹玲君	曹素素	曹莹敏	曹笑霄	曹朝梁	曹锡利
戚沪芳	戚倍铭	龚晴晴	盛 波	盛婷花	崔 英
崔 娟	崔建玲	崔莹莹	符巧瑜	符新颖	康玉华
章 欣	章 辉	章人尹	章小唱	章月桃	章华萍
章希文	章灵群	章玲玲	章祖招	章娅妮	章晓利
章微微	章静茹	章豪烨	章赛飞	章赛军	商铃彤
商淑建	梁 杰	梁 茜	梁 琪	梁 晶	梁 舒
梁 斌	梁元凤	梁云莲	梁正菊	梁伟珍	梁江敏
梁佳静	梁金格	梁建华	梁建容	梁珍伟	梁玲飞
梁玲芝	梁玲玲	梁海燕	梁微微	屠佳瑶	彭 帆
彭 瑞	彭秀珍	彭晓艳	彭继敏	葛 格	葛伟伟
葛娟萍	葛琼瑶	董 冬	董 亮	董 雪	董天文
董文珠	董幼幼	董刘徽	董丽君	董建新	董莹莹
董爱琴	董慧艳	董飘飘	蒋 柯	蒋 琪	蒋 渲
蒋玉瑛	蒋丛琰	蒋伊宁	蒋丽平	蒋辰昱	蒋秀秀
蒋玲燕	蒋祖福	蒋娇阳	蒋盈盈	蒋莎莎	蒋晓晓
蒋梦珍	蒋淑莹	蒋琼涵	蒋森健	蒋晶晶	蒋新芳
蒋毅娜	蒋濠钦	韩 丛	韩 刚	韩友军	韩建锋

韩爱红	韩海飞	韩海玲	喻 梦	喻红霞	程 娅
程 瑛	程 静	程卫珍	程飞艳	程灵娟	程玲丹
程玲雨	傅雨洁	傅秋月	舒 升	舒海荣	童婷婷
童筱君	曾小燕	谢 杰	谢 悦	谢吉蓉	谢红燕
谢肖肖	谢灵娇	谢青龙	谢英姿	谢昀烨	谢岳瓶
谢怡铃	谢海萍	谢等等	谢慧慧	楚 烨	楼 楚
裘华敏	裘锦瑜	赖 鑫	赖卫强	雷 明	雷双燕
雷敏君	虞思聪	虞健斌	虞海琪	虞湘玲	詹招君
詹雨衡	詹雅萍	詹嫩娜	鲍 伏	鲍 萍	鲍玲芬
鲍雪丹	鲍紫寒	解 琪	解元福	解孜孜	蔡 菁
蔡 璐	蔡小波	蔡天国	蔡水仙	蔡文婷	蔡世宏
蔡宁宇	蔡亚娜	蔡伟妮	蔡丽娜	蔡听听	蔡昕筱
蔡珍飞	蔡玲丹	蔡玲珍	蔡玲玲	蔡柠羽	蔡荷飞
蔡圆圆	蔡海鹏	蔡晨伟	蔡婉婉	蔡蒙临	蔡臻诚
蔡礴祎	裴 蕾	管丽婷	管启康	管灵素	管英英
管佳宁	管紫涵	廖 建	谭 恺	翟点顶	缪芳芳
缪德桥	缪蕾蕾	黎财英	滕 川	滕 晓	滕晓生
颜 政	颜 培	颜 豪	颜小挺	颜丹鹏	颜亚丽
颜丽丽	颜佳灵	颜凌波	颜璐依	潘 力	潘 印
潘 怡	潘 悦	潘小煜	潘日华	潘巧玲	潘东风
潘田君	潘永胜	潘先勇	潘江辉	潘如意	潘灵江
潘佩佩	潘学亚	潘学峰	潘秋雅	潘美丽	潘莎莎
潘敏超	潘琛琛	潘谢慧	潘蒙蒙	潘微微	潘颖颖
潘澄一	潘燕燕	薛 虹	薛慧珍	衡甜甜	戴 敏
戴土福	戴庆玲	戴宇航	戴应益	戴明浪	戴凯丽
戴岳楚	戴思佳	戴美红	戴素君	戴莹洁	戴梦霞
戴晶晶	戴嫦玲	戴耀君	魏 波	魏科娜	瞿 曼
瞿向东					

附表13　台州市中心医院退休职工名册

（以退休时间为序）

年份	名单
2006	朱美兰　张鹿村　刘心萍　翁珊兰　应雪明
2007	郑彩柳　金国健　李素珍　王彩萍　陈永媛
2008	董云玲　陈真义　赵菊芳　余翠琴
2009	孙　静　陈老六　樊锦秀　王爱华
2010	张凯竞　茹　霞　邬春艳
2011	陈再智　阮丽萍
2012	郑昌竹　李夏珍　陶艳初　郏文学
2013	马晓红　李　红后勤处　王　莉门诊收费
2014	梅仙蓉　曹丽君
2015	罗灵飞
2016	陈荷芳　卜建国　马群力　吴俊玲
2017	林菊芬　林爱君院办
2018	徐仙娥　郭利招　牛　津　周小萍　金冬莲　施慧飞　谢丹娅 王四玲　王菊玲　王　超内分泌科　王金希　王　蓉采购中心
2019	袁文平　王　野　方　洁　夏玲姜　林茜茜　黄冬琴　沈景丰
2020年1—6月	金　新　项超美　赵玲萍　黄媛媛　喻红霞　林素珍

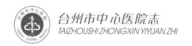

附表14 台州市中心医院曾在院工作职工名册（以姓氏笔画为序）

丁　刚	丁　苏	丁　菲	丁　婷	丁一凌	丁云莲
丁贝贝	丁仁峰	丁忠营	丁艳丽	丁荷莲	丁荷领
丁莎莎	丁海燕	丁梅花	丁爽爽	丁雅雅	丁富贵
丁蓓蒂	卜文婧	卜鲁炳	于雪梅	万卫昌	万丰标
万苏南	万锋标	万新华	凡晓旭	马　懿	马西彦
马光亮	马丽莎	马丽菊	马希杭	马良宏	马现辉
马春梅	马俊芳	马振芬	马菲菲	王　卉	王　东
王　兰	王　伟	王　安	王　军	王　丽门诊	王　丽后勤
王　林	王　凭	王　建	王　妮	王　春	王　珏
王　柯	王　莹护理	王　莹注射	王　笑	王　倩	王　浩
王　骏	王　菲	王　婉	王　愉	王　媚	王　锦
王　蕾	王小军	王小红	王小兵	王小青	王云云
王云玲	王艺瑾	王丹刚	王文昕	王文统	王方国
王玉兰	王玉芳	王本存	王可昌	王业森	王代金
王仙国	王乐见	王乐轩	王永田	王永高	王芝萍
王华磊	王亦心	王守峰	王军友	王红丽	王红武
王远贵	王芬英	王丽娜	王丽敏	王园园	王利等
王秀梅	王宏宏	王君红	王灵芝	王灵洁	王灵萍
王其飞	王若红	王国正	王忠法	王佳瑶	王金委
王金娟	王官荣	王姗姗	王春友	王春春	王珍珍
王玲红	王玲丽	王珊珊	王柏莉	王柳萍	王战军
王秋鹏	王俊升	王彦芳	王语寒	王娅娅	王晋宏
王莎莎	王桂珍	王晓红	王晓培	王晓敏	王圆圆
王笑良	王笑笑	王值理	王资伟	王粉平	王海红
王海林	王海波	王萍定	王彬彬	王梦圆	王雪雅
王雪晴	王彩芳	王彩娇	王琳安	王越森	王雯昕
王雅妮	王雅萍	王雅琴	王道富	王婷瑶	王新一
王静文	王慧娅	王慧琴	王露莎	元云云	韦启生
戈月平	毛优优	毛建芬	毛祖兴	毛婉娜	毛蔚良
文霞芳	方　宇	方　莹	方　萍	方　超	方　勤
方立仁	方菲菲	方翠新	尹　雪	尹仁龙	尹亚萍

尹丽苹	尹岗林	尹淑珍	孔 伟	孔 瑞	孔芝慧
孔茜茜	邓 伟	邓 翠	邓大川	邓大林	邓正巧
邓晓燕	甘永会	厉 霞	厉菊敏	厉琳琳	石 影
石仕武	石秀英	石英英	石玲燕	石筱炜	龙 芳
龙 梅	龙月云	卢 炎	卢 艳	卢 敏^{社保}	卢 敏^{影像}
卢 琦	卢 超	卢玉兰	卢旦旦	卢阳佳	卢志文
卢杏芬	卢里里	卢利仙	卢倩倩^{护理}	卢倩倩^{体检}	卢微微
卢新灵	卢新梅	卢黎男	帅 亮	帅文平	叶 子
叶 红	叶 昀	叶小娟	叶开凤	叶云国	叶贝贝
叶丹丹	叶文静	叶方方	叶平胜	叶永香	叶再省
叶伟锋	叶君花	叶青青	叶贤尝	叶佳佳	叶胜颖
叶美玲	叶美雕	叶洋富	叶莎莎	叶晟涛	叶彬华
叶淑元	叶燕丽	叶燕萍	田 敏^{门诊}	田 敏^{神内}	田 琳
田红梅	田春花	田柏怡	田素莹	田莹莹	田梦圆
史伟伟	史国平	史春娟	史雪培	付 剑	付伟春
付春花	付继伟	白便梅	丛东梅	包小青	包日良
包红伟	包丽娟	包晓晴	包梦琪	包彩燕	包蔷薇
冯小友	冯米陆	冯珍珍	冯美红	冯爱琪	冯海英
冯萍萍	皮文祥	成 琼	成福芳	毕 玲	毕维维
吕 静	吕云红	吕青青	吕国菊	吕源华	朱 亮
朱卫君	朱丹燕	朱玉芳	朱亚男	朱光琴	朱利萍
朱秀平	朱秀萍	朱秀梅	朱玮娇	朱贤霞	朱学武
朱建兰	朱建蓝	朱孟勇	朱玲伟	朱盼盼	朱顺法
朱洁华	朱洁洁	朱素琴	朱振平	朱恩蕊	朱海英
朱海勇	朱家光	朱梦桑	朱梦瑶	朱琳桠	朱斌斌
朱婷婷	朱静静	朱露露	乔飞娜	伍 刚	伍每法
全日红	邬海哎	邬群丽	庄 立	庄旭升	刘 飞
刘 伟	刘 江	刘 志	刘 余	刘 良	刘 苗
刘 茜	刘 胜	刘 勇	刘 辉	刘 磊	刘 影
刘 璐	刘 攀	刘大香	刘小波	刘义英	刘元莲
刘引梅	刘玉阁	刘巧云	刘加女	刘圣氏	刘先开
刘伟红	刘合娇	刘创会	刘安娜	刘志猛	刘志勤

刘芳芳	刘丽娟	刘昌容	刘明英	刘建玲	刘春妹
刘春保	刘香兰	刘海霞	刘彩霞	刘清存	刘清枝
刘嘉琪	刘慕云	刘慧杰	刘露露	齐玉祥	齐代兰
齐学富	齐倩倩	齐赟萍	江 丽 A三西	江 丽 影像	江 娜
江 敞	江文娟	江亚咛	江佳佳	江家平	池 静
池作雨	汤传科	汤秋霞	汤梦琪	汤薇蓓	安纶果
许 凤	许小女	许仁辉	许玲蓉	许茜茜	许晓雯
许敏红	许程玲	许善战	阮丹萍	阮宇婷	阮佳妮
阮莹莹	阮晨曦	孙 刚	孙 沣	孙 悦	孙 娟
孙小芳	孙夫良	孙云霞	孙玉军	孙巧运	孙希文
孙青峰	孙春桂	孙春娥	孙玲瑶	孙桂侠	孙晓芳
孙菊妹	孙梦迪	孙雪萍	孙勤芬	牟 浩	牟佳丽
牟俏蓉	贡强君	芮 君	严 静	严定万	严玲玲
严登利	严静怡	苏 婷	苏丽丽	苏春香	苏惠青
苏湘淮	杜 启	杜 超	杜 霞	杜会珍	李 云
李 凤	李 丹	李 华	李 杨	李 苗	李 娇
李 菲	李 萍	李 琦	李 辉	李 锐	李 新
李 群	李 黎	李 燕	李大乐	李小华	李小林
李小琴	李小勤	李小磊	李义平	李卫玉	李卫红
李云侠	李云斐	李长霞	李凤莲	李双双	李书玉
李巧美	李世佐	李龙龙	李亚芹	李光华	李传敏
李华英	李江萍	李红泉	李芬平	李芬花	李芳女
李芳敏	李苏清	李来英	李财昌	李秀丽	李迎春
李灵要	李灵燕	李苗苗	李林法	李雨宸	李奇灵
李叔国	李国卫	李国建	李国惠	李明兰	李明芬
李佳佳	李佳靓	李金凤	李金芳	李金玲	李春侠
李春香 后勤	李春香 急诊	李春彩	李玲莉	李茜茜	李南南
李柳霞	李树霖	李盼妮	李显文	李咪咪	李俊梅
李奕萱	李彦莉	李彦歌	李美芳	李洁娴	李娅平
李柔欣	李艳妮	李素云	李莉莉	李晓敏	李晓燕
李晓霞	李钿荣	李笑笑	李爱莲	李海俊	李海珠
李菊青	李菊妹	李雪梅	李清霞	李淑芳	李舒芯

李新迪	李静巧	李薇娅	李璐莎	李霜霜	杨　飞 A 五东
杨　飞 医保	杨　丹	杨　丽	杨　林	杨　昊	杨　洋
杨　梅	杨　雪	杨　琦	杨　颖	杨　静	杨　毅
杨万起	杨友谊	杨丹扬	杨文意	杨玉敏	杨代智
杨永林	杨再娇	杨志畅	杨丽英	杨肖肖	杨秀云
杨伯泉	杨招女	杨林生	杨昕怡	杨罗旗	杨周珊
杨宝云	杨建怀	杨建英	杨威珊	杨俊彦	杨美丽
杨素君	杨晓平	杨晓岚	杨晓敏	杨钦伟	杨彩琴
杨婉飞	杨董洁	杨寒英	杨蒙巧	杨德生	杨露平
肖云峰	肖初林	肖明容	肖贵红	肖德常	吴　优
吴　艳	吴　莉	吴　浪	吴　萃	吴　彬	吴一挺
吴小国	吴文龙	吴亚芬	吴亚斌	吴会群	吴冰娜
吴如国	吴志勇	吴苏苏	吴利媛	吴秀强	吴佳怡
吴金友	吴泽彬	吴宛娜	吴妮娜	吴娇娇	吴峰娟
吴海洋	吴晨丽	吴锋娟	吴富满	吴慧磊	吴燕萍
别小红	邱文亚	邱文芹	邱志利	邱建敏	邱春亚
邱盈盈	邱晓晓	何　丹	何　俊	何　高	何　馨
何冬玲	何永华	何亚细	何远星	何秀丽	何青青
何金顺	何玲花	何玲芳	何美云	何素英	何哲航
但秋红	余　妙	余　超	余小彬	余巧巧	余永斌
余先杂	余坚光	余灵素	余治兰	余春娅	余玲素
余莹莹	余晓霞	余慧立	邹　浩	邹东芬	邹朝蓉
应　洁	应　莉	应艺灵	应芳芳	应卓恒	应炎斌
应玲娜	应俊杰	应爱玲	应雅丽	应镕蔓	辛月芹
辛月琴	冶爱玲	闵　亮	汪　莹	汪　勤	汪丽娅
汪苑珽	汪奕斌	汪美娥	汪裕聪	汪颖英	汪新玲
沈　冰	沈华良	沈孟丰	沈晓明 中药	沈晓明 保卫	宋　鸥
宋军霞	宋忠森	宋征宇	宋效庆	张　平	张　立
张　伟	张　华	张　阳	张　君	张　征	张　妮
张　振	张　莉	张　彧	张　晔	张　健	张　梅
张　琛	张　斌 ICU	张　斌 药剂	张　翠 护理	张　翠 胃肠	张　燕 门诊
张　燕 影像	张　蕾	张三女	张小青	张小霞	张卫丽

张子桐	张贝贝	张从侠	张丹丹	张卡美	张让花
张加明	张伟红	张传水	张会芳	张会朋	张兆高
张玛丽	张玛瑙	张丽君	张丽英	张灵智	张矣国
张茂团	张茂芹	张贤珍	张国军	张国香	张忠敏
张学华	张建明	张承玲	张战峰	张秋芳	张剑峰
张剑锋	张娅丽	张娇娇	张耿华	张晓芳	张晓景
张爱敏	张海滨	张梦阳	张梦雪	张雪萍	张敏红
张清娇	张淑英	张维芝	张喜红	张雄广	张雅丽
张辉艳	张景兰	张媚娜	张蓉艳	张献领	张筠敏
张新军	张霞霞	张耀龙	陆才华	陆丹红	陆巧巧
陆志杰	陆芳芳	陆国华	陆育法	陆政宇	陆德友
陆德军	陆德富	陈飞	陈巧	陈兰	陈伟
陈华	陈宇	陈英 ^{B四}	陈英 ^{六病}	陈建	陈亮
陈烁	陈艳	陈菲	陈景	陈蒙	陈谨
陈黎	陈璐 ^{A四东}	陈璐 ^{设备}	陈二林	陈士明	陈士鹏
陈小伟	陈之瑜	陈卫青	陈元明	陈丹燕	陈凤娣
陈方亮	陈巧佩	陈巧洁	陈业娟	陈生安	陈冬玲
陈兰茜	陈式娅	陈亚西	陈亚青	陈亚妮	陈回力
陈伟伟	陈宇红	陈安敏	陈军斌	陈红军	陈远芬
陈志远	陈丽米	陈丽军	陈丽娟	陈丽琴	陈肖霞
陈秀玲	陈良友	陈良永	陈启芳	陈灵筱	陈茂良
陈奋扬	陈国芳	陈忠祥	陈佳佳	陈佩珍	陈金珠
陈金萍	陈祎昕	陈春萍	陈珍飞	陈轶晴	陈保富
陈信燕	陈剑平	陈美钗	陈素果	陈栽栽	陈莺莺
陈晓岚	陈晓鸣	陈晓珍	陈晓玲	陈晓燕	陈笑萍
陈倩倩	陈益萍	陈海啸	陈家平	陈祥坤	陈祥勇
陈培良	陈雪芳	陈银环	陈悠悠	陈婵媛	陈婉婉
陈维敏	陈瑛珍	陈雯婷	陈舒颖	陈善聪	陈蓓蓓
陈楚楚	陈锦华	陈锦红	陈群燕	陈黎琼	陈黎黎
邵光辉	邵玲云	邵济贵	苗博博	范小芳	范月婷
范方敏	范国夫	范春艳	范俊岭	茅国春	茅倩倩
林云	林旦	林亚	林芝	林达	林华

林　芳	林　英	林　松	林　娜	林　素	林　娟
林　菊	林　晗	林　鹏	林　潇	林　慧	林卫君
林日晓	林丹平	林丹红	林文霞	林邦毅	林亚利
林亦海	林红江	林志文	林志艳	林丽亚	林丽芬
林君芳	林茂伟	林旺健	林佳苗	林佳羲	林春月
林春芳	林珍珍	林咸美	林信斌	林炳炳	林爱玲
林海丽	林雅丽	林辉占	林福禧	林鹤云	林懿航
尚琴芬	易　秀	易　岭	易传宝	罗　宁	罗　珠
罗　敏	罗　辉	罗　璟	罗巧华	罗伟秀	罗伟君
罗灵芝	罗苗苗	罗帮迪	罗秋玲	罗剑朋	罗宪武
罗跃伦	罗颜颜	季仙芬	季筱英	岳艳玲	金　方
金　益	金　雪	金　琳	金　晶	金　景	金　旖
金小媚	金千千	金月晨	金丹琴	金文扬	金扬媚
金贞贞	金延燕	金芙蓉	金丽青	金丽娜	金苗苗
金玲晶	金荷燕	金桂凤	金爱萍	金卿卿	金海贞
金海青	金海霞	金梅花	金银月	金椒蕾	金紫燕
金腾飞	金慧英	金燕颖	周　安	周　岚	周　玮
周　苹	周　波	周　莹	周　峰	周　晨	周　媛
周　楠	周　嫔	周小小	周丹红	周文宇	周巧荣
周永明	周丽嫔	周财安	周妙苗	周岩清	周佳佳
周金燕	周珍萍	周玲丽	周玲琴	周美香	周洪达
周洪富	周娅莉	周艳丽	周倩倩	周爱军	周爱萍
周益明	周海凤	周海江	周继益	周梦洁	周雪丽
周敏君	周清玉	周晶晶	周智杰	周婷婷	周瑞东
周瑞利	周鹏莹	周新冬	周慧慧	庞　飞	庞　晔
於婷茜	郑　苏	郑　丽	郑　栋	郑　洁	郑　莹
郑　高	郑　瑛	郑　静	郑　燕	郑丹英	郑艾琪
郑仙芝	郑冬菊	郑立影	郑吉吉	郑华平	郑芳芳
郑秀云	郑国艳	郑国燕	郑珍妮	郑玲玲	郑荷花
郑根建	郑菊香	郑梦迪	郑淑英	郑道超	郑颖君
郑蝉丽	郑璐铭	郑鑫鑫	泮林珠	郎　萍	屈小飞
屈庆蔚	屈丽丽	孟云方	孟红波	孟红梅	孟现雪

孟基英	练冰倩	绍金菊	项　英	项　缨	项丹英
项巧玲	项冬梅	项宝珠	项玲萍	项香琴	项雪芬
项智英	项富强	赵　娴	赵　瑜	赵　霜	赵卫珠
赵五梅	赵双娟	赵巧玲	赵延涛	赵宇婷	赵军伟
赵丽辉	赵良振	赵明清	赵秋平	赵前芬	赵洁平
赵素君	赵桃月	赵晓利	赵晓黎	赵惠芳	赵舒晴
赵靖雅	郝秉君	荣俊秀	胡　兰	胡　劫	胡　林
胡　炜	胡　威	胡　琴	胡　婷	胡长春	胡玉娟
胡东军	胡兆礼	胡江瑜	胡军安	胡志辉	胡丽娟
胡宗兰	胡建军	胡春燕	胡香琴	胡院秀	胡艳丽
胡琴德	胡皖玲	胡微微	茹　霞	南　旖	柯孔林
柯亚芳	柯国兴	柯盈盈	柯雪花	柯紫燕	查　娟
柏凤基	柏基凤	柳小菊	柳茂森	柳映佑	钟世文
钟倩倩	钟跃伟	钟琴琴	段富刚	侯卫英	俞小州
俞平娟	俞宁宁	俞碧君	施力铭	闻俊明	姜丽英
姜燕芬	娄杏兰	娄县委	娄玲娟	娄晖晖	洪婵媛
洪霄飞	姚　霞	姚　月	姚双菊	姚泽忠	姚鸯鸯
姚舒敏	贺　洁	贺秋霞	贺雪芳	贺樊峰	秦　伟
秦　舟	敖桂红	袁文萍	袁行健	袁丽华	袁闺苹
袁素华	袁效新	聂冬枝	索金兰	贾万钧	夏　林
夏飞龙	夏书霞	夏林怡	夏佳佳	夏驾龙	夏昭昭
夏艳梅	夏爱君	夏朝山	夏朝兰	顾　勇	顾艳波
顾海华	顾锁锁	钱翠娟	倪文国	倪花妹	倪莎莎
倪婷婷	徐　朋	徐　剑	徐　婕	徐　筱	徐　赟
徐小琴	徐广义	徐云凤	徐长凤	徐丹丽	徐玉招
徐巧霞	徐仕斌	徐仙芳	徐冬富	徐伟锋	徐旭东
徐杨琼	徐灵芬	徐杭莹	徐明军	徐明丽	徐金凤
徐金龙	徐波影	徐学礼	徐珍芬	徐玲霞	徐美娇
徐晓洁	徐晓颖	徐铁民	徐倩菲	徐海宁	徐海鸥
徐海燕	徐敏文	徐敏照	徐彩娟	徐梁栋	徐情影
徐森军	徐道方	徐婷瑶	徐锦屏	徐群荷	翁丹波
凌爱兰	栾金倩	高　晋	高　祥	高　唱	高　敏

高 燕	高广臣	高巧枝	高红军	高志荣	高杜娟
高丽亚	高秀娥	高学英	高美菊	高洪军	高粉停
高彬彬	郭三环	郭士霞	郭小毛	郭广兰	郭开成
郭永志	郭军亮	郭肖肖	郭君飞	郭林先	郭玲娇
郭彦娃	郭恒凤	郭振华	郭莹莹A五西	郭莹莹门诊	唐 文
唐 猛	唐 维	唐光明	唐羽霞	唐芳妹	唐贺英
涂春梅	涂祖圣	陶 利	陶小根	陶小燕	陶文柱
陶红波	陶红梅	陶灵慧	陶林娅	陶姊娜	陶莎莎
陶桂花	陶桂芳	陶海国	陶菊斐	陶乾元	陶婉莉
陶婷婷	陶蓉婷	黄 佳	黄 倩	黄 涛	黄 蕾
黄少芬	黄丹丹	黄丹慧	黄正明	黄全仁	黄全贵
黄米巧	黄丽丽	黄君飞	黄林强	黄建平	黄玲巧
黄茜茜	黄海涛	黄彩芬	黄彩南	黄彩萍	黄雅丽
黄榴花	黄慧伟	黄燕红	梅仙容	曹 慧	曹义芳
曹加忠	曹佩林	曹瑛琳	龚春琼	龚玲玲	龚海瑞
盛 莉	盛 桑	盛广伟	盛广英	盛婷婷	崔 敏
崔红燕	崔丽丽	康海祥	章 晓	章乐韵	章华军
章庆龙	章灵芝	章周梁	章临亭	章雪林	章常青
章福利	章瑾莹	梁开敏	梁正平	梁业莲	梁伟斌
梁军兵	梁诗婧	梁显军	梁晓东	梁晓红	梁朝辉
梁嘉伟	屠霈佩	彭 军	彭 倩	彭连梅	彭灵红
彭金丹	彭春兰	彭莲梅	葛冬富	葛包华	葛亚亚
葛宏飞	葛春琴	葛春燕	葛婷婷	董丽华	董丽霞
董利霞	董香利	董海群	蒋 状	蒋 英	蒋二勤
蒋小银	蒋小燕	蒋丹灵	蒋世忠	蒋卡妮	蒋红兰
蒋志能	蒋芳芳	蒋莉莎	蒋继勤	蒋梦星	蒋铮铮
蒋清秀	蒋琼俏	蒋婷婷	韩伟娜	韩要国	韩海蓬
韩培培	韩瑞芹	韩献伟	黑 艳	程 凤	程 杰
程亚军	程苗苗	傅 攀	傅亚娜	傅海蓉	傅雪梨
焦青振	舒连桃	舒建国	舒美芬	舒美青	鲁小娟
鲁爱新	鲁登英	童 鸿	童钰钧	童祥愿	曾丽萍
曾金红	游君成	禄粉艳	谢 凯	谢 静	谢小丹

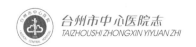
谢小波	谢玉香	谢正宇	谢江文	谢春红	谢琪琪
谢碧玉	楼筱	楼建斌	甄飞	雷艾颖	虞博
虞东海	虞茜茜	路美盈	简俊	詹进勋	詹茂胜
詹敏娟	鲍霞	鲍小招	鲍玉林	鲍丽娜	鲍灵发
解晨倩	窦有富	褚文礼	綦玉贞	蔡洁	蔡晶
蔡巧玲	蔡安萍	蔡丽芬	蔡秀秀	蔡金晶	蔡晓静
蔡恩益	蔡海群	蔡梦娇	蔡雪兰	蔡琴丹	蔡婷婷
蔡群喜	蔡燕娥	裴宪武	管贝贝	管素珍	廖小蓉
廖卢平	廖泽强	阚全燕	谭贵成	翟剑波	翟黄敏
熊维	熊小下	熊文菊	缪丹	缪春勤	缪通顺
滕俊	颜卫君	颜芳芳	潘妃	潘昊	潘虹
潘微	潘一红	潘宏伟	潘灵敏	潘雨晴	潘学龙
潘玲玲	潘茜茜	潘莉娜	潘笑笑	薛跃华	戴庆林
戴红荣	戴倩倩	戴微微	戴慧红	魏小艳	魏玉玲
魏素银	魏德琴	瞿玲萍			

附表15　2020年中心医院党员名册

支部	人数	党员						
行政一支部	27	莫文涛	王　妍	张　弛	陈红杰	蒋丛琰	李　婧	何金凤
		吴亚萍	王　莉	王　靓	王通通	叶定斌	章赛飞	雷敏君
		孙良哲	姚亚萍	杨俊玲	周绮妮	梁玲飞	李璐璐	冯　成
		张玉琴	陈　雅	娄欣欣	王雨佳	王锦燕	刘灵慧	
行政二支部	24	胡富宇	钱　力	王国松	李筱筱	马冠颖	周海燕	徐杭龙
		徐　艳	李明友	虞健斌	曹锡利	林昌勤	王莉莉	戴明浪
		黄道进	王　盼	方幼平	刘晨媛	张伟峰	管启康	王盛阳
		胡美金	李爱春	汪　琳				
内一支部	35	徐颖鹤	蔡海鹏	秦青通	屈嬉嬉	解元福	吕宇航	翁丹枫
		闫改军	许弘扬	郭　帅	朱丹萍	滕晓生	杨微微	杨文渊
		陈茜茜	郑云倩	林祖近	蔡玲珍	王　超	徐玉顺	陈红艳
		李珍珍	朱卫琴	吴晓珍	沈艳艳	张　颖	尚香玉	吴超群
		颜丽丽	应佳峻	董　亮	陈蒙蒙	潘田君	王　魏	朱宏波
内二支部	23	陈　赛	张志刚	周　燕	任　倩	杨　婷	蔡伟妮	沈琳琳
		沈芳芳	赵　平	王　冕	金　君	陆妮娜	丁笑笑	应丽梅
		王雯雯	苏佳敏	李静妮	章小唱	陈佳英	徐玲珑	于　进
		林　茜	胡雪芹					
内三支部	30	俞　杨	陈世宏	金崇敏	毛利军	冯炜珍	朱仙芬	吉海春
		杨　华	王　祎	贾　翔	陈华群	王灵俊	叶娅飞	周海平
		李　娴	王国芬	朱　红	应伟红	卢　薇	唐正菊	王挺挺
		林文丽	朱莎莎	符巧瑜	李巧玉	王　溪	苏雪红	杨　洁
		丁月亚	郑　丹					
外一支部	24	胡平法	刘小春	孙华丽	吴　波	冯　路	杨海芳	丁　超
		吴盼星	童婷婷	尹燕芹	尹卫敏	李丹丹	戴岳楚	林立忠
		吴伟仙	潘　印	贺春雅	王　霞	陈　晓	管紫涵	肖炳祥
		姚文益	金丹红	胡　哲				
外二支部	23	莫经刚	郑建萍	项超美	林永志	林为东	金　冲	叶晓晓
		杨余沙	滕　川	冯月清	尹璐璐	叶丽娜	何　斌	阮利斌
		裘锦瑜	王丽玲	江　浩	蔡　璐	毛建林	陈昭屹	朱珊珊
		徐玲莎	李　梦					
外三支部	15	丁凌志	滕　晓	夏宁晓	王　勇	李小亚	王湖兵	张景生
		潘　怡	杨家辉	高丹萍	陈　亚	杨素青	郑常君	赵福江
		李佳倩						

续表

支部	人数	党员						
外四支部	29	康玉华	冯海亚	李晓瑶	虞思聪	吴林峰	陆昱汎	周群玉
		李晶晶	何 剑	袁耀宇	刘世雄	王 慧	项雪燕	蒋晓晓
		赵水平	王锦媛	陈晋广	黄 璐	颜小挺	胡 琪	蔡亚娜
		张敏丽	王燕青	朱 微	杨美滋	颜佳灵	潘日华	王玲芝
		赵善坤						
医技支部	33	卢洪胜	顾华敏	范广民	曹学全	杨朝晖	何 凯	陈丽丽
		魏科娜	周璐青	倪玲琴	叶美婷	谭 恺	王保兵	沈 敏
		杨碰花	王增献	王艳娜	刘威平	钟吉俊	朱临江	许露婷
		阮嫣赟	陈 琪	赖卫强	范厉龙	章 辉	蔡小波	阮思涵
		赵梅霖	李玉平	金玲芝	林祥腾	梁 茜		
神经内科支部	19	毛玲群	颜 政	柯博熙	金皎蕾	林 巧	张叶青	朱成飞
		吴肖萍	黄 睿	林 晓	王双双	袁晓丽	林宝妹	陈 娅
		陈 云	郑燕萍	陈丽霞	瞿 曼	林娅君		
妇产科支部	22	周婉平	吕倩灵	梁伟珍	赵玲萍	陶俊贞	程 娅	王 英
		虞湘玲	林 嬉	黄 毅	方 俏	张李钱	泮梦娜	杨华琴
		王梨芳	张心畅	王玲佳	张 玲	王 燕	黄婉君	盛 波
		林慧敏						
药剂科支部	38	夏哲林	陈赛贞	陈青华	陈前雪	尤君芬	张美霞	蒋琼涵
		丁 丁	王 薇	王茹稼	应蒙江	冯 斐	徐利君	徐珊珊
		戴美红	田自有	林 玲	何海照	颜 培	章 欣	陈春丹
		林利芬	张 婷	袁舒茗	何 仁	崔莹莹	徐红燕	张 璐
		陈 旭	李思敏	庄雅茜	蒋玲燕	张丹萍	叶佳丽	章玲玲
		陈 意	王 茜	李 芳				
五官科支部	15	舒海荣	陶 丹	朱海钱	董刘徽	罗 军	陶盼盼	宋建新
		张丽敏	李 俊	许航宇	沈 咲	黄春联	牟红云	牟婷琛
		刘 佳						
急诊科支部	12	章赛军	金礼通	何燕燕	黄桔秀	阮潇潇	黄永祥	王 颖
		周礼鹏	阮泓莅	冯尚志	江赛赛	楚 烨		
检验科支部	24	周 勇	李招云	李 飞	徐友文	王 攀	成兴井	吴晓宇
		张春玲	章希文	陈寒君	张亚琼	鲍玲芬	陈慧红	陈文举
		徐佳佳	赵 磊	顾婉红	梁玲芝	杨英梅	许美芬	何 颖
		苏 谦	成敏霞	杨佳妮				
肾内科支部	15	谢海萍	余海峰	李春胜	聂艳芳	阮君英	傅秋月	杨冬冬
		陈 媛	张 薇	陈孜炜	单艳梅	杨冬冬	洪其军	孙霄童
		章人尹						

续表

支部	人数	党员						
超声科支部	10	李 瑾 肖春莹	许滢芬 陈燕萍	管英英 彭 瑞	许亚平	黄 珍	陈 霜	林笑意
呼吸内科支部	12	杨 希 杨 剑	王丽娟 梁 杰	杨薇薇 程灵娟	陈 茜 吴旭佳	胡利娇 项利利	徐亚妮	陶连琴
住培支部	23	毛卫华 董建新 何思闻 喻 梦	陈思思 齐泽铖 赵 龙 鲍茜茜	赵庭宇 李婷婷 庄涵尧	蔡听听 杨振宇 沈靖倩	吴雅未 郭叙秀 钟灵亚	林佩佩 泮南颖 王昆鹏	刘永涛 项云婷 申茂磊
退休支部	15	金国健 余翠琴 李素珍	王彩萍 马群力	陈老六 林菊芬	翁珊兰 周小萍	樊锦秀 王菊玲	邬春艳 袁文平	郑昌竹 金 新

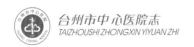

附表16　瑞金医院派驻台州市中心医院专家名单

（第一版*，按姓氏笔画排序）

2000年

于　文	万欢黄	王佩珍	王秋萍	王　瑛	尹浩丝	卢雪芬	叶燕芬	史　浩
邢旭斌	朱　琳	任　健	邬宪平	刘永彬	刘建民	刘振国	汤正义	孙争鸣
杜玲珍	李中伟	李健文	杨伟宗	杨秀英	吴云林	吴达旺	邱力萍	邱定众
何汝敏	沈介明	沈帆霞	沈翔慧	初少莉	张世谕	张沪生	张　曙	陆勇娟
陈中元	陈舜争	邵炳荣	邵宪平	周耀玲	郑　宁	郑民华	郑骥珍	钟一声
俞卓伟	班秋云	顾　刚	顾国清	钱培芬	倪继红	徐祖祺	翁中芳	高　恪
黄　波	谢玉才	潘晓霞	薛　梅					

2001年

丁家增	王士礼	王卫庆	王天翔	王书成	王秋萍	王　璐	车智玲	尹浩然
叶燕芬	付秀兰	冯建勋	冯　原	宁　光	戎雪君	吕安康	朱　铭	朱彩红
汤荟冬	孙文鑫	孙　昕	孙胜伟	孙静芬	孙　璟	杜玲珍	李东华	李红芬
吴玉林	吴达明	邹　吟	沈介明	沈文琴	沈立翡	沈立慧	沈　琳	张大东
张齐放	张沪生	张育喜	陆国平	陈中元	陈克敏	邵炳荣	林雪照	林道全
罗邦尧	郑民华	赵咏桔	赵建琴	胡大萌	胡梅洁	钟　婕	袁祖荣	顾士煌
顾盘仙	钱剑安	倪月琴	徐　波	徐建敏	徐莲英	徐惠华	高益鸣	高蓓莉
郭冀珍	黄慧燕	喇端端	傅　庆	傅秀兰	傅　毅	童国海	滁向阳	蔡才根
蔡伟耀	谭继宏							

2002年

王书成	王丽华	王丽辉	王妍敏	王　健	王敏敏	王　瑛	韦　菁	方丽莉
邓　琳	冯　云	冯建民	冯建明	吕　蓓	朱立红	朱美龙	孙文鑫	孙争鸣
李　卫	何国础	汪昭葵	沈小雁	沈　戈	沈介明	沈帆霞	初少莉	张力伟
张凤如	张旦琪	张齐放	张　玮	陆小微	陆旭辉	陆国平	陈学明	陈绍衍
陈　榕	周玉琴	周霞秋	郑　捷	赵肖庆	赵咏桔	赵建琴	贺根兴	夏群力
顾　刚	顾盘仙	倪语星	诸葛传德	曹　鹏	傅　毅	童国海	谢敬东	
蔡晓敏	樊绮诗	魏　菁						

2003 年

王士礼	王书成	王丽华	王 健	王 静	王 增	车智玲	毛美芳	方丽莉
邓 琳	田 晗	史锁洪	冯 云	冯建民	冯信忠	吕 蓓	刘定益	刘 淳
孙文鑫	孙怡娟	严振宜	苏 林	杜 俭	李 卫	李 敏	李 琳	杨 卉
何汝敏	沈才伟	沈 健	宋永健	初少莉	张伟滨	张 玮	张 青	陈中元
陈生弟	陈学明	陈绍行	陈雅琴	季育华	金丽成	周玉琴	周霞秋	郑 涛
郑 捷	赵卫国	赵咏桔	钟慧萍	顾丽群	郭一峰	郭霏珍	诸 琦	诸葛传德
黄 健	曹久妹	龚代贤	喇端端	鲁智勇	童国海	谢玉才	谢敬东	蔡怡华
薛 梅								

2004 年

王士礼	王亚梓	王丽华	王秀民	王 静	王 瑶	王耀莉	毛美芳	田 晗
史锁洪	冯 云	冯佩莉	冯建民	冯建明	冯信忠	吕 蓓	朱彩红	向 谦
刘定益	江 静	孙 华	孙怡娟	孙璟怡	苏 林	李 卫	李 涛	李 敏
李 霞	杨月华	吴立群	余红梅	邹 吟	汪关煜	沈介明	沈育红	沈 健
宋永健	张伟滨	张 玮	陆小薇	陆民权	陆洁莉	陈中元	陈生弟	陈克敏
陈学明	陈雅琴	季育华	金晓龙	周海燕	周霞秋	郑 捷	赵卫国	赵咏桔
钟一声	夏 兰	徐建敏	徐 颖	徐慧珍	郭霏珍	唐 蕾	诸 琦	诸葛传德
曹文俊	龚代贤	葛 健	葛 铨	董如和	程 瑜	谢敬东	潘自来	潘 萌

2005 年

于 文	于金德	王士礼	王 华	王秀民	王德新	车锦风	毛美芳	龙雯晴
叶晓来	田 晗	史锁洪	付人姣	付 强	冯 云	冯建民	冯信忠	朱文娟
朱 正	朱 霖	庄孟虎	刘兆森	刘定益	刘 淳	江抗美	孙小康	孙文鑫
孙怡娟	孙燕芬	苏 林	杜玲珍	李桂宝	李 涛	李 敏	李 舜	李 燕
肖家诚	吴立群	吴逸文	邱力萍	邱定众	余小皋	余红梅	汪关煜	汪昭葵
汪 敏	沈翔慧	宋永健	张 钧	张继盛	陈小英	陈生弟	陈学明	陈 晨
陈静坤	范可成	季育华	金冶宁	金淑冰	周霞秋	郑 捷	单友根	赵卫国
赵列宾	赵忠涛	赵咏桔	钟 捷	施诺非	姜叙诚	顾 艳	顾雪明	顾雪疆
顾 勤	徐建敏	徐树声	徐 颖	高一红	高正仪	高 虹	郭霏珍	席德忠

诸　琦　诸葛传德　陶义训　黄　波　曹文俊　龚代贤　葛　健　董治亚

蒋劲松　储　谦　谢玉才　楼谷音　蔡才根　蔡怡华　蔡　蕾　缪　捷　滕宗荣

潘自来

2006 年

王士礼　王　劼　王琴琴　王　瑛　王　瑶　卞留贯　史锁洪　冯　云　冯建民

冯信忠　刘定益　江永娣　江　浩　孙怡娟　杜　俭　李　敏　李　燕　吴立群

邱维诚　何汝敏　余海琴　汪关煜　沈介明　宋永健　张芸娜　张　玮　张慧琴

陆旭辉　陈美君　范可成　季育华　周霞秋　赵卫国　赵咏桔　钱文琪　徐建敏

高正义　诸　琦　诸葛传德　龚代贤　葛　健　谢玉才　蔡才根　蔡　雁　潘自来

2007 年

王立夫　王琴琴　王　瑛　卞留贯　方培耀　叶燕芬　冯信忠　宁　光　朱彩云

朱彩红　刘美珍　孙　珍　孙　斌　严　肃　李宏为　李学川　邱维诚　何汝敏

何敏敏　沈卫峰　沈介明　张沪生　张　玮　张　磊　陆民权　陈生弟　陈民华

陈　辰　周颖明　周霞秋　郇京宁　郑捷新　郑梅芳　赵列宾　袁克俭　高正义

诸葛传德　黄　波　黄鹤亮　程时丹　窦　懿　谭继宏

2008 年

王立夫　王琴琴　王　瑛　卞留贯　叶燕芬　冯信忠　朱彩红　何汝敏　沈介明

张沪生　张　玮　张　剑　张　勤　周颖明　郑梅芳　诸葛传德　鲍瑞庆

2009 年

王立夫　王琴琴　叶燕芬　冯信忠　戎霞君　刘　军　汤荟冬　李　敏　肖　勤

吴卫泽　吴瑜璇　何汝敏　邹　吟　侍　庆　项　明　傅　毅

索　引

图片索引

表格索引

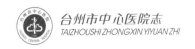

编后记

　　《台州市中心医院志》的编纂工作始于2019年6月，医院成立了院志编纂组织；同年12月，医院召开院志编纂工作会议，对编纂工作进行布置。修编院志，旨在梳理记录医院发展历程，发挥志书的资政、存史、教化作用，弘扬医院精神。

　　本志的编纂工作大致经历以下几个阶段：

　　资料收集阶段。2019年3月，医院面向社会开展院史资料和实物档案征集活动，同年9月开展"创业者之歌"主题征文活动。2019年9月至2020年12月，修志人员汇总医院档案室中历年医院年鉴、职代会资料等档案，前往台州市档案馆、上海瑞金医院、台州恩泽医疗中心（集团）以及相关部门档案室，查阅收集了1998至2020年间共400多万字文字资料、2000余张图片资料，为编写志书提供了可靠翔实的史料依据。同时，院志办通过请教专家、学习交流等，熟悉志书编纂有关规范要求，拟定了院志的框架目录。

　　初稿编写阶段。院志办编制了临床医技科室、行政后勤科室志书的撰写框架，并抽调骨干到院志办实体办公。从2020年初起，编纂人员将收集的史料整理加工、分类筛选、鉴别考证、去粗取精，突出时代特点和地方特色，于2020年3月完成志书初稿。

　　修改完善阶段。2020年由于新冠肺炎疫情影响，院志编纂工作暂停。疫情平稳后，医院顺利完成三甲医院复评，院志编纂工作继续紧锣密鼓地展开。在广泛征求编纂委员会成员、老干部及相关领导意见的基础上，编纂人员对志稿多次进行了全面系统的修改和补充。2021年2月，志稿达到"齐、清、定"的送交出版标准，经院志编纂委员会领导及部分离退休老领导审读完善，予以正式出版。

　　本志从编撰到出版，凝聚了无数人的心血，得到了台州学院、台州市卫健委、台州市地方志办公室、台州日报社等相关人员以及关心、支持医院发展的病友和社会各界人士的大力帮助，在此一并表示感谢！

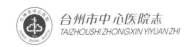

　　首次编修院志，无前例可循，在此期间遇到诸多困难艰辛，编纂人员齐心协力，攻坚克难，力图志书内容全面完整，事实准确，文字严谨，层次清楚。在此期间，编辑部人员畅谈医院发展历史、逸闻趣事，博古论今，实乃人生当中宝贵的经历。

　　本志所记载的内容时间跨度大，涉及范围广，限于历史资料不全和编者水平有限，错漏难免，敬请读者指正。

院志编纂办

2021 年 6 月